Kohlhammer

Hans-Christoph Steinhausen
Aribert Rothenberger
Manfred Döpfner (Hrsg.)

Handbuch ADHS

Grundlagen, Klinik, Therapie und
Verlauf der Aufmerksamkeitsdefizit-
Hyperaktivitätsstörung

Verlag W. Kohlhammer

Pharmakologische Daten verändern sich fortlaufend durch klinische Erfahrung, pharmakologische Forschung und Änderung von Produktionsverfahren. Verlag und Autor haben große Sorgfalt darauf gelegt, dass alle in diesem Buch gemachten Angaben dem derzeitigen Wissensstand entsprechen. Eine Gewährleistung können Verlag und Autor hierfür jedoch nicht übernehmen. Daher ist jeder Benutzer angehalten, die gemachten Angaben, insbesondere in Hinsicht auf Arzneimittelnamen, enthaltene Wirkstoffe, spezifische Anwendungsbereiche und Dosierungen anhand des Medikamentenbeipackzettels und der entsprechenden Fachinformationen zu überprüfen und in eigener Verantwortung im Bereich der Patientenversorgung zu handeln. Aufgrund der Auswahl häufig angewendeter Arzneimittel besteht kein Anspruch auf Vollständigkeit.

Dieses Werk einschließlich aller seiner Teile ist urheberrechtlich geschützt. Jede Verwendung außerhalb der engen Grenzen des Urheberrechts ist ohne Zustimmung des Verlags unzulässig und strafbar. Das gilt insbesondere für Vervielfältigungen, Übersetzungen, Mikroverfilmungen und für die Einspeicherung und Verarbeitung in elektronischen Systemen.

Die Wiedergabe von Warenbezeichnungen, Handelsnamen und sonstigen Kennzeichen in diesem Buch berechtigt nicht zu der Annahme, dass diese von jedermann frei benutzt werden dürfen. Vielmehr kann es sich auch dann um eingetragene Warenzeichen oder sonstige geschützte Kennzeichen handeln, wenn sie nicht eignes als solche gekennzeichnet sind.

Es konnten nicht alle Rechtsinhaber von Abbildungen ermittelt werden. Sollte dem Verlag gegenüber der Nachweis der Rechtsinhaberschaft geführt werden, wird das branchenübliche Honorar nachträglich gezahlt.

1. Auflage 2010

Alle Rechte vorbehalten
© 2010 W. Kohlhammer GmbH Stuttgart
Gesamtherstellung:
W. Kohlhammer Druckerei GmbH + Co. KG, Stuttgart
Printed in Germany

ISBN 978-3-17-019290-4

Inhalt

Autoren 7

Vorwort 9

I Grundlagen 11
   1 Zur Geschichte der Aufmerksamkeitsdefizit-Hyperaktivitätsstörung 11
      Aribert Rothenberger und Klaus-Jürgen Neumärker
   2 Definition und Klassifikation 17
      Hans-Christoph Steinhausen
   3 Epidemiologie.. 29
      Hans-Christoph Steinhausen

II Ätiologie und Pathophysiologie 41
   4 Ätiologien und Pathophysiologie – Einleitung und Überblick 41
      Hans-Christoph Steinhausen, Aribert Rothenberger und Manfred Döpfner
   5 Neuroanatomie 42
      Kerstin Konrad
   6 Neurophysiologie – elektrische Hirnaktivität 57
      Daniel Brandeis und Tobias Banaschewski
   7 Neurochemie 76
      Veit Roessner und Aribert Rothenberger
   8 Neuropsychologie.. 92
      Renate Drechsler
   9 Genetik.. 113
      Tobias Banaschewski
  10 Toxine, Allergene und infektiöse Faktoren.................................. 128
      Hans-Christoph Steinhausen
  11 Psychosoziale Faktoren 134
      Manfred Döpfner und Hans-Christoph Steinhausen
  12 Integrative ätiologische Modelle 145
      Manfred Döpfner, Aribert Rothenberger und Hans-Christoph Steinhausen

III Klinik 152
  13 Klinischer Verlauf 152
      Hans-Christoph Steinhausen und Esther Sobanski

14 Komorbiditäten und assoziierte Probleme 172
Hans-Christoph Steinhausen

15 Schlafverhalten und Schlafstörungen 186
Aribert Rothenberger

IV Untersuchung 201

16 Untersuchung – Einleitung und Überblick 201
Hans-Christoph Steinhausen, Aribert Rothenberger und Manfred Döpfner

17 Interview 203
Hans-Christoph Steinhausen und Michael Rösler

18 Verhaltensbeobachtung 208
Manfred Döpfner

19 Fragebögen und Beurteilungsskalen 216
Anja Görtz-Dorten, Manfred Döpfner und Michael Rösler

20 Psychologische Tests 234
Renate Drechsler

21 Körperliche Untersuchung 245
Aribert Rothenberger

22 Differentialdiagnose 249
Manfred Döpfner und Hans-Christoph Steinhausen

V Therapien 256

23 Therapien – Einleitung und Überblick 256
Hans-Christoph Steinhausen, Aribert Rothenberger und Manfred Döpfner

24 Psychoedukation 258
Stephanie Schürmann und Manfred Döpfner

25 Multimodale Therapie 272
Manfred Döpfner und Esther Sobanski

26 Pharmakotherapie mit Stimulanzien bei Kindern und Jugendlichen 289
Tobias Banaschewski und Aribert Rothenberger

27 Pharmakotherapie mit Noradrenergika und anderen Substanzen 308
Sunke Himpel, Aribert Rothenberger und Tobias Banaschewski

28 Pharmakotherapie bei Erwachsenen 327
Esther Sobanski

29 Verhaltenstherapie bei Kindern und Jugendlichen 335
Tanja Wolff Metternich und Manfred Döpfner

30 Verhaltenstherapie bei Erwachsenen 351
Esther Sobanski

31 Neurofeedback 355
Hartmut Heinrich

32 Diäten 362
Hans-Christoph Steinhausen

Stichwortverzeichnis 364

Autoren

Prof. Dr. Dr. Tobias Banaschewski
Zentralinstitut für Seelische Gesundheit
Postfach 12 21 20
68159 Mannheim
tobias.banaschewski@zi-mannheim.de

Prof. Dr. Daniel Brandeis
Zentrum für Kinder- und
Jugendpsychiatrie
Neumünsterallee 9 / Postfach 1482
CH-8032 Zürich
Schweiz
daniel.brandeis@kjpd.uzh.ch

Prof. Dr. Manfred Döpfner
Klinik für Kinder- und Jugendpsychiatrie
und -psychotherapie der Universität
zu Köln
Robert-Koch-Str. 10
50931 Köln
manfred.doepfner@t-online.de

Dr. Renate Drechsler
Zentrum für Kinder- und
Jugendpsychiatrie
Neumünsterallee 9 / Postfach 1482
CH-8032 Zürich
Schweiz
renate.drechsler@kjpd.uzh.ch

Dr. Anja Görtz-Dorten
Klinik für Kinder- und Jugendpsychiatrie
und -psychotherapie der Universität
zu Köln
Robert-Koch-Str. 10
50931 Köln
diplpsychgoertz@aol.com

Dr. Hartmut Heinrich
Heckscher-Klinik
Deisenhofener Str. 28
81539 München
hheinri@arcor.de

Dr. Sunke Himpel
Abt. für Kinder- und Jugendpsychiatrie
Universität Göttingen
Von-Siebold-Straße 5
37075 Göttingen
shimpel@gwdg.de

Prof. Dr. Kerstin Konrad
Universitätsklinikum RWTH
Neunhofer Weg 21
52074 Aachen
kerstin.konrad@kjp.rwth-aachen.de

Prof. Dr. Klaus-Jürgen Neumärker
Strasse 902, Nr. 2
12527 Berlin

Prof. Dr. Michael Rösler
Institut für Gerichtliche Psychologie und
Psychiatrie am Universitätsklinikum des
Saarlandes
66421 Homburg
Michael.Roesler@uniklinikum-saarland.de

Prof. Dr. Aribert Rothenberger
Abt. für Kinder- und Jugendpsychiatrie
Universität Göttingen
Von-Siebold-Straße 5
37075 Göttingen
arothen@gwdg.de

Autoren

Prof. Dr. Veit Roessner
Klinik und Poliklinik für Kinder- und
Jugendpsychiatrie und -psychotherapie
Universitätsklinikum Carl Gustav Carus
Fetscherstraße 74
01307 Dresden
Veit.Roessner@uniklinikum-dresden.de

PD. Dr. Esther Sobanski
Zentralinstitut für Seelische Gesundheit
Postfach 12 21 20
68159 Mannheim
esther.sobanski@zi-mannheim.de

Dipl. Psych. Stephanie Schürmann
Klinik für Kinder- und Jugendpsychiatrie
und -psychotherapie der Universität
zu Köln
Robert-Koch-Str. 10
50931 Köln
Stephanie.Schuermann@uk-koeln.de

Prof. Dr. Dr. Hans-Christoph Steinhausen, DMSc
Lehrstuhl für Kinder- und Jugendpsychiatrie, Psychiatrische Klinik Aalborg,
Universitätkrankenhaus Aarhus,
Mølleparkvej 10
DK-9000 Aalborg (Dänemark)
Klinische Kinder- und Jugendpsychologie,
Institut für Psychologie,
Universität Basel,
Missionsstrasse 60/62,
CH-4055 Basel (Schweiz)
Zentrum für Kinder- und
Jugendpsychiatrie
Neumünsterallee 9 / Postfach 1482
CH-8032 Zürich (Schweiz)
Schweiz
hc.steinhausen@kjpd.uzh.ch

Dr. Tanja Wolff Metternich
Klinik für Kinder- und Jugendpsychiatrie
und -psychotherapie der Universität
zu Köln
Robert-Koch-Str. 10
50931 Köln
tanjawm@hotmail.com

Vorwort

Von der Aufmerksamkeitsdefizit-Hyperaktivitätsstörung (ADHS) sind weltweit durchschnittlich etwa fünf Prozent der Kinder und Jugendlichen und etwa vier Prozent der Erwachsenen betroffen. Damit ist die ADHS eines der häufigsten seelischen Gesundheitsprobleme unserer Zeit. Zumindest die literarische Erstbeschreibung mit dem „Zappelphilipp" geht immerhin schon auf das vom Frankfurter Psychiater Heinrich Hoffmann im Jahre 1845 erstmalig veröffentlichte Buch vom „Struwwelpeter" zurück und es ist zu vermuten, dass die Symptomatik schon früher bekannt war.
Hingegen ist ADHS bzw. der analoge Begriff der hyperkinetischen Störung bzw. des hyperkinetischen Syndroms trotz einiger Vorläufer erst wirklich richtig im Verlauf der zweiten Hälfte des letzten Jahrhunderts in das Bewusstsein sowohl der Fachwelt als auch der Laienöffentlichkeit getreten. Im deutschsprachigen Raum stammen die ersten Übersichtsarbeiten mit einer Darstellung der damals aktuellen Forschungslage von Schmidt in der „Zeitschrift für Kinder- und Jugendpsychiatrie" aus dem Jahre 1973 und von Steinhausen in der Zeitschrift „Klinische Pädiatrie" aus dem Jahre 1976. Während es zu diesem Zeitpunkt noch gelang, den Umfang des empirisch ermittelten Wissens in einer Übersichtsarbeit zusammenzufassen, kann diese Aufgabe heute nur bestenfalls in einem Handbuch gelingen.
Zweifelsfrei ist ADHS zum bestimmenden Forschungsthema im Bereich der seelischen Gesundheit von Kindern und Jugendlichen geworden. Erfreulicherweise ist zwar mit einer gewissen Verspätung, gleichwohl aber der notwendigen Eindringlichkeit erkannt worden, dass angesichts der Chronizität von ADHS in vielen Fällen auch die weiter betroffenen Erwachsenen einer intensiven Versorgung bedürfen und die Forschung in diesem Bereich intensiviert werden muss. Die Lebenszeitperspektive von ADHS macht es daher auch erforderlich, den Erfahrungs- und Wissensstand über ADHS im Erwachsenenalter zu sichten und weiter zu vermitteln, um den noch beträchtlichen Rückstand in der Versorgung und Erforschung von ADHS bei Erwachsenen abzubauen.
Das vorliegende Handbuch zur ADHS ist in seinem Umfang sowie seiner Struktur und Detailliertheit im deutschsprachigen Raum sicher einmalig. Es beabsichtigt, die Vielfalt der Erkenntnisse der empirischen Forschung in zahlreichen Forschungsfeldern mit dem Ziel zu vermitteln, die klinische Versorgung der betroffenen Menschen im Sinne einer wohlverstandenen Qualitätssicherung zu beeinflussen und nach Möglichkeit auch zu verbessern.
Das Handbuch baut auf drei im gleichen Verlag zuvor seit den 1980er Jahren vom Senior-Herausgeber betreuten Monografien auf, die nun in eine historische Perspektive rücken. Die drei Herausgeber des vorliegenden Werkes sind nicht nur durch ihre wissenschaftliche Schwerpunktbildung an ADHS besonders interessiert, sondern verfügen auch aufgrund ihrer langjährigen klinischen Erfahrung über einen besonderen Zugang zu dieser Thematik. Ihre Zusammenarbeit auch in der Weiterbildung,

Vorwort

speziell in dem von ihnen gegründeten „Interdisziplinären Netzwerk für ADHS-Qualitätssicherung (INAQ)" mit zahleichen Aktivitäten in den deutschsprachigen Ländern hat ihnen in spezieller Weise das Bewusstsein für die Notwendigkeit der Vermittlung von wissenschaftlichen Erkenntnissen und klinischer Praxis geschärft. Die im Rahmen von INAQ gewonnenen Erfahrungen haben zusätzliche Anreize für die Notwendigkeit vermittelt, dieses Handbuch zu planen und umzusetzen.

Die große Spannbreite des Wissensstands zu ADHS wie auch die zahlreichen offenen Fragen im Verständnis dieser häufigen Störung werden ebenso in den vorliegenden 32 Kapiteln des Handbuchs deutlich. Dieses Werk konnte nur aufgrund der freundschaftlichen Verbundenheit der drei Herausgeber, des Enthusiasmus für die Sache und der engagierten Kooperation mit zahlreichen hervorragenden Sachkennern gelingen. Die Herausgeber rechnen es sich als einen großen Erfolg an, für die einzelnen Themenbereiche von ADHS zahlreiche wichtige Fachpersonen gewonnen zu haben, deren umfangreiche und detaillierte Kenntnisse das vorliegende Werk geprägt haben. Ebenso gehört es zu den sehr befriedigenden Erfahrungen im Verlauf der Erstellung dieses Werkes, dass sich zahlreiche junge Kliniker und Nachwuchswissenschaftler mit Begeisterung und großem Sachverstand an der Arbeit zu diesem Handbuch beteiligt haben. Allen Beteiligten gilt daher ein besonders herzlicher Dank.

Zürich, Göttingen und Köln
im Oktober 2009

Hans-Christoph Steinhausen
Aribert Rothenberger
Manfred Döpfner

I Grundlagen

1 Zur Geschichte der Aufmerksamkeitsdefizit-Hyperaktivitätsstörung[1]

Aribert Rothenberger und Klaus-Jürgen Neumärker

Offensichtlich konnte die Trias von allgemeiner motorischer Unruhe, mangelnder emotionaler Impulskontrolle und Unaufmerksamkeit/Ablenkbarkeit bei Kindern schon vor Jahrhunderten beobachtet werden, zumal jeweils bestimmten Personen in der Geschichte – z. B. Alexander dem Großen, Dschingis Khan und Thomas Alva Edison – ähnliche Verhaltensweisen zugeschrieben wurden (Resnick 2000). Die Zusammenschau der genannten Merkmale führte über die Jahre immer wieder zu verschiedenen diagnostischen Bezeichnungen. Obgleich derzeit die Aufmerksamkeitsdefizit-Hyperaktivitätsstörung (ADHS) und Hyperkinetische Störung (HKS) die zeitgemäßen und zugleich sehr populären diagnostischen Zuordnungen sind, tauchen sie im geschichtlichen Verlauf der Diagnostik und Klassifikation kinderpsychiatrischer Störungen erst relativ spät auf, wie der in Tab. 1.1 dargestellten Zeitleiste entnommen werden kann. So enthält die letzte Ausgabe des klassischen amerikanischen Lehrbuches für Kinderpsychiatrie von Leo Kanner (1957) keinen Hinweis auf Hyperaktivitätsprobleme als eigenständige diagnostische Einheit.

In Europa hingegen war die hyperkinetische Störung schon früh erkannt worden; so wurde z. B. im Lehrbuch zur allgemeinen Psychiatrie von Hoff (1956) auf die Störung Bezug genommen. Wenngleich in den letzten Jahren der Eindruck entstanden sein mag, dass die Hyperaktivitätsstörung ein typisch amerikanisches Phänomen sei, belegt die Geschichte hinsichtlich der Erkennung und Bezeichnung andere Fakten. Kramer und Pollnow publizierten bereits 1932 eine empirische Arbeit zu einer „Hyperkinetischen Erkrankung des Kindesalters" und Göllnitz (1954, 1981) gebrauchte bereits sehr früh in der DDR häufig die Diagnose einer „Dextro-Amphetamin-Antwortstörung" und meinte damit, dass es Verhaltensauffälligkeiten gibt, die sich nach der Gabe von Dextro-Amphetamin bessern.

Die gegenwärtige Konzeptualisierung der Störung stellt wahrscheinlich wieder nur eine bestimmte Phase im Rahmen der komplexen und von Variationen geprägten Entwicklungsgeschichte dieses Störungsbildes dar. Man kann aber über die vielen Jahre erkennen, dass es phänomenologisch immer wieder um die Abgrenzung von gestör-

---

[1] Modifizierte Version nach: Rothenberger A & Neumärker K (2005) Wissenschaftsgeschichte der ADHS, Steinkopff, Darmstadt.

I Grundlagen

tem Sozialverhalten einerseits und hypermotorisch-kognitiven Problemen andererseits ging. Von dieser Dichotomie waren auch die verschiedenen Erklärungsmodelle geleitet. Von daher ist es weiterhin geboten, den geschichtlichen Verlauf dieser Konzeptentwicklung zu verfolgen und aus diesen Erkenntnissen sowie aus der gegenwärtigen Forschung eine Abschätzung der Zukunftsperspektiven zu entwickeln.

Tab. 1.1: Zeitleiste der Konzeptentwicklung

1902	George Still beschreibt ADHS-ähnliche Symptome
1932	Kramer und Pollnow beschreiben eine Hyperkinetische Erkrankung
1937	Bradley setzt Benzedrin bei Hyperkinetischen Störungen ein
1954	Panizzon entwickelt Methylphenidat
1962	Minimale Cerebrale Hirnschädigung und -dysfunktion (MBD/MCD) als dominanter Begriff der Kinder- und Jugendpsychiatrie
1970	Virginia Douglas stellt das Aufmerksamkeitsdefizit in den Mittelpunkt der Betrachtung
1980	Aufmerksamkeitsdefizit mit/ohne Hyperaktivitätsstörung als Störungseinheiten im DSM-III
1987	Konzept der Aufmerksamkeitsdefizit-Hyperaktivitätsstörung (ADHS) im DSM-III R
1992	Konzept der Hyperkinetischen Störungen (HKS) in der ICD-10
1994	Aktualisierte ADHS/ADS Kriterien im DSM-IV
2004	Revidierte Europäische Leitlinien für Hyperkinetische Störungen

Hinweise auf Verhaltensauffälligkeiten im Kindesalter, die der ADHS/HKS ähnlich sind, können bereits in frühen Beschreibungen von Hoffmann (1845), Maudsley (1867), Bourneville (1897), Clouston (1899) und Ireland (1877) sowie anderen Autoren aus der Mitte des 19. Jahrhunderts gefunden werden. Allerdings gibt es die ersten klaren fachlichen Beschreibungen der Störung erst bei Still und Tredgold um 1900. Beide Autoren präsentierten ihre Analyse der Verhaltensmerkmale bei einer relativ kleinen Stichprobe von Kindern, von denen einige in ihrem Verhaltensspektrum sehr den hyperaktiven Kindern unserer Zeit ähnlichen. Still (1902) schrieb dieses Verhalten einem „Defekt moralischer Kontrolle" zu und glaubte, dieser sei biologisch begründet, d. h. angeboren oder auf irgendwelche prä- oder postnatal bedingten organischen Beeinträchtigungen zurückzuführen. Seine Vorstellungen hinsichtlich der Ursachen lassen sich am besten im Zusammenhang mit dem damals weit verbreiteten sozialen Darwinismus verstehen. Eine ähnliche Terminologie („moralisches Irresein") benutzte auch schon Emminghaus (1887) für Kinder, die eher Symptome einer Störung des Sozialverhaltens zeigten, wobei er Aggressivität und mangelnde Impulskontrolle in den Vordergrund stellte[2]. Kinder mit einer Lern- bzw. Aufmerksamkeitsstörung wurden von ihm hingegen einer „cerebralen Neurasthenie" zugeordnet.

Die Theorie einer organischen Schädigung, welche in frühen Entwicklungsstadien eines Kindes eher leichtgradig und unbemerkt vorgekommen sein sollte, wurde von Tredgold (1908) und zu einem späteren Zeitpunkt auch von Autoren wie Pasamanick et al. (1956) übernommen. Die in Europa epidemisch auftretende Enzephalitis der Jahre 1917 bis 1918 spielte ebenfalls eine bedeutende Rolle in der Geschichte der Hy-

---

[2] Will man diese fachliche Einordnung/Wertung von Verhaltensauffälligkeiten mit mangelnder Selbststeuerung in Verbindung mit heutigen neurobiologischen Erkenntnissen bringen, so spiegelt sich hier am ehesten eine pathologische Wechselwirkung zwischen Frontalhirn und Limbischem System bzw. (neuropsychologisch gesehen) zwischen Kognition und Motivation.

peraktivitätsstörung. Nach Ausbruch der Epidemie mussten sich die Kliniker mit einer Situation auseinandersetzen, dass ihnen in großer Zahl Kinder mit Verhaltensauffälligkeiten und kognitiven Problemen vorgestellt wurden, die gleichzeitig die heute geltenden Kernmerkmale einer ADHS/HKS aufwiesen.

In der ersten Hälfte des 20. Jahrhunderts bestand also hinsichtlich der Ursache einer Hyperaktivitätsstörung die vorherrschende Meinung, dass diese mit einer Hirnschädigung verbunden sei, ohne dass man überzeugende Beweise für diese Annahme vorlegen konnte; entsprechend dominierten Bezeichnungen wie z. B. „organische Getriebenheit" oder „minimale Hirnschädigung". In dieser Zeit fiel auch auf, dass die Verhaltensweisen hyperaktiver Kinder denen von Primaten ähnelten, die einer Frontalhirnläsion unterzogen worden waren. Dieser Zusammenhang wurde von verschiedenen Untersuchern so verstanden, dass die hyperkinetische Störung möglicherweise auf einen Defekt von Frontalhirnstrukturen zurückzuführen sein könnte, obwohl bei den meisten betroffenen Kindern keine entsprechenden Läsionen festzustellen waren. Damit einher ging die Tatsache, dass 1937 Bradley erstmals Stimulanzien erfolgreich zur Behandlung hyperaktiver Kinder einsetzte und Panizzon 1954 Methylphenidat entwickelte, welches später das Standardmedikament zur Behandlung der ADHS/HKS wurde. Beide Entwicklungen konnten zumindest als indirekter Hinweis für das Vorliegen einer „subtilen hirnorganischen Störung" gelten (Weber 2001).

Gegen Ende der 1950er Jahre wurde das Konzept der Hirnschädigung als einzig wichtigem Faktor bei der Entwicklung einer hyperkinetischen Störung in Frage gestellt. Man ersetzte nunmehr den Begriff der „Minimalen Hirnschädigung" durch die Bezeichnung „Minimale Cerebrale Dysfunktion – MCD" bzw. „Minimal Brain Dysfunction – MBD" (MacKeith & Bax 1963; Clements 1966; Strauss & Kephart 1955), d. h. man setzte nicht mehr einen pathologischen anatomischen Befund voraus, sondern hielt es auch für möglich, dass subtilere, grob anatomisch nicht erfassbare Auffälligkeiten des Gehirns bei der Pathophysiologie der hyperkinetischen Störung wesentlich sein könnten. Zu dieser Zeit wurde zudem eine Reihe anderer Hypothesen für die Erklärung der Ursachen der Hyperaktivitätsstörung entwickelt. Dabei kam es u. a. auch zu Überlegungen im Sinne einer psychoanalytisch begründeten Theorie, dass Erziehungsdefizite eine wesentliche Ursache für die Symptomatik sein könnten, ohne dass es dafür empirische Belege gab.

Das Konzept der „MCD" konnte sich aber auch nur bedingt durchsetzen, da die methodischen Zugänge zu dessen Prüfung noch nicht vorhanden waren. Von daher ist es verständlich, dass man sich mehr auf die Verhaltensbeobachtung verlegte und das „Syndrom des hyperaktiven Kindes" nur beschrieb, wofür Stella Chess (1960) eine der wichtigsten Protagonisten war. Die Konzeption von Chess unterschied sich von ihren Vorgängern dadurch, dass sie die symptomatische und psychosoziale Prognose hyperaktiver Kinder als eher günstig ansah, wenngleich sie annahm, dass die Auffälligkeiten bis zur Pubertät zurückgegangen sein sollten. So bestand Ende 1960 die vorherrschende Sichtweise darin, dass die hyperkinetische Störung zwar eine Hirndysfunktion reflektiere, sich aber in einer gewissen Variationsbreite von Symptomen zu erkennen gäbe, wobei die allgemeine motorische Unruhe das vorherrschende Merkmal sei.

Während der 1960er Jahre entwickelte sich die Betrachtungsweise der hyperkinetischen Störung in Europa bzw. Nordamerika in unterschiedliche Richtungen. Kliniker in Europa behielten eine engere Sichtweise der Störung aufrecht und sahen die Symptome als ein eher seltenes Syndrom mit exzessiver motorischer Aktivität an, das üblicherweise in Verbindung mit einigen indirekten Zeichen einer Hirnschädigung stehe. Andererseits wurde in Nordamerika die Hyperaktivitätsstörung als ein häufiges Phänomen angesehen, das in den meisten Fällen nicht notwendigerweise mit sichtbaren Zeichen einer Hirnschädigung einhergehe. Diese Unterschiede gingen schließlich auch in die diagnostischen Klassifikationssysteme ein (International Classification of Diseases (ICD) der World Health Organisation 1992 und Diagnostic and Statistical Manual of Mental Disorders (DSM) der American Psychiatric Association 1980) und machen sich noch heute in niedrigeren Prävalenzraten für HKS gegenüber ADHS bemerkbar.

In den 1970er Jahren bewegte sich die wissenschaftliche Betrachtungsweise stärker von der motorischen Hyperaktivität weg und man begann, sich mehr und mehr mit den Aufmerksamkeitsaspekten der Störung zu befassen, wobei vor allem klinische Psychologen wie z. B. Virginia Douglas (1972) federführend waren. Verschiedene Autoren zeigten, dass hyperaktive Kinder große Schwierigkeiten hatten, bei jeweils gestellten Aufgaben die Daueraufmerksamkeit aufrecht zu erhalten. Gleichzeitig entwickelte sich eine Anschauung, dass hyperkinetisches Verhalten in erster Linie auf belastende Umgebungsfaktoren zurückzuführen sei. Diese Betrachtung traf mit einer gesellschaftlichen Bewegung zu einem gesünderen Lebensstil und einer gewissen Unzufriedenheit mit einer vermeintlich ausgeprägten Neigung zur Medikation bei Schulkindern zusammen.

Ferner wurde eine Bewegung aktiv, welche die Hyperaktivitätsstörung vornehmlich auf allergische Reaktionen und Nahrungsmittelunverträglichkeiten, insbesondere aber auf Nahrungszusatzstoffe zurückführen wollte (z. B. Feingold 1975). Schließlich wurden auch der allgemeine technische Fortschritt und andere kulturelle Einflüsse als ursächliche Faktoren verantwortlich gemacht. Parallel vollzog sich eine wissenschaftliche Entwicklung, welche in zunehmendem Umfang die Hyperaktivitätsstörung mittels psychophysiologischer Methoden untersuchte, um den pathologischen hirnfunktionellen Hintergrund besser zu verstehen. In dieser Zeit wurde also erneut deutlich, dass die Hyperaktivitätsstörung mit ihrer engen Verbindung zu auffälligem Sozialverhalten und Schulleistungsproblemen im Blickpunkt verschiedener Sichtweisen sowie gesellschaftlicher Bereiche steht und mehr Sachkenntnis für ein vertieftes Verständnis hilfreich ist.

In den 1980er Jahren nahm die Forschungsaktivität im Feld mit der Entwicklung von Forschungskriterien und standardisierten Abklärungsprozeduren deutlich zu. Auch im Bereich der Behandlung konnten Fortschritte mit Methoden erzielt werden, die an der kognitiv-verhaltensorientierten Therapie (Freibergs & Douglas 1969; Gittelman 1981) orientiert waren. Zunehmend wurde die Hyperaktivitätsstörung als eine Auffälligkeit gewertet, die eine starke erbliche Komponente aufweist, von chronischem Verlauf ist und eine deutliche psychosoziale Beeinträchtigung vor allem hinsichtlich der schulischen und sozialen Entwicklung bedeutet. Damit bedurfte die Behandlung nicht nur der Medikamente, sondern einer integralen, multimodalen Vorgehensweise mit sich gegenseitig ergänzenden Fähigkeiten von verschiedenen Fachleuten.

Im Verlauf der 1990er Jahre wurde die Ausrichtung der Forschung auf die allgemeine motorische Unruhe und die Aufmerksamkeitsprobleme derart intensiv, dass mehr Forschungsliteratur als zu jeder anderen kinderpsychiatrischen Störung entstand. Dabei war die Variationsbreite und Intensität der Forschung beträchtlich, wobei sie tiefer in die Genetik und neurobiologischen Grundlagen der Hyperaktivitätsstörung eindrang (Rothenberger 1990). Zugleich nahm die Zahl an Untersuchungen zu, welche die Wirksamkeit und Sicherheit verschiedener Behandlungsmethoden vor allem in der Psychopharmakotherapie überprüften.

In dieser Zeit entstanden auch die ersten Leitlinien zu HKS bzw. ADHS (z. B. European Society for Child and Adolescent Psychiatry; Taylor et al. 1998, Update 2004; American Academy of Child and Adolescent Psychiatry, Practice Parameters 1997). Die Entwicklung von Leitlinien war als ein wichtiger Versuch zu verstehen, um die Vorgehensweisen in der Praxis mit der Forschungslage abzugleichen, zu standardisieren und im Sinne des Qualitätsmanagements weiter zu entwickeln. Diese Leitlinien betonen die Bedeutung der individualisierten, multimodalen, multidisziplinären Abklärung und Behandlung der Aufmerksamkeitsdefizit-Hyperaktivitätsstörungen durch versierte klinische Praktiker. Dabei wurde auch immer deutlicher, dass diese Störung sich nicht bei allen Kindern „auswächst", sondern bei einem beträchtlichen Anteil der Betroffenen in das Jugendalter und sogar bis in das Erwachsenenalter anhalten kann. So konnte man im vergangenen Jahrzehnt auch Zeuge einer Entwicklung werden, wie die Erwachsenenpsychiatrie allmählich von ADHS Kenntnis nahm und mittlerweile die Bedeutung der Störung hinsichtlich Differentialdiagnostik und Behandlung erkannt hat. Wenngleich hier die Entwicklung noch sehr in den Anfängen steckt, ist in den letzten 2–3 Jahren doch ein enormer Zuwachs an Erkenntnis und Erfahrung zu verzeichnen, der im vorliegenden Handbuch auch gebührend Berücksichtigung gefunden hat.

So lassen mehr als hundert Jahre Wissenschaftsgeschichte der ADHS/HKS eine Entwicklung erkennen, die von verschiedenen Einflüssen geprägt wurde. Dieser Sachverhalt kann nicht verwundern, denn dieses Thema steht nach wie vor im Schnittpunkt von Medizin, Psychologie, Pädagogik, Soziologie und Politik. Damit sind immer verschiedene Betrachtungsweisen verbunden und kontroverse Diskussionen sind oft unausweichlich. Diese Debatte kann nur durch Sachlichkeit fruchtbar und insbesondere zum Wohle der Betroffenen gestaltet werden. Die medizinische und psychologische, empirisch orientierte und evidenzbasierte Forschung trägt hier eine besondere Verantwortung, damit das Konzept der ADHS in Gegenwart und Zukunft immer überzeugender und wahrscheinlich auch differenzierter formuliert werden kann.

Literatur

American Academy of Child and Adolescent Psychiatry (1997). Practice parameters for the assessment and treatment of children, adolescents and adults with attention-deficit hyperactivity disorder. J Amer Acad Child Adolesc Psychiatry 36 (Suppl. 10): 85s–121s.

American Psychiatric Association (1980). Diagnostic and Statistical Manual of Mental Disorders, 3rd ed. Washington, DC: American Psychiatric Association.

Bourneville E (1897). Le Traitement Médico-Pédagogique des Differentes Formes de l'Idiotie. Paris: Alcan.

Chess S (1960). Diagnosis and treatment of the hyperactive child. New York State Journal of Medicine 60: 2379–2385.

Clements SD (1966). Task Force One: Minimal Brain Dysfunction in Children. National Institute of Neurological Diseases and Blindness, monograph no. 3. Washington, DC: US Department of Health, Education and Welfare.

Clouston TS (1899). Stages of over-excitability, hypersensitiveness, and mental explosiveness in children and their treatment by the bromides. Scottish Medical and Surgical Journal IV: 481–490.

Douglas VI (1972). Stop, look and listen: the problem of sustained attention and impulse control in hyperactive and normal children. Canad J Behav Science 4: 259–282.

Emminghaus H (1887). Die psychischen Störungen des Kindesalters. Faksimiledruck, Tartuer Universität, Tartu 1992. Original (1887) Tübingen: Verlag der H. Laupp'schen Buchhandlung.

Feingold B (1975). Why Your Child is Hyperactive. New York: Random House.
Freibergs V & Douglas VI (1969). Concept learning in hyperactive and normal children. J Abnorm Psychol 74: 388–95.
Gittelman M (1981). Strategic Interventions for Hyperactive Children. Armonk, NY: Sharpe.
Göllnitz G (1954). Die Bedeutung der frühkindlichen Hirnschädigung für die Kinderpsychiatrie. Leipzig: Thieme.
Göllnitz G (1981). The hyperkinetic child. In: Gittelman M (Ed.). Strategic interventions for Hyperactive Children. Armonk, NY: Sharpe, pp. 80–96.
Hoff H (1956). Lehrbuch der Psychiatrie, Vol. II. Basel: Benno Schwabe.
Hoffmann H (1845). Der Struwwelpeter. Frankfurt: Literarische Anstalt.
Ireland WE (1877). On Idiocy and Imbecility. London: Churchill.
Kanner L (1957). Child Psychiatry, 3rd ed. Springfield, IL: Charles C. Thomas.
Kramer F & Pollnow H (1932). Über eine hyperkinetische Erkrankung im Kindesalter. Monatsschrift für Psychiatrie und Neurologie 82: 1–40.
Maudsley H (1867). The Physiology and Pathology of the Mind. London: Macmillan.
MacKeith RC & Bax MCO (1963). Minimal Cerebral Dysfunction: Papers from the International Study Group held at Oxford, September 1962. Little Club Clinics in Development Medicine, No. 10. London: Heinemann.
Pasamanick B, Knobloch H & Lilienfeld AM (1956). Socio-economic status and some precursors of neuropsychiatry disorder. Amer J Orthopsychiatry 26: 594–601.
Resnick RJ (2000). The Hidden Disorder: A clinician's Guide to Attention Deficit Hyperactivity Disorder in Adults. American Psychological Association.
Rothenberger A (Ed.) (1990). Brain and behavior in child psychiatry. Berlin, Heidelberg: Springer.
Still GF (1902). The Coulstonian lectures on some abnormal physical conditions in children. Lancet 1: 1008–1012; 1077–1082; 1163–1168.
Strauss AA & Kephart NC (1955). Psychopathology and Education of the Brain injured Child, Vol. 2. Progress in Theory and Clinic. New York: Grune and Stratton.
Taylor E, Sergeant J, Döpfner M, Gunning B, Overmeyer S, Möbius EJ & Eisert HJ (1998). Clinical Guidelines for Hyperkinetic Disorder. Eur Child Adolesc Psychiatry 7: 184–200.
Taylor E, Döpfner M, Sergeant J, Asherson P, Banaschewski T, Buitelaar J, Coghill D, Danckaerts M, Rothenberger A, Sonuga-Barke E, Steinhausen HC & Zuddas A (2004). European clinical guidelines for hyperkinetic disorder – first upgrade. Eur Child Adolesc Psychiatry 13 (Suppl. 1): 7–30.
Tredgold AF (1908). Mental Deficiency (Amentia). New York: W. Wood.
Weber R (2001). Die Ritalin-Story. Deutsche Apotheker Zeitung 141: 1091–1093.
World Health Organization (1992). ICD-I0. Classification of Mental and Behavioural Disorders. Clinical Description and Diagnostic Guidelines. Geneva: World Health Organization.

2 Definition und Klassifikation

Hans-Christoph Steinhausen

Die für ADHS charakteristischen Kernmerkmale der Hyperaktivität, Aufmerksamkeitsstörung und Impulsivität stellen zwar keine Krankheitseinheit dar, können andererseits aber gemäß dem nosologischen Denken der Medizin aufgrund ihrer Verknüpfung als psychiatrisches Syndrom betrachtet werden. Entsprechend hat sich in der psychiatrischen Klassifikation des Störungsbildes eine Reihe von Bezeichnungen herausgebildet, von denen der Begriff des „Hyperkinetischen Syndroms" mit der ICD-9 international über lange Zeit große Verbreitung gefunden hat. Mit dem Erscheinen der ICD-10 ist er durch die Bezeichnung „Hyperkinetische Störungen" ersetzt worden. In Nordamerika wurde unter dem Einfluss der Diagnostic and Statistical Manuals (DSM), dem Klassifikationssystem der American Psychiatric Association (APA), seit den 1980er Jahren der Begriff der Aufmerksamkeitsdefizit-Hyperaktivitätsstörung (ADHS) etabliert. Dieser stärker an den Verhaltensmerkmalen orientierte Begriff hat sich international in der Zwischenzeit trotz der für die Krankenversicherer verbindlichen Klassifikation der ICD-10 stärker durchgesetzt als die in diesem System enthaltenen Bezeichnung der Hyperkinetischen Störung (HKS). Tatsächlich wird mit ADHS die verhaltensorientierte Definition der Störung besser zum Audruck gebracht, während die Hyperkinetische Störung eigentlich eine spezielle neurologische Bewegungsstörung impliziert. In Wirklichkeit liegt bei den betroffenen Kindern, Jugendlichen und Erwachsenen aber eine allgemein erhöhte Unruhe vor.

2.1 Klassifikation nach ICD-10

Gemäß Definition in dem international am weitesten verbreiteten Diagnoseschema – der International Classification of Diseases (ICD-10; Dilling et al. 1991) – sind *Hyperkinetische Störungen* (Code F90) durch folgende Merkmale charakterisiert:

1. frühen Beginn,
2. die Kombination von überaktivem, wenig moduliertem Verhalten mit deutlicher Unaufmerksamkeit und Mangel an Ausdauer bei Aufgabenstellungen und
3. Unabhängigkeit dieser Verhaltenscharakteristika von spezifischen Situationen sowie Beständigkeit über längere Zeit.

Im Rahmen der *diagnostischen Leitlinien* der ICD-10 werden die beeinträchtigte Aufmerksamkeit und die Überaktivität als die für die Diagnose notwendigen Kardinalsymptome herausgestellt:

„Die beeinträchtigte Aufmerksamkeit zeigt sich darin, dass Aufgaben vorzeitig abgebrochen und Tätigkeiten nicht beendet werden. Die Kinder wechseln häufig von einer Aktivität zur anderen, wobei sie anscheinend das Interesse an einer Aufgabe verlieren, weil sie zu einer anderen hin abgelenkt werden (wenn auch Laboruntersuchungen nicht regelmässig ein ungewöhnliches Ausmaß an sensorischer oder perzeptiver Ablenkbarkeit zeigen). Diese Aspekte mangelnder Aufmerksamkeit und Ausdauer sollten nur dann diagnostiziert werden, wenn sie im Verhältnis zum Alter und Intelligenzniveau des Kindes sehr stark ausgeprägt sind.
Überaktivität bedeutet exzessive Ruhelosigkeit, besonders in Situationen, die relative Ruhe verlangen. Situationsabhängig kann sie sich im Herumlaufen oder Herumspringen äußern, im Aufstehen, wenn dazu aufgefordert wurde, sit-

I Grundlagen

Tab. 2.1: Forschungskriterien für hyperkinetische Störungen gemäß ICD-10

G1. *Unaufmerksamkeit:* Mindestens sechs Monate lang mindestens sechs der folgenden Symptome von Unaufmerksamkeit in einem mit dem Entwicklungsstand des Kindes nicht zu vereinbarenden und unangemessenen Ausmaß. Die Kinder: 1. sind unaufmerksam gegenüber Details oder machen Sorgfaltsfehler bei den Schularbeiten und sonstigen Arbeiten und Aktivitäten 2. sind häufig nicht in der Lage, die Aufmerksamkeit bei Aufgaben und beim Spielen aufrechtzuerhalten 3. hören häufig scheinbar nicht, was ihnen gesagt wird 4. können oft Erklärungen nicht folgen oder ihre Schularbeiten, Aufgaben oder Pflichten am Arbeitsplatz nicht erfüllen (nicht wegen oppositionellem Verhalten oder weil die Erklärungen nicht verstanden werden) 5. sind häufig beeinträchtigt, Aufgaben und Aktivitäten zu organisieren 6. vermeiden ungeliebte Arbeiten, wie Hausaufgaben, die häufig geistiges Durchhaltevermögen erfordern 7. verlieren häufig Gegenstände, die für bestimmte Aufgaben wichtig sind, z.B. für Schularbeiten, Bleistifte, Bücher, Spielsachen und Werkzeuge 8. werden häufig von externen Stimuli abgelenkt 9. sind im Verlauf der alltäglichen Aktivitäten oft vergesslich.
G2. *Überaktivität*: Mindestens sechs Monate lang mindestens drei der folgenden Symptome von Überaktivität in einem mit dem Entwicklungsstand des Kindes nicht zu vereinbarenden und unangemessenen Ausmaß. Die Kinder: 1. fuchteln häufig mit Händen und Füßen oder winden sich auf den Sitzen 2. verlassen ihren Platz im Klassenraum oder in anderen Situationen, in denen Sitzenbleiben erwartet wird 3. laufen häufig herum oder klettern exzessiv in Situationen, in denen dies unpassend ist (bei Jugendlichen oder Erwachsenen entspricht dem nur ein Unruhegefühl) 4. sind häufig unnötig laut beim Spielen oder haben Schwierigkeiten bei leisen Freizeitbeschäftigungen 5. zeigen ein anhaltendes Muster exzessiver motorischer Aktivitäten, die durch den sozialen Kontakt oder Verbote nicht durchgreifend beeinflussbar sind.
G3. *Impulsivität:* Mindestens sechs Monate lang mindestens eines der folgenden Symptome von Impulsivität in einem mit dem Entwicklungsstand des Kindes nicht zu vereinbarenden und unangemessenen Ausmaß. Die Kinder: 1. platzen häufig mit der Antwort heraus, bevor die Frage beendet ist 2. können häufig nicht in einer Reihe warten oder warten, bis sie bei Spielen oder in Gruppensituationen an die Reihe kommen 3. unterbrechen und stören andere häufig (z.B. mischen sie sich ins Gespräch oder Spiel anderer ein) 4. reden häufig exzessiv ohne angemessen auf soziale Beschränkungen zu reagieren.
G4. Beginn der Störung vor dem siebten Lebensjahr
G5. *Situationsunabhängigkeit*: Die Kriterien sollten in mehr als einer Situation erfüllt sein z.B. sollte die Kombination von Unaufmerksamkeit und Überaktivität sowohl zuhause als auch in der Schule bestehen oder in der Schule und an einem anderen Ort, wo die Kinder beobachtet werden können z. B. in der Klinik. (Der Nachweis situationsübergreifender Symptome erfordert normalerweise Informationen aus mehr als einer Quelle. Elternberichte über das Verhalten im Klassenraum sind z. B. meist unzureichend.)
G6. Die Symptome von G1. – G3. verursachen deutliches Leiden oder Beeinträchtigung der sozialen, schulischen oder beruflichen Funktionsfähigkeit.
G7. Die Störung erfüllt nicht die Kriterien für eine tiefgreifende Entwicklungsstörung (F84), eine manische Episode (F30), eine depressive Episode (F32) oder eine Angststörung (F41).

zenzubleiben; in ausgeprägter Redseligkeit und Lärmen oder im Wackeln und Zappeln. Beurteilungsmaßstab sollte sein, dass die Aktivität im Verhältnis zu dem, was in der gleichen Situation von gleichaltrigen Kindern mit gleicher Intelligenz zu erwarten wäre, extrem ausgeprägt ist. Dieses Verhaltensmerkmal zeigt sich am deutlichsten in strukturierten und organisierten Situationen, die ein hohes Maß an eigener Verhaltenskontrolle fordern.
Beeinträchtigte Aufmerksamkeit und Überaktivität sollen nebeneinander vorhanden sein; darüber hinaus sollen sie in mehr als einer Situation in Erscheinung treten (z. B. zu Hause, in der Klasse und in der Klinik).
Die folgenden Begleitmerkmale sind für die Diagnose nicht notwendig, stützen sie jedoch: Distanzlosigkeit in sozialen Beziehungen, Unbekümmertheit in gefährlichen Situationen und impulsive Missachtung sozialer Regeln (sie äußert sich in Einmischungen in oder Unterbrechungen von Aktivitäten anderer oder vorschnellem Beantworten noch nicht vollständig gestellter Fragen oder in der Schwierigkeit, zu warten, bis man an der Reihe ist), sind sämtlich charakteristisch für Kinder mit dieser Störung.
Lernstörungen und motorische Ungeschicklichkeit treten mit großer Häufigkeit auf und sollten, wenn vorhanden, getrennt verschlüsselt werden (unter F80 bis F89). Bestandteil der eigentlichen Diagnose der hyperkinetischen Störung sollten sie nicht sein.
Symptome einer Störung des Sozialverhaltens sind weder Ein- noch Ausschlusskriterien für die Hautpdiagnose. Diese Störung bildet jedoch die Basis für die Hauptunterteilung der hyperkinetischen Störungen (siehe unten).
Die charakteristischen Verhaltensprobleme sollen früh (vor dem 6. Lebensjahr) begonnen haben und von längerer Dauer sein. Wegen der breiten Variation der Norm ist Hyperaktivität vor dem Schulalter schwierig zu erkennen. Bei Vorschulkindern soll nur ein extremes Maß zu dieser Diagnose führen." (Dilling et al. 1991)

Die diagnostischen Leitlinien sind in den in Tab. 2.1 dargestellten *Forschungskriterien* noch präziser dargelegt. Hinsichtlich der Klassifikation verschiedener Untergruppen nimmt die ICD-10 die folgende Einteilung der hyperkinetischen Störungen vor:

„F90.0 einfache Aktivitäts- und Aufmerksamkeitsstörung"
Es herrscht weiterhin Unsicherheit über eine befriedigende Untergliederung hyperkinetischer Störungen. Untersuchungen zeigen, dass der Verlauf bis ins Adoleszenz- und Erwachsenenalter stark davon beeinflusst wird, ob Aggressivität, Delinquenz oder dissoziales Verhalten begleitend vorhanden sind oder nicht. Dementsprechend wird die Hauptuntergliederung nach dem Vorkommen dieser Begleitmerkmale vorgenommen. F90.0 soll verwendet werden, wenn die allgemeinen Kriterien für eine hyperkinetische Störung (F90) erfüllt sind, die Kriterien für F91 (Störung des Sozialverhaltens) jedoch nicht.

Dazugehöriger Begriff:
- Aufmerksamkeitsdefizitstörung oder -syndrom mit Hyperaktivität
- Aufmerksamkeitsdefizit mit Hyperaktivitätsstörung" (Dilling et al. 1991).

F90.1 hyperkinetische Störung des Sozialverhaltens
Diese Kodierung ist zu wählen, wenn die Kriterien für eine hyperkinetische Störung (F90) und die Kriterien für eine Störung des Sozialverhaltens (F91) beide erfüllt sind.

F90.8 andere hyperkinetische Störungen

F90.9 nicht näher bezeichnete hyperkinetische Störung
Eine nicht zu empfehlende Restkategorie, die nur verwendet werden soll, wenn die Differenzierung zwischen F90.0 und F90.1 nicht möglich ist, die allgemeinen Kriterien für F90 aber erfüllt sind.

Dazugehöriger Begriff:
nicht näher bezeichnete hyperkinetische Reaktion oder hyperkinetisches Syndrom der Kindheit oder des Jugendalters

2.2 Klassifikation nach DSM-IV

Das US-amerikanische Klassifikationssystem Diagnostic and Statistical Manual (DSM) der American Psychiatric Association hat seit seiner dritten Revision (DSM-III, APA 1980) das Aufmerksamkeitsdefizit in den Vordergrund gerückt und daher die Bezeichnung „attention deficit disorder" (ADD) kreiert, die schon mit der bald folgenden Revision (DSM-III-R, APA 1987) erneut in „attention deficit hyperactivity disorder (ADHD)" umbenannt wurde. Die ICD-10 hat den Begriff der ADD, bzw. im Deutschen der Aufmerksamkeitsstörung

I Grundlagen

Tab. 2.2: Diagnostische Kriterien für Aufmerksamkeitsdefizit-/Hyeraktivitätsstörungen gemäß DSM-IV

A.	Entweder Punkt 1 oder Punkt 2 müssen zutreffen: 1. Sechs (oder mehr) der folgenden Symptome von *Unaufmerksamkeit* sind während der letzten sechs Monate beständig in einem mit dem Entwicklungsstand des Kindes nicht zu vereinbarenden und unangemessenen Ausmaß vorhanden gewesen: a) beachtet häufig Einzelheiten nicht oder macht Flüchtigkeitsfehler bei den Schularbeiten, bei der Arbeit oder bei anderen Tätigkeiten, b) hat oft Schwierigkeiten, längere Zeit die Aufmerksamkeit bei Aufgaben oder beim Spielen aufrechtzuerhalten, c) scheint häufig nicht zuzuhören, wenn andere ihn/sie ansprechen, d) führt häufig Anweisungen anderer nicht vollständig durch und kann Schularbeiten, andere Arbeiten oder Pflichten am Arbeitsplatz nicht zu Ende bringen (nicht aufgrund oppositionellen Verhaltens oder Verständnisschwierigkeiten), e) hat häufig Schwierigkeiten, Aufgaben und Aktivitäten zu organisieren, f) vermeidet häufig, hat eine Abneigung gegen oder beschäftigt sich häufig nur widerwillig mit Aufgaben, die längerandauernde geistige Anstrengungen erfordern (wie Mitarbeit im Unterricht oder Hausaufgaben), g) verliert häufig Gegenstände, die er/sie für Aufgaben oder Aktivitäten benötigt (z. B. Spielsachen, Hausaufgabenhefte, Stifte, Bücher oder Werkzeug), h) lässt sich öfter durch äußere Reize leicht ablenken, i) ist bei Alltagstätigkeiten häufig vergesslich. 2. Sechs (oder mehr) der folgenden Symptome der *Hyperaktivität* und *Impulsivität* sind während der letzten sechs Monate beständig in einem mit dem Entwicklungsstand des Kindes nicht zu vereinbarenden und unangemessenen Ausmaß vorhanden gewesen: *Hyperaktivität* a) zappelt häufig mit Händen und Füßen oder rutscht auf dem Stuhl herum, b) steht in der Klasse oder in anderen Situationen, in denen Sitzenbleiben erwartet wird, häufig auf, c) läuft häufig herum oder klettert exzessiv in Situationen, in denen dies unpassend ist (bei Jugendlichen oder Erwachsenen kann dies auf ein subjektives Unruhegefühl beschränkt bleiben), d) hat häufig Schwierigkeiten, ruhig zu spielen oder sich mit Freizeitaktivitäten ruhig zu beschäftigen, e) ist häufig „auf Achse" oder handelt oftmals, als wäre er/sie „getrieben", f) redet häufig übermäßig viel. *Impulsivität* g) platzt häufig mit den Antworten heraus, bevor die Frage zu Ende gestellt ist, h) kann nur schwer warten, bis er/sie an der Reihe ist, i) unterbricht und stört andere häufig (platzt z. B. in Gespräche oder in Spiele anderer hinein).
B.	Einige Symptome der Hyperaktivität-Impulsivität oder Unaufmerksamkeit, die Beeinträchtigung verursachen, treten bereits vor dem Alter von sieben Jahren auf.
C.	Beeinträchtigungen durch diese Symptome zeigen sich in zwei oder mehr Bereichen (z. B. in der Schule bzw. am Arbeitsplatz und zu Hause).
D.	Es müssen deutliche Hinweise auf klinisch bedeutsame Beeinträchtigungen der sozialen, schulischen oder beruflichen Funktionsfähigkeit vorhanden sein.
E.	Die Symptome treten nicht ausschließlich im Verlauf einer tiefgreifenden Entwicklungsstörung, Schizophrenie oder einer anderen psychotischen Störung auf und können auch nicht durch eine andere psychische Störung besser erklärt werden (z. B. Affektive Störungen, Angststörungen, Dissoziale Störung oder eine Persönlichkeitsstörung).

Codiere je nach Subtypus:
314.01 (F90.0) Aufmerksamkeitsdefizit-/Hyperaktivitätsstörung
Mischtypus: liegt vor, wenn die Kriterien A1 und A2 während der letzten sechs Monate erfüllt waren.

> **314.00 (F98.8) Aufmerksamkeitsdezifit-/Hyperaktivitätsstörung**
> Vorwiegend Unaufmerksamer Typus: liegt vor, wenn Kriterium A1, nicht aber Kriterium A2 während der letzten sechs Monate erfüllt war.
>
> **314.01 (F90.1) Aufmerksamkeitsdefizit-/Hyperaktivitätsstörung**
> Vorwiegend Hyperaktiv-Impulsiver Typus: liegt vor, wenn Kriterium A2, nicht aber Kriterium A1 während der letzten sechs Monate erfüllt war.
>
> **Codierhinweise:** Bei Personen (besonders Jugendlichen und Erwachsenen), die zum gegenwärtigen Zeitpunkt Symptome zeigen, aber nicht mehr alle Kriterien erfüllen, wird *teilremittiert* spezifiziert.

(ADS), nicht übernommen, weil er „die Kenntnis psychologischer Prozesse impliziert, die noch nicht verfügbar ist, und den Einschluss verängstigter oder verträumter, unbeteiligter Kinder nahegelegt, die wahrscheinlich andere Schwierigkeiten aufweisen" (ICD-10, Dilling et al. 1991, S. 245). Die unter dem Einfluss des DSM-III-R realisierte Forschung hat sodann einige Belege für die Schlussfolgerung erbracht, dass ein reines Aufmerksamkeitsdefizitsyndrom ohne Hyperaktivität (ADD/-H) eine eigenständige kinderpsychiatrische Diagnose und nicht einen Untertyp der ADHD, also der hyperkinetischen Störungen, darstellt. So liegen bei dem isolierten Aufmerksamkeitsdefizit (ADS) eher Probleme der fokussierten und selektiven Aufmerksamkeit vor, während Probleme der Enthemmung fehlen. Beim kombinierten Typ mit ADHS bestehen die Probleme eher in der persistenten Anstrengung und Ablenkbarkeit. Die Probleme der Enthemmung sind hierbei zentral sowie auch nach Rückbildung der Hyperaktivität weiterhin persistent (vgl. Barkley 1990).

Im Widerspruch zu diesen Erkenntnissen hat das DSM-IV (APA 1994) jedoch eine Aufteilung in Subtypen mit einem vorwiegend unaufmerksamen, einem vorwiegend hyperaktiv-impulsiven und einem Mischtyp vorgenommen wie Tab. 2.2 mit den entsprechenden diagnostischen Kriterien entnommen werden kann. Aus dem Vergleich der Forschungskriterien der ICD-10 und des DSM-IV wird die weitgehende Konvergenz der diagnostischen Kriterien der beiden Klassifikationssysteme deutlich. Somit entspricht die ICD-10-Diagnose der einfachen Aktivitäts- und Aufmerksamkeitsstörung dem Mischtyp der Aufmerksamkeitsdefizit-/Hyperaktivitätsstörung des DSM-IV.

Hingegen ist die Klassifizierung einer eigenen Entität beim gleichzeitigen Vorliegen einer Störung des Sozialverhaltens, welche in der ICD-10 Berücksichtigung findet, empirisch mittlerweile abgesichert. Analoge Hinweise auf eine spezielle Untergruppe hyperkinetischer Störungen mit gleichzeitig bestehenden emotionalen Störungen (Angst und Depression) sind empirisch bisher weniger intensiv erbracht worden. Der unter dem Einfluss englischer Wissenschaftler vorgenommenen Betonung der Pervasivität, d. h. der Situationsunabhängigkeit als Diagnose-Kriterium in der ICD-10 wird in der nordamerikanischen Diskussion weniger gefolgt. Hier ist vielmehr vorgeschlagen worden, die pervasive Störung im Vergleich zur situativen Störung als eine schwere Ausprägung der ADHD zu betrachten (Barkley 2006).

2.3 Zusätzliche diagnostische Kriterien und Grenzen

Beide diagnostischen Systeme konvergieren mit der Definition zusätzlicher diagnostischer Kriterien in der Absicht, HKS bzw. ADHS von den isoliert häufig auftretenden und nicht notwendigerweise pathognomonischen Symptome der Hyperaktivität, Unaufmerksamkeit und Impulsivität als einer

Tab. 2.3: Zusätzliche diagnostische Kriterien für HKS/ADHS in ICD-10 und DSM-IV

Dauer	Die Symptomkriterien müssen für die letzten sechs Monate erfüllt worden sein
Alter bei Beginn	Einige Symptome müssen vor dem Alter von sieben Jahren vorgelegen haben
Persistenz	Beeinträchtigungen durch die Symptome zeigen sich in zwei oder mehr Bereichen (z. B. Schule, Arbeit, zu Hause)
Beeinträchtigung	Symptome müssen zu einer signifikanten Beeinträchtigung geführt haben (sozial, schulisch, beruflich)
Diskrepanz	Symptome sind deutlich stärker als bei Kindern mit gleichem Alter, Entwicklungsstand und gleicher Intelligenz
Ausschluss	Die Symptome sind nicht auf eine andere seelische Erkrankung zurückzuführen

validen Störungseinheit abzugrenzen. Entsprechend werden die Kriterien, Dauer, Alter bei Beginn, Persistenz, Beeinträchtigung, Diskrepanz und Ausschluss als unabdingbare Zusatzmerkmale definiert. Mit den ersten drei in Tab. 2.3 noch einmal hervorgehobenen Kriterien werden spezifische Bedingungen für das Vorliegen von HKS bzw. ADHS definiert, während die letzten drei Kriterien von allgemeiner Bedeutung für die Definition jeglicher psychischen Störung in Abgrenzung zur Normalität sind. Diese zusätzlichen Kriterien verhindern, dass isoliert und passager auftretende Symptome fälschlicherweise zu einer Diagnose erhoben werden.

2.4 Klassifikation in anderen Altersgruppen

Mit ihrer Fokussierung auf den Altersbereich von 6 bis 12 Jahren sind die diagnostischen Kriterien für jüngere Kinder, Jugendliche und Erwachsene nur bedingt geeignet. Mit dem entwicklungsabhängigen Wandel der Symptomatik (vgl. Kapitel 13) bräuchten ADHS bzw. seine Vorstufen in diesen Altersstufen jeweils spezifische diagnostische Kriterien. Entsprechende Konzepte sind jedoch erst in Ansätzen sichtbar.

In der Klassifikation für Störungen bei Säuglingen und Kleinkindern (National Center for Infants, Toddlers & Families 1999) ist wegen der noch ungenügend sicher stellbaren Diagnose von ADHS lediglich auf der Achse I unter Regulationsstörungen mit dem Code 403 der „Typ III: Motorisch desorganisiert, impulsiv" berücksichtigt. Neuere Ansätze zur Klassifikation von ADHS im Vorschulalter durch eine amerikanische Task Force on Research Diagnostic Criteria: Infancy and Preschool (2003) listen die zahlreichen Studien zur Reliabilität und Validität von ADHS im Vorschulalter auf und kommen zu geringen Modifikationen der DSM-IV-Kriterien (RDC-Preschool Age, August 2002, www.infantinstitute.com). In diesem Bericht wird festgestellt, dass zunächst das Kriterium für die Dauer der Störung im Umfang von sechs Monaten für dieses Alter zu lang sei und empirisch überprüft werden müsste. Ferner seien drei Merkmale der Aufmerksamkeitsstörung (Sorgfaltsfehler, verliert Dinge, vergesslich) und ein Merkmal der Hyperaktivität (von einem Motor getrieben) und ein Merkmal der Impulsivität (platzt mit Antworten heraus) zwar entwicklungsunangemessen, würden aber beibehalten, weil empirische Studien gezeigt hätten, dass Vorschulkinder mit diesen Kriterien diagnostiziert werden könnten. Schließlich werden fünf experimentelle Symptome vorgeschlagen:

1. Modifiziertes A1d-Kriterium: Führt häufig Anweisungen anderer nicht vollständig durch und kann Aufgaben und Pflichten nicht zu Ende bringen (nicht aufgrund von oppositionellem Verhalten oder Verständnisschwierigkeiten).
2. Modifiziertes A1f-Kriterium: Vermeidet häufig, hat eine Abneigung gegen oder beschäftigt sich häufig nur widerwillig mit Aufgaben, die längerfristige geistige Anstrengung erfordern (z. B. Vorgelesen bekommen, Basteln).
3. Modifiziertes A2b-Kriterium: Verlässt häufig den Sitz in Situationen, in denen Sitzenbleiben erwartet wird.
4. Modifiziertes A2c-Kriterium: Läuft häufig herum oder klettert exzessiv in Situationen, in denen dies unpassend ist (z. B. in gefährlichen Situationen).
5. Ein Fehlen von oder eine sehr begrenzte Fähigkeit zu anhaltenden Perioden von ruhiger, gut kontrollierter Aktivität.

Die Modifikation der Kriterien für das Jugendalter ist weitgehend noch ausstehend, wenngleich aus der Verlaufsforschung (vgl. Kapitel 13) hinlänglich bekannt ist, dass in diesem Alter eine relative Rückbildung der Hyperaktivität und eine stärkere Persistenz der Aufmerksamkeitsstörung stattfindet, sodass eine Verschiebung innerhalb der Subtypen zum Untertyp der isolierten Aufmerksamkeitsstörung (ADS) stattfindet.
Weitgehend ausstehend ist eine Revision der diagnostischen Kriterien für das Erwachsenenalter. Die Leitsymptome Aufmerksamkeitsdefizit, Hyperaktivität und Impulsivität haben weiterhin Gültigkeit. Zumindest in den operationalisierten Kriterien werden für die Diagnostik z. B. die schulbezogenen Merkmale durch den Bezug auf Arbeit und Beruf ersetzt (vgl. Kapitel 13). Bei den Wender-Utah-Kriterien werden neben den drei Kernsymptomen zusätzlich Affektlabilität, desorganisiertes Verhalten, Affektkontrolle und emotionale Überreagibilität berücksichtigt (Wender 1995). Diese Kriterien weichen jedoch beträchtlich von der Konzeption des ADHS im DSM ab, vermögen die Patienten mit vornehmlichem Aufmerksamkeitsdefizit nicht zu erfassen und schließen einige Patienten mit komorbiden Symptomen aus. Die Diagnose von ADHS im Erwachsenenalter wird klinisch gestellt und beruht auf einer flexiblen Anwendung der aktuell gültigen Kriterien, wobei weitere Forschung zur Validierung angemessener Forschung erforderlich ist (McGough & Barkley 2004).

2.5 Vergleich und kritische Bewertung der Klassifikationen

Trotz großer Konvergenzen zwischen den Forschungskriterien der ICD-10 und den Kriterien von DSM-IV verbleiben Unterschiede zwischen den beiden Systemen, die in Tab. 2.4 dargestellt sind. Sie beziehen sich auf die unterschiedliche Kriterienanzahl für die Kernsymptome, auf die verschiedene Definition der Komponenten und damit die Subtypen der Störung und die unterschiedliche Klassifikation der Koexistenz von HKS bzw. ADHS mit der Störung des Sozialverhaltens. Der Hauptunterschied zwischen den beiden Systemen geht auf die geringen Anforderungen bei der Pervasivität (Situationsunabhängigkeit) im DSM-IV zurück. In der ICD-10-Klassifikation müssen ferner Symptome in allen Komponenten der Störung vorliegen, während im DSM-IV trotz des Fehlens von Hyperaktivität und Impulsivität eine ADHS-Diagnose, in diesem Fall vom vornehmlich unaufmerksamen Subtyp (ADS), gestellt werden kann. Ebenso ist im DSM-IV die allenfalls bei sehr jungen Kindern vorkommende klinische Diagnose eines ausschließlich hyperak-

Tab. 2.4: Vergleich der Konzepte von ICD-10 und DSM-IV

	HKS ICD-10	ADHD DSM-IV
Kriterienanzahl		
• Aufmerksamkeitsdefizit (AD)	6 / 9	6 / 9
• Hyperaktivität (H)	3 / 5	6 / 9
• Impulsivität (I)	3 / 4	
Komponenten	ADHI	AD / HI / ADHI
Pervasivität	+	+
Koexistenz mit SSV	Subtyp	Separate Diagnosen
Koexistenz mit anderen Störungen	Ø	Ø
Alter bei Beginn	< 6 J	< 7 J

tiv-impulsiven Subtypes möglich. Insgesamt erfasst die Klassifikation nach ICD-10 damit eine enger definierte, schwerer ausgeprägte Gruppe von Patienten als das DSM-IV. Die entsprechenden Auswirkungen auf die Prävalenzraten werden in Kapitel 3 zur Epidemiologie dargestellt.

Wegen seines besonderen Stellenwertes ist vor allem an den DSM-IV-Kriterien verschiedentlich Kritik geäußert worden, die mit großer Wahrscheinlichkeit auch in die Revision im Rahmen von DSM-V aufgenommen werden wird. Trotz der weitgehenden Operationalisierung der diagnostischen Kriterien verbleibt bei der Definiton von HKS/ADHS eine Reihe von offenen Fragen, die Interpretationsspielräume ermöglicht. Diese betreffen die Auswahl bzw. Benennung der Verhaltensmerkmale bzgl. der Kernsymptome, die Einfügung von Häufigkeitsangaben wie z. B. „oft" oder von Schweregradangaben wie „signifikante Beeinträchtigung", die Wertung von unterschiedlichen Informationsquellen (z. B. Eltern vs. Lehrer), die Bedeutung kontextabhängiger Verhaltensunterschiede und die ungenügend alters- und kriteriumsgruppenspezifischen Definitionen. Letztlich sind die HKS- bzw. ADHS-Kriterien schwerpunktmäßig für Jungen zwischen 6 und 12 Jahren mit normaler Intelligenz und weniger für Mädchen, Vorschulkinder, Jugendliche, Erwachsene und Menschen mit geistiger Behinderung zutreffend. Die definitive Diagnosensicherung bleibt damit zu einem gewissen Teil vom Fragesteller und dessen spezifischen Ausbildungsstandes abhängig.

Aus Kommentaren zu dem bereits angelaufenen Entwicklungsprozess in der Expertengruppe für die ADHS-Kriterien im zukünftigen DSM-V lassen sich bereits jetzt die problematischen und revisionsbedürftigen Bestandteile des DSM-IV benennen (Barkley 2007). Diese betreffen folgende Aspekte:

- Die Notwendigkeit von zwei separaten Schwellenwerten für die Liste der Symptome von jeweils Aufmerksamkeitsdefizit und Hyperaktivität anstelle von einem einzelnen Schwellenwert für die gesamten Symptome. Beide Symptom-Dimensionen sind hoch miteinander korreliert und die Differenzierung der Subtypen ist nicht zuverlässig genug.
- Die Zusammensetzung der Kriteriumssymptome. Zahlreiche Symptome sind redundant, sodass deren Notwendigkeit infrage zu stellen und eine Reduktion auf eine kürzere Liste essentieller Symptome zu fordern ist. Diese werden wahrscheinlich entwicklungsangepasst für verschiedene Altersgruppen von früher Kindheit

bis zum Erwachsenenalter definiert und auch mit verschiedenen Schwellenwerten versehen werden müssen. Somit werden auch neue Symptomkriterien für das Erwachsenenalter eingeführt werden müssen.
- Die Abbildung von theoretischen Konzepten auf der Ebene der definierenden Symptome. So sind auf der Verhaltensebene z. B. die Aspekte der mangelnden Inhibition ungenügend abgebildet. Ähnliche Feststellungen lassen sich für die Konzepte der Abneigung gegen Belohnungsaufschub (delay aversion, vgl. Kapitel 8) treffen.
- Die Klärung der Bedeutung von zentralen Begriffen wie z. B. die bereits aufgeführten unklaren Zuordnungen von „oft" in den Verhaltensbeschreibungen oder die Bedeutung von „entwicklungsunangemessen". Hierzu zählen ferner eine genauere, theoretisch und empirisch besser gestützte Bezeichnung der Dimensionen von ADHS mit gestörten Exekutivfunktionen anstelle von nur Aufmerksamkeitsdefizit und Problemen der Verhaltensinhibition anstelle von nur Hyperaktivität und Impulsivität.
- Die Forderung nach Aufgabe eines präzisen Alters bei Symptombeginn. Statt der festgeschriebenen 7 Jahre sollte lediglich festgeschrieben werden, dass ADHS in Kindheit und Jugend beginnt. Ein Beginn vor dem Alter von etwa 16 Jahren würde wahrscheinlich genügen und dem Umstand Rechnung tragen, dass viele spät diagnostizierte Erwachsenen sich nicht an ein präzises Erkrankungsalter erinnern können.
- Die dringende Empfehlung, altersangemessene und messbare Kriterien für die aus der Grundstörung resultierende Beeinträchtigung der psychosozialen Funktionstüchtigkeit zu entwickeln. Diese Forderung bezieht sich letztlich auf alle psychischen Störungen.

- Die Überprüfung der aktuellen Definition der Subtypen. Hier ist vor allem die Kritik an der Gültigkeit der aktuellen Subtypen aufzunehmen. Während der kombinierte Typ (C) ein über Jahrzehnte gestütztes Konzept wiedergibt, ist zu fragen, ob die beiden Subtypen (I = Unaufmerksamkeit und HI = Hyperaktivität/Impulsivität) erhalten bleiben werden. Häufig ist der HI-Typ lediglich ein Entwicklungsvorläufer des C-Typs bei jungen Kindern. Der I-Typ hingegen repräsentiert eine gemischte Gruppe von Kindern bzw. Jugendlichen, die mit zunehmendem Alter die HI-Symptome verlieren oder in der HI-Dimension knapp unter dem Schwellenwert bleiben oder aber eine möglicherweise ganz andere Störung mit einem trägen kognitivem Tempo und Hypoaktivität bilden.
- Die bessere Berücksichtigung von komorbiden Störungen bei der Definition von Subtypen. Hier ist das DSM-IV hinter der Entwicklung der ICD-10, welche die kombinierte Hyperkinetische Störung des Sozialverhaltens als einen validen Subtyp bereits berücksichtigt und damit dem stärkeren Schweregrad von ADHS in dieser Kombination hinlänglich Rechnung trägt. Vorläufig ist die Evidenz für weitere Subtypen in Kombination mit Angst, Depression oder gar bipolarer Störung vergleichsweise sehr viel schwächer (vgl. Kapitel 14).

Angesichts der zahlreichen aufgezeigten Probleme kann zusammenfassend festgestellt werden, dass die aktuellen DSM-IV Kriterien für ADHS sehr wahrscheinlich nur noch für einen kurzen Übergangszeitraum von wenigen Jahren Gültigkeit haben werden. Mit der Entwicklung von DSM-V wird es auch notwendigerweise zu einer ICD-11 kommen. Koordinierende Aktivitäten in Expertengruppen sind auch bereits angelaufen.

2.6 Kategorialer und dimensionaler Ansatz

In der zeitgenössischen Debatte über die Klassifikation psychopathologischer Störungen bilden sich sowohl kategorial qualitative als auch dimensional quantitative Ansätze ab. Diese Debatte findet auch bei der Klassifikation von ADHS ihren Niederschlag. Mit dem kategorialen Ansatz wird angenommen, dass die Kernmerkmale Hyperaktivität, Aufmerksamkeitsstörung und Impulsivität aufgrund von Symptomen, Ätiologie oder anderen Merkmalen eine klare Unterscheidung zwischen Individuen mit oder ohne ADHS ermöglichen. Diese Annahme wird auch unter der Annahme *quantitativ* verschiedener Merkmalsausprägungen aufrechterhalten. In dieser Sichtweise ist ADHS analog zu Krankheiten wie *Masern* oder *Mumps* zu betrachten. Der *kategoriale Ansatz* steht mit der klinischen Praxis im Einklang, dass Erfahrung und Konsens die Basis der Einteilung von Krankheiten und Störungen bilden. Diese beruhen letztlich auf der klinischen Urteilsbildung, die wiederum auf der Exploration und Beobachtung des Patienten beruht. Mit der klaren Grenzziehung zwischen verschiedenen Einheiten von Störungen werden selbst verwandte Konzepte wie z. B. HKS/ADHS und Störungen des Sozialverhaltens unterscheidbar, die bei dimensionalen Ansätzen eher hohe Assoziationen aufweisen. Argumentative Stützen für die Gültigkeit des kategorialen Ansatzes lassen sich sowohl in der Analyse von komorbiden Störungen als auch in neueren Untersuchungen mit der statistischen Methode der Latent Class Analysis finden.

Das in der Medizin traditionell unter Komorbidität abgehandelte Phänomen der koexistierenden psychischen Störungen ist auch bei HKD/ADHS ein häufiges Phänomen (vgl. Kapitel 14). Das Auftreten von zwei gleichzeitig manifesten Störungen wirft grundsätzlich die Frage auf, ob es sich hierbei um ein zufälliges Ereignis oder aber um einen validen Subtyp handelt, der im Rahmen eines Klassifikationssystems eine separate Berücksichtigung verlangt. Hierzu muss eine Reihe von Fragen positiv beantwortet werden, die in Kapitel 5 abgehandelt wird. Tatsächlich zeigen entsprechende Analysen, dass bei der Kombination HKS bzw. ADHS mit einer Störung des Sozialverhaltens (SSV) ein in der ICD-10 bereits entsprechend, im DSM-IV hingegen nicht entsprechend berücksichtigter Subtyp besteht (Jensen et al. 1997). Ähnlich kann auch davon ausgegangen werden, dass die Verbindung von HKS bzw. ADHS mit emotionalen Störungen (Angst, Depression) die Kriterien für einen validen Subtyp erfüllt. Beide Subtypen sind auch in der großen Multimodal Treatment of ADHD (MTA) Studie erneut identifiziert worden (Jensen et al. 2001).

Verschiedene neuere Studien haben vornehmlich an Daten von Zwillingsstichproben mit der Methode der Latend Class Analysis das ADHS-Symptommuster untersucht (Neumann et al. 1999, 2001; Rasmussen et al. 2002). Dabei fanden sich stichprobenabhängige Lösungen separater Klassen von Ausprägungen einzelner ADHS-Komponenten mit und ohne Komorbidität, wobei die Typologie gemäß DSM-IV nur teilweise repliziert und teilweise deutlich modifiziert wurde. Trotz dieser teilweisen Divergenz zu DSM-IV stehen die Ereignisse im Einklang mit dem kategorialen Ansatz.

Beim *dimensionalen Ansatz* wird das Verhalten als ein Kontimun von normalen bis abnormen Ausprägungen mit individuellen Unterschieden der Expressivität verstanden. Hier geht es weniger um das Vorliegen bzw. Fehlen einzelner Symptome, sondern um den Schweregrad eines Verhaltens bzw. Symptoms, welches die Unterscheidung zwischen Normalität und Abnormität gestattet. Die Ableitung einer klinischen Störung erfolgt durch die mehr oder weniger willkürliche Festlegung eines Schwellenwertes auf einer Dimension des Verhaltens. Das Konzept von ADHS findet bei dieser Sichtweise Entsprechungen in Krankheiten wie Bluthochdruck oder Übergewicht.

Wenngleich die Klassifikation von ICD-10 und DSM-IV kategorial sind, enthalten sie in den Entscheidungsregeln und der Festlegung operationalisierter Kriterien wie der Anzahl erforderlicher Einzelsymptome für die Sicherung der Diagnose zugleich dimensionale Aspekte. Ebenso ist das auch für ADHS favorisierte multifaktorielle Ursachenmodell mit der Annahme eines trichterförmig zulaufenden, schlussendlich gleichartigen Störungsbildes, das aus zahlreichen, individuell variierenden ätiologischen Komponenten resultiert, mit dem dimensionalen Konstrukt von ADHS kompatibel.

Eine definitive ätiologische Aufteilung in Menschen mit und ohne HKS bzw. ADHS ist beim gegenwärtigen Stand des Wissens nicht möglich und hinsichtlich der Realisierbarkeit eher unwahrscheinlich. Wenngleich verschiedene genetische Faktoren bedeutsam sind (vgl. Kapitel 9), so können auch andere biologische Faktoren wie pränatale Alkoholexposition, Hirntraumen oder auch psychosoziale Risikofaktoren wie z. B. eine Deprivation im frühen Kindesalter zu einem phänotypisch gleichen psychopathologischen Bild von HKS bzw. ADHS führen.

Der dimensionale Ansatz in der Psychopathologie hat sich in den vergangenen Jahrzehnten vor allem in der Entwicklung von Verhaltensbeurteilungsfragebögen und -skalen niedergeschlagen, wobei spezifische Instrumente zur Abbildung von HKS bzw. ADHS diese Tendenz besonders geprägt haben. In derartigen Skalen erfolgen Beschreibungen von Verhaltensmerkmalen wie „unruhig, kann nicht still sitzen" oder „kann sich nicht konzentrieren, ist leicht abgelenkt" mit der Vorgabe einer mehrstufigen Antwortskala zur Beurteilung der Ausprägung des jeweiligen Merkmals. Damit wird über die meist faktorenanalytisch vorgenommene Zusammenführung einzelner Merkmale zu Dimensionen bzw. Skalen die Berechnung von quantitativen Ausprägungen psychopathologischer Phänomene ermöglicht, die zwischen verschiedenen Individuen variieren und entsprechend auch normiert werden können. Diese entsprechend entwickelten Verfahren werden in Kapitel 19 dargestellt. Sie finden auch in der Forschung breiten Einsatz, z. B. bei der Suche nach Endophänotypen, die mit spezifischen genetischen Faktoren korrespondieren.

Gleichwohl gibt es auch kritische Argumente gegen den quantitativen Ansatz. Die jeweils ermittelten Dimensionen sind nicht frei von jeweils gesetzten Rahmenbedingungen und Entscheidungen z. B. hinsichtlich der Merkmalsauswahl und der statistischen Analysetechnik. Häufig korrespondieren die gefundenen Dimensionen nicht hinlänglich mit den klinisch etablierten Symptomebenen, wenn z. B. in der Child Behaviour Checklist (CBCL) und den Parallelinstrumenten Teacher Rating Form (TRF) sowie Youth Self Report (YSR) kein ADHS-Faktor, sondern nur ein Aufmerksamkeitsproblemfaktor gefunden wird und Merkmale der Hyperaktivität teilweise auf der Dimension des aggressiven Verhaltens repräsentiert werden (Achenbach 1993). Entsprechend sind beim dimensionalen Ansatz auch relativ häufig Verbindungen unter verschiedenen Dimensionen bei einzelnen Patienten zu finden.

Zusammengefasst finden sich zahlreiche Argumente für und gegen jeweils den kategorialen und den dimensionalen Ansatz. Beide sind einem kontinuierlichen Prozess der empirischen Überprüfung unterworfen, um der in der Psychiatrie-Geschichte lange dominierenden Tendenz zu begegnen, nosologische Klassifikationen eher auf Tradition und Entwürfe einzelner Autoren als auf überprüfbare Fakten zu gründen.

2.7 Schlussfolgerungen

Die Konzepte von HKS und ADHS sind für die klinische Praxis und die Forschung trotz ihres historischen Wandels (vgl. Kapitel 1) wertvolle und nützliche Konstrukte, die weiterentwickelt werden müssen. Die aktuell gültigen Klassifikationen von HKS und ADHS in ICD-10 bzw. DSM-IV weisen bei zahlreichen Übereinstimmungen im Detail Unterschiede auf, die für die Forschung und die Klinik nicht unbedeutend sind. Beide Systeme werden sich als Stationen in einem Prozess der Weiterentwicklung der Klassifikation erweisen. Dabei wird möglicherweise die derzeit dominierende deskriptive Einteilung durch ätiologische Konzepte ergänzt werden, wenn sich z. B. die Identifizierung von Endophänotypen in Verbindung mit genetischen Risikofaktoren als ein fruchtbarer Weg der Forschung erweisen sollte. Der Wert einer weiteren Differenzierung von Subtypen sollte sich vor allem klinisch in einer genaueren Erfassung der Behandlungsnotwendigkeiten und damit einer Verbesserung der Lebensqualität der betroffenen Patienten niederschlagen.

Literatur

Achenbach TM (1993). Empirically based taxonomy: How to use syndromes and profile types derived from the CBCL-/4-18, TRF, and YSR. Burlington, VT: University of Vermont.

American Psychiatric Association (1980). DSM-III: Diagnostic and Statistical Manual of Mental Disorders, 3rd ed. Washington, DC: American Psychiatric Association.

American Psychiatric Association (1987). Diagnostic and Statistical Manual of Mental Disorders (DSM-III-R). Washington, DC: American Psychiatric Association.

American Psychiatric Association (1994). Diagnostic and Statistical Manual of Mental Disorders, 4th ed., (DSM-IV). Washington, DC: American Psychiatric Association.

Barkley RA (1998). Attention deficit hyperactivity disorder. A handbook for diagnosis and treatment. 2nd ed. New York: Guilford.

Barkley RA (2006). Attention deficit hyperactivity disorder. A handbook for diagnosis and treatment. 3rd edition. New York: Guilford.

Dilling H, Mombour W & Schmidt MH (Hrsg.) (1991). Internationale Klassifikation psychischer Störungen. ICD-10 Kapitel V (F.). Bern: Huber.

Jensen P, Martin D & Cantwell D (1997). Comorbidity in ADHD: implications for research, practice, and DSM-IV. J Amer Acad Child Adolesc Psychiatry 36: 1065–1079.

Jensen P, Hinshaw P, Kraemer H et al. (2001). ADHD comorbidity findings from the MTA study: comparing comorbid subgroups. J Amer Acad Child Adolesc Psychiatry 40: 147–158.

National Center for Infants, Toddlers, and Families (Hrsg.) (1999). Diagnostische Klassifikation: 0–3. Seelische Gesundheit und entwicklungsbedingte Störungen bei Säuglingen und Kleinkindern. Wien: Springer.

Neuman RJ, Todd RD, Heath AC et al. (1999). Evaluation of ADHD typology in three contrasting samples: A latent class approach. J Amer Acad Child Adolesc Psychiatry 38: 25–33.

Neumann RJ, Heath A, Reich W et al. (2001). Latent class analysis of ADHD and comorbid symptoms in a population sample of adolescent female twins. J Child Psychol Psychiatry 42: 933–942.

McGough JJ & Barkley RA (2004). Diagnostic controversies in adult attention deficit hyperactivity disorder. Amer J Psychiatry 161: 1948–1956.

Rasmusen ER, Todd RD, Neuman RJ et al. (2004). Comparison of male adolescent-report of attention-deficit/hyperactivity disorder (ADHD) symptoms across two cultures using latent class and principal component analysis. J Child Psychol Psychiatry 47: 797–805.

Wender P (1995). Attention deficit hyperactivity disorder in adults. New York, Oxford: Oxford University Press.

3 Epidemiologie

Hans-Christoph Steinhausen

Die Ergebnisse der epidemiologischen Forschung sind immer stark von der Definition und Klassifikation der jeweils untersuchten Störung bzw. Krankheit, der zu ihrer Untersuchung eingesetzten Methoden und der untersuchten Stichprobe abhängig. Entsprechend haben die zur Häufigkeit von ADHS durchgeführten Untersuchungen seit den ersten Erhebungen in den 60er Jahren des vergangenen Jahrhunderts bis in die jüngste Vergangenheit jeweils zum Teil beträchtlich divergierende Prävalenzraten erbracht.

Daher müssen die im Folgenden zusammengefassten Ergebnisse jeweils unter spezifischen Gesichtspunkten dargestellt werden, welche die Bestimmung von Prävalenzraten für ADHS beeinflussen. Hierzu zählen neben den Aspekten von Definition und Klassifikation auch die Faktoren Geschlecht, Alter, Subtyp und Komorbidität. Auch Verlaufsuntersuchungen gestatten die Klärung der Frage, inwieweit Prävalenzraten von Alterseffekten beeinflusst werden.

Die folgende Übersicht erstreckt sich auf die epidemiologischen Feldstudien ab den 90er Jahren des letzten Jahrhunderts und baut in den Ergebnissen teilweise auf den detaillierten Analysen von Buitelaar (2002) sowie Barkley (2006) auf. Der Altersbereich der in diesen Studien untersuchten Probanden erstreckt sich mit studienspezifischer Variation überwiegend auf die Spanne vom Vorschulalter bis zum Abschluss der Adoleszenz, wobei der Schwerpunkt beim Schulalter liegt. Zur Prävalenz im Erwachsenenalter liegen erst seit jüngster Zeit begrenzte internationale Daten vor. Der größte Teil der Studien wurde in den USA und zum geringeren Teil in anderen englischsprachigen Regionen der Welt, in Europa sowie in Südamerika und Asien (Hong Kong und Taiwan) durchgeführt.

3.1 Definition und Klassifikation

Wie in Kapitel 2 dargelegt wurde, ist die zeitgenössische Forschung zu ADHS im Wesentlichen vom amerikanischen Diagnostic and Statistical Manual (DSM) der American Psychiatric Association (APA) bestimmt. In der epidemiologischen Forschung haben vor allem das DSM-III-R und in geringerem Umfang das DSM-IV mit jeweils unterschiedlichen Klassifikationen der Subtypen und verschiedener Anzahl diagnostischer Kriterien eine Rolle gespielt. Der Übergang vom DSM-III-R war insofern bedeutsam, als der im DSM-III noch enthaltene, im DSM-III-R aber wieder entfernte Subtyp der isolierten Aufmerksamkeitsdefizit-Störung im DSM-IV wieder eingeführt wurde. Zusätzlich wurde auch ein Subtyp der isolierten Hyperaktivität-Impulsivität berücksichtigt. Die in der ICD-9 und der ICD-10 festgelegten Kriterien für Hyperkinetische Störungen (HKS) wurden nur in einer kleinen Anzahl von Studien als Referenzrahmen benutzt.

Auf die Unterschiede in der Klassifikation von HKS bzw. ADHS hinsichtlich diagnostischer Kriterien und Subtypen in den aktuellen Versionen der beiden Klassifikationssysteme wurde ebenfalls in Kapitel 2 hingewiesen. Diese sind noch einmal ausgeprägter als beim Übergang vom DSM-III-R zum DSM-IV, wie unten dargestellt wird.

3.2 Erhebungsmethoden

Die epidemiologische Forschung zu psychischen Störungen hat sich bei sogenannten Einstufenprojekten schwerpunktmäßig entweder auf verhaltensorientierte Fragebögen oder auf strukturierte psychiatrische Interviews abgestützt. Häufig wurde in sogenannten Zweistufenprojekten auch eine Kombination der beiden Methoden eingesetzt, indem in einer ersten Phase des Screenings die kostensparenden Fragebögen zur Identifikation von Risikoträgern zum Einsatz kamen, um anschließend bei dieser Zielgruppe mit den aufwändigeren strukturierten Interviews detaillierte Untersuchungen vorzunehmen.

Die Diversität der Befunde wird durch die unterschiedlichen Verfahren in beiden Gruppen von Untersuchungsinstrumenten vertieft. Unter den Fragebögen wurden beispielsweise die Child Behaviour Checklist (CBCL) (Achenbach 1991a), bisweilen in Verbindung mit der Teacher Rating Form (TRF) oder dem Youth Self-Report (YSR) (Achenbach 1991b), die Parent/Teacher Questionnaires von Conners (Conners et al. 1998a, 1998b), die Eltern- bzw. Lehrerfragebögen von Rutter (Rutter, Tizard & Whitmore 1970) oder verschiedene auf den ADHS-Kriterien des DSM aufbauende Checklisten eingesetzt. Damit verbunden kann die Orientierung an verschiedenen Informanten (Eltern vs. Lehrer) einen weiteren Einfluss auf die Bestimmung von Prävalenzraten haben.

Unter den Interviews wurde am häufigsten das Diagnostic Interview Schedule for Children (DISC) (Shaffer et al. 1993), aber auch das Diagnostic Interview for Children and Adolescents (DICA) (Reich 2000), das Child and Adolescent Psychiatric Assessment (CAPA) (Angold & Costello 2000) oder das Schedule for Affective Disorders and Schizophrenia for School-Age Children (K-SADS) (Ambrosini 2000) eingesetzt. Diese Verfahren unterscheiden sich trotz ihrer dominanten Orientierung an den DSM-Kriterien in ihrer Struktur, in der Interviewtechnik und der befragten Informanten.

Mit der dimensionalen Erfassung von ADHS über Fragebögen sind jeweils nicht nur im Detail unterschiedliche Merkmalsbeschreibungen, sondern auch spezifische Entscheidungen verbunden, wie die Falldefinition – z. B. über Trennwerte – erfolgen soll. Hingegen orientieren sich die strukturierten Interviews jeweils relativ eng an den diagnostischen Kriterien der beiden großen Klassifikationssysteme. Sie können aber z. B. in dem erfassten Erhebungszeitraum (sechs Monate beim DISC, drei Monate beim CAPA) divergieren und somit die Prävalenzraten beeinflussen.

Ferner werden in einigen Studien Eltern und Kinder ab einem bestimmten Alter als Informanten berücksichtigt, während andere nur auf dem Elternurteil beruhen. Bei der Berücksichtigung von zwei Informanten können Diskrepanzen entstehen. Diese können z. B. mit der sogenannten „oder-Regel" verarbeitet werden, bei der die Prävalenzberechnung beide Informanten alternativ berücksichtigt.

Schließlich wurde nicht in allen Interviewstudien der Faktor der psychosozialen Beeinträchtigung bzw. der Funktionstüchtigkeit berücksichtigt. In Studien mit dem DISC wurde beispielsweise nach der Bestimmung der Diagnosen in einem speziellen Interviewabschnitt zusätzlich die Funktionstüchtigkeit mit der Children's Global Assessment Scale (CGAS) (Shaffer et al. 1983) erfasst. Dabei wurde in der Regel ein Trennwert festgelegt, der eine klinische Behandlungsbedürftigkeit impliziert (in der Regel ein CGAS-Wert < 70). Wo dies geschah, sanken die Prävalenzraten entsprechend ab.

Trägt man der Vielzahl der methodischen Einflussfaktoren auf die Bestimmung von Prävalenzraten für ADHS Rechnung, so müssen die ermittelten Daten zwangsläufig eine gewisse Heterogenität aufweisen, wie im Folgenden gezeigt wird. Eine detaillierte Darstellung der auf Fragebogendaten beruhenden Studien ist in Tab. 3.1 vorgenommen, während Tab. 3.2 die Anlage und Ergebnisse der Interviewstudien vereinigt.

3.3 Prävalenzraten

Auf der Basis der mit Fragebögen arbeitenden Studien lassen sich Prävalenzraten im Schulalter zwischen 3,4 und 17,8 % ermitteln. Diese Werte verteilen sich auf Verteilungen zwischen 6,5 und 10,9 % gemäß DSM-III-R-Kriterien und zwischen 8,1 und 17,8 % gemäß DSM-IV-Kriterien jeweils für das gesamte ADHS-Spektrum. Der Eindruck, dass sich mit der Einführung der DSM-IV-Kriterien die Prävalenz um einen Faktor von 1,6 erhöht hat, wird speziell durch zwei Studien mit einem direkten Vergleich dieser Kriterien bestätigt (Baumgaertel, Wolraich & Dietrich 1995; Wolraich et al. 1996). Dieser Effekt geht auf die oben beschriebene Veränderung hinsichtlich der Erfassung von Subtypen zurück.

Die Prävalenzraten aus Interviewstudien basieren zum überwiegenden Teil auf DSM-III-R-Kriterien und variieren zwischen einem Minimum von 1 und einem Maximum von 17 %. In den auf DSM-IV-Kriterien basierenden Studien ergaben sich Prävalenzraten zwischen 1 und 7,5 %, wobei ein direkter Vergleich von DSM-III-R- und DSM-IV-Kriterien an derselben Kohorte zum identischen Zeitpunkt nicht möglich ist. Hingegen erlauben zwei Studien den direkten Vergleich von Prävalenzraten auf der Basis von DSM-III-R- und ICD-10-Kriterien. In der Londoner Studie (Taylor et al. 1991) handelt es sich um einen Unterschied von der Größe des Faktors 10 (17 vs. 1,7 %) und in der Hong Kong-Studie (Leung & Connolly 1996) sogar von der Größe des Faktors 11 (8,9 vs. 0,8 %).

Die beträchtliche Variation der berichteten Prävalenzraten sind neben den bereits erörterten Faktoren auch durch Unterschiede hinsichtlich Stichprobenumfang und Altersverteilung sowie Anzahl der Informanten und Kontrolle der psychosozialen Beeinträchtigung bedingt. Unter Berücksichtigung nur jener Studien, die an hinlänglich großen Stichproben im Schulalter mit DSM-III-R-Kriterien durchgeführt wurden, engt sich die Prävalenzrate für ADHS auf eine Variationsbreite von 5,3 bis 9,3 % ein. Damit liegen die so definierten Prävalenzraten in einem sehr ähnlichen Bereich wie jene, die mit gleichen Kriterien auf der Basis von Fragebögen ermittelt wurden. Eine Meta-Analyse aller verfügbaren internationalen Studien im Kindes- und Jugendalter über mehrere Jahrzehnte mit unterschiedlichsten Kriterien kommt zu einer weltweiten mittleren Prävalenzrate von 5,3 % (Polanczyk et al. 2007), der die Rate von 5,25 % im Kanton Zürich am nächsten kommt (Steinhausen et al. 1998).

Erst in neuester Zeit sind international Populationsstudien an Erwachsenen mit hinlänglicher Stichprobengröße durchgeführt worden. In der nationalen Komorbiditätsstudie in den USA wurde bei mehr als 3.000 Teilnehmern eine Prävalenz von 4,4 % erhoben, wobei die Mehrheit unbehandelt war, andererseits aber viele Betroffene wegen anderer komorbider Störungen behandelt worden waren (Kessler et al. 2006). Eine noch größer angelegte internationale Studie in Nord- und Süd-Amerika, Europa und dem Mitteleren Osten an mehr als 11.000 Teilnehmern ermittelte eine Prävalenzrate von 3,4 %, wobei die Prävalenz in Ländern mit niedrigerem Einkommen bei 1,9 % und in Ländern mit höherem Einkommen bei 4,2 % lag (Fayyad et al.

I Grundlagen

Tab. 3.1: Anlage und Ergebnisse der epidemiologischen Studien zur Prävalenz von ADHS auf der Basis von Fragebogendaten

Studie	Stichprobengröße (N)	Region	Alter (Jahre)	Untersuchungs-methode	Diagnostische Kriterien	Prävalenzrate (%)
Pelham et al. 1992	931	USA	5–14	Lehrerfragebogen (Disruptive Behavior Disorders Rating Scale – DSM-III-R items)	DSM-III-R	6,5
Wang et al. 1993	4.290	Taiwan	5–13	Lehrerfragebogen nach Conners		9,9
Baumgaertel et al. 1995	1.077	Deutschland	5–12	Lehrerfragebogen	DSM-III-R DSM-IV	10,9 17,8
Wolraich et al. 1996	8.258	USA	5–11	Lehrerfragebogen	DSM-III-R DSM-IV	7,3 11,4
Gaub & Carlson 1997	2.744	USA	5–10	Lehrerfragebogen (SNAP-IV)	DSM-IV	8,1
Wolraich et al. 1998	4.323	USA	5–12	Lehrerfragebogen	DSM-IV	16,1
Pineda et al. 1999	540	Kolumbien	4–17	Elternfragebogen	DSM-IV	16,0
Gomez et al. 1999	1.275	Australien	5–11	Lehrer- und Elternfragebogen	DSM-IV	9,9 (Eltern) 8,8 (Lehrer)

Tab. 3.2: Anlage und Ergebnisse der epidemiologischen Studien zur Prävalenz von ADHS Auf der Basis von Interviewdaten

Studie	Stichprobengröße (N)	Region	Alter	Diagnostische Kriterien	Prävalenzrate (%)
Taylor et al. 1991	2.462	GBR	6–7	DSM-III-R ICD-10	17 1,7
Cohen et al. 1993a, b	975	USA	10–13	DSM-III-R	9,3
Fergusson et al. 1993	961–986	Neuseeland	15	DSM-III-R	2,8 (Jugendliche) 3,0 (Eltern) 4,8 (Jugendliche oder Eltern)
Gomez-Beneyto et al. 1994	1.200	Spanien	8, 11, 15	DSM-III-R	7,6

Studie	Stichprobengröße (N)	Region	Alter	Diagnostische Kriterien	Prävalenzrate (%)
Schaughency et al. 1994	943	Neuseeland	15	DSM-III	4,9
Jensen et al. 1995	482	USA	6–17	DSM-III-R	0,8 (Kind) 11,9 (Eltern) 15,1 (Kind oder Eltern)
August et al. 1996	7.231	USA	6–10	DSM-III-R	5,6
Costello et al. 1996a, b	4.500	USA	9, 11, 13 (1. Welle) 10–14 (2. Welle) 11–15 (3. Welle) 12–16 (4. Welle)	DSM-III-R DSM-IV DSM-IV DSM-IV	1,9 1,0 0,9 1,0
Landgren et al. 1996	589	Schweden	6	DSM-III-R	4,0
Lavigne et al. 1996	3.860	USA	2–5	DSM-III-R	2,0
Leung et al. 1996	3.069	Hongkong	6–10 (alle männlich)	DSM-III DSM-III-R ICD-10	6,1 8,9 0,8
Shaffer et al. 1996	1.285	USA	9–17	DSM-III-R	1,1 (Kind) 2,8 (Eltern) 4,1 (Kind oder Eltern)
Costello et al. 1997	450	USA	9, 11, 13	DSM-III-R DSM-IV DSM-IV DSM-IV	1,3 (1.Welle) 1,3 (2.Welle) 1,0 (3.Welle) 0,4 (4.Welle)
Simonoff et al. 1997	2.824	USA	8–16	DSM-III-R	1,4
Verhulst et al. 1997	853	Niederlande	13–18		1,3 (Kind) 1,8 (Eltern) 2,6 (Kind oder Eltern) 0,4 (Kind und Eltern)
Hudziak et al. 1998	3.098	USA	12–19	DSM-IV	9,9 (Eltern)
Steinhausen et al. 1998	1.964	Schweiz	7–16	DSM-III-R	5,3
Almqvist et al. 1999	5.813	Finnland	8–9	DSM-III-R	7,1
Breton et al. 1999	2.400	Kanada	6–14	DSM-III-R	3,3 (Kind) 4,0 (Eltern) 8,9 (Lehrer)

Studie	Stichprobengröße (N)	Region	Alter	Diagnostische Kriterien	Prävalenzrate (%)
Rohde et al. 1999	1.013	Brasilien	12–14	DSM-IV	5,8 (Kind oder Eltern)
Briggs-Gowan et al. 2000	1.060	USA	5–9	DSM-III-R	7,9 (Eltern)
Cuffe et al. 2001	3.419	USA	16–22	DSM-III-R	1,5 (Jugendliche)
Peterson et al. 2001	976	USA	9–20 11–22	DSM-III DSM-III-R	12 (Kind oder Eltern) 7,6 (Kind oder Eltern)
Graetz et al. 2001	3.597	Australien	6–17	DSM-IV	7,5 (Eltern)
Kroes et al. 2001	2.290	Niederlande	6–8	DSM-IV	3,8 (Eltern) 1,3 (Jugendliche)
Romano et al. 2001	1.201	Kanada	14–17	DSM-III-R	1,1 (Jugendliche) 3,7 (Eltern)
Barbaresi et al. 2002	5.718	USA	5–19	DSM-IV	7,4 (klinische Diagnose)

2007). Hinsichtlich des Behandlungsstatus kam diese Studie zu gleichen Ergebnissen wie die nationale Komorbiditätsstudie in den USA.

3.4 Geschlechtseffekte

Die ausgeprägte Dominanz des männlichen Geschlechts bei ADHS in klinischen Stichproben findet auch in Feldstichproben ihre Entsprechung. In den Fragebogen-Studien variiert das Geschlechterverhältnis zwischen 1,5- und 5,8-mal und in den Interview-Studien zwischen 1,8- und 5,1-mal mehr Jungen als Mädchen. Allerdings fanden zwei Studien auch keine signifikanten Unterschiede (Rohde et al. 1999; Verhulst et al. 1997). Bei der auf Lehrer-Informationen gestützten Erhebung haben sich größere Geschlechtsunterschiede als in Elternberichten ergeben (Breton et al. 1999). In Studien mit klinischen Stichproben spielt bei der noch ausgepägteren Dominanz des männlichen Geschlechts in erster Linie die komorbide Aggressivität eine Rolle, weil sie die Zuweisung zur Untersuchung und Behandlung befördert.

Auch in der amerikanischen und der internationalen Studie an Erwachsenen (Kessler et al. 2006; Fayyad et al. 2007) wurde die Dominanz des männlichen Geschlechts bei ADHS nachgewiesen.

3.5 Alterseffekte

Sowohl die Fragebögen- als auch die Interview-Studien dokumentieren mehrheitlich, dass die Prävalenzraten vom Alter abhängig sind. Dabei liegen allerdings in den Fragebogen-Studien bisweilen komplexe Interaktionen mit dem Subtyp oder dem Informanten vor. Speziell für Hyperaktivitäts-Impulsivitäts-Symptome zeichnen sich im Eltern-, jedoch nicht im Lehrerurteil

Rückbildungen mit zunehmendem Alter ab (Gomez et al. 1999).
In den Interview-Studien ist der Alterseffekt vergleichsweise deutlicher hervorgetreten. Studien an Kindern im Schulalter zwischen 6 und 13 Jahren (Almqvist et al. 1999; August et al. 1996; Rohde et al. 1999; Steinhausen et al. 1998) haben höhere Prävalenzraten zwischen 5,3 und 9,6 % ermittelt als Studien an Vorschulkindern mit 2,0 % (Lavigne et al. 1996) und an Adoleszenten mit Raten zwischen 2,6 und 4,9 % (Fergusson, Horwood, & Lynskey 1993; Schaughency et al. 1994; Verhulst et al. 1997). Systematische Datenanalysen innerhalb verschiedener Studienkohorten haben ferner einen Rückgang der Prävalenzraten mit zunehmendem Alter dokumentiert (Breton et al. 1999; Cohen et al. 1993; Gomez-Beneyto et al. 1994).

3.6 ADHS-Subtypen

Während in klinischen Studien der kombinierte Typ von ADHS deutlich häufiger als die isolierten Subtypen der Aufmerksamkeits-Defizit-Störung (ADS) oder der Hyperaktivitäts-Impulsivitäts-Störung diagnostiziert wird (Lahey et al. 1994), haben mehrere Feldstudien ergeben, dass der unaufmerksame Subtyp am häufigsten vorkommt und für etwa 50 % der auf der Basis von Lehrer-Informationen diagnostizierten Fälle zutrifft (Baumgaertel et al. 1995; Gaub & Carlson 1997; Gomez et al. 1999; Wolraich et al. 1998; Wolraich et al. 1996). Dabei sind Mädchen mit Geschlechterverhältnissen von 2:1 bis 3:1 (Jungen zu Mädchen) relativ häufiger von ADS als von dem hyperaktiv-impulsiven Subtyp mit Geschlechterverhältnissen von 3:1 bis 7:1 betroffen.
Hinsichtlich der assoziierten Probleme liegen gewisse Ähnlichkeiten in klinischen und Feld-Stichproben vor. Klinisch ist der kombinierte Typ mit stärkerer Funktionsbeeinträchtigung und komorbiden externalisierenden Störungen verbunden, während eine isolierte ADS stärker mit komorbiden internalisierenden Störungen und Problemen des Lernens und der Kognitionen einhergeht (Lahey et al. 1994). Auch in den Feldstudien haben sich diese Verbindungen von Symptomen der Unaufmerksamkeit mit internalisierenden Symptomen sowie Problemen im schulischen Bereich gefunden, während die Symptome von Hyperaktivität-Impulsivität eher mit externalisierenden Symptomen einhergingen (Baumgaertel et al. 1995; Gaub & Carlson 1997; Wolraich et al. 1998; Wolraich et al. 1996).

3.7 Komorbiditäten

Das Vorliegen einer koexistierenden Störung bei ADHS ist in der Klinik eher die Regel als die Ausnahme (vgl. Kapitel 14). Epidemiologische Feld-Studien haben erst spät bei der Erforschung der Prävalenz von ADHS auch die Raten koexistierender Störungen erfasst. Eine systematische Zusammenfassung der Daten aus epidemiologischen Studien an Kindern und Jugendlichen haben Angold et al. (1999) vorgenommen und dabei den besonders engen Zusammenhang von ADHS mit Störungen des Sozialverhaltens (Odds-Ratio 10,7), mit Depression (Odds-Ratio 5,5) und mit Angststörungen (Odds-Ratio 3,0) berechnet.
In den epidemiologischen Studien der 1990er Jahre fanden sich Komorbiditäts-Raten von 22–35 % für Störungen mit oppositionell-trotzigem Verhalten, von 15 % für Störungen des Sozialverhaltens und von 25 % für Angst- und Affektstörungen. Die neuere Studie von (Kadesjo & Gillberg 2001) in einer schwedischen Mittelstadt hat in Verbindung mit ADHS bei 60 % der Probanden eine Störung mit oppositionellem Trotzverhalten, bei 33 % eine Tic-Störung und bei 7 % ein Asperger-Syndrom diagnostiziert. Mit einem speziellen Fokus

I Grundlagen

auf Entwicklungsstörungen wurden bei 47 % der Kinder eine entwicklungsbezogene Koordinationsstörung, bei 40 % eine Lese-Rechtschreibstörung und bei 13 % eine geistige Behinderung festgestellt.

Beide neueren Feldstudien an Erwachsen fanden hohe Raten von komorbiden Störungen, wobei sowohl in der nationalen Komorbiditätsstudie in den USA als auch in der internationalen Studie unter Beteiligung zahlreicher Länder die Stärke des Zusammenhangs mit Affektstörungen, Angststörungen und Substanzmissbrauchsstörungen nicht bedeutsam variierte (Kessler et al. 2006; Fayyad et al. 2007).

3.8 Verlaufsstudien

Anders als klinische Verlaufsstudien, in denen Zuweisungs- und Behandlungseffekte wirksam werden, gestatten Verlaufsuntersuchungen im Feld Schlussfolgerungen über die Veränderung von Prävalenzraten mit zunehmendem Alter der Kohorte. Diese Untersuchungen über den natürlichen Verlauf erlauben zusätzlich die Etablierung eines Standards, an dem sich die Therapieeffekte behandelter Stichproben im Prinzip messen lassen müssten. Die tatsächliche Verfügbarkeit derartiger natürlicher Verlaufsstudien mit hinlänglicher Stichprobengröße und Repräsentativität ist jedoch in der Regel sehr gering. Offen bleibt in der Regel auch die Frage, ob aus dem Fehlen einer im Rahmen der Studie geplanten Intervention auf das Fehlen jeglicher Intervention bei einzelnen Probanden geschlossen werden darf bzw. inwieweit Kontrollen für derartige spontan auftretende Interventionen vorgenommen wurden.

Bei insgesamt nur drei der in den 1990er Jahren durchgeführten Studien liegen auch Nachuntersuchungen vor. In der Londoner Studie an 6–7-Jährigen fanden Taylor et al. (1991) nach einem Kurzzeitverlauf von nur neun Monaten bei Kindern, die als situationsübergreifend hyperaktiv diagnostiziert worden waren, eine Persistenzrate von 64 % vor. Dabei war die Schwelle für diese Diagnose auf der Basis von Eltern- und Lehrerfragebögen aber relativ niedrig, zumal nur 44 % der Kinder die Kriterien für ADHS gemäß DSM-III-Kriterien und nur 19 % die für HKS gemäß ICD-10 erfüllten. Insofern handelte es sich bei einem großen Teil der Kinder eher um subklinische Ausprägungen von Hyperaktivität. Hohe Raten für ein koexistierendes gestörtes Sozialverhalten und Familienprobleme in Form von mütterlichen psychischen Störungen, Scheidung und stark ausgeprägter kritischer Emotionalität waren mit Persistenz der Störung verbunden.

Im 9-Jahresverlauf erfüllten nur noch 24 % der ursprünglich als situationsübergreifend hyperaktiv diagnostizierten Kinder die Kriterien für ADHS gemäß DSM-III-R-Kriterien und 12 % der Kinder die für HKS gemäß ICD-10-Kriterien (Taylor et al. 1996). Die Analyse der Verlaufsdaten zeigte, dass die initiale Hyperaktivität im Alter von 6–7 Jahren im Vergleich zu Kontrollen mit erhöhten Raten für psychische Störungen generell und speziell mit späterer Hyperaktivität und gestörtem Sozialverhalten verbunden war (Devlin, Goldfein & Dobrow 2003; Taylor et al. 1996).

Eine im Staate New York durchgeführte epidemiologische Längsschnittstudie an ursprünglich 10–13-Jährigen definierte drei unterschiedliche Schweregrade für ADHS und fand im Verlauf von zweieinhalb Jahren eine Persistenzrate von 42 % unabhängig vom Schweregrad. Die Odds-Ratio für Persistenz betrug für die schwere Form von ADHS nahezu 60 und lag für die mittelgradige und leichte Ausprägung bei 10. Nur 32 % der bei der Nachuntersuchung erfassten Probanden mit ADHS waren neu diagnostizierte Fälle (Cohen, Cohen & Brook 1993).

Schließlich fand eine weitere nordamerikanische Verlaufsstudie an ursprünglich 6–

10-Jährigen nach 3 und 4 Jahren eine Persistenzrate von 38 % über alle Erhebungszeitpunkte gemäß DSM-III-R-Kriterien (August, Braswell & Thuras 1998). Weitere 31 % hatten eine Ausprägung von ADHS zu einem, aber nicht beiden Zeitpunkten der Verlaufsuntersuchung, die als mittelgradig eingestuft wurde, und bei 31 % remittierte die Störung vollständig. Auch hier war die Persistenz mit einer stärkeren Ausprägung von externalisierenden Störungen, und ungünstigen Familienmerkmalen im Sinne ineffizienter Erziehung und Unzufriedenheit mit der Partnerbeziehung verknüpft. Insofern wurden die Befunde der Studie von Taylor, Sandberg & Thorley (1991) repliziert. Für beide Studien gilt die Feststellung, dass die Kausalität der Zusammenhänge mit den Familienmerkmalen nicht hinlänglich aufgeklärt werden konnte. Es bleibt offen, ob die problematischen Familienmerkmale eine direkte Auswirkung auf die Persistenz der Störung des Kindes hatten oder als Ergebnis eines schwerer gestörten Kindes mit einer persistierenden Störung zu betrachten sind.

3.9 Schlussfolgerungen

Aus den in diesem Kapitel dargestellten Ergebnissen der neueren epidemiologischen Forschung zu ADHS lässt sich eine Reihe von allgemeinen Schlussfolgerungen ableiten.

- Die Prävalenz für ADHS gemäß DSM-III-R-Kriterien liegt in internationalen Studien im Kindes- und Jugendalter zwischen 3 und 10 %, wobei die höheren Raten eher für den Altersbereich der Schulkinder im Alter von 6 bis 11 Jahren gelten. In den USA beträgt die durchschnittliche Prävalenz etwa 4 %.
- Für die in der klinischen Versorgung eher angewandten aktuellen DSM-IV-Kriterien steigt die Prävalenz sogar noch einmal deutlich an, wobei sich vor allem der Einschluss des ADS-Subtyps mit etwa 35–50 % der diagnostizierten Fälle auswirkt. Die mittlere Prävalenz in den USA beträgt nun sogar 7,4 %.
- Bei Anwendung der enger definierenden Kriterien der ICD-10 für HKS liegen die Prävalenzraten deutlich niedriger. Ob es sich dabei um einen Faktor 10 der Minderung gegenüber den DSM-III-R-Kriterien handelt, muss angesichts der schmalen Datenbasis von nur zwei nicht sehr umfangreichen Stichproben offen bleiben.
- Die weltweite Prävalenz im Kindes- und Jugendalter unabhängig von den diagnostischen Kriterien liegt bei einem Mittelwert von 5,3 %. Gemäß zwei großen US-amerikanischen bzw. internationalen Studien liegt die Prävalenz bei Erwachsenen bei 3,4–4,4 %.
- Die Prävalenz variiert in Abhängigkeit von Alter und Geschlecht. Sie ist bei Kindern im Vorschulalter und in der Adoleszenz niedriger. Bis zur Adoleszenz sind Jungen etwa 2- bis 4-mal häufiger betroffen als Mädchen. Allerdings werden Mädchen wahrscheinlich in Kindheit und Jugend unterdiagnostiziert. Auch im Erwachsenenalter dominiert das männliche Geschlecht. ADHS kommt in allen Sozialschichten vor, wobei Beziehungen zu den unteren Schichten eher auf komorbide Störungen des Sozialverhaltens zurückgehen.
- Der Subtypus ADS ist eher mit Lernstörungen und internalisierenden Störungen verbunden, während der kombinierte und der isoliert hyperaktiv-impulsive Typ eher mit externalisierenden Störungen und Problemen der psychosozialen Anpassung einhergeht.
- Die Komorbidität von ADHS mit Störungen des Sozialverhaltens, Affekt- und Angststörungen im Kindes- und Jugendalter ist beträchtlich und kein methodischer Artefakt diagnostischer Systeme. Im Erwachsenenalter ist die Stärke des

I Grundlagen

Zusammenhangs von ADHS mit Affektstörungen, Angststörungen und Substanzmissbrauchstörungen ähnlich groß.
- Auch in unbehandelten Feldstichproben ist die Persistenz von ADHS beträchtlich, sodass von einer chronischen Störung mit Manifestation in Kindheit, Jugend und Erwachsenenalter ausgegangen werden muss.

Literatur

Achenbach TM (1991a). Manual for the Child Behavior Checklist/4-18 and 1991 Profile. Burlington, VT: University of Vermont, Department of Psychiatry.

Achenbach TM (1991b). Manual for the Youth Self Report and 1991 profile. Burlington, VT: University of Vermont, Department of Psychiatry.

Almqvist F, Puura K, Kumpulainen K, Tuompo-Johansson E, Henttonen I, Huikko E, Linna S, Ikaheimo K, Aronen E, Katainen S, Piha J, Moilanen I, Rasanen E & Tamminen T (1999). Psychiatric disorders in 8–9-year-old children based on a diagnostic interview with the parents. Eur Child Adolesc Psychiatry 8 (Suppl. 4): 17–28.

Ambrosini PJ (2000). Historical development and present status of the schedule for affective disorders and schizophrenia for school-age children (K-SADS). J Amer Acad Child Adolesc Psychiatry 39(1): 49–58.

Angold A, Costello EJ & Erkanli A (1999). Comorbidity. J Child Psychol Psychiatry 40(1): 57–87.

Angold A & Costello EJ (2000). The Child and Adolescent Psychiatric Assessment (CAPA). J Amer Acad Child Adolesc Psychiatry 39(1): 39–48.

August GJ, Realmuto GM, MacDonald AW, 3rd Nugent SM & Crosby R (1996). Prevalence of ADHD and comorbid disorders among elementary school children screened for disruptive behavior. J Abnorm Child Psychol 24(5): 571–595.

August GJ, Braswell L & Thuras P (1998). Diagnostic stability of ADHD in a community sample of school-aged children screened for disruptive behavior. J Abnorm Child Psychol 26(5): 345–356.

Barbaresi WJ, Katusic SK, Colligan RC, Pankratz VS, Weaver AL, Weber KJ, Mrazek DA & Jacobsen SJ (2002). How common is attention-deficit/hyperactivity disorder? Incidence in a population-based birth cohort in Rochester, Minn. Arch Ped Adolesc Med 156(3): 217–224.

Barkley RA (2006). Attention Deficit Hyperactivity Disorder. A handbook for diagnosis and treatment, 3 ed. New York: Guildford Press.

Baumgaertel A, Wolraich ML & Dietrich M (1995). Comparison of diagnostic criteria for attention deficit disorders in a German elementary school sample. J Amer Acad Child Adolesc Psychiatry 34(5): 629–638.

Breton JJ, Bergeron L, Valla JP, Berthiaume C, Gaudet N, Lambert J, St-Georges M, Houde L & Lepine S (1999). Quebec child mental health survey: prevalence of DSM-III-R mental health disorders. J Child Psychol Psychiatry 40(3): 375–384.

Briggs-Gowan MJ, Horwitz SM, Schwab-Stone ME, Leventhal JM & Leaf PJ (2000). Mental health in pediatric settings: distribution of disorders and factors related to service use. J Amer Acad Child Adolesc Psychiatry 39(7): 841–849.

Buitelaar JK (2002). Epidemiological aspects: what have we learned over the last decade? In: Sandberg S (Ed.). Hyperactivity and attention disorders of childhood (Vol. 2). London: Cambridge University Press.

Cohen P, Cohen J & Brook J (1993). An epidemiological study of disorders in late childhood and adolescence–II. Persistence of disorders. J Child Psychol Psychiatry 34(6): 869–877.

Cohen P, Cohen J, Kasen S, Velez CN, Hartmark C, Johnson J, Rojas M, Brook J & Streuning EL (1993). An epidemiological study of disorders in late childhood and adolescence–I. Age- and gender-specific prevalence. J Child Psychol Psychiatry 34(6): 851–867.

Conners CK, Sitarenios G, Parker JD & Epstein JN (1998a). The revised Conners' Parent Rating Scale (CPRS-R): factor structure, reliability, and criterion validity. J Abnorm Child Psychol 26(4): 257–268.

Conners CK, Sitarenios G, Parker JD & Epstein JN (1998b). Revision and restandardization of the Conners Teacher Rating Scale (CTRS-R): factor structure, reliability, and criterion validity. J Abnorm Child Psychol 26(4): 279–291.

Cuffe SP, McKeown RE, Jackson KL, Addy CL, Abramson R & Garrison CZ (2001). Prevalence of attention-deficit/hyperactivity disorder in a community sample of older adolescents. J Amer Acad Child Adolesc Psychiatry 40(9): 1037–1044.

Fergusson DM, Horwood LJ & Lynskey MT (1993). Prevalence and comorbidity of DSM-

III-R diagnoses in a birth cohort of 15 year olds. J Amer Acad Child Adolesc Psychiatry 32(6): 1127–1134.

Fayyad J, De Graaf R, Kessler R, Alonso J, Angermeyer M, Demyttenaere K et al. (2007). Cross-national prevalence and correlates of adult attention-deficit hyperactivity disorder. Br J Psychiatry 190: 402–409.

Gaub M & Carlson CL (1997). Behavioral characteristics of DSM-IV ADHD subtypes in a school-based population. J Abnorm Child Psychol 25(2): 103–111.

Gomez R, Harvey J, Quick C, Scharer I & Harris G (1999). DSM-IV AD/HD: confirmatory factor models, prevalence, and gender and age differences based on parent and teacher ratings of Australian primary school children. J Child Psychol Psychiatry 40(2): 265–274.

Gomez-Beneyto M, Bonet A, Catala MA, Puche E & Vila V (1994). Prevalence of mental disorders among children in Valencia, Spain. Acta Psychiat Scand 89(5): 352–357.

Graetz BW, Sawyer MG, Hazell PL, Arney F & Baghurst P (2001). Validity of DSM-IVADHD subtypes in a nationally representative sample of Australian children and adolescents. J Amer Acad Child Adolesc Psychiatry 40(12): 1410–1417.

Hudziak JJ, Heath AC, Madden PF, Reich W, Bucholz KK, Slutske W, Bierut LJ, Neuman RJ & Todd RD (1998). Latent class and factor analysis of DSM-IV ADHD: a twin study of female adolescents. J Amer Acad Child Adolesc Psychiatry 37(8): 848–857.

Kadesjo B & Gillberg C (2001). The comorbidity of ADHD in the general population of Swedish school-age children. J Child Psychol Psychiatry 42(4): 487–492.

Kessler RC, Adler L, Barkley R, Biederman J, Conners CK, Demler O et al. (2006). The prevalence and correlates of adult ADHD in the United States: results form the National Comorbidity Survey Replication. Amer J Psychiatry 163: 716–723.

Kroes M, Kalff AC, Kessels AG, Steyaert J, Feron FJ, van Someren AJ, Hurks PP, Hendriksen JG, van Zeben TM, Rozendaal N, Crolla IF, Troost J, Jolles J & Vles JS (2001). Child psychiatric diagnoses in a population of Dutch schoolchildren aged 6 to 8 years. J Amer Acad Child Adolesc Psychiatry 40(12): 1401–1409.

Lahey BB, Applegate B, McBurnett K, Biederman J, Greenhill L, Hynd GW, Barkley RA, Newcorn J, Jensen P, Richters J et al. (1994). DSM-IV field trials for attention deficit hyperactivity disorder in children and adolescents. Amer J Psychiatry 151(11): 1673–1685.

Lavigne JV, Gibbons RD, Christoffel KK, Arend R, Rosenbaum D, Binns H, Dawson N, Sobel H & Isaacs C (1996). Prevalence rates and correlates of psychiatric disorders among preschool children. J Amer Acad Child Adolesc Psychiatry 35(2): 204–214.

Leung PW & Connolly KJ (1996). Distractibility in hyperactive and conduct-disordered children. J Child Psychol Psychiatry 37(3): 305–312.

Peterson BS, Pine DS, Cohen P & Brook JS (2001). Prospective, longitudinal study of tic, obsessive-compulsive, and attention-deficit/hyperactivity disorders in an epidemiological sample. J Amer Acad Child Adolesc Psychiatry 40(6): 685–695.

Polanczyk G, de Lima MS, Horta BL, Biederman J & Rohde LA (2007). The worldwide prevalence of ADHD: a systematic review and metaregression analysis. Amer J Psychiatry 164: 942–948.

Reich W (2000). Diagnostic interview for children and adolescents (DICA). J Amer Acad Child Adolesc Psychiatry 39(1): 59–66.

Rohde LA, Biederman J, Busnello EA, Zimmermann H, Schmitz M, Martins S & Tramontina S (1999). ADHD in a school sample of Brazilian adolescents: a study of prevalence, comorbid conditions, and impairments. J Amer Acad Child Adolesc Psychiatry 38(6): 716–722.

Romano E, Tremblay RE, Vitaro F, Zoccolillo M & Pagani L (2001). Prevalence of psychiatric diagnoses and the role of perceived impairment: findings from an adolescent community sample. J Child Psychol Psychiatry 42(4): 451–461.

Rutter M, Tizard J & Whitmore K (1970). Education, Health and Behaviour. London: Longmans.

Schaughency E, McGee R, Raja SN, Feehan M & Silva PA (1994). Self-reported inattention, impulsivity, and hyperactivity at ages 15 and 18 years in the general population. J Amer Acad Child Adolesc Psychiatry 33(2): 173–184.

Shaffer D, Gould MS, Brasic J, Ambrosini P, Fisher P, Bird H & Aluwahlia S (1983). A children's global assessment scale (CGAS). Arch Gen Psychiatry 40(11): 1228–1231.

Shaffer D, Schwab-Stone M, Fisher P, Cohen P, Piacentini J, Davies M, Conners CK & Regier D (1993). The Diagnostic Interview Schedule for Children-Revised Version (DISC-R): I. Preparation, field testing, interrater reliability, and acceptability. J Amer Acad Child Adolesc Psychiatry 32(3): 643–650.

Steinhausen HC, Metzke CW, Meier M & Kannenberg R (1998). Prevalence of child and adolescent psychiatric disorders: the Zurich

Epidemiological Study. Acta Psychiat Scand 98(4): 262–271.

Taylor E, Sandberg S, Thorley G & Giles S (1991). The Epidemiology of Hyperactivity. Oxford: Oxford University Press.

Taylor E, Chadwick O, Heptinstall E & Danckaerts M (1996). Hyperactivity and conduct problems as risk factors for adolescent development. J Amer Acad Child Adolesc Psychiatry 35(9): 1213–1226.

Verhulst FC, van der Ende J, Ferdinand RF & Kasius MC (1997). The prevalence of DSM-III-R diagnoses in a national sample of Dutch adolescents. Arch Gen Psychiatry 54(4): 329–336.

Wolraich ML, Hannah JN, Pinnock TY, Baumgaertel A & Brown J (1996). Comparison of diagnostic criteria for attention-deficit hyperactivity disorder in a county-wide sample. J Amer Acad Child Adolesc Psychiatry 35(3): 319–324.

Wolraich ML, Hannah JN, Baumgaertel A & Feurer ID (1998). Examination of DSM-IV criteria for attention deficit/hyperactivity disorder in a county-wide sample. J Dev Behav Pediatrics 19(3): 162–168.

II Ätiologie und Pathophysiologie

4 Ätiologien und Pathophysiologie – Einleitung und Überblick

Hans-Christoph Steinhausen, Aribert Rothenberger und Manfred Döpfner

Für die meisten psychischen Störungen wird eine mehrdimensionale Verursachung angenommen, die zu verschiedenen pathophysiologischen Entstehungspfaden führen kann. Die Forschung ist in sehr unterschiedlichen Bereichen aktiv und bringt jeweils eine Vielzahl von Detailbefunden auf verschiedenen Ebenen hervor. Die Vielzahl empirischer Befunde ist nicht immer einfach zu integrieren und die wissenschaftliche Vielfalt der Befunde entspricht selten dem Bedürfnis von Praktikern nach einfachen und möglichst weittragenden Aufklärungen von Ursachen und aktuellem Hintergrund bei den jeweiligen Patienten.

Der Anteil an wissenschaftlich ungenügend aufgeklärten Ursachenelementen und Entstehungsmechanismen ist wie in allen Gebieten der Medizin in der Regel auch bei psychischen Störungen aller Lebensalter groß und die Integration der vielfältigen Detailelemente ist eine schwierige und selten von einer Einzelperson zu leistende Aufgabe. Die Ätiologie und Pathophysiologie werden daher immer wieder als die Achillesferse der Medizin und damit auch der psychiatrischen Fächer verstanden. Andererseits ist die Ursachenlehre jener Teil der Medizin, der sie nicht ausschließlich zur Erfahrungswissenschaft, sondern auch zu einer naturwissenschaftlichen Disziplin macht.

Zahlreiche Faktoren tragen zu den Ursachen und deren Folgen bezüglich ADHS bei. In diesem Hauptteil des Buches werden die wichtigsten Befunde und Erkenntnisse zusammengefasst. Diese lassen sich hinsichtlich der folgenden Bereiche und Faktoren beschreiben: Genetik, Neuroanatomie, Neurophysiologie, Neurochemie, Neuropsychologie, Toxine sowie psychosoziale Faktoren. Jedem dieser Bereiche gilt jeweils ein separates Kapitel, in dem die empirisch ermittelte Befundlage in Form einer Übersicht dargestellt wird. Als Abschluss dieses Themenblocks wird der Versuch unternommen, unter Bezug auf verschiedene Ansätze der Literatur und eigene Überlegungen der Autoren integrative Modelle vorzustellen, in denen die zahlreichen neurobiologischen Faktoren sowie die psychosozialen Faktoren integriert werden.

5 Neuroanatomie

Kerstin Konrad

5.1 Einleitung

Zwei große Entwicklungen prägen die moderne Neurowissenschaft. Zum einen werden immer präzisere Erkenntnisse über die molekularbiologischen Vorgänge im menschlichen Gehirn gewonnen. Zum anderen ermöglichen leistungsfähigere Bildgebungsverfahren ein besseres Verständnis von Hirnfunktionen. Insbesondere für die Untersuchung von jüngeren Patienten ist unter den Bildgebungsverfahren die Magnetresonanztomografie (MRT) besonders geeignet, da sie nicht-invasiv hochauflösende Aufnahmen des Gehirns ermöglicht, die weder den Einsatz radioaktiver Substanzen noch ionisierender Strahlung erfordert. Die MRT-Methode wurde 1973 entwickelt und gehört heute in jedem größeren Krankenhaus zur klinischen Routine. Seit ca. zwölf Jahren werden mittels MRT auch funktionelle Untersuchungen am Gehirn durchgeführt, man spricht vom funktionellen MRT. Im Folgenden werden nach einer kurzen Übersicht über die verschiedenen MR-Bildgebungsmethoden die wichtigsten Befunde zur strukturellen und funktionellen Organisation des Gehirns bei Patienten mit ADHS zusammengefasst.

Kasten 5.1: Übersicht der Bildgebungsmethoden

Strukturelles MRT
Unterschiede in der Neuroanatomie von Gesunden und Patienten mit ADHS werden auf der Basis von strukturellen MRT-Aufnahmen getroffen. Hier stehen verschiedene Auswertungsmethoden zur Verfügung:
- Die regionenbasierte Morphometrie untersucht die Form und Abmessungen anatomisch definierter Struktureinheiten.
- Die voxelbasierte Morphometrie untersucht die lokale Gewebeverteilung, insbesondere von grauer und weißer Substanz.
- Die Deformationsfeld-Morphometrie basiert auf der Analyse der Deformationsfelder, die bei der Anwendung der Registrierungsverfahren erzeugt werden.

Diffusionsgewichtetes MRT
Als Diffusionsgewichtetes MRT bezeichnet man eine Reihe von bildgebenden Verfahren, die die Diffusionsbewegung von Wassermolekülen im Gehirn messen und räumlich aufgelöst darstellen. Die Diffusions-Tensor-Bildgebung (abgekürzt DTI von englisch diffusion tensor imaging) ist eine häufig eingesetzte Variante, die die Richtungsabhängigkeit der Diffusion berücksichtigt und somit Rückschlüsse auf Veränderungen der weißen Substanz und den Verlauf der großen Nervenbahnen erlaubt.

fMRT

Im fMRT werden lokale Änderungen der zerebralen Blutoxygenierung, der sogenannte „blood-oxygen-level-dependent" (BOLD) Effekt gemessen. Ist eine bestimmte Gehirnregion aktiv, so steigen der Verbrauch von Metaboliten und Sauerstoff und entsprechend der Blutfluss zu dieser Region (Ernst & Rumsey 2000). Um aber eine gesteigerte Sauerstoffextraktion durch das Gewebe zu ermöglichen, muss der Blutfluss – und entsprechend das regionale Blutvolumen – so stark gesteigert werden, dass ein Sauerstoffüberschuss entsteht. Dies wird durch eine lokale Vasodilatation erreicht.

Sauerstoff ist im Blut an das Hämoglobin als Transportprotein gebunden. Dieses Protein enthält einen Eisenkomplex an den der Sauerstoff für den Transport reversibel gebunden wird. Eisen hat bei gebundenem Sauerstoff eine andere Wertigkeit als ohne Sauerstoffbindung. Da die Kernspintomografie in einem statischen Magnetfeld stattfindet und auf elektromagnetischen Mechanismen beruht, hat die unterschiedliche magnetische Wirkung des Eisens einen Einfluss auf die lokale Signalstärke im Kernspinbild. Während mit Sauerstoff beladenes Hämoglobin vergleichsweise neutral ist, hat Desoxyhämoglobin eine reduzierende Wirkung auf die lokale Bildintensität. Dies ist darauf zurückzuführen, dass das Eisen im Desoxyhämoglobin paramagnetisch ist und deshalb eine höhere magnetische Suszeptibilität hat – verglichen mit dem diamagnetischen Oxyhämoglobin. Beim fMRT macht man sich also die Tatsache zunutze, dass neuronale Aktivität zu einem erhöhten Blutfluss in der betreffenden Hirnregion führt. Große Bedeutung kommt den an fMRT-Aufnahmen gekoppelten Aufgaben zu, die geeignet konstruiert sein müssen, um eine sinnvolle Interpretation der funktionellen Daten zu ermöglichen. So kann man indirekt die Hirnaktivierung während der Durchführung von kognitiven Aufgaben sichtbar machen.

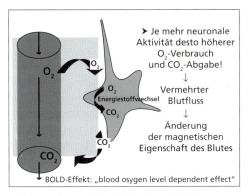

Abb. 5.1: Der BOLD-Effekt beim fMRT

5.2 Strukturelle Befunde bei ADHS

Eine Vielzahl von Studien hat morphometrische Veränderungen bei Kindern und Jugendlichen mit ADHS untersucht. Wenige Studien haben auch erwachsene ADHS-Patienten eingeschlossen. Insgesamt fallen eine relativ große Heterogenität der Befunde sowie deren mangelnde Spezifität auf. Beispielsweise haben mehrere Studien berichtet, dass Kinder mit ADHS im Vergleich zu gesunden Kontrollkindern ein insgesamt um ca. 5 % vermindertes *cerebrales Gesamtvolumen* aufweisen (Castellanos et al. 1996). Genauere Analysen zeigten aber, dass sich dieser Befund nicht durchgehend bestätigen ließ, wenn z. B. Gruppenunterschiede hinsichtlich des IQs bei der statistischen Analyse berücksichtigt wurden. Verschiedene volumetrische Studien berichteten von kleineren *rechtsseitigen präfrontalen Regionen* bei Jungen mit ADHS im Vergleich zu gesunden Kontrollpersonen. Hesslinger et al. (2002) berichteten von einer Volumenminderung im linken orbitofrontalen Kortex bei erwachsenen Patienten mit ADHS.

II Ätiologie und Pathophysiologie

Kasten 5.2: Morphometrische Befunde bei ADHS

Die hinsichtlich der MRT-Auswertung methodisch aufwendigste morphometrische Studie wurde von Sowell et al. (2003) durchgeführt. Im Unterschied zu vorangegangenen Studien wurden nicht a priori „regions of interest" definiert, sondern der gesamte Kortex wurde mithilfe von computergestützten Auswertealgorithmen analysiert. In einer Gruppe von 27 Kindern und Jugendlichen mit ADHS und 46 Kontrollprobanden wurden die kortikalen Veränderungen der grauen Substanz überprüft. Es fanden sich weniger regional begrenzte Veränderungen, sondern vielmehr bilateral reduzierte Volumina im inferioren Anteil des dorsal präfrontalen Kortex und bilateral in den anterioren Temporallappen. Ferner fanden sich signifikant vergrößerte Volumina bilateral im Bereich der posterioren Temporallappen und inferioren Parietalkortex. Diese Ergebnisse sprechen dafür, dass ADHS mit relativ globalen morphometrischen Veränderungen des Kortex assoziiert ist, die alle Hirnlappen betreffen.

In Abb. 5.2 sind die Gruppenunterschiede zwischen ADHS-Patienten und Kontrollprobanden hinsichtlich der Dichte der grauen Substanz dargestellt. Wärmere Farben oberhalb von 0 in der Farbskala kennzeichnen Regionen mit einer größeren Dichte der grauen Substanz, und kältere Farben unterhalb von 0 diejenigen Areale mit verminderten Volumina in der Patientengruppe relativ zur Kontrollgruppe. Man beachte die ungefähr 20–30 %ige bilaterale Volumenvergrößerung in temporalen und inferior parietalen Regionen bei Patienten mit ADHS (Daten von Sowell et al. 2003).

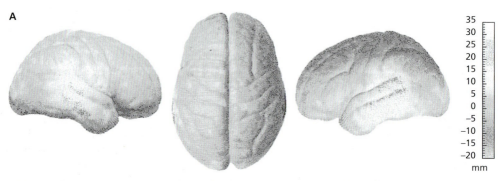

Abb. 5.2: Ergebnisse der morphometrischen Studie von Sowell et al. (2003)
Abbildung 5.2 kann im Original auf der Homepage des Verlages eingesehen werden: www.kohlhammer.de. Sie finden sie dort im Bereich „Service" unter „Downloads".

Hinsichtlich morphometrischer Veränderungen der Basalganglien berichteten Filipek und Mitarbeiter (1997) ein vermindertes Volumen des *Nucleus caudatus* bei ADHS, wohingegen zwei andere Studien diesen Befund nicht bestätigen konnten (Castellanos et al. 1996; Aylward et al. 1996). *Keine* Studie konnte bislang Volumenunterschiede im Bereich des *Putamen* nachweisen (Aylward et al. 1996; Castellanos et al. 1996). Obwohl die Größe des *Globus pallidus* mit den bisherigen MRT Parametern nur äußerst ungenau und auch nur internale und externale Segmente zusammen gemessen werden können, haben zwei unabhängige Studien ein vermindertes Volumen bei Patienten mit ADHS beschrieben (Aylward et al. 1996; Castellanos et al. 1996). Ferner berichteten zahlreiche Studien von Veränderungen im Bereich des *Corpus Callosum* bei ADHS, und zwar sowohl in anterioren (Giedd et al. 1996) als auch in posterioren (Hynd et al. 1993) Balkenregionen. Insbesondere die Region des *Spleniums* scheint ein um ca. 10 % vermindertes Volumen aufzuweisen (Filipek et al. 1997). Studien, die das *Kleinhirnvolumen* bei Kindern mit ADHS untersucht haben, berichteten von verkleinerten Volumina der *Lappen VIII–X* sowohl bei Jungen als auch bei Mädchen (Castellanos et al. 2001). Allerdings wurden solche Veränderungen auch bei Kindern und Jugendlichen mit schizophrenen (Jacobsen et al. 1997) und affektiven Erkrankungen (DelBello et al. 1999) berichtet, was dafür spricht, dass es sich möglicherweise um eine unspezifische anatomische Veränderung handelt.

Zusammenfassend sprechen die vorliegenden Befunde dafür, dass insgesamt relativ weitläufige Volumenveränderungen bei Patienten mit ADHS vorliegen, wobei die größten Effekte in den Bereichen des rechten *präfrontalen Kortex*, des *Corpus Callosum*, der *Basalganglien* und bestimmter *Kleinhirnareale* vorzuliegen scheinen. Bei beinahe allen beschriebenen Studien muss jedoch kritisiert werden, dass die Ergebnisse nicht auf behandlungsnaiven Stichproben basierten, sodass die Frage offen bleibt, inwieweit es sich bei den beschriebenen morphometrischen Abweichungen um krankheits- oder behandlungsbedingte Veränderungen handelt.

Lediglich Castellanos et al. (2002) führten eine erste systematische Querschnittsuntersuchung mit einer großen Stichprobe von 150 Patienten mit ADHS und parallelisierten Kontrollpersonen im Alter von 5 bis 18 Jahren durch, in der sie Entwicklungs- und Medikationseffekte kontrollierten. Es zeigte sich, dass nicht-medizierte Kinder mit ADHS ein kleineres Gesamtvolumen der *weißen Substanz* und des *Kleinhirns* aufwiesen im Vergleich zu medizierten Patienten und gesunden Kontrollkindern. Diese morphometrischen Abweichungen erwiesen sich als persistent in der Entwicklung. Lediglich das Volumen des *Nucleus caudatus* war zwar initial bei Patienten mit ADHS vermindert, aber dieser Gruppenunterschied verschwand im Laufe der Adoleszenz, wenn das Volumen auch in der Kontrollgruppe abnahm. In dieser Studie fanden sich keine geschlechtsspezifischen Unterschiede. In der ADHS-Gruppe wurden ferner signifikante Korrelationen zwischen den Volumenveränderungen und dem Schweregrad der ADHS-Symptomatik beschrieben. Zusammenfassend sprechen diese Daten dafür, dass die Entwicklung der Hirnstrukturen, abgesehen von den Veränderungen des *Nucleus Caudatus* relativ parallel bei Kindern mit ADHS und gesunden Kindern verläuft und dass die beschriebenen morphometrischen Veränderungen bei Patienten mit ADHS als relativ konstant, nicht-progressiv und unabhängig von einer psychopharmakologischen Behandlung anzusehen sind.

In DTI-Studien (vgl. Kasten 5.1) wurde ferner gezeigt, dass die fraktionale Anisotropie der weißen Substanz in fronto-striatalen Regionen und in Kleinhirn-Arealen bei Patienten mit ADHS erniedrigt ist (Ashtari et al. 2005) und insbesondere die Faserverbindungen zwischen Aufmerksamkeits- und exekutiven kortikalen Netzwerken reduziert sind (Makris et al. 2007).

5.3 Funktionelle Bildgebung bei ADHS

Die ersten funktionellen Bildgebungsstudien zu ADHS benutzten SPECT-Untersuchungen, um den regionalen Blutfluss zu untersuchen. Eine Reihe von Arbeiten wiesen auf einen verminderten Blutfluss in

II Ätiologie und Pathophysiologie

Tab. 5.1: Übersicht über funktionelle Studien mit kognitiven Anforderungsbedingungen bei Patienten mit ADHS

Autoren	Aufgabe	Stichprobe	Ergebnisse
Vaidya et al. 1998	Stimulus- vs. Reaktions- kontrollierte Go/NoGo-Aufgabe Zwei Testungen mit/ohne Methylphenidat	10 Kinder mit ADHS, 6 gesunde Kinder (8–13 Jahre)	• Caudatus und Putamen Aktivierung geringer bei ADHS-Kindern in *Stimulus-kontrollierter Bedingung*; • Caudatus und Putamen Aktivierung geringfügig höher bei ADHS in *Reaktions-kontrollierten Bedingung*; • Methylphenidat bewirkte eine Zunahme der Caudatus- und Putamen-Aktivierung bei ADHS-Kindern und eine Abnahme bei gesunden Kindern in der *Stimulus-kontrollierten Bedingung*; • keine Methylphenidat Effekte in *Reaktions-kontrollierter Bedingung*
Rubia et al. 1999	*Stopp-Signal-Aufgabe Delay-Aufgabe*	7 Jugendliche mit ADHS, 9 gesunde Jugendliche (12–18 Jahre)	• *Stopp Aufgabe*: weniger Aktivierung bei ADHS-Kindern im rechten mesialen frontalen Kortex, im rechten inferioren und medioinferioren Frontallappen und im linken Caudatus; • *Delay Aufgabe*: ADHS-Kinder zeigten mehr Aktivität im rechten supplementär motorischen Gebiet; gesunde Kinder zeigten mehr Aktivität im anterioren und posterioren Cingulum
Rubia et al. 2001	*Stopp-Aufgabe Delay Aufgabe Fingertapping*	7 Jugendliche mit ADHS, 9 gesunde Jugendliche (12–19 Jahre)	• *Stopp Aufgabe*: Gesunde zeigten mehr Aktivität im rechten medialen und inferior frontalen Kortex, im rechten mesialen Kortex und im linken Caudatus; • *Delay Aufgabe*: Gesunde zeigten mehr Aktivität im rechten anterioren und posterioren Cingulum; • *Fingertapping*: keine Gruppenunterschiede
Durston et al. 2003	*Go/NoGo-Aufgabe* mit Kontext-Manipulation	7 Kinder mit ADHS, 7 gesunde Kinder (6–10 Jahre)	• Kinder mit ADHS aktivierten nicht ein fronto-striatales Netzwerk, sondern ein diffuses Netzwerk von eher posterioren und dorsolateralen präfrontalen Regionen
Schulz et al. 2004	*Go/NoGo-Aufgabe*	10 Jugendliche mit und 9 Jugendliche ohne ADHS in der Vorgeschichte (15–20 Jahre)	• Jugendliche mit ADHS in der Vorgeschichte aktivierten signifikant stärker das linke anteriore Cingulum, bilateral frontopolare und ventrolaterale präfrontale Regionen als Jugendliche ohne ADHS-Vorgeschichte

Autoren	Aufgabe	Stichprobe	Ergebnisse
Booth et al. 2005	Go/NoGo-Aufgabe selektives Aufmerksamkeitsparadigma	12 Kinder mit ADHS, 12 gesunde Kinder (9–12 Jahre)	• *Selektive Aufmerksamkeitsaufgabe*: kleine Gruppenunterschiede mit stärkeren Aktivierungen der Gesunden im Bereich des superioren Parietalkortex; • *Go/NoGo-Aufgabe*: große Aktivierungsunterschiede mit verminderter Aktivierung der ADHS-Kinder in fronto-striatalen Bahnen
Silk et al. 2005	*Mentale Rotationsaufgabe*	7 Jungen mit ADHS, 7 gesunde Jungen (11–17 Jahre)	Die ADHS-Gruppe zeigte • eine reduzierte Aktivierung des „action-attentional"Systems" (u. a. Brodman-Areale (BA) 46, 39 und 40) und der superioren parietalen (BA7) und mittleren frontalen Areale (BA10); • eine verstärkte Aktivierung des posterioren Mittellinien-Aufmerksamkeitssystems
Vaidya et al. 2005	*modifizierte Flanker-Aufgabe*	10 Kinder mit ADHS, 10 gesunde Kinder (7–11 Jahre)	• Interferenzsuppression war bei den ADHS-Kindern mit einer verminderten Beteiligung des fronto-striatalen-temporalen-parietalen-Netzwerkes verbunden; • bei der Antwortinhibition aktivierten die ADHS-Kinder rechte superiore temporale, die gesunden Kinder dagegen fronto-striatale Regionen
Rubia et al. 2005	*Stopp-Signal-Aufgabe*	16 medikationsnaive Jugendliche mit ADHS, 21 gesunde Jugendliche (9–16 Jahre)	• Die ADHS-Jugendlichen zeigten eine signifikant reduzierte Aktivierung im rechten inferioren präfrontalen Kortex während erfolgreicher Inhibition und eine Hypoaktivierung im Precuneus und posterioren cingulären Gyrus bei Fehlschlagen der Inhibition; • beide Ergebnisse korrelierten mit den Verhaltensdaten der ADHS-Jugendlichen
Pliszka et al. 2006	*Stopp-Signal-Aufgabe*	17 Kinder mit ADHS, 15 gesunde Kinder (9–15 Jahre)	• Beide Gruppen aktivierten den rechten dorsolateralen präfrontalen Kortex bei den „Stopp" Durchgängen, wobei die Aktivierung in der ADHS-Gruppe ausgeprägter war; • bei Fehlschlagen der Inhibition aktivierten die Gesunden im Gegensatz zu der ADHS-Gruppe den anterioren cingulären Kortex und den linken ventrolateralen präfrontalen Kortex

II Ätiologie und Pathophysiologie

Autoren	Aufgabe	Stichprobe	Ergebnisse
Smith et al. 2006	Go/NoGo-Aufgabe motorische Stroop-Aufgabe Switch-Aufgabe	19 medikationsnaive Jungen mit ADHS und 27 gesunde Jungen (12–14 Jahre)	• *Go/NoGo-Aufgabe*: reduzierte Aktivierung des linken rostralen mesialen frontalen Kortex bei den ADHS-Jungen; • *Switch-Aufgabe*: reduzierte Aktivierung in bilateralen präfrontalen, im rechten parietalen und im temporalen Kortex bei den ADHS-Jungen; • *Stroop-Aufgabe*: keine signifikanten Unterschiede zwischen den Gruppen
Durston et al. 2006	Go/NoGo-Aufgabe	11 Jungen mit ADHS, 11 gesunde Geschwister und 11 Kontrollkinder (8–20 Jahre)	• Bei der schwersten Inhibitionsaufgabe zeigten die ADHS-Kinder eine geringere Genauigkeit als die Kontrollgruppe; • die gesunden Geschwister zeigten keine Unterschiede; • Die Kontrollkinder aktivierten ein Netzwerk aus u. a. dem ventralen präfrontalen und inferioren parietalen Kortex während sowohl die ADHS-Jungen als auch ihre gesunden Geschwister in diesen Regionen eine verminderte Aktivierung zeigten
Lévesque et al. 2006	Zahlen-*Stroop*-Aufgabe zwei Messungen: vor/nach Neuro-Feedback Training (NFT) der Experimentalgruppe	20 Kinder mit ADHS (8–12 Jahre), zufallsverteilt auf Experimental- und Kontrollgruppe	• Beide Gruppen zeigten eine signifikante Aktivierung im linken superioren parietalen Kortex und keine Aktivierung im anterioren Cingulum; • nach einem NFT für die Experimentalgruppe zeigten beide Gruppen dieselben Aktivierungen wie bei der ersten Messung, wobei die Experimentalgruppe zusätzlich den rechten ACC aktivierte
Konrad et al. 2006	modifizierter *Attention-Network Test*	16 medikationsnaive Jungen mit ADHS, 16 gesunde Jungen (8–12 Jahre)	• Verhaltensdaten: die ADHS-Jungen zeigten nur in ihrer exekutiven Kontrolle eine signifikant schlechtere Leistung als die gesunde Gruppe; • Neuronale Daten: die ADHS-Jungen aktivierten für alle drei neuronalen Netzwerke (Aufmerksamkeitsaktivierung, Reorientierung und exekutive Kontrolle) von der Kontrollgruppe abweichende Strukturen: weniger rechtsseitige Aktivierung des anterioren cingulären Gyrus (Aufmerksamkeitsaktivierung), verstärkte fronto-striatal-insuläre Aktivierung (Reorientierung) und weniger fronto-striatale Aktivierung (exekutive Kontrolle)

Autoren	Aufgabe	Stichprobe	Ergebnisse
Rubia et al. 2007	Visuelles-Oddball-Paradigma	17 behandlungs-naive Jungen mit ADHS und 18 gesunde Kontrollprobanden	• Jungen mit ADHS zeigten eine geringere Aktivierung im Temporalkortex bilateral, in den Basalganglien und im posterioren Cingulum während der Oddball- im Vergleich zur Kontrollbedingung. Die Aktivierungsunterschiede im superioren temporalen Kortex waren invers mit der Variabilität der Reaktionszeiten bei Kontrollprobanden assoziiert.
Vance et al. 2007	Mentale Rotationsaufgabe	Jeweils 12 präpubertäre Kinder mit und ohne ADHS kombinierter Subtyp (8–12 Jahre)	• Verhaltensdaten: keine Unterschiede zwischen den Gruppen • Kinder mit ADHS zeigten eine geringere Aktivierung in rechts-parieto-okzipitalen Arealen (Cuneus, Precuneus), im rechten inferioren parietalen Kortex und im rechten Nukleus caudatus
Durston et al. 2007	Modifizierte Go/NoGo-Aufgabe mit Manipulation der Stimulusart- und Zeitdimension	Kinder und Jugendliche mit und ohne ADHS	• Verhaltensdaten: Kinder und Jugendliche mit ADHS zeigten eine erhöhte Variabilität der Reaktionszeiten und profitierten weniger von vorhersagbaren Durchgängen. • Neuronale Daten: ADHS-Patienten zeigten eine geringere cerebelläre Aktivierung bei Abweichungen in der zeitlichen Präsentation des Reizes sowie verminderte ventrale präfrontale und anteriore Cingulum-Aktivierung bei Abweichungen auf der Stimulusart- und zeitlichen Dimension.
Hale et al. 2007	Arbeitsgedächtnisaufgabe (Zahlen Nachsprechen vorwärts und rückwärts)	Erwachsene mit und ohne ADHS	• Während der „Zahlen Nachsprechen vorwärts"-Bedingung zeigten Erwachsene mit ADHS eine erhöhte Aktivierung in Arealen der phonologischen Verarbeitung und des rechten frontoparietalen Kortex. Hingegen zeigten ADHS-Patienten in der „Zahlen Nachsprechen rückwärts"-Bedingung eine erniedrigte Aktivierung im Parietalkortex bilateral bei gleichzeitiger Überaktivierung der Areale der phonologischen Verarbeitung.
Sheridan et al. 2007	Arbeitsgedächtnisaufgabe	10 Mädchen mit ADHS, 10 gesunde Kontrollprobandinnen (11–17 Jahre)	• Beziehung zwischen Aktivierung im dorsolateral und ventrolateral präfrontalen Kortex und der Geschwindigkeit des Gedächtnisabrufs waren bei Mädchen mit ADHS weniger effizient, wohingegen sich dieser Effekt nicht im primären Motorkortex fand.

II Ätiologie und Pathophysiologie

Autoren	Aufgabe	Stichprobe	Ergebnisse
Epstein et al. 2007	Go/NoGo-Aufgabe	Konkordante Eltern-Kind-Dyaden mit und ohne ADHS ADHS-Patienten wurden mit und ohne Methylphenidat untersucht	• Jugendliche und Erwachsene mit ADHS zeigten eine geringere Aktivierung in fronto-striatalen Regionen. Erwachsene mit ADHS zeigten ferner eine stärkere Aktivierung in nicht-fronto-striatalen Arealen. Stimulanzien führten zu einer Zunahme neuronaler Aktivität im Frontalkortex, Striatum und Cerebellum bei Jugendlichen mit ADHS, wohingegen bei erwachsenen Patienten unter MPH sich keine Zunahme der präfrontalen Aktivierung unter MPH zeigte.
Stevens et al. 2007	Auditives Oddball-Paradigma	23 Jugendliche mit ADHS kombinierter Subtyp 23 gesunde Kontrollpersonen (11–18 Jahre)	• Patienten mit ADHS zeigten abweichende Aktivierungsmuster während der Verarbeitung von seltenen aufmerksamkeits-aktivierenden Reizen, insbesondere in Hirnarealen, die mit dem Arbeitsgedächtnis und der Orientierung von Aufmerksamkeit assoziiert sind.
Konrad et al. 2007	modifizierter Attention-Network Test Longitudinalstudie	9 Jungen mit ADHS vor (T1) und ein Jahr nach Stimulanzienbehandlung (T2) 11 Kontrollpersonen im Abstand von einem Jahr	• Nur Kontrollprobanden zeigten eine Zunahme der neuronalen Aktivität von T1 zu T2 im temporo-parietalen Übergangsbereich während der Reorientierung der Aufmerksamkeit und eine Zunahme der Aktivierung im anterioren Cingulum während der exekutiven Aufmerksamkeit • Bei Patienten mit ADHS zeigte sich eine Abnahme von kompensatorischer Hirnaktivität nach der Stimulanzienbehandlung
Mulder et al. 2008	Modifizierte Go/NoGo-Aufgabe mit Manipulation der Erwartungs- und Zeitdimension	12 Jungen mit ADHS, 12 nicht-betroffene Geschwister und 12 Kontrollkinder (8–20 Jahre)	• Verhaltensdaten: Kinder mit ADHS zeigten schlechtere Leistung bei nicht-erwarteten Ereignissen, Geschwisterkinder lagen in ihrer Leistung zwischen der ADHS- und Kontrollgruppe. • Neuronale Daten: Aktivität im anterioren Cingulum war bei Patienten und Geschwistern reduziert bei NoGo-Durchgängen • Aktivität im Cerebellum war bei Patienten und Geschwistern reduziert bei Durchgängen mit Manipulation der Zeit
Bush et al. 2008	Multi-Source-Interferenz-Aufgabe Placebokontrolliert-randomisierte Studie	Zwei Testungen: mit/ohne OROS-Methylphenidat (nach 6 Wochen) 21 Erwachsene mit ADHS (11 mit OROS-Methylphenidat, 10 mit Placebo)	• unter Methylphenidat zeigte sich eine Zunahme der Aktivität im dorsalen anterioren cingulären Cortex, im dorsolateralen präfrontalen Kortex und im Parietalkortex 6 Wochen nach Behandlungsbeginn mit OROS-MPH im Vergleich zur Placebogruppe.

Autoren	Aufgabe	Stichprobe	Ergebnisse
Rubia et al. 2008	*Stopp-Signal-Aufgabe*	20 Jungen mit ADHS, 13 Jungen mit Störung des Sozialverhaltens, 20 gesunde Jungen	• Nur die ADHS-Jungen zeigten geringere Aktivierung des dorsolateralen präfrontalen Kortex bei erfolgreicher Inhibition • Beide Patientengruppen aktivierten weniger das posteriore Cingulum im Vergleich zu gesunden Jungen bei Inhibitionsfehlern.
Suskauer et al. 2008	*Go/NoGo-Aufgabe*	25 Jungen mit ADHS, 25 gesunde Jungen (8–13 Jahre)	• Während „NoGo"-Durchgängen zeigten Patienten mit ADHS eine geringere Aktivierung im frontalen Kortex, insbesondere in dem Präsupplementärischen motorischen Areal
Ströhle et al. 2008	*Monetary Incentive Delay Task (MID)*	10 Erwachsene mit ADHS, 10 gesunde Erwachsene	• Erwachsene mit ADHS zeigten eine geringere Aktivierung im ventralen Striatum während der Antizipation von Belohnung, aber ein erhöhte Aktivierung im orbitofrontalen Kortex nach erhaltener Belohnung. Die striatale Unteraktivierung war assoziiert mit dem Schweregrad der Hyperaktivität und Impulsivität.

striatalen Arealen hin (z. B. Lou et al. 1998). Zwei weitere SPECT-Studien berichteten von einer verminderten Perfusion im präfrontalen Kortex bei Patienten mit ADHS sowohl unter Ruhebedingungen als auch während der Durchführung einer Konzentrationsaufgabe (Amen & Carmichael 1997). Obwohl diese Arbeiten als erste den Nachweis eines funktionellen cerebralen Defizits bei ADHS erbrachten, bleibt dennoch zu kritisieren, dass die räumliche Auflösung bei dieser Methode ungenügend war und ethische Gründe den Einschluss einer adäquaten Kontrollgruppe verhinderten. Tabelle 5.1 gibt eine Übersicht der vorliegenden fMRT-Studien mit kognitiven Anforderungsbedingungen bei Kindern, Jugendlichen und Erwachsenen mit ADHS aus den letzten zehn Jahren.

In der Mehrzahl der Studien wurden die neuronalen Korrelate von exekutiven Funktionen, insbesondere bei Aufgaben zur Antwort-Unterdrückung (Inhibition) untersucht. Diese Aufgaben erschienen besonders geeignet, da Studien mit Gesunden zeigen konnten, dass bei solchen Aufgaben ein fronto-striatales Netzwerk aktiviert wird, für das der Neurotransmitter Dopamin besonders relevant ist. Da bei ADHS eine Störung des dopaminergen Systems angenommen wird, erwartete man insbesondere in diesen Hirnregionen abweichende Aktivierungsmuster. In einer aktuellen Meta-Analyse zu fMRT-Studien bei ADHS konnte in der Tat bestätigt werden, dass die robustesten Veränderungen bei ADHS-Patienten in fronto-striatalen und fronto-parietalen Arealen vorzuliegen scheinen (Dickstein et al. 2006). Allerdings differieren die Studien dahingehend, welche Regionen in diesem Netzwerk genau betroffen sind. Interessanterweise fanden sich Abweichungen in der Aktivierung fronto-parieto-striataler Areale bei ADHS auch bei der Durchführung von mentalen Rotations- oder Aufmerksamkeits- und nicht nur bei exekutiven Funktionsaufgaben. Häufig ließen sich bei ADHS-Patienten auch abnorm erhöhte Aktivierungsmuster in anderen Hirnarealen außerhalb des fronto-striatalen Netzwerkes

II Ätiologie und Pathophysiologie

beobachten. Dies könnte ein Hinweis auf kompensatorische neuronale Aktivität bei Patienten mit ADHS sein. Dabei ist bisher allerdings nicht eindeutig geklärt, ob diese alternativ zu fronto-striatalen Bahnen aktivierten Netzwerke primär aufgabenspezifisch und/oder individuell unterschiedlich sind. Weitere funktionelle Veränderungen im sogenannten Ruhenetzwerk des Gehirns bei ADHS sind im Kasten 5.3 dargestellt.

Kasten 5.3: Default mode und ADHS

In den letzten Jahren sind Veränderungen im sogenannten Ruhenetzwerk des Gehirns (Default mode network) in den Mittelpunkt des Interesses bei psychiatrischen Erkrankungen gerückt. Das Ruhenetzwerk ist assoziiert mit nicht-zielgerichtetem Verhalten und wird in der Regel durch fMRT-Messungen im Ruhezustand (ohne kognitive Anforderungen) gemessen. Es umfasst den ventralen medialen Kortex, das posteriore *Cingulum* und den mittleren *Precuneus*. Erste Studien haben Auffälligkeiten im Default-mode network bei ADHS-Patienten im Kindes-, Jugend- und Erwachsenenalter beschrieben (Wang et al. 2008). Insbesondere scheinen die langen Verbindungen zwischen dem dorsalen anterioren Cingulum und den posterioren Komponenten des Ruhenetzwerkes bei ADHS beeinträchtigt zu sein (Castellano et al. 2007).

5.4 Neuroanatomische Veränderungen bei ADHS im Entwicklungsverlauf

Arbeiten aus der Gruppe von Schulz (2004, 2005, 2006) zeigten eine *erhöhte Aktivierung* im präfrontalen Kortex während einer Go/NoGo-Aufgabe bei Jugendlichen, die in der Kindheit die Kriterien für ADHS erfüllt hatten, zum Zeitpunkt der Untersuchung jedoch keine klinisch-relevante ADHS-Symptomatik mehr aufwiesen, im Vergleich zu Kontrollprobanden. Dieser Befund hat zu Spekulationen geführt, ob dem präfrontalen Kortex eine eher kompensatorische Bedeutung zukommt und der Präfrontalkortex somit besonders wichtig für die (Teil-)Remission der ADHS-Symptomatik im Entwicklungsverlauf ist (Halperin & Schulz 2006). In einer Längsschnittstudie des NIMH (Shaw et al. 2007) wurde ferner gezeigt, dass eine Normalisierung des rechten Parietalkortex mit einer Reduktion der ADHS-Symptomatik im Entwicklungsverlauf assoziiert ist. Diese fand sich interessanterweise besonders häufig bei ADHS-Patienten mit einem bestimmten Genotyp des dopaminergen Rezeptors (DRD-4, 7-repeat-Allel).

Zusammenfassend deuten diese Befunde darauf hin, dass vermutlich sowohl der *Präfrontal-* als auch der *Parietalkortex*, die beide langanhaltenden Reifungsprozessen unterliegen, wichtige Kompensationsfunktionen bei ADHS im Entwicklungsverlauf übernehmen können.

5.5 Bildgebungsbefunde zu Therapieeffekten bei ADHS

Stimulanzien wie z. B. Methylphenidat stellen die Behandlungsmethode der ersten Wahl bei ADHS dar. Bisher wissen wir noch sehr wenig über den genauen Mechanismus, wie die Medikation das Gehirn und kognitive Funktionen beeinflusst. Auch hier steht mit der funktionellen Bildgebung eine interessante Untersuchungsmöglichkeit zur Verfügung, um die genauen zentralen Wirkmechanismen dieser Substanzen weiter aufzuklären.

Volkow et al. (2002) erfassten im Rahmen einer PET-Untersuchung mit [11C]-Methylphenidat die Verteilung von Methylphenidat im Gehirn und fanden die höchste Konzentration im Striatum, also einer Hirnregion mit einer hohen Konzentration von Dopamin-Transportern. Matochik und Mitarbeiter (1993, 1994) zeigten ebenfalls mittels PET die Aktivierungsveränderungen nach akuter und chronischer Stimulanzienmedikation mit Methylphenidat und Dextroamphetamin. Nach akuter Gabe zeigten sich zwar lokalisiert sowohl mit Abnahme als auch Zunahme der Aktivität weitreichende Veränderungen im Glukose-Metabolismus, eine Dauermedikation von Methylphenidat oder Amphetamin führte trotz einer klinisch bedeutsamen Reduktion der ADHS-Symptomatik hingegen nicht zu Veränderungen des Glukose-Metabolismus. Allerdings muss kritisch angemerkt werden, dass es sich hierbei um Ruhemessungen ohne kognitive Anforderungen handelte (Matochik et al. 1993; Matochik et al. 1994).

In weiteren Studien (Teicher et al. 2000; Anderson et al. 2002) wurde die T2-Relaxometrie eingesetzt, um das „steady state"-Blutvolumen und dessen Veränderungen in spezifischen Hirnregionen unter kontinuierlicher Medikamentengabe zu untersuchen. Bei diesem Verfahren wird im Unterschied zu fMRT-Untersuchungen mit kognitiven Anforderungssituationen die Tatsache genutzt, dass im „steady state" Hirnregionen mit einer stärkeren kontinuierlichen Aktivität über die Zeit mehr Blutvolumen und mehr Deoxyhämoglobin-Moleküle pro Gewebsvolumen aufnehmen, sodass die paramagnetischen Eigenschaften dieser Regionen zunehmen, was sich anhand einer Abnahme der T2-Relaxationszeit messen lässt. Teicher et al. (2000) berichteten, dass bei 15 Kindern mit ADHS nach der Gabe von 0,5 mg/kg/KG Methylphenidat die Perfusion des linken dorsolateralen präfrontalen Kortex und des rechten *Nucleus Caudatus* und des *Putamen* zunahm. Dies galt aber nur für diejenigen Kinder, bei denen eine ausgeprägte Hyperaktivitätssymptomatik bestand. Im nichtmedizierten Zustand wiesen auch nur diese Patienten eine niedrigere bilaterale Perfusion des Putamens im Vergleich zu gesunden Kindern auf.

Eine äußerst interessante fMRT-Untersuchung führten Vaidya et al. (1998) durch. Die Autoren untersuchten erstmalig Kinder mit ADHS und gesunde Kinder mit und ohne Psychostimulanzienmedikation während der Durchführung von zwei Go/NoGo-Aufgaben. Sie berichteten, dass Methylphenidat sowohl bei Patienten als auch bei Kontrollpersonen die Leistung in den Aufgaben verbesserte und die frontale Aktivierung bei beiden Gruppen verstärkte. Allerdings zeigte sich in der Kontrollgruppe unter Methylphenidat eine Abnahme der Aktivität im Striatum, wohingegen diese bei den Patienten mit ADHS zunahm. Eine Replikation dieses Befundes, der auf einen möglichen Unterschied zwischen akuter und längerfristiger Stimulanziengabe hinweist, steht jedoch noch aus.

Bislang weitestgehend vernachlässigt wurden Bildgebungsstudien vor und nach nicht-pharmakologischer Behandlung bei Patienten mit ADHS. In einer ersten Studie wurde die Wirkung eines Neurofeedback Trainings auf die funktionelle Organisation bei Kindern mit ADHS untersucht. Hier zeigte sich, dass nur die trainierte Gruppe (im Vergleich zu einer Warte-Kontrollgruppe) eine signifikante Aktivierung im anterioren *Cingulum* während der Durchführung einer Stroop-Interferenzaufgabe aufwies (Lévesque, Beauregard & Mensour 2006).

5.6 Implikationen für Diagnostik und Therapie

Die Bildgebungsstudien der letzten Jahre haben maßgeblich zu einem verbesserten Störungsverständnis des ADHS beigetragen. Sie ermöglichen ein verbessertes Wissen über beteiligte Hirnstrukturen, Neurotransmittersysteme und neue Erkenntnisse zum Wirkmechanismus der pharmakologischen Behandlungsmöglichkeiten. Dennoch ist es bislang nicht möglich, im Einzelfall mithilfe dieser neuen Bildgebungsverfahren, ADHS zu diagnostizieren. Dies ist vermutlich durch die große Heterogenität des Störungsbildes begründet.

Um umweltbezogene und genetische Risikofaktoren der ADHS besser spezifizieren zu können, scheint es deshalb sinnvoll zu sein, auf der Basis neurowissenschaftlicher Modelle nach intermediaten Konstrukten und Subgruppen der Störung zu suchen. Hier steht mit der funktionellen Bildgebung eine interessante Methode zur Verfügung, um entsprechende Untergruppen zu identifizieren, die möglicherweise auch für die Therapieplanung relevant werden könnte: So kann man sich vorstellen, dass eine differenziertere und somit effektivere Behandlung der ADHS möglich ist, wenn Subgruppen mit distinkten Defiziten in bestimmten neuronalen Netzwerken identifiziert werden könnten. Dies könnte längerfristig sowohl eine gezieltere pharmakologische Behandlung ermöglichen als auch die Indikationen für die Anwendung von Neurofeedbackverfahren erleichtern.

5.7 Zusammenfassung und Fazit

Die dargestellten Befunde zur Neuroanatomie sprechen übereinstimmend für ein zentrales Defizit im fronto-parieto-striatalen Netzwerk bei ADHS. Allerdings erscheinen weitere Hirnstrukturen sowie die Verbindungen zwischen verschiedenen Hirnarealen sowohl strukturell als auch funktionell bei ADHS verändert.

Als eine Ursache für die uneinheitlichen Ergebnisse bei ADHS muss die große Heterogenität des Störungsbildes angesehen werden. Durch Identifizierung adäquater Subtypen (Endophänotypen) könnte es längerfristig möglich sein, zu einer störungsspezifischeren und effektiveren Behandlung von ADHS zu gelangen.

Forschungsarbeiten auf dem Gebiet der funktionellen und strukturellen Bildgebung in Kombination mit molekulargenetischen Untersuchungen stellen eine interessante Perspektive dar, um längerfristig spezifischere neuroanatomische Veränderungen bei Patienten mit ADHS zu identifizieren, die dann auch Implikationen für die Diagnose, Prognose und Therapieindikation für den individuellen Patienten haben würden.

Literatur

Amen DG & Carmichael BD (1979). High-resolution brain SPECT imaging in ADHS. Ann Clin Psychiatry 9(2): 81–6.

Anderson CM, Polcari A, Lowen SB, Renshaw PF & Teicher MH (2002). Effects of methylphenidate on functional magnetic resonance relaxometry of the cerebellar vermis in boys with ADHS. Am J Psychiatry 159(8): 1322–8.

Aylward EH, Reiss AL, Reader MJ, Singer HS, Brown JE & Denckla MB (1996). Basal ganglia volumes in children with attention-deficit hyperactivity disorder. J Child Neurol 11: 112–5.

Booth JR, Burman DD, Meyer JR, Lei Z, Trommer BL, Davenport ND, Li W, Parrish TB, Gitelman DR & Mesulam MM (2005). Larger deficits in brain networks for response inhibition than for visual selective attention in attention deficit hyperactivity disorder (ADHS). J Child Psychol Psychiatry 46(1): 94–111.

Bush G, Frazier JA, Rauch SL, Seidman LJ, Whalen PJ, Jenike MA, Rosen BR & Biederman J (1999). Anterior cingulate cortex dysfunction in attention-deficit/hyperactivity disorder revealed by fMRI and the Counting Stroop. Biol Psychiatry 45: 1542–1552.

Bush G, Spencer TJ, Holmes J, Shin LM, Valera EM, Seidman LJ, Makris N, Surman C, Aleardi M, Mick E & Biederman J (2008). Functional magnetic resonance imaging of methylphenidate and placebo in attention-deficit/hyperactivity disorder during the multi-source interference task. Arch Gen Psychiatry 65: 102–114.

Castellanos FX, Giedd JN, Marsh WL, Hamburger SD, Vaituzis AC, Dickstein DP, Sarfatti SE, Vauss YC, Snell JW, Lange N, Kaysen D, Krain AL, Ritchie GF, Rajapakse JC & Rapoport JL (1996). Quantitative brain magnetic resonance imaging in ADHS. Arch Gen Psychiatry 53: 607–616.

Castellanos FX, Giedd JN, Berquin PC, Walter JM, Sharp W, Tran T, Vaituzis AC, Blumenthal JD, Nelson J, Bastain TM, Zijdenbos A, Evans AC & Rapoport JL (2001). Quantitative brain magnetic resonance imaging in girls with attention-deficit/hyperactivity disorder. Arch Gen Psychiatry 58(3): 289–295.

Castellanos FX, Lee PP, Sharp W, Jeffries NO, Greenstein DK, Clasen LS, Blumenthal JD, James RS, Ebens CL, Walter JM, Zijdenbos A, Evans AC, Giedd JN & Rapoport JL (2002). Developmental trajectories of brain volume abnormalities in children and adolescents with attention-deficit/hyperactivity disorder. JAMA 9(288): 1740–8.

Castellanos FX, Margulies DS, Kelly C, Uddin LQ, Ghaffari M, Kirsch A, Shaw D, Shehzad Z, Di Martino A, Biswal B, Sonuga-Barke EJ, Rotrosen J, Adler LA & Milham MP (2008). Cingulate-precuneus interactions: a new locus of dysfunction in adult attention-deficit/hyperactivity disorder. Biol Psychiatry 63: 332–337.

Dickstein SG, Bannon K, Castellanos FX & Milham MP (2006). The neural correlates of attention deficit hyperactivity disorder: an ALE meta-anaysis. J Child Psychol Psychiatry 47: 1051–1062.

Durston S, Tottenham NT, Thomas KM, Davidson MC, Eigsti IM, Yang Y, Ulug AM & Casey BJ (2003). Differential patterns of striatal activation in young children with and without ADHS. Biol Psychiatry 53(10): 871–8.

Durston S, Davidson MC, Mulder MJ, Spicer JA, Galvan A, Tottenham N, Scheres A, Xavier Castellanos F, van Engeland H & Casey BJ (2007). Neural and behavioral correlates of expectancy violations in attention-deficit hyperactivity disorder. J Child Psychol Psychiatry 48: 881–889.

Epstein JN, Casey BJ, Tonev ST, Davidson MC, Reiss AL, Garrett A, Hinshaw SP, Greenhill LL, Glover G, Shafritz KM, Vitolo A, Kotler LA, Jarrett MA & Spicer J (2007). ADHD- and medication-related brain activation effects in concordantly parent-child dyads with ADHD. J Child Psychol Psychiatry 48: 899–913.

Filipek PA, Semrud-Clikeman M, Steingard RJ, Renshaw PF, Kennedy DN & Biederman J (1997). Volumetric MRI analysis comparing subjects having attention-deficit hyperactivity disorder with controls. Neurology 48: 589–601.

Hesslinger B, Tebartz van Elst L, Thiel T, Haegele K, Hennig J & Ebert D (2001). Frontoorbital volume reductions in adult patients with attention deficit hyperactivity disorder. Neurosci Lett 328(3): 319–21.

Hynd GW, Hern KL, Novey ES, Eliopulos D, Marshall R, Gonzalez JJ & Voeller KK (1993). Attention Deficit-Hyperactivity Disorder and asymmetry of the caudate nucleus. J Child Neurol 8: 339–347.

Konrad K, Neufang S, Hanisch C, Specht K, Fan J, Fink GR & Herpertz-Dahlmann B (2006). Dysfunctional Attentional Networks in Children with Attention Deficit/Hyperactivity Disorder (ADHS) – evidence from an event-related fMRI study. Biol Psychiatry 59: 643–51.

Konrad K, Neufang S, Fink GR & Herpertz-Dahlmann B (2007). Long-term effects of methylphenidate on neural networks associated with executive attention in children with ADHD. Results from a longitudinal functional MRI study. J Am Acad Child Adolesc Psychiatry 46: 1633–1641.

Lévesque J, Beauregard M & Mensour B (2006). Effect of neurofeedback training on the neural substrates of selective attention in children with attention-deficit/hyperactivity disorder: a functional magnetic resonance imaging study. Neuroscience Letter 20: 216–21.

Lou HC, Andresen J, Steinberg B, McLaughlin T & Friberg L (1998). The striatum in a putative cerebral network activated by verbal awareness in normals and in ADHS children. Eur J Neurol 5(1): 67–74.

Matochik JA, Nordahl TE, Gross M, Semple WE, King AC, Cohen RM & Zametkin AJ (1993). Effects of acute stimulant medication on cerebral metabolism in adults with hyperactivity. Neuropsychopharmacology, 8: 377–386.

Matochik JA, Liebenauer LL, King CC, Szymanski HV, Cohen RM & Zametkin AJ (1994). Cerebral glucose metabolism in adults with ADHS after chronic stimulant treatment. Am J Psychiatry 151: 658–664.

Mulder MJ, Baeyens D, Davidson MC, Casey BJ, van den Ban E, van Engeland H & Durston S (2008). Familial vulnerability to ADHD affects activity in the cerebellum in addition to the prefrontal systems. J Am Acad Child Adolesc Psychiatry 47: 68–75.

Rubia K, Halari R, Smith AB, Mohammed M, Scott S, Giampietro V, Taylor E & Brammer MJ (2008). Dissociated Functional Brain Abnormalities of Inhibition in Boys With Pure Conduct Disorder and in Boys With Pure Attention Deficit Hyperactivity Disorder. Am J Psychiatry (Epub ahead of print).

Rubia K, Overmeyer S, Taylor E, Brammer M, Williams SC, Simmons A & Bullmore ET (1999). Hypofrontality in attention deficit hyperactivity disorder during higher-order motor control: a study with functional MRI. Am J Psychiatry 156: 891–896.

Schulz KP, Fan J, Tang CY, Newcorn JH, Buchsbaum MS, Cheung AM & Halperin JM (2004). Response inhibition in adolescents diagnosed with attention deficit hyperactivity disorder during childhood: an event-related FMRI study. Am J Psychiatry 161(9): 1650–7.

Shaw P, Gornick M, Lerch J, Addington A, Seal J, Greenstein D, Sharp W, Evans A, Giedd JN, Castellanos FX & Rapoport JL (2007). Polymorphisms of the dopamine D4 receptor, clinical outcome, and cortical structure in attention-deficit/hyperactivity disorder. Arch Gen Psychiatry 64: 921–931.

Sheridan MA, Hinshaw S & D'Esposito M (2007). Efficiency of the prefrontal cortex during working memory in attention-deficit/hyperactivity disorder. J Am Acad Child Adolesc Psychiatry 46: 1357–1366.

Sowell ER, Thompson PM, Welcome SE, Henkenius AL, Toga AW & Peterson BS (2003). Cortical abnormalities in children and adolescents with attention-deficit hyperactivity disorder. Lancet 362(9397): 1699–707.

Stevens MC, Pearlson GD & Kiehl KA (2007). An FMRI auditory oddball study of combined-subtype attention deficit hyperactivity disorder. Am J Psychiatry 164: 1737–1749.

Ströhle A, Stoy M, Wrase J, Schwarzer S, Schlagenhauf F, Huss M, Hein J, Nedderhut A, Neumann B, Gregor A, Juckel G, Knutson B, Lehmkuhl U, Bauer M & Heinz A (2008). Reward anticipation and outcomes in adult males with attention-deficit/hyperactivity disorder. Neuroimage 39: 966–972.

Suskauer SJ, Simmonds DJ, Fotedar S, Blankner JG, Pekar JJ, Denckla MB & Mostofsky SH (2008). Functional magnetic resonance imaging evidence for abnormalities in response selection in attention deficit hyperactivity disorder: differences in activation associated with response inhibition but not habitual motor response. J Cogn Neurosci 20: 478–493.

Teicher MH, Anderson CM, Polcari A, Glod CA, Maas LC & Renshaw PF (2000). Functional deficits in basal ganglia of children with attention-deficit/hyperactivity disorder shown with functional magnetic resonance imaging relaxometry. Nature Medicine 6: 470–3.

Vaidya CJ, Austin G & Kirkorian G (1998). Selective effects of methylphenidate in attention deficit hyperactivity disorder: A functional magnetic resonance study. Proc Natl Acad Sci USA 95: 14494–14499.

Volkow ND, Wang GJ, Fowler JS, Gatley SJ, Logan, J, Ding YS, Dewey SL, Hitzemann R, Gifford AN & Pappas NR (1999). Blockade of striatal dopamine transporters by intravenous methylphenidate is not sufficient to induce self-reports of „high". J Pharmacol Experimental Therapy 288(1): 14–20.

6 Neurophysiologie – elektrische Hirnaktivität

Daniel Brandeis und Tobias Banaschewski

6.1 Einführung

Die Untersuchung der Hirnaktivität mittels EEG (Elektroenzephalogramm) erlaubt eine direkte Messung neuronaler Aktivität und eine Darstellung von neuronalen Vorgängen in Echtzeit, also in Sekundenbruchteilen. So können etwa Netzwerke, welche unterschiedliche Funktionen wie Zustandsregulation, Aufmerksamkeit oder Antwortkontrolle ausüben, durch die zeitliche Abfolge oder die Frequenz der entsprechenden Hirnaktivität unterschieden werden. Dies hat wesentlich zum Verständnis von ADHS und anderen psychiatrischen Erkrankungen im Kindes- und Jugendalter beigetragen (Banaschewski & Brandeis 2007). Messungen der betroffenen Hirnfunktion bei ADHS liefern auch quantitative neurobiologische Marker, welche als Endophänotypen eine Brücke zwischen der Psychopathologie und den molekularen oder genetischen Korrelaten bilden.

Mangelnde Aufmerksamkeit und überaktives, wenig moduliertes Verhalten bilden zwei Kerndimensionen von ADHS. Neurophysiologische Messungen gestatten es nun, die entsprechende Hirnaktivität bei ADHS sowohl im Ruhezustand als auch beim Lösen von Aufgaben direkt zu untersuchen. Sie können damit auch Gemeinsamkeiten und Unterschiede zwischen Kindern und Jugendlichen mit ADHS auf der neurophysiologischen Ebene aufzeigen. Fragen zur Ursache und Wirkung von neurophysiologischen Defiziten bei ADHS können anschließend durch weitere neurobiologische und genetische Studien sowie durch epidemiologische und ätiologische Untersuchungen geklärt werden. Das vorliegende Kapitel konzentriert sich auf exemplarische neuere Arbeiten der letzten zehn Jahre, da weiter zurückgehende Befunde in früheren Übersichtsarbeiten bereits ausführlich dargestellt sind (Brandeis 2000).

6.2 Methode

EEG Messungen mit ihrer hohen Zeitauflösung im Millisekundenbereich ergänzen hämodynamische Messungen, welche zwar millimetergenau lokalisieren, aber erst nach mehreren Sekunden ansprechen. Das EEG erfasst synchronisierte neuronale Massenaktivität als Spannungsschwankungen der elektrischen Feldverteilung an der Kopfhaut. Zeitverläufe werden durch Kurven, und topografische Verteilungen durch Bildgebung mittels Karten oder nach Quellenberechnungen als Dipolmodelle oder Tomografien dargestellt (Michel et al. 2001; Pascual-Marqui et al. 1994). Vertiefte Einführungen ins EEG finden sich in entsprechenden Handbüchern (Zschocke 2002), Entwicklungsaspekte sind in Übersichtsarbeiten zusammengefasst (Banaschewski & Brandeis 2007; Taylor & Baldeweg 2002).

Spontan-EEG

Das Spontan-EEG wird zunächst nach der Grundfrequenz (Tab. 6.1), und danach anhand von typischer Amplitude, Kurvenform und Topografie klassifiziert. Die Fre-

II Ätiologie und Pathophysiologie

Tab. 6.1: EEG-Frequenzbänder

EEG					
Band	Delta	Theta	Alpha	Beta	Gamma
Frequenz	0–3	4–7	8–12	13–30	30–70
Topografie	Frontal	Zentral, Okzipital	Okzipital	Frontal	Frontal, Temporal
Entwicklung	Abnahme	Abnahme	Zunahme	Zunahme	
Zustand	Tiefschlaf	Einschlafen, Meditation	Wach, Augen zu	Wach, Augen offen	Wach, Aufmerksam
ADHS	Erhöht	Erhöht			

quenzverteilung im EEG ändert sich mit Wachheit und Entwicklung. Sie wird routinemäßig quantitativ durch die schnelle Fourier Transformation (FFT) erfasst. Im Schlaf ist das EEG ist durch wiederholte Tiefschlafphasen mit starker langsamer „slow wave" Aktivität im Delta Bereich (0–3 Hz) geprägt, welche bei Kindern besonders hohe Amplituden aufweist. Im normalen Wachzustand kommt solch langsame EEG Aktivität bei Erwachsenen nicht mehr vor. Bei geschlossenen Augen dominiert die okzipitale Alpha Aktivität (8–12 Hz), welche bei offenen Augen unterdrückt wird und der schnelleren Beta Aktivität (13–30 Hz) Platz macht. Die noch schnellere Gamma Aktivität (30–100 Hz) wird von Aufmerksamkeit und Gedächtnis beeinflusst, muss aber sorgfältige von Muskelartefakten im gleichen Frequenzband unterschieden werden. Die normale Entwicklung ist durch eine Abnahme der langsamen Frequenzen (Delta: 0–3 Hz, und Theta: 4–7 Hz) geprägt, während die Alpha Aktivität noch bis ins Alter von zwölf Jahren zunimmt (Gasser et al. 1988). So spiegelt die Frequenzverteilung des EEGs sowohl Wachheit als auch Entwicklung, und zeigt ähnliche Verlangsamung des EEG bei verminderter Wachheit und bei jüngerem Alter an.

Das EEG wird auch durch zentral wirksame Pharmaka, Pathologie, und durch Aufmerksamkeit und Zustandsregulation beeinflusst. Frequenzverteilung und Topografie des EEG sind stark erblich und individuell sehr stabil (Finelli et al. 2001; van Beijsterveldt & van Baal 2002). Die gleichen neuronalen Ströme erzeugen neben den elektrischen auch magnetische Felder, welche sich mit dem Magnetoenzephalogramm (MEG) berührungslos messen lassen. Das MEG erfasst ausschließlich tangentiale, und vorwiegend oberflächliche Aktivität. Zusammen mit dem EEG kann diese selektivere Sicht auf Quellen die Lokalisation verbessern, hat aber in der ADHS Forschung bisher kaum Bedeutung erlangt, wohl auch weil MEG Messungen absolutes Stillsitzen oder Stillliegen erfordern. Da das MEG im Gegensatz zum EEG nicht von der der Leitfähigkeit des Schädels abhängt, welche im Verlauf der Kindheit stark abnimmt, wäre aber die vermehrte kombinierte Anwendung zur Abgrenzung von normalen Entwicklungsvorgängen oder von unspezifischen Entwicklungsverzögerungen gerade bei ADHS wichtig.

Ereignisbezogene Potenziale

Die ereignisbezogenen oder evozierten Potenziale (ERP) bilden den zeitlichen Ablauf der Informationsverarbeitung ab und erfassen dabei auch kurze Verarbeitungsschritte im Millisekundenbereich. Die ereignisbezo-

Tab. 6.2: ERP-Komponenten

ERP					
Komponente	Auditive N100	Visuelle P100	Target P300	NoGo-P300	CNV
Latenz	100 ms	100 ms	300–600 ms	400 ms	-100 ms
Topografie	Frontzentral	Okzipital	Parietal	Zentral	Zentral
Entwicklung	Beschleunigung	Beschleunigung	Beschleunigung	Zunahme	Frontalisierung
Funktion	Sensorisch	Sensorisch	Aufmerksamkeit	Hemmung	Vorbereitung
ADHS			Vermindert	Vermindert	Vermindert

gene Mittelung verstärkt reizbezogene oder antwortbezogene Anteile im EEG, welche wiederholbar mit gleicher Latenz und Topografie auftreten. Diese ERP-Aktivität besteht aus aufeinander folgenden Mikrozuständen oder Komponenten, welche sich als Zeitabschnitte mit stabiler Feldverteilung sowie Aktivitätsspitzen mit stabiler Latenz darstellen (Lehmann 1987), wobei je nach Versuchsbedingung und Gruppe Latenz und Stärke variieren (vgl. Tab. 6.2). Die räumliche Auswertung klärt, ob Unterschiede die Stärke, Latenz oder die Verteilung der neuronalen Aktivität betreffen, und die Lokalisation durch Quellenberechnung kann wie beim EEG die aktivierten Hirnstrukturen eingrenzen, wie Abb. 6.1 zeigt.

Die frühe, sensorische ERP-Aktivität zwischen 20 bis 200 ms nach der Reizdarbietung ist stark von physikalischen Aspekten des Reizes wie Lautstärke oder Helligkeit bestimmt. Die spätere, kognitive Aktivität nach etwa 200 ms hängt hingegen weit stärker von der kognitiven Bewertung des Reizes ab. Aufmerksamkeit bewirkt in beiden Zeitbereichen ERP-Unterschiede zwischen beachteten und unbeachteten Reizen. Diese Aufmerksamkeitseffekte modulieren zunächst sensorische ERP-Aktivität und bestimmen dann, welche Aktivität überhaupt auftritt. Die Lokalisation der frühen Aufmerksamkeitseffekte belegt, dass dabei Aktivität in den sensorischen Gebieten moduliert wird (Hillyard & Anllo-Vento 1998; Kelly et al. 2008).

Die „kognitiven" P300-Komponenten (Polich 2007; Sutton et al. 1965) treten nur nach beachteten seltenen und unerwarteten oder für die Aufgabe wichtigen Ereignissen auf. Die klassische, parietal positive P300 nach seltenen Zielreizen tritt etwa in Versuchen zur Daueraufmerksamkeit auf (oddball tests, oder CPT = „continuous performance tests"). Die P300 Latenzen betragen 300 ms oder mehr, und zeigen die Dauer bis zur mentalen Klassifikation des Ereignisses an. Die Topografie dieser Komponente wird von sensorischen Eigenschaften des auslösenden Reizes wenig beeinflusst, und ihre Stärke entspricht dem Aufwand für Aufmerksamkeit für Gedächtnis- und Entscheidungsprozesse (Polich 2007). Tomografisch finden sich sowohl posteriore als auch frontale Quellen, was mit den entsprechenden Aktivierungen aus gleichzeitigen fMRI Messungen übereinstimmt (Mulert et al. 2004).

Andere P300-Komponenten dienen als Marker für Exekutivfunktionen wie Orientieren, Antwortkontrolle und Inhibition. Diese Vorgänge lösen unterschiedliche Cue-, Go- und NoGo-P300 mit typischen Topografien und Quellen aus (Fallgatter et al. 1997; van Leeuwen et al. 1998), wobei die posterioren Anteile beim Orientieren (Herrmann & Fallgatter 2004), die fronta-

II Ätiologie und Pathophysiologie

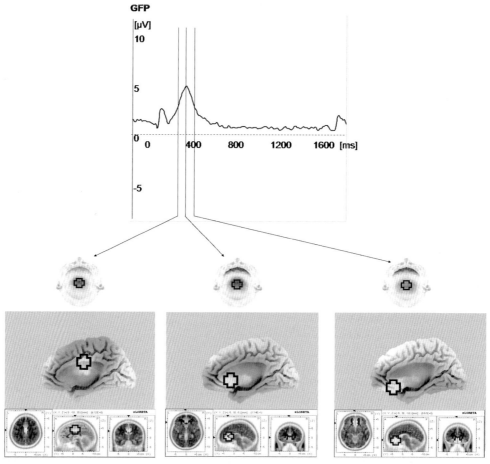

⚕ = Maximale positive Potenziale/maximale Aktivität

Abb. 6.1: Zeitverlauf, Mapping und Tomografie der NoGo-P300 Aktivität. Die *Aktivität* (GFP Feldstärke Kurve, oben) erreicht den Gipfel um 380 ms. Die *Karten* (Mitte) zeigen eine stabile zentrale Positivität und zunehmende präfrontale Negativität während der NoGo-P300 um 330, 380 und 430 ms. Die *Quellen* (unten, maximale Aktivität, berechnet mit sLORETA, Pascual-Marqui 2002) zeigen nach Aktivierung des anterioren Cingulums (ACC) zunehmende weiter anteriore und inferiore Frontalhirnaktivierung. Gemittelte 48 Kanal ERP-Daten von zwölf jungen Erwachsenen aus Banaschewski und Brandeis 2007.
Abbildung 6.1 kann im Original auf der Homepage des Verlages eingesehen werden: www.kohlhammer.de. Sie finden sie dort im Bereich „Service" unter „Downloads".

len Anteile hingegen bei der Inhibition stärker ausgeprägt sind (Strik et al. 1998). Die Dynamik einer solchen frontal lokalisierten NoGo-P300 ist in Abb. 6.1 dargestellt.
Weitere Komponenten messen auch die kognitive Vorbereitung. Wenn auf ein Warnsignal ein Zielreiz folgt, entwickelt sich in der Zwischenzeit eine langsame fronto-zentral negative CNV-Komponente („contingent negative variation"), welche Erwartung und kognitive Vorbereitung auf den Zielreiz anzeigt (Walter et al. 1964)

und sich in der Entwicklung stark ändert (Bender et al. 2005).

Ereignisbezogene EEG Veränderungen

Die ereignisbezogene Modulation von spontanen Oszillationen (wie etwa die klassische Alpha Blockade beim Augenöffnen) steht konzeptuell zwischen spontanem EEG und ereignisbezogenen Potenzialen. Solch systematische Veränderungen werden durch ERPs nicht erfasst, da der Phasenbezug zwischen Ereignis und Oszillation nicht konstant ist. Man unterscheidet ereignisbezogene Synchronisation (ERS, Verstärkung der Oszillationen) und Desynchronisation (ERD, Dämpfung der Oszillationen), und erfasst diese systematischen Veränderungen im EEG mit phasenunabhängigen Massen wie der zeitabhängigen Leistung oder der Wavelet-Amplitude im entsprechenden Frequenzband (Heinrich et al. 2001; Klimesch et al. 1998).

6.3 EEG-Befunde bei ADHS

Kinder mit und ohne ADHS unterscheiden sich von gesunden gleichaltrigen Kindern in vielen Alltagssituationen, welche entweder längere Ruhe, oder Aufmerksamkeit und Verhaltenskontrolle erfordern. Der Ruhezustand und die entsprechende Anweisung, ruhig dazusitzen, erfordert eine Form von Zustandsregulation und stellt für Kinder mit ADHS oft eine besonders schwierige Aufgabe dar. Dies kann mithilfe des Ruhe-EEGs direkt erfasst werden. Ausgewählte neuere Arbeiten dazu sind in Tab. 6.3 zusammengefasst und werden in den folgenden Abschnitten besprochen.

Das EEG von Kindern mit ADHS zeigt in zahlreichen Studien systematische Abweichungen vom entsprechenden EEG gleichaltriger Kontrollgruppen; eine sehr gute Übersicht dazu findet sich bei Barry et al. (2003a). Im Ruhezustand (sei es mit offenen oder geschlossenen Augen) und beim Lösen von Aufgaben wird eine vorwiegend fronto-zentrale Erhöhung von langsamer Theta-Aktivität, und ein erhöhtes Theta/Beta Verhältnis gegenüber Kontrollgruppen berichtet (Barry et al. 2003a; Yordanova et al. 2006). Die Beta-Aktivität ist meist vermindert; bei 20 % der Kinder mit kombiniertem ADHS aber erhöht (Clarke et al. 2001b); dieser durch das EEG definierte Subtyp mit Beta-Vermehrung könnte mit erhöhter Impulsivität verbunden sein. Diese EEG-Verlangsamungen bei ADHS decken sich nur teilweise mit dem Profil eines Entwicklungsrückstands. Während sich bei jüngeren Kindern eine durchgängige EEG-Verlangsamung findet, kommt die Verlangsamung bei ADHS vorwiegend durch mehr Theta und weniger Beta, aber kaum durch Vermehrung der noch langsameren Delta-Aktivität zustande.

In Clusteranalysen wurde neben dem klassischen Subtyp mit erhöhter Theta- und verminderter Beta-Aktivität aber auch ein Subtyp gefunden, der dem Muster einer Entwicklungsverzögerung mit vermehrtem Delta und Theta, und mit vermindertem Alpha und Beta gleicht (Clarke et al. 2002c). Die EEG-Abweichungen beim unaufmerksamen ADHS Subtyp sind ähnlich wie beim kombinierten Subtyp, fallen aber geringer aus (Clarke et al. 2001a). Während die meisten EEG-Studien Kinder mit ADHS untersuchten, hat sich inzwischen gezeigt dass die erhöhte Theta-Aktivität auch noch bei Jugendlichen und Erwachsenen mit ADHS auftritt (Bresnahan et al. 1999; Bresnahan & Barry 2002; Koehler et al. 2009), und im Erwachsenenalter dazu auch ADHS-spezifisch ist, da sie zwischen Erwachsenen mit bestätigter und verworfener ADHS Verdachtsdiagnosen unterscheidet (Bresnahan et al. 1999; Bresnahan & Barry 2002).

II Ätiologie und Pathophysiologie

Tab. 6.3: Ausgewählte neuere Studien zu EEG und ERP Abweichungen bei ADHS

	Kanäle gemessen (ausgewertet)	ADHS Gruppe	Kontrollgruppe	Zustand/ Aufgabe	Medikation	Psychophysiologische Veränderungen bei ADHS/HKS; Interpretation
EEG – Augen geschlossen						
Clarke et al. 2001a	21 Kanäle plus Augen	N = 40 ADHS kombiniert, 10,0 J. N = 40 ADHS unaufmerksam, 10,1 J.	N = 40, 10,0 J.	Ruhe, Augen zu	-	vermehrte Delta und Theta-Aktivität, verminderte posteriore Alpha- und Beta-Aktivität (absolute und relativ), verminderte T/B ratio, deutlicher bei unaufmerksamen als bei kombinierter ADHS-Gruppe, Befunde teilweise kompatibel mit Entwicklungsrückstand
Clarke et al. 2001b	21 Kanäle plus Augen	N = 208 ADHS kombiniert, 10,0 J. N = 90 ADHS unaufmerksam, 10,0 J.	N = 80, 10,1 J.	Ruhe, Augen zu		Subtyp mit erhöhter frontaler Beta-Aktivität: 15,4 % beim kombinierten, 2,2 % beim rein-unaufmerksamen Subtyp
Clarke et al. 2002a	21 Kanäle plus Augen	N = 50 ADHS kombiniert, 8–13 J.	N = 40, 8–13 J.	Ruhe, Augen zu	10 mg MPH oder 5 mg Dexamphetamin	Teilweise Normalisierung der EEG Abweichungen, (Delta, Theta, Theta/Beta)
Magee et al. 2005	21 Kanäle plus Augen	N = 253 ADHS kombiniert, 7–13 J.	N = 67, 7–13 J.	Ruhe, Augen zu		Gesamtgruppe Sensitivität 94,5 %, Spezifizität 40,3 % ADHS Cluster Sensitivität 89 (86, 89, 97 %) %, Spezifizität 79,6 % (65,7, 89,6, 98,5 %), gesamthaft korrekte Klassifikation 87 %. Geringste Spezifizität für Cluster 1 (Typ Entwicklungsverzögerung)
EEG – Augen offen						
Loo et al. 2004		N = 17 ADHS kombiniert und inattentiv, N = 7 mit DAT1 10/10 Allel	N = 10	Ruhe, Augen offen CPT	MPH 10 mg	CPT Leistung, Theta Leistung und Theta/Beta Ratio nur bei Subgruppe mit DAT1 10/10 Allel verbessert

6 Neurophysiologie

	Kanäle gemessen (ausgewertet)	ADHS Gruppe	Kontrollgruppe	Zustand/Aufgabe	Medikation	Psychophysiologische Veränderungen bei ADHS/HKS; Interpretation
Bresnahan & Barry 2002	17 Kanäle plus Augen	N = 50 Erwachsene	Je N = 50 Erwachsene mit und ohne ADHS Verdacht	Ruhe, Augen offen		Spezifizität – vermehrte Theta-Aktivität gegenüber Kontrollen mit und ohne (verworfener) Verdachtsdiagnose
Monastra et al. 1999	1 Kanal Cz vs. Ohr-Referenz	N = 397, 6–30 J. Interview, Skalen und CPT negativ	N = 85, 6–30 J. Interview, Skalen und CPT negativ	Ruhe, Augen offen, Lesen, Zuhören, zeichnen		Theta/Beta Ratio: Sensitivität 86 %, Spezifizität 98 %
Monastra et al. 2001	1 Kanal Cz vs. Ohr-Referenz	N = 106, 6–30 J. Interview, Skalen und CPT positiv	N = 33, 6–30 J. Interview, Skalen und CPT negativ	Ruhe, Augen offen, Lesen, Zuhören, zeichnen		Theta/Beta Ratio: Sensitivität 90 %, Spezifizität 94 %
ERP CPT/Go/NoGo						
Overtoom et al. 1998	4 Kanäle plus Augen, Mastoidreferenz	N = 17 ADHS, 10,4 J.	N = 17, 10,3 J.	Visuell: CPT, 10 % Zielreizfolgen (A-X)	–	Verminderte P300 nach Zielreizen (X), N2 nach NoGo Reizen unvermindert
Overtoom et al. 2002	4 Kanäle plus Augen, Mastoidreferenz	N = 16 ADHS, 10,4 J.	N = 17, 10,3 J.	Visuell: Stoppaufgabe	–	Verminderte frühe frontozentrale und späte okzipitale Aktivität bei ADHS nach Stoppsignalen
van Leeuwen et al. 1998	31 Kanäle plus Augen, Average reference	N = 11 ADD, 10,9 J.	N = 9, 11,2 J.	Visueller CPT, 10 % Zielreizfolgen (A-X)	–	Verminderte posteriore P300 besonders nach Warnreizen. Topografie unverändert, posteriore Quellenlösung: Orientierung beeinträchtigt
Seifert et al. 2003	21 Kanäle plus Augen, average reference	N = 17 ADHS (HKS), 9,5 J	N = 20, 9,7 J.	Visueller CPT, 10 % Zielreizfolgen (O-X)	MPH 0,34 mg/kg	Amplitude von Warnreiz P300 und NoGo-P300 gegenüber Kontrolle vermindert und nach MPH erhöht

	Kanäle gemessen (ausgewertet)	ADHS Gruppe	Kontrollgruppe	Zustand/ Aufgabe	Medikation	Psychophysiologische Veränderungen bei ADHS/HKS; Interpretation
Wiersema et al. 2006b	3 Kanäle plus Augen	N = 22 ADHS, 10,3 J.	N = 15, 10,2 J.	Zustandregulation: Go/NoGo Aufgabe, Intervall 2–8 s		Vergrößerte P2, verminderte P300 Zunahme bei langem Intervall, verminderte NoGo N2
Wiersema et al. 2006a	3 Kanäle plus Augen	N = 19 ADHS, 32,1 J.	N = 15, 31,2 J.	Zustandregulation: Go/NoGo Aufgabe, Intervall 2–8 s		Verminderte P300, unabhängig vom Intervall
Hennighausen et al. 2000	4 Kanäle plus Augen	N = 18, 18,4 J.	N = 21, 18,38 J.	Visueller CPT, 5 % Zielreizfolgen (0-X)		Verminderte CNV bei ADHS
Broyd et al. 2005	19 Kanäle plus Augen, average reference	N = 18 ADHS, 11,4J	N = 18, 11,4 J.	Go/NoGo Test	MPH 28 mg	Vergrößerte P1/N1, und verminderte N2 Amplituden bei ADHS, Unterschiede kleiner nach MPH
Brandeis et al. 2002a	31 Kanäle plus Augen, average reference	N = 57 ADHS, 10,9 J.	N = 57, 19,7 J.			Vergrößerte N2 um 200 ms, verminderte NoGo-P300 um 400 ms nach Warnreizen
Brandeis et al. 2002b	30 Kanäle plus Augen, average reference	N = 11 ADD, 10,9 J.	N = 9, 11,2 J.	Visueller CPT, 10 % Zielreizfolgen (A-X)	–	Verminderte NoGo-P300 um 400 ms
Banaschewski et al. 2003	26 Kanäle plus Augen, average reference	N = 15 ADHS, 9,9 J. N = 16 ADHS/ODD, 9,8 J.	N = 15, ODD, 10,7 J. N = 18, Normal, 10,1 J.	Visueller CPT, 10 % Zielreizfolgen (A-X)		Stärkste Verminderung cue P300 und CNV bei ADHS ohne ODD/CD

6 Neurophysiologie

	Kanäle gemessen (ausgewertet)	ADHS Gruppe	Kontrollgruppe	Zustand/ Aufgabe	Medikation	Psychophysiologische Veränderungen bei ADHS/HKS; Interpretation
Banaschewski et al. 2004	26 Kanäle plus Augen, average reference	N = 15 ADHS, 9,9 J. N = 16 ADHS/ODD, 9,8 J.	N = 15 ODD, 10,7 J. N = 18 Normal, 10,1 J.	Visueller CPT, 10 % Zielreizfolgen (A-X)		Stärkste Verminderung der Go und der NoGo-P300 bei ADHS mit ODD/CD
Fallgatter et al. 2004	31 Kanäle plus Augen	N = 16, 9,6J	N = 19, 9,9 J.	Visueller CPT, 10 % Zielreizfolgen (O-X)		Verminderte NoGo Aktivierung, Lokalisation im anterioren Cingulum
Fallgatter et al. 2005	31 Kanäle plus Augen	N = 24, 27,9 J. ADHS	N = 12, 28,8 J. Klinisch	Visueller CPT, 10 % Zielreizfolgen (O-X)		Verminderte NoGo Aktivierung, Lokalisation im anterioren Cingulum
Steger et al. 2000	32 Kanäle plus Augen	N = 15 ADHS 10,8 J.	N = 16, 10,8 J.	Bilateraler Go/ NoGo Test		ADHS-Gruppe mit verminderter bilateraler Suppression früher visueller Aktivität, verminderter P300 zu bilateralen Reizen, verminderter prämotorischer Aktivität
ERP Stopp						
Albrecht et al. 2005	26 Kanäle plus Augen, Average reference	N = 10 ADHS, 10,8 J. N = 11 ADHS/ODD, 10,3 J.	N = 8, ODD, 11 J. N = 11, Normal, 10,9 J.	Visuelle Stoppaufgabe		Verminderte Go Aktivität bei allen klinischen Gruppen, verminderte Stopp-N200 bei reinen ADHD und ODD Gruppen
Brandeis et al. 1998	30 Kanäle plus Augen, Average reference	N = 11 ADD, 10,9 J.	N = 9, 11,2 J.	a) visuelle Stoppaufgabe b) visuelle Verzögerungsaufgabe	–	Verminderte und topografisch veränderte N1 und P2 nur vor erfolglosem Stopp-Versuchen, posteriore Quellenlösung. Verminderte P300 nach verzögerter Antwort
Pliszka et al. 2000		N = 10 ADHS, 11,0 J.	N = 10, 11,3 J.	Visuelle Stoppaufgabe		Verminderte posteriore Vorbereitungsaktivität vor Stoppsignalen, verminderte rechts frontale N200 nach Stoppsignalen

II Ätiologie und Pathophysiologie

	Kanäle gemessen (ausgewertet)	ADHS Gruppe	Kontrollgruppe	Zustand/Aufgabe	Medikation	Psychophysiologische Veränderungen bei ADHS/HKS; Interpretation
Pliszka et al. 2007		N = 12 ADHS, 9–15 J.		Visuelle Stoppaufgabe	MPH 13,7 mg vs. Placebo	MPH verstärkt rechts frontale N200 und NoGo-P300 nach Stoppsignalen
ERP Andere						
Kemner et al. 2004	31 Kanäle plus Augen	N = 18, 10,6 J.	N = 18, 10,0 J.	Auditive Aufmerksamkeit auf Tonhöhe und Seite		Normale evozierte Aktivität um 100 ms, vermindert Aufmerksamkeitseffekte ab 200 ms, Quellen im auditorischen Kortex
Jonkmann et al. 2004	31 Kanäle plus Augen	N = 18, 10,6 J.	N = 18, 10,0 J.	Visuelle Aufmerksamkeit auf Farbe und Richtung		Normale evozierte Aktivität um 100 ms, vermindert frühe frontale Aufmerksamkeitseffekte ab 150 ms, Quellen visuell
Albrecht et al. 2008	26 Kanäle plus Augen, Average reference			Visuelle Flanker-Aufgabe zur Fehlerkontrolle		Verminderte frühe Fehleraktivität bei ADHD, nicht betroffene Geschwistern zwischen ADHD und Kontrollgruppe (ERN, Ne und nicht Pe)
van Meel et al. 2005		21 ADHD, 10,6 J.	N = 23, 10,4 J.	Belohnungsaufgabe mit Feedback		Feedback bezogene Aktivität bei Misserfolg stärker bei ADHD Kindern, differenziert weniger zwischen Erfolg und Misserfolg bei ADHD Kindern
Yordanova et al. 2006	8 Kanäle plus Augen	14 ADHD 11,6 J. 11 ADHD + Tic, 11,5 J.	14 Tic, 11,6 J. 14 Controls, 11,4 J	Ruhe, selektive auditorische Aufmerksamkeit		Vermehrte spontane und späte ereignisbezogenen Theta-Aktivität bei ADHD

	Kanäle gemessen (ausgewertet)	ADHS Gruppe	Kontrollgruppe	Zustand/ Aufgabe	Medikation	Psychophysiologische Veränderungen bei ADHS/HKS; Interpretation
Smith et al. 2003	17 Kanäle plus Augen	N = 50 ADHS kombiniert, 8–18 J. N = 50 ADHS unaufmerksam, 8–18 J.	N = 50, 8-18 J.	Auditiver Oddball Test		Korrekte multivariate Klassierung in Diskriminanzanalyse für zwei Altersgruppen, anhand von N1, P2 und P3 ERP-Merkmalen: 8–12 J.: 77,3 % ADHS-Kontrollen, 69,4 % ADHD Subtypen 13–18 J.: 62,7 % Klassifikation, 64,7 % ADHD Subtypen ca. 5 % schlechter nach „leave-one-out", 50 % durch Zufall

EEG-basierte Klassifikation

Der Nutzen dieser Befund für die klinische Anwendung ist umstritten. Einige Studien der letzten Jahre berichten, dass die Erhöhung der langsamen Anteile im Spontan-EEG schon in einem einzelnen Kanal erfasst werden kann und dabei eine derart hohe Sensitivität (um 90 %) und Spezifität (um 95 %) für Kinder und Jugendliche mit ADHS gegenüber gesunden Kontrollen aufweise, dass man damit die ADHS-Diagnostik zumindest sinnvoll ergänzen kann (Monastra et al. 2001; Snyder et al. 2008). Die meisten dieser quantitativen EEG (QEEG)-Studien weisen aber methodische Schwächen wie unübliche ADHS-Diagnostik, unklare EEG-Artefaktbehandlung, und unklare Klassifikationsberechnung auf und sind deshalb mit Vorsicht zu interpretieren. Methodisch einwandfreie Arbeiten zeigen, dass die Klassifizierung von ADHS-Probanden gegenüber gesunden Kontrollen anhand des Ruhe-EEGs mit multivariaten Verfahren zwar eine Sensitivität von fast 95 %, aber eine Spezifizität von nur 40 % aufweist (Magee et al. 2005). Nach Unterteilung der ADHS-Gruppe dieser Studien in drei Clusters und getrennter Klassifikation stieg die Spezifität zwar auf fast 80 % an (bei einer Sensitivität von 89 %), was auf eine beträchtliche Heterogenität der ADHS-Gruppe hindeutet. Da diese vorgängige Unterteilung in Clusters aber voraussetzt, dass die ADHS-Diagnosen schon bekannt sind, ist der Ansatz klinisch nicht nutzbar. Eine multizentrische verblindete Studie unter Beteiligung eines EEG-Geräteherstellers berichtet sogar, dass mit dem Theta/Beta Verhältnis im Ruhe-EEG eine Sensitivität von 87 % und eine Spezifität von 94 % für mit DSM-IV-Diagnosen gegenüber einer klinischen Kontrollgruppe mit nicht bestätigtem ADHS-Verdacht erreicht werde (Snyder et al. 2008). Hier ist eine unabhängige Replikation durch ausgewiesene universitäre ADHS Zentren nötig.

EEG – Wirkung von Stimulanzien und anderen Behandlungen

Die oben beschriebenen EEG Abweichungen normalisieren sich zum Teil unter einer Therapie mit Methylphenidat (MPH) und anderen Stimulanzien (Clarke et al. 2002a). Eine ähnliche EEG Normalisierung wird auch nach Abschluss von EEG-Biofeedback („Neurofeedback") Behandlungen berichtet (Heinrich et al. 2007; Monastra et al. 2002). Allerdings bleibt mangels

Kontrollbedingungen unklar, ob diese Befunde für Neurofeedback oder für die begleitenden Behandlungen spezifisch sind. Trotz guter Erfolge der Stimulanzienbehandlung auf die Symptomatik bleibt ein Anteil von ADHS-Kindern, die nicht auf diese Behandlung ansprechen. Deshalb sind Studien, die diese Gruppen anhand von EEG-Merkmalen unterscheiden, von klinischer Bedeutung. Das quantitative EEG kann eine positive Therapieantwort auf MPH mit fast 75 % Klassierungsgenauigkeit vorhersagen (Steinhausen et al. 1984), wobei vor allem Kinder mit durchgängig erhöhter langsamer EEG-Aktivität gut ansprechen (Clarke et al. 2002b). Von besonderer Aktualität sind Befunde, die zusätzlich zeigen, dass genetische Varianten im Dopamin-System sowohl EEG als auch Therapieantwort beeinflusst. So ergab MPH nur bei denjenigen ADHS Patienten mit einer bestimmten Variante des Dopamin-Transporter-Gens (DAT1 10/10 repeat) eine klare Verbesserung der CPT-Leistung und des EEGs bei Ruhe und im CPT mit Abnahme der Theta-Leistung und des Theta/Beta Verhältnisses (Loo et al. 2004).

Familiäre Einflüsse auf das EEG ergaben sich in einer Studie von Kindern mit ADHS, deren Alpha während einer CPT Aufgabe (nicht bei Ruhe) vor allem frontal vermindert war, wenn auch ein Elternteil von ADHS betroffen waren (Loo & Smalley 2008).

6.4 ERP-Befunde bei ADHS

Kinder mit ADHS schneiden besonders schlecht in Tests ab, welche Aufmerksamkeit, Antwortkontrolle, Motivation und Ausdauer erfordern, während ihre grundlegenden Fähigkeiten zur Wahrnehmung und Motorik intakt scheinen. Entsprechend werden für die meisten neurophysiologische ERP-Studien ähnliche Tests verwendet, wie in Tab. 6.3 dargestellt. Allerdings wird dabei meist versucht, die Verhaltensunterschiede zwischen ADHS und Kontrollgruppen zu minimieren, und Fehler werden von der Auswertung ausgeschlossen, um „verdeckte" neurophysiologische Defizite trotz korrekter Verarbeitung zu erfassen. Neurophysiologisch lassen sich nun Aufmerksamkeit und Antworthemmung als parieto-frontale und als fronto-striatale Netzwerke darstellen, welche beide mit ADHS in Verbindung gebracht werden.

Manche Tests, die auf ADHS ansprechen, können auch neurophysiologische Defizite von Aufmerksamkeit und Antwortkontrolle unterscheiden. Dazu zählen bestimmte Formen des Continuous Performance Tests (CPT) wie der CPT A-X oder O-X, welche einen Go/NoGo Test enthalten (van Leeuwen et al. 1998) sowie Stopp- oder Go/NoGo Aufgaben, welche die Hemmung vorbereiteter Antworten erfordern (Rubia et al. 1998). Die verminderte Inhibition wurde – neben verminderter Motivation – lange als Kerndefizit betrachtet (Sonuga-Barke 2002), stellt aber vermutlich eher – zusammen mit den Aufmerksamkeitsproblemen – einen Aspekt der beeinträchtigten energetischer Zustandsregulation (Sergeant 2000) und der verminderten Antwortkontrolle dar (Banaschewski & Brandeis 2007; Banaschewski et al. 2004).

Grundverarbeitung und frühe Aufmerksamkeit

Ein wesentlicher neurophysiologischer Befund ergibt sich aus der Tatsache, dass die ERPs zu unbeachteten Reizen nur geringe und wenig konsistente Unterschiede zwischen Kindern mit und ohne ADHS und so eine weitgehend intakte Grundverarbeitung anzeigen. Hingegen belegt eine Vielzahl von ERP-Studien mit aktiven, Aufmerksamkeit fordernden Versuchsanordnungen, dass schon frühe Aufmerksamkeitseffekte im ERP bei ADHS je nach Versuchsanordnung vermindert oder verstärkt sind, während die ERP-Marker von späten Aufmerksamkeits- und Exekutivfunktionen durchwegs verminderte Aktivität anzeigen (Banaschewski & Brandeis 2007; Barry et al. 2003b).

Verminderte frühe Aufmerksamkeitseffekte finden sich im ERP von Kindern mit ADHS sowohl in auditorischen (Kemner et al. 2004) als auch in visuellen Tests zur selektiven Aufmerksamkeit (Jonkman et al. 2004). Dabei zeigt die Lokalisation, dass nur die eigentlichen Aufmerksamkeitseffekte in den sensorischen Hirngebieten vermindert sind, während die sensorische Grundaktivität im Vergleich zu den unbeachteten Standards in den gleichen Gebieten nicht verändert ist. So kann neurophysiologisch belegt werden, dass Aufmerksamkeitsprobleme über verminderte Aktivierung durch beachtete Merkmale, aber nicht wegen erhöhter Aktivierung durch falsche Reize („Ablenkung"), noch durch beeinträchtigte Grundverarbeitung zustande kommt. Einige frühe Aufmerksamkeitseffekte sind bei ADHS aber auch verstärkt (Brandeis et al. 2002a; Wiersema et al. 2006b), was als vermehrtes vorzeitiges Orientieren zum Ausgleich des Mangels an Ressourcen im Sinne einer Kompensation gedeutet wird.

Späte Aufmerksamkeit und Zustandsregulation

Spätere Formen von Aufmerksamkeit, welche nur von beachteten aufgabenrelevanten Reizen aktiviert werden, lassen sich anhand von P300-Komponenten messen. Latenz und Amplitude der P300 gelten als Maße für die Dauer und den Aufwand von Aufmerksamkeits- und Entscheidungsprozessen und wurden bei Kindern mit ADHS in zahlreichen Studien untersucht.

Die verminderten P300 Amplituden nach Warn- oder Zielreizen bilden den am besten replizierten ERP-Befund bei Kindern mit ADHS (Barry et al. 2003b; van Leeuwen et al. 1998). Eine derartige Verminderung ist besonders deutlich bei Kindern mit reinem ADHS ohne Komorbidität mit anderen Störungen (Banaschewski et al. 2003). Gut ausgewiesen ist auch, dass sich die Amplituden der Zielreiz- und der NoGo-P300 unter MPH teilweise normalisieren (Barry et al. 2003b; Broyd et al. 2005; Pliszka et al. 2007; Seifert et al. 2003).

Die P300 Veränderungen bei ADHS sind spezifisch für bestimmte Versuchsbedingungen. Die Verminderung der P300 ist etwa nach überraschenden Warnreizen deutlicher als nach vorgewarnten Zielreizen, was auf ein Defizit bei der Mobilisierung und Orientierung von Aufmerksamkeit hinweist. Die posterioren Quellenlösungen für die Warnreiz-P300 unterstützen diese Deutung (Banaschewski et al. 2004; Banaschewski et al. 2003; Herrmann & Fallgatter 2004; van Leeuwen et al. 1998).

Die Verminderung der P300 kann zumindest teilweise durch beeinträchtigte Zustandsregulation aufgrund fehlender Ressourcen bei entsprechendem Bedarf erklärt werden. So führt etwa eine Verlangsamung des Aufgabentempos bei normalen Kontrollgruppen zur Bereitstellung von mehr Ressourcen und einer stärkeren P300, während dieser Mechanismus weder bei Kindern noch bei Erwachsenen mit ADHS nachzuweisen ist (Wiersema et al. 2006a; Wiersema et al. 2006b). Da die Stärke der P300 die verfügbaren Ressourcen anzeigt, stützt dieser Befund der verkleinerten P300-Komponenten bei ADHS die These energetischer Defizite bei der Zielreizverarbeitung. Dies steht auch im Einklang mit entsprechenden psychologischen Ergebnissen (Sergeant 2005). Die multivariate Klassierung in ADHS und Kontrollprobanden anhand von ERP-Merkmalen (Smith et al. 2003) war mit 77 % korrekt Klassierten etwas weniger erfolgreich als eine entsprechende Klassierung anhand des Ruhe-EEGs (Magee et al. 2005), aber ein direkter Vergleich ist aufgrund der unterschiedlichen statistischen Methoden nicht möglich.

II Ätiologie und Pathophysiologie

Inhibition und Fehlerverarbeitung

Die klassische Inhibitionsaufgabe ist die Stoppaufgabe, wo eine schon initiierte Antwort unterdrückt werden muss, wenn ein entsprechendes Signal auftritt. Kinder mit ADHS haben große Schwierigkeiten, schnell auf dieses Stoppsignal zu reagieren (Rubia et al. 1998). Entsprechend zeigen Kindern mit ADHS in dieser Aufgabe neben einer schwächeren P300-Komponente auch Veränderungen in den vorangehenden Komponenten bei erfolglosen Stopp-Versuchen (Brandeis et al. 1998). Diese frühen Veränderungen treten schon beim Eintreffen des Stoppsignals auf und zeigen somit, dass verringerte Antworthemmung durch vorangehende posteriore Aufmerksamkeitsdefizite zustande kommt. Nach erfolgreichen Stopp-Versuchen ergab sich eine typische NoGo-P300 mit frontaler Quellenlösung, welche aber keine Gruppenunterschiede aufwies; dieser Befund deutet ebenfalls auf intakte Antworthemmung hin. Ähnliche Befunde zur verminderten Vorbereitung, aber auch eine verminderte frontale N200 oder verwandte frontale Aktivität nach Stoppsignalen fanden sich in neueren Studien (Albrecht et al. 2005; Overtoom et al. 2002; Pliszka et al. 2000). Die Verminderung der N200 scheint unabhängig von der Behandlungsgeschichte mit MPH zu sein (Liotti et al. 2007), und die akute MPH Behandlung führte zu einer teilweisen Normalisierung mit Vergrößerung der N200 und der NoGo-P300 (Pliszka et al. 2007). Die N200-Verminderung als Merkmal für beeinträchtigte Hemmprozesse ist aber nicht spezifisch für ADHS, da sie in gleichem Maß bei Kindern mit reinem ADHS oder mit reinen Verhaltenauffälligkeiten (ODD/CD) auftritt (Albrecht et al. 2005).

Inhibitionsschwächen finden sich auch in Go/NoGo Aufgaben wie der CPT A-X (oder CPT O-X), wo die Warnreize eine Go/NoGo Aufgabe signalisieren. Dabei zeigen Kinder mit ADHS eine schwächere frontozentrale NoGo-P300, die sich tomografisch auf verminderte frontale Aktivierung im anterioren Cingulum während der Hemmbedingungen zurückführen lässt (Brandeis et al. 2002b; Fallgatter et al. 2004; Strik et al. 1998). Ganz ähnliche Aktivitätsverminderungen in der NoGo-Bedingung fanden sich bei Erwachsenen mit ADHS (Fallgatter et al. 2005). Diese Inhibitionsschwächen sind vor allem bei Kindern mit komorbiden Störungen wie dissozialen Verhaltenauffälligkeiten (ODD/CD) ausgeprägt und können so nicht als spezifische Marker für ADHS gelten (Banaschewski et al. 2004). Entsprechend zeigt sich eine Verminderung der frontalen N2 nach NoGo Reizen nur bei ADHS Kindern mit zusätzlichen Verhaltensstörungen (Overtoom et al. 1998).

Auch die Fehlerverarbeitung ist bei Kindern mit ADHS beeinträchtigt. Der entsprechende ERP-Marker, die Stärke der sogenannten fehlerbezogenen Negativität oder Ne, liegt für nicht betroffene Geschwister zwischen dem der ADHS und dem der Kontrollgruppe, und kann somit als Endophänotyp betrachtet werden (Albrecht et al. 2008).

Kognitive und motorische Vorbereitungsprozesse

Auch Vorbereitungsprozesse sind bei Kindern mit ADHS regelmäßig nachweisbar. Verminderte motorische Vorbereitung (gemessen anhand des lateralisierten Bereitschaftspotenzial) kann gleichzeitig mit der typischen P300-Verminderung auftreten, und kann davon durch antwortbezogene Mittelung und Quellenanalyse unterschieden werden (Steger et al. 2000). Erwartungs- und Vorbereitungsprozesse sind bei ADHS aber nicht immer vermindert. Während die CNV-Verminderung bei Kindern mit teilweise subklinischem ADHS kaum vermindert ist (van Leeuwen et al. 1998), zeigen anderen Studien deutlichere CNV-Verminderungen bei Kindern mit stark ausgeprägtem ADHS (Banaschewski et al. 2003; Hennighausen et al. 2000). Erst die systematische Untersuchung der Rolle von Komorbidität konnte aufzeigen, dass diese CNV-Verminderung vor allem bei Kindern mit ausgeprägtem ADHS, aber ohne zusätzliche Störungen des Sozialverhaltens auftritt (Banaschewski et al. 2003).

6.5 Schlussfolgerungen

Neurophysiologische EEG-basierte Verfahren haben eine ganze Kette von neurophysiologischen Korrelaten bei AHDS nachgewiesen. Die Befunde stimmen sowohl für die spontanen EEG-Verlangsamungen als auch für die aufmerksamkeits- und hemmungsbezogene ERP-Aktivität gut überein. Damit weisen sie auf einen beträchtlichen Anteil an gemeinsamen Defiziten unabhängig von Alter und Subtyp hin. Die Ergebnisse stützen die Hypothese von ausgedehnten posterioren und frontalen Defiziten; die Beteiligung von subkortikalen Systemen kann aber mit dem EEG allein nur indirekt erschlossen werden. Defizite von neuronalen Kontroll- und Aufmerksamkeitssystemen könnten auch eine gemeinsame neurophysiologische Grundlage für Störungen der Aufmerksamkeit und der motorischen Aktivität bilden.

Die EEG-Befunde belegen, dass vermehrte Theta-Aktivität Kinder wie Erwachsene mit ADHS von gesunden Kontrollgruppen und von anderen klinischen Gruppen unterscheidet. Die Befunde halten sowohl für den Ruhezustand mit geschlossenen oder mit offenen Augen, als auch während dem Lösen verschiedener Aufgaben. Hingegen ist unklar, inwieweit diese EEG-basierten Klassierungen robust und von klinischem Nutzen sind.

Neurophysiologische Befunde auf EEG-Basis zeigen zusätzlich, dass Verarbeitungsdefizite auch bei einfachen Aufgaben und ohne verminderte Leistung nachweisbar sind. Sowohl Stimulanzien als auch andere effektive therapeutische Intervention normalisieren zumindest einen Teil der bei ADHS veränderten neurophysiologischen Merkmale und wirken demnach nicht nur über Kompensation. Dazu zeigt sich klar, dass die Defizite verdeckte Vorgänge betreffen und gerade dann auftreten, wenn gar keine motorische Antwort, sondern nur reine Aufmerksamkeit und kognitive Vorbereitung erforderlich ist.

Die ERP-Befunde bestätigen die zentrale Rolle von Aufmerksamkeits- und Kontrolldefiziten bei ADHS. Diese Defizite betreffen auch die energetische Zustandregulation. Tomografische Befunde zeigen eine verminderte Aktivierung sowohl posterior beim Orientieren (van Leeuwen et al. 1998) als auch frontal beim Inhibieren bei Kindern (Brandeis et al. 2002b; Fallgatter et al. 2004) und bei Erwachsenen (Fallgatter et al. 2005) mit ADHS. Dazu kommen Defizite bei Vorbereitung, Fehlerkontrolle und Feedbackverarbeitung. Topografische Veränderungen von Vorbereitungs- oder P300-Aktivität zeigen auch qualitativ veränderte Aufmerksamkeitsprozesse bei Kindern mit ADHS an (Brandeis et al. 1998; Pliszka et al. 2000; Steger et al. 2000). Sie sind von besonderem Interesse, weil sie durch Aktivierung kompensatorischer Prozesse zustande kommen können, was auch mit Magnetresonanzbefunden übereinstimmt.

Bei ADHS ist somit nicht nur eine Verarbeitungsstufe oder eine Hirnregion betroffen. Die nächsten Jahre versprechen rasche Fortschritte bei der weiteren Klärung der neurophysiologischen Grundlagen von ADHS durch multimodale Bildgebung, welche die ganzen betroffenen Netzwerke sowohl in ihrer Ausdehnung (kortikale und subkortikale Strukturen) als auch in ihrer Dynamik (Abfolge und Konnektivität) besser auflöst. Klinisch wäre eine zuverlässige, unabhängig replizierbare quantitative EEG- oder ERP-basierte Klassifikation von Patienten und klinischen Kontrollgruppen von Nutzen. Zur Individualdiagnostik von ADHS muss allerdings die dazu notwendige hohe Sensitivität und Spezifizität noch von unabhängigen Arbeitsgruppen nachgewiesen werden. Die Klassifizierung von Kindern mit ADHS in Subtypen, welche vorwiegend durch das Verhalten definiert sind hat bisher kaum klare neurophysiologische Entsprechungen gefunden. Klassierungen aufgrund genetischer Varianten erscheinen aber deutlich vielversprechender.

Literatur

Albrecht B, Banaschewski T, Brandeis D, Heinrich H & Rothenberger A (2005). Response inhibition deficits in externalizing child psychiatric disorders: An ERP-study with the Stop-task. Behav Brain Funct 1: 22.

Albrecht B, Brandeis D, Uebel H, Heinrich H, Müller UC, Hasselhorn M, Steinhausen HC, Rothenberger A & Banaschewski T (2008). Action Monitoring in boys with ADHD, their Nonaffected Siblings and Normal Controls: Evidence for an Endophenotype. Biol Psychiatry 64: 615–625.

Banaschewski T & Brandeis D (2007). Annotation: What electrical brain activity tells us about brain function that other techniques cannot tell us: a child psychiatric perspective. J Child Psychol Psychiat 48: 415–435.

Banaschewski T, Brandeis D, Heinrich H, Albrecht B, Brunner E & Rothenberger A (2004). Questioning inhibitory control as the specific deficit of ADHD – evidence from brain electrical activity. J Neural Transm 111: 841–864.

Banaschewski T, Brandeis D, Heinrich H, Albrecht B, Woerner W, Brunner E & Rothenberger A (2003). Association of ADHD and conduct disorder – brain electrical evidence for the existence of a distinct subtype. J Child Psychol Psychiat 44: 356–376.

Barry RJ, Clarke AR & Johnstone SJ (2003a). A review of electrophysiology in attention-deficit/hyperactivity disorder: I. Qualitative and quantitative electroencephalography. Clin Neurophysiol 114: 171–83.

Barry RJ, Johnstone SJ & Clarke AR (2003b). A review of electrophysiology in attention-deficit/hyperactivity disorder: II. Event-related potentials. Clin Neurophysiol 114: 184–98.

Bender S, Weisbrod M, Bornfleth H, Resch F & Oelkers-Ax R (2005). How do children prepare to react? Imaging maturation of motor preparation and stimulus anticipation by late contingent negative variation. Neuroimage 27: 737–52.

Brandeis D, van Leeuwen TH, Rubia K, Vitacco D, Steger J, Pascual-Marqui RD & Steinhausen HC (1998). Neuroelectric mapping reveals precursors of failures to stop in children with attention deficits. Beh Brain Res 94: 111–126.

Brandeis D (2000). Psychophysiologie der hyperkinetischen Störungen. In: Steinhausen HC (Hrsg.). Hyperkinetische Störungen bei Kindern, Jugendlichen und Erwachsenen, 2. Aufl. Stuttgart: Kohlhammer, S. 55–86.

Brandeis D, Banaschewski T, Baving L, Georgiewa P, Blanz B, Schmidt MH, Warnke A, Steinhausen HC & Scheuerpflug P (2002a). Multicenter P300 brain mapping of impaired attention to cues in hyperkinetic children. J Am Acad Child Adolesc Psychiatry 41: 990–98.

Brandeis D, van Leeuwen TH, Steger J, Imhof K & Steinhausen HC (2002b). Mapping brain functions of ADHD children. In: Hirata K, Koga Y, Nagata K & Yamazaki K (Eds.). Recent Advances in Human Brain Mapping, Vol. 1232. Amsterdam: Elsevier, pp. 649–54.

Bresnahan SM, Anderson JW & Barry RJ (1999). Age-related changes in quantitative EEG in attention-deficit/hyperactivity disorder. Biol Psychiatry 46: 1690–1697.

Bresnahan SM & Barry RJ (2002). Specificity of quantitative EEG analysis in adults with attention deficit hyperactivity disorder. Psychiatry Res 112: 133–144.

Broyd SJ, Johnstone SJ, Barry RJ, Clarke AR, McCarthy R, Selikowitz M & Lawrence CA (2005). The effect of methylphenidate on response inhibition and the event-related potential of children with Attention Deficit/Hyperactivity Disorder. Int J Psychophysiol 58: 47–58.

Clarke AR, Barry RJ, McCarthy R & Selikowitz M (2001a). Electroencephalogram differences in two subtypes of attention-deficit/hyperactivity disorder. Psychophysiology 38: 212–21.

Clarke AR, Barry RJ, McCarthy R & Selikowitz M (2001b). Excess beta activity in children with attention-deficit/hyperactivity disorder: an atypical electrophysiological group. Psychiatry Res 103: 205–18.

Clarke AR, Barry RJ, Bond D, McCarthy R & Selikowitz M (2002a). Effects of stimulant medications on the EEG of children with attention-deficit/hyperactivity disorder. Psychopharmacology 164: 277–84.

Clarke AR, Barry RJ, McCarthy R & Selikowitz M (2002b). EEG differences between good and poor responders to methylphenidate and dexamphetamine in children with attention-deficit/hyperactivity disorder. Clin Neurophysiol 113: 194–205.

Clarke AR, Barry RJ, McCarthy R, Selikowitz M & Brown CR (2002c). EEG evidence for a new conceptualisation of attention deficit hyperactivity disorder. Clin Neurophysiol 113: 1036–44.

Fallgatter AJ, Brandeis D & Strik WK (1997). A robust assessment of the NoGo-anteriorization of P300 microstates in a cued continuous performance test. Brain Topogr 9: 295–302.

Fallgatter AJ, Ehlis AC, Rosler M, Strik WK, Blocher D & Herrmann MJ (2005). Diminished prefrontal brain function in adults with psychopathology in childhood related to attention deficit hyperactivity disorder. Psychiatry Research: Neuroimaging 138: 157–169.

Fallgatter AJ, Ehlis AC, Seifert J, Strik WK, Scheuerpflug P, Zillessen KE, Herrmann MJ & Warnke A (2004). Altered response control and anterior cingulate function in attention-deficit/hyperactivity disorder boys. Clin Neurophysiol 115: 973–981.

Finelli LA, Achermann P & Borbely AA (2001) Individual 'fingerprints' in human sleep EEG topography. Neuropsychopharmacology 25: S57–62.

Gasser T, Verleger R, Bacher P & Sroka L (1988). Development of the EEG of school-age children and adolescents. I. Analysis of band power. Electroencephalogr Clin Neurophysiol 69: 91–99.

Heinrich H, Gevensleben H & Strehl U (2007). Annotation: Neurofeedback – train your brain to train behaviour. J Child Psychol Psychiat 48: 3–16.

Heinrich H, Moll GH, Dickhaus H, Kolev V, Yordanova J & Rothenberger A (2001). Time-on-task analysis using wavelet networks in an event-related potential study on attention-deficit hyperactivity disorder. Clin Neurophysiol 112: 1280–7.

Hennighausen K, Schulte-Körne G, Warnke A & Remschmidt H (2000). Contingent Negative Variation (CNV) bei Kindern mit hyperkinetischem Syndrom – eine experimentelle Untersuchung mittels des Continuous Performanced Test (CPT). Z Kinder Jugendpsychiatr Psychother 28: 239–246.

Herrmann MJ & Fallgatter AJ (2004). Stability of Source Localization with LORETA of Visual Target Processing. J Psychophysiol 18: 1–12.

Hillyard SA & Anllo-Vento L (1998). Event-related brain potentials in the study of visual selective attention. Proc Nat Acad Sci U S A 95: 781–787.

Jonkman LM, Kenemans JL, Kemner C, Verbaten MN & van Engeland H (2004). Dipole source localization of event-related brain activity indicative of an early visual selective attention deficit in ADHD children. Clin Neurophysiol 115: 1537–49.

Kelly SP, Gomez-Ramirez M & Foxe JJ (2008). Spatial Attention Modulates Initial Afferent Activity in Human Primary Visual Cortex. Cereb Cortex (in press: bhn022).

Kemner C, Jonkman LM, Kenemans JL, Bocker KBE, Verbaten MN & van Engeland H (2004). Sources of auditory selective attention and the effects of methylphenidate in children with attention-deficit/hyperactivity disorder. Biol Psychiatry 55: 776–778.

Klimesch W, Doppelmayr M, Russegger H, Pachinger T & Schwaiger J (1998). Induced alpha band power changes in the human EEG and attention. Neurosci Lett 244: 73–76.

Koehler S, Lauer P, Schreppel T, Jacob C, Heine M, Boreatti-Hümmer A, Fallgatter A & Herrmann M (2009). Increased EEG power density in alpha and theta bands in adult ADHD patients. J Neural Transm 116: 97–104.

Lehmann D (1987). Principles of spatial analysis. In: Rémond A & Gevins A (Eds.). Handbook of Electroencephalography and Clinical Neurophysiology, Vol. 1: Methods of analysis of brain electrical and magnetic signals. Amsterdam: Elsevier, pp. 309–354.

Liotti M, Pliszka SR, Perez R, Luus B, Glahn D & Semrud-Clikeman M (2007). Electrophysiological correlates of response inhibition in children and adolescents with ADHD: Influence of gender, age, and previous treatment history. Psychophysiology 44: 936–948.

Loo SK, Hopfer C, Teale PD & Reite ML (2004). EEG Correlates of Methylphenidate Response in ADHD: Association With Cognitive and Behavioral Measures. J Clin Neurophysiol 21: 457–464.

Loo SK & Smalley SL (2008). Preliminary report of familial clustering of EEG measures in ADHD. Am J Med Genet B Neuropsychiatr Genet 147B: 107–109.

Magee CA, Clarke AR, Barry RJ, McCarthy R & Selikowitz M (2005). Examining the diagnostic utility of EEG power measures in children with attention deficit/hyperactivity disorder. Clin Neurophysiol 116: 1033–1040.

Michel CM, Thut G, Morand S, Khateb A, Pegna AJ, Grave de Peralta R, Gonzalez S, Seeck M & Landis T (2001). Electric source imaging of human brain functions. Brain Res Rev 36: 108–18.

Monastra VJ, Lubar JF, Linden M, VanDeusen P, Green G, Wing W, Phillips A & Fenger TN (1999). Assessing attention deficit hyperactivity disorder via quantitative electroencephalography: an initial validation study. Neuropsychology 13: 424–33.

Monastra VJ, Lubar JF & Linden M (2001). The development of a quantitative electroencephalographic scanning process for attention deficit-hyperactivity disorder: reliability and validity studies. Neuropsychology 15: 136–44.

Monastra VJ, Monastra DM & George S (2002). The effects of stimulant therapy, EEG biofeedback, and parenting style on the primary symptoms of attention-deficit/hyperactivity disorder. Appl Psychophysiol Biofeedback 27: 231–49.

Mulert C, Jager L, Schmitt R, Bussfeld P, Pogarell O, Moller HJ, Juckel G & Hegerl U (2004). Integration of fMRI and simultaneous EEG: towards a comprehensive understanding of localization and time-course of brain activity in target detection. Neuroimage 22: 83–94.

Overtoom CC, Verbaten MN, Kemner C, Kenemans JL, van Engeland H, Buitelaar JK, Camfferman G & Koelega HS (1998). Associations between event-related potentials and measures of attention and inhibition in the continuous performance task in children with ADHD and normal controls. J Am Acad Child Adolesc Psychiatry 37: 977–985.

Overtoom CCE, Kenemans JL, Verbaten MN, Kemner C, van der Molen MW, van Engeland H, Buitelaar JK & Koelega HS (2002). Inhibition in children with attention-deficit/hyperactivity disorder: a psychophysiological study of the stop task. Biol Psychiatry 51: 668–676.

Pascual-Marqui RD (2002). Standardized low-resolution brain electromagnetic tomography (sLORETA): technical details. Meth Find Exp Clin Pharm 24 (Suppl. D): 5–12.

Pascual-Marqui RD, Michel CM & Lehmann D (1994). Low resolution electromagnetic tomography: a new method for localizing electrical activity in the brain. Int J Psychophysiol 18: 49–65.

Pliszka SR, Liotti M, Bailey BY, Perez R, 3rd, Glahn D & Semrud-Clikeman M (2007). Electrophysiological effects of stimulant treatment on inhibitory control in children with attention-deficit/hyperactivity disorder. J Child Adolesc Psychopharmacol 17: 356–66.

Pliszka SR, Liotti M & Woldorff MG (2000). Inhibitory control in children with attention-deficit/hyperactivity disorder: event-related potentials identify the processing component and timing of an impaired right-frontal response-inhibition mechanism. Biol Psychiatry 48: 238–46.

Polich J (2007). Updating P300: An integrative theory of P3a and P3b. Clin Neurophysiol 118: 2128–48.

Rubia K, Oosterlaan J, Sergeant JA, Brandeis D – van Leeuwen TH (1998). Inhibitory dysfunction in hyperactive boys. Beh Brain Res 94: 25–32.

Seifert J, Scheuerpflug P, Zillessen KE, Fallgatter A & Warnke A (2003). Electrophysiological investigation of the effectiveness of methylphenidate in children with and without ADHD. J Neural Transm 110: 821–9.

Sergeant J (2000). The cognitive-energetic model: an empirical approach to attention-deficit hyperactivity disorder. Neurosci Biobehav Rev 24: 7–12.

Sergeant JA (2005). Modeling attention-deficit/hyperactivity disorder: A critical appraisal of the cognitive-energetic model. Biol Psychiatry 57: 1248–1255.

Smith JL, Johnstone SJ & Barry RJ (2003). Aiding diagnosis of attention-deficit/hyperactivity disorder and its subtypes: discriminant function analysis of event-related potential data. J Child Psychol Psychiat 44: 1067–1075.

Snyder SM, Quintana H, Sexson SB, Knott P, Haque AFM & Reynolds DA (2008). Blinded, multi-center validation of EEG and rating scales in identifying ADHD within a clinical sample. Psychiatry Res 159: 346–358.

Sonuga-Barke EJ (2002). Psychological heterogeneity in AD/HDa dual pathway model of behaviour and cognition. Beh Brain Res 130: 29–36.

Steger J, Imhof K, Steinhausen HC & Brandeis D (2000). Brain mapping of bilateral interactions in ADHD and control boys. Clin Neurophysiol 111: 1141–1156.

Steinhausen HC, Romahn G & Göbel D (1984). Computer analyzed EEG in methylphenidate-responsive hyperactive children. Neuropediatrics 15: 28–32.

Strik WK, Fallgatter AJ, Brandeis D & Pascual-Marqui RD (1998). Three dimensional ERP tomography during response inhibition: evidence for phasic frontal lobe activation. Electroencephalogr Clin Neurophysiol 108: 406–413.

Sutton S, Braren M, Zubin J & John ER (1965). Evoked potential correlates of stimulus uncertainty. Science 150: 1187–1188.

Taylor MJ & Baldeweg T (2002). Application of EEG, ERP and intracranial recordings to the investigation of cognitive functions in children. Develop Sci 5: 318–334.

van Beijsterveldt CEM & van Baal GCM (2002). Twin and family studies of the human electroencephalogram: a review and a meta-analysis. Biol Psychol 61: 111–38.

van Leeuwen TH, Steinhausen HC, Overtoom CCE, Pascual-Marqui RD, van't Klooster B, Rothenberger A, Sergeant JA & Brandeis D (1998). The continuous performance test revisited with neuroelectric mapping: impaired orienting in children with attention deficits. Beh Brain Res 94: 97–110.

van Meel CS, Oosterlaan J, Heslenfeld DJ & Sergeant JA (2005). Telling good from bad news: ADHD differentially affects processing of positive and negative feedback during guessing. Neuropsychologia 43: 1946–54.

Walter WG, Cooper R, Aldridge VG, McCallum WC & Winter AL (1964). Contingent negative variation: an electric sign of sensorimotor association and expectancy in the human brain. Nature 203: 380–384.

Wiersema R, van der Meere J, Antrop I & Roeyers H (2006a). State regulation in adult ADHD: an event-related potential study. J Clin Exp Neuropsychol 28: 1113–1126.

Wiersema R, van der Meere J, Roeyers H, Van Coster R & Baeyens D (2006b). Event rate and event-related potentials in ADHD. J Child Psychol Psychiat 47: 560–567.

Yordanova J, Heinrich H, Kolev V & Rothenberger A (2006). Increased event-related theta activity as a psychophysiological marker of comorbidity in children with tics and attention-deficit/hyperactivity disorders. Neuroimage 32: 940–55.

Zschocke S (2002). Klinische Elektroenzephalographie, 2. Aufl. Berlin: Springer.

7 Neurochemie

Veit Roessner und Aribert Rothenberger

Die Darstellung der Neurochemie bei ADHS birgt die große Gefahr der Redundanz in sich. Denn eine direkte und umfassende Untersuchung der neurochemischen Prozesse im menschlichen Gehirn ist bis heute nicht möglich. So lassen sich oft nur indirekte Schlussfolgerungen aus den Ergebnissen der Studien zu Genetik (Kapitel 9), medikamentöser Behandlung (Kapitel 26–28) und Neuroanatomie (Kapitel 5) ziehen. Daher richtet sich der Fokus dieses Kapitels auf die Ergebnisse aus Tierstudien und neurochemischen Untersuchungen von Blut, Liquor und Urin des Menschen, die allerdings auch nur indirekte Rückschlüsse auf die Neurochemie der ADHS im menschlichen Gehirn erlauben.

7.1 Dopamin

Da die bei der Behandlung der ADHS klinisch wirksamen Stimulanzien direkt in das dopaminerge und noradrenerge System eingreifen, wurden Belege für eine katecholaminerge Dysfunktion als maßgebliche pathophysiologische Veränderungen bei der ADHS gesucht und gefunden (Pliszka 2005). Inzwischen besteht weitgehend Einigkeit, dass bei ADHS die striatale dopaminerge Transmission in der Summe erniedrigt ist (Biederman & Faraone 2002; Solanto 2002; Sagvolden et al. 2005). Allerdings gibt es auch Hinweise, dass zumindest punktuell ein Überschuss an Dopamin vorliegt. Entsprechende Studien können nicht immer eindeutig als Hinweis auf eine *hypo-* bzw. *hyperdopaminerge Neurotransmission* interpretiert werden. Hierzu drei Beispiele:

- Vor allem im Tiermodell kann sowohl eine hypo- wie auch eine hyperdopaminerge Neurotransmission zu einer Hyperaktivität führen, die durch die Gabe von Stimulanzien reduziert wird. So zeigt die DAT-knockout-Maus durch das Fehlen des DAT im Striatum eine 300-fach verlangsamte Wiederaufnahme des extrazellulären Dopamins. Die Gesamtkonzentration des extrazellulären Dopamins ist damit etwa 5-mal höher als bei Kontrollmäusen. Andererseits konnte gezeigt werden, dass in dieser Region (wahrscheinlich kompensatorisch) die Dopaminkonzentration um etwa 95 % und die Dopaminfreisetzung um etwa 75 % reduziert ist. In der Gesamtschau wird die DAT-knockout-Maus überwiegend als ein hyperdopaminerges ADHS-Model gesehen (Russell et al. 2005).
- Interessant sind auch neuere Befunde zu den sogenannten Tetrahydroisoquinolinen (TIQ), die physiologisch sowohl im Gehirn synthetisiert als auch durch die Nahrung aufgenommen werden. Vier Metabolite der TIQ, die einen abweichenden Abbauweg des Dopamins darstellen, wurden im Urin von Kindern mit ADHS als massiv erhöht gefunden (Roessner et al. 2007). Sowohl die hohe Sensitivität und Spezifität, als auch die mögliche Verbindung zum immer wieder diskutierten Einfluss der Ernährung auf die ADHS-Symptome machen weitere Untersuchungen zu TIQ bei ADHS notwen-

dig. Dabei sollte auch geklärt werden, welche der beiden Interpretationsmöglichkeiten der gefundenen Erhöhung der TIQ-Derivate bestätigt werden kann. Denn zum einen ist denkbar, dass das vorhandene Dopamin vermehrt über einen abweichenden Abbauweg zu TIQ umgewandelt und damit ein hypodopaminerger Zustand erzeugt wird. Zum anderen ist aber auch denkbar, dass ein Überschuss an Dopamin über den physiologischen Abbauweg auch zu einer erhöhten Bildung von TIQ und damit zu erhöhten TIQ-Konzentrationen im Urin führt, womit die Hypothese eines hyperdopaminergen Modells der ADHS unterstützt würde.

- Schon bei der ersten Beobachtung einer erhöhten Dopamintransporterdichte im Striatum von Erwachsenen mit ADHS (Dougherty et al. 1999) wurden zwei mögliche Erklärungen diskutiert. Kommt es aufgrund einer originär erhöhten Dopaminkonzentration in der Synapse zu einer Hochregulation der Dopamintransporterdichte oder ist die erhöhte Dopamintransporterdichte eine der Ursachen der der ADHS vermutlich zugrundeliegenden dopaminergen Hypoaktivität.

Prinzipiell unterscheidet man *zwei Komponenten der dopaminergen Neurotransmission* (Sikstrom & Soderlund 2007): eine phasische und eine tonische. Die phasische Komponente beinhaltet die plötzliche Freisetzung von Dopamin in den synaptischen Spalt als Reaktion auf ein Aktionspotenzial, welches z. B. durch einen externen Reiz induziert wird oder als belohnende Reaktion beim Lernen entsteht. Unter dem Begriff tonische Dopaminkomponente versteht man eine dauerhafte geringe Dopaminmenge in der extrazellulären Flüssigkeit außerhalb der Synapse. Die tonische Dopaminkomponente ist viel stabiler und moduliert die Reaktivität der phasischen Dopaminausschüttung. Präsynaptische Autorezeptoren werden durch eine zu hohe tonische Dopaminkomponente dauerhaft stimuliert und führen so zu einer verminderten phasischen Dopaminausschüttung, wohingegen eine niedrige tonische Dopaminkonzentration zu einer vermehrten phasischen Dopaminausschüttung führt. Man vermutet, dass eine stark erhöhte tonische Dopaminfreisetzung zu einer besonderen Stabilität der neuronalen Aktivität führt, da die phasische Dopaminausschüttung stark reduziert wird. Dies wird mit einer erhöhten Rigidität in Verbindung gebracht. Im Gegensatz hierzu bewirkt eine reduzierte tonische Dopaminfreisetzung eine Labilisierung der neuronalen Aktivität durch Erhöhung der phasische Dopaminausschüttung, was wiederum mit Schwierigkeiten in der Daueraufmerksamkeit, einer erhöhten Ablenkbarkeit und flüchtigem Arbeitsstil in Verbindung gebracht wird.

Zahlreiche *Kandidatengene* mit einer Verbindung zum dopaminergen System wurden bei Patienten mit ADHS untersucht (siehe Kapitel 9). Es gibt Hinweise, dass das DRD4 7-Repeat Allel einen Dopamin-D4-Rezeptor kodiert, der für Dopamin weniger sensitiv ist (Asghari et al. 1995) und damit indirekt die hypodopaminerge Theorie der ADHS unterstützt. Weitere Kandidatengene wie die Gene für Dopamin D1–5 Rezeptoren, Dopamin-Beta-Hydroxylase, DOPA-Decarboxylase, Tyrosin Hydroxylase, Catechol-O-Methyl-Transferase und Monoamin Oxidase A wurden mit uneindeutigen Ergebnissen beforscht. Relativ häufig wurde das den Dopamintransporter (DAT1) kodierende Gen untersucht. Der DAT1 wird vor allem im Striatum und Nucleus Accumbens exprimiert und ist der Wirkort für Stimulanzien (Volkow et al. 1995). Eine aktuelle Meta-Analyse ergab zwar keine statistisch signifikanten Belege für eine Beteiligung des DAT1 an der Ätiologie der ADHS (Li et al. 2006). Allerdings konnte in zwei neueren Studien gezeigt werden, dass das 10-repeat Allel der 3'-VNTR-Region möglicherweise nur in Verbindung mit einem 6-repeat Allel eines 30-bp VNTR im Intron 8 des DAT1-Gens das Risiko signifikant erhöht ist (Brookes et al. 2006; Asherson et al. 2007). Interessant ist außerdem die mehrfach replizierte Assoziation der Region des kurzen Arms des Chromosoms 5 (5p13), da hier das Gen für den Dopamintransporter (DAT1) lokalisiert ist (Ogdie et al. 2006). Auch scheinen Gen-Umwelt-Interaktionen zwischen DAT1-Allelen und Umweltrisiken, wie mütterlicher Nikotin- oder Alkoholabusus während der Schwangerschaft oder ungünstige psychosozialen Umständen, das Risiko für ADHS zu moderieren (Brookes et al. 2006; Laucht et al. 2007; Neuman et al. 2007). Ferner herrscht noch keine Klarheit, ob ein bestimmter DAT Polymorphismus mit einer bestimmten Wahrscheinlichkeit des Ansprechens auf eine Stimulanzienbehandlung assoziiert ist. Insgesamt weisen die genetischen Studien ebenfalls die zentrale Bedeutung einer eher hypodopaminergen Störung bei ADHS aus. Untersuchungen mit *Bildgebung* beziehen sich vor allem auf die fronto-striatalen Regelkreise, die für die Regulation von Aufmerksamkeit und Motorik verantwortlich sind und eine hohe Dichte an katecholaminergen Rezeptoren aufweisen. Hier werden die der ADHS zugrundeliegenden Störungen vermutet (Pliszka 2005). Passend zur Hypothese einer dopaminergen Dysfunktion bei der ADHS fanden die meisten Bindungsstudien eine erhöhte DAT-Dichte im Striatum von Kindern, Jugendlichen und Erwachsenen mit ADHS (Krause 2008). Die erhöhte Bindung an den DAT konnte durch die Gabe von MPH reduziert werden, was wegen fehlender Medikationspausen vor der SPECT/PET-Untersuchung aber am ehesten ein direkter, kurzfristiger Effekt im Sinne einer Blockade des DAT zu sein scheint. Im Gegensatz hierzu konnte von uns bei spontan hypertensiven Ratten am Tag 90 (d. h. beim adulten Tier, welches kein Methylphenidat (MPH) mehr erhielt) im Striatum eine dauerhafte Normalisierung der DAT-Dichte dann nachgewiesen werden, wenn vorher eine präpubertäre MPH-Gabe über 14 Tage erfolgt war (Roessner et al. 2009).

Kinder mit ADHS (n = 7) mit 10/10 DAT1 Polymorphismus haben eine größere striatale DAT Dichte als Kinder ohne 10/10 DAT1 Polymorphismus (n = 4) (Cheon et al. 2005), wobei erstere schlechter auf MPH ansprachen. Allerdings schränken die kleinen Gruppengrößen die Aussagekraft der Studie stark ein. Denn eigentlich zeigen die „reinen Bildgebungsstudien", dass Patienten mit einer höheren striatalen DAT-Dichte deutlich mehr von MPH profitieren als die mit niedriger Dichte. Von Interesse ist in diesem Zusammenhang auch der Befund, dass Rauchen die DAT-Bindungskapazität reduziert und somit die hohe Rate an Rauchern bei ADHS-Betroffenen zumindest teilweise im Sinne einer Selbstmedikation erklären könnte. Zudem könnte der immer wieder diskutierte positive Effekt von Zink auf die ADHS-Symptomatik mit dessen DAT-blockierender Wirkung in Zusammenhang stehen.

Im Mittelhirn von Kindern mit ADHS wurde eine erhöhte Aktivität der DOPA-Decarboxylase gefunden, während bei Erwachsenen mit ADHS eine im Vergleich zu gesunden Kontrollprobanden reduzierte Aktivität im präfrontalen Kortex beobachtet wurde (Ernst et al. 1998; Ernst et al. 1999). Bezüglich des DRD-2-Rezeptors konnte bei Kindern mit ADHS eine höhere Rezeptorbindung vor MPH-Behandlung beobachtet werden, die sich nach drei Monaten Behandlung normalisiert hatte (Ilgin et al. 2001). Aber auch hier machen die Autoren leider keine Angaben, ob es sich eher um eine kurzfristige Veränderung der Rezeptorbindung durch das MPH oder um tatsächlich dauerhafte Veränderungen der Rezeptordichte handelt. Eine anfänglich höhere Rezeptorbindung des Liganden scheint mit besserem Ansprechen der MPH Medikation verbunden zu sein. In einer Längsschnittstudie des NIMH (Shaw et al. 2009) wurde ferner gezeigt, dass eine reifungsbedingte Normalisierung der Hirnrindendicke des rechten Parietalkortex mit einer Reduktion der ADHS-Symptomatik im Entwicklungsverlauf assoziiert ist. Diese Reifungsverzögerung fand sich besonders häufig bei ADHS-Patienten mit einem bestimmten Polymorphismus des dopaminergen Rezeptors (DRD-4, 7-repeat-Allel).

Als das beste *Tiermodell* für ADHS wird oft die Spontan Hypertensive Ratte (SHR) bezeichnet, die von den Wistar-Kyoto Ratten abstammen, welche als Kontrolltiere der SHR dienen. Bei SHR wurde eine 160 bp Insertion in der nicht-kodierenden Region nahe Exon 3 des DAT Gens gefunden (Mill et al. 2005), die von einer gewissen Bedeutung ist, da eine variable Anzahl an Tandem-Repeats in der 3'-untranslatierten Region des DAT Gens in einigen Familienstudien mit ADHS assoziiert ist (Cook et al. 1995; Dougherty et al. 1999; Krause et al. 2000; Kirley et al. 2003; Bobb et al. 2005). Eine mögliche Beeinträchtigung der Regulation der Transkription des DAT Gens passt zu Befunden, dass während des ersten postnatalen Monats die Expression des DAT Gens im Mittelhirn von SHR zeitweise reduziert und bei erwachsenen SHR erhöht ist (Watanabe et al. 1997; Leo et al. 2003). Veränderungen in der Expression des DAT Gens können über DAT Veränderungen die Dopaminaufnahme und -wiederverwendung beeinträchtigen. Wir konnten zeigen, dass die erhöhte DAT-Dichte im Striatum der SHR vor allem durch eine präpubertäre Medikation mit MPH auf normale Werte reduziert wird (Roessner et al. 2009b). Allerdings erscheint eine Fokussierung auf das dopaminerge System ungenügend, da vor allem im präfrontalen Kortex der SHR eine Imbalance zwischen dopaminerger und noradrenerger Neurotransmission gefunden wurde (Russell 2002). Während die Dopaminfreisetzung im präfrontalen Kortex der SHR reduziert war, waren die Noradrenalinkonzentrationen erhöht.

Auch die sogenannten DAT-knock-out (DAT-KO)-Mäuse haben sich als ein ADHS-Modell etabliert, da sie hyperaktiv sind, eine reduzierte Löschung der Antworten bei Aufgaben zur operanten Konditionierung mit Nahrung zeigen sowie im Lernen und Erinnern beeinträchtigt sind (Russell et al. 2005). Allerdings wurde bei DAT-KO-Mäusen impulsives Verhalten noch nicht systematisch untersucht. Das Fehlen des DAT bei DAT-KO-Mäusen stellt das Extrem einer bei Jugendlichen mit ADHS gefundenen reduzierten DAT-Dichte im Mittelhirn dar (Jucaite et al. 2005) und steht im Widerspruch zu den zahlreichen Studien, die eine erhöhte DAT-Dichte im Striatum von Kindern, Jugendlichen und Erwachsenen gefunden haben (Dougherty et al. 1999; Krause et al. 2000; Cheon et al. 2003). Dennoch liefern DAT-KO-Mäuse hilfreiche Hinweise auf die neuropsychiatrischen Konsequenzen einer stark beeinträchtigten DAT-Funktion. Bei den DAT-KO-Mäusen wird Dopamin sehr langsam aus dem synaptischen Spalt entfernt, was zu einer etwa 5-fach erhöhten extrazellulären Konzentration im Striatum führt (Gainetdinov et al. 1999a). Allerdings ist die elektrisch stimulierte Freisetzung von Dopamin vermindert, was auf eine Reduktion der phasischen Freisetzung und somit eine hypodopaminerge Neurotransmission hindeutet (Gainetdinov et al. 1999a) – ähnlich den Befunden an SHR- und den Coloboma-Mäusen (Russell et al. 2005). Weitere ADHS-Tiermodelle und deren Bedeutung finden sich in einer Übersichtsarbeit (Russell et al. 2005).

Neurochemisch konnten Studien zu ADHS nur einen begrenzten Zusammenhang zwischen Blut- bzw. Urinkonzentrationen und dem zentralen *dopaminergen Metabolismus* finden. Analog zeigten Stimulanzien nur einen geringen Effekt auf die Urinkonzentration dopaminerger Metabolite (Pliszka 2005). Leider ergaben auch Liquoruntersuchungen bei ADHS keinen einheitlichen Befund (Shetty & Chase 1976; Shaywitz et al. 1977; Reimherr et al. 1984; Castellanos et al. 1996). Eine reduzierte Plasmakonzentration der Dopamin-Beta-Hydroxylase sowie der Thrombozyten-MAO (Shekim et al. 1986) scheint eher mit einer begleitenden Störung des Sozialverhaltens als mit der ADHS zusammenzuhängen (Bowden et al. 1988; Malmberg et al. 2008).

Aktuell existieren *drei unterschiedliche Modelle der ADHS*, welche die verschiedenen neurobiologischen Befunde und Theorien zum Dopamin zu vereinigen versuchen (Williams 2008). Sie gehen in der Hauptsache von einem reduzierten dopaminergen Funktionsniveau aus, was z. B. im Modell von Sagvolden und Mitarbeitern (2005) in drei unterschiedlichen dopaminergen Regelkreisen zu Defiziten in Verstärkung und Löschung von Verhaltensweisen führt. Obwohl also sich auf den ersten Blick teilweise widersprechende Befunde zum dopaminergen System bei der ADHS existieren, wurde vor einigen Jahren erstmals postuliert, dass eine zu niedrige tonische Freisetzung von Dopamin über einen Feedbackmechanismus (mit einer reduzierten Stimulation präsynaptischer Autorezeptoren) zu einer erhöhten phasenhaften Dopaminausschüttung führen könnte (Grace 2001; Solanto 2002). Dementsprechend wurde angenommen, dass der positive Effekt einer Medikation mit Stimulanzien durch eine Erhöhung der tonischen dopaminergen Neurotransmission und einer damit verbundenen Verminderung der phasischen dopaminergen Neurotransmission zustande kommt. Allerdings konnte gezeigt werden, dass Stimulanzien in unterschiedlichsten Dosierungen keinen besonderen Effekt auf die präsynaptischen Autorezeptoren haben (Ruskin et al. 2001).

Unter anderem deshalb wurde die Hypothese einer erhöhten phasenhaften Dopaminausschüttung von einigen Autoren verworfen. Sie gehen von einer Reduktion sowohl der phasischen als auch der tonischen Dopaminausschüttung aus (Madras et al. 2005; Sagvolden et al. 2005). Für diese Annahme spricht die unter Stimulanziengabe zu beobachtende Erhöhung der extrazellulären striatalen Dopaminkonzentration (Volkow et al. 2001) sowie der phasischen Dopaminausschüttung in die Synapse (Schiffer et al. 2006). Letztere scheint durch Stimulanzien im Striatum deutlich mehr verstärkt zu werden als im präfrontalen Kortex (Mazei et al. 2002; Madras et al. 2005), was am ehesten auf die deutlich höhere DAT-Dichte im Striatum zurückzuführen ist (Cragg et al. 2002). Daraus kann man schließen, dass die phasische Dopaminausschüttung und ihre Beeinflussung durch Medikamente vor allem im Striatum für die ADHS von Bedeutung sind. Allerdings kann eine Verbesserung der striatalen Neurotransmission indirekt auch zu Veränderungen im frontalen Kortex führen (Alexander et al. 1986). Ein solcher Zusammenhang wird durch Ergebnisse untermauert, die eine hohe Korrelation zwischen der Aktivität und Plastizität im Striatum auf der einen und der frontalen Aktivität auf der anderen Seite zeigen konnten (Yano & Steiner 2005).

Geht man nun von der skizzierten Reduktion der tonischen und phasischen dopaminergen Neurotransmission im Striatum aus, bleibt noch die Frage, wie diese Veränderungen zu den ADHS-Symptomen führen. Aufgrund der Ergebnisse von Computersimulationen wird vermutet, dass eine normale dopaminerge Neurotransmission im Striatum die Balance zwischen exzitativen und inhibierenden Nervenbahnen gewährleistet. Diese Nervenbahnen sind über zahlreiche Verschaltungen in der Lage, eine Feinregulation aus Fazilitation und Inhibition bei der Ausführung von im Frontalkortex abgespeicherten Handlungsmustern zu gewährleisten. Diese Handlungsmuster reichen von kognitiv wenig fordernden motorischen Bewegungsabläufen (aus den prämotorischen Arealen stammend) bis hin zu viel kognitive Kontrolle fordernden Aufgaben wie Aktualisierung des Arbeitsgedächtnisses und das Treffen von Entscheidungen (aus dorsolateral präfrontalen und orbitofrontalen Arealen stammend). Besonders die phasische dopaminerge Neurotransmission während positiver und negativer Verstärkung begünstigt das Lernen durch Fazilitation positiv belohnter Handlungen und durch Verhinderung der weniger belohnten Handlungen (Frank et al. 2005). Bezüglich des Arbeitsgedächtnisses bewirkt diese dopaminerge Neurotransmission eine kontinuierliche Aktualisierung aufgabenrelevanter Informationen der dorsolateral im präfrontalen Kortex lokalisierten Repräsentationen (O'Reilly & Frank 2006). In ähnlicher Weise fazilitieren sie die langfristige Wirkung positiver Verstärkung in orbitofrontalen Regionen, was die Entscheidungsfindung beeinflusst (Frank & Claus 2006).

Eine Synthese des aktuellen Standes vieler dieser Befunde und Theorien findet sich in dem „dopamine transfer deficit model" (Tripp & Wickens 2008), der „dynamic developmental theory" (Sagvolden et al. 2005) und dem etwas weniger bekannten „extended temporal difference model" (Williams 2008). Allerdings sind auch bei Betrachtung aller drei Modelle noch viele Fragen offen und weitere Forschungsanstrengungen vor allem zum Zusammenspiel zwischen Dopamin und anderen, bisher bei der ADHS weniger untersuchten Neurotransmittern erforderlich.

Die Störungen des *dopaminergen Systems* werden auch anhand der *drei Regelkreise* unterteilt (Sikstrom & Soderlund 2007).

- Im mesolimbischen System wird eine dopaminerge Dysfunktion vermutet, die Verstärkungsprozesse beeinträchtigt und so zu mangelnder Fähigkeit eines Belohnungsaufschubs, zu erhöhter Hyperaktivität in ungewohnten Situationen, zu vermehrter Impulsivität etc. führt.
- Eine dopaminerge Hypofunktion in mesokortikalen dopaminergen Regelkreisen bedingt Unaufmerksamkeit und Beeinträchtigungen der exekutiven Funktionen.
- Eine dopaminerge Dysfunktion im nigrostriatalen Regelkreis führt zu Beeinträchtigungen der Motorik und des nicht-deklarativen Lernens, was sich z. B. in einer erhöhten Ungeschicklichkeit äußern kann.

7.2 Noradrenalin[1]

Angesichts der engen Verbindungen zwischen noradrenergem und dopaminergen System greift eine ausschließliche Betrachtung dopaminerger Veränderungen bei ADHS zu kurz. Von daher ist die parallele Betrachtung ebenso wichtig wie die Aspekte der Verzahnung beider Neurotransmittersysteme. Für eine detaillierte Beschreibung der Biochemie, der zentralnervösen Bahnen, der Neurolokalisation und deren Entwicklung sei auf die Buchkapitel von Oades (2005, 2006, 2007) verwiesen.

Insbesondere im präfrontale Kortex (PFC) – einer Region, die besonders auf Veränderungen des *neurochemischen Gleichgewichts* reagiert – besteht ein enges Zusammenspiel aus dopaminerger und noradrenerger Neurotransmission. So lässt sich aus elektrophysiologischen Studien an Tieren ableiten, dass im präfrontalen Kortex (PFC) Noradrenalin durch Bindung an

---

1 Noradrenalin wird international i. d. R. als Norepinephrin benannt, weswegen hier auch die Abkürzung NE benutzt wird.

II Ätiologie und Pathophysiologie

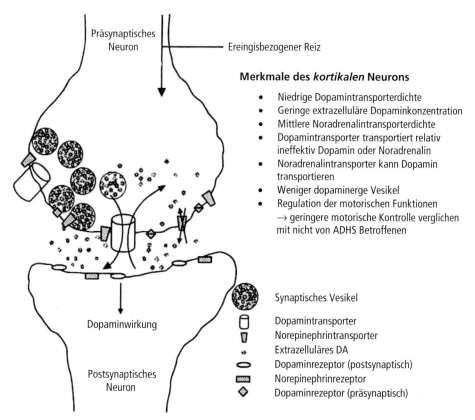

Abb. 7.1: Schematische Darstellung eines kortikalen Neurons bei ADHS (nach Prince 2008)

postsynaptische alpha2A Rezeptoren die „Signaltransduktion" verstärkt und Dopamin durch eine moderate Aktivierung von D1-Rezeptoren das „Rauschen" vermindert. Beide Effekte tragen somit zu einem besseren Signal-Rausch-Verhältnis bei, was einen bedeutsamen Sachverhalt u. a. für eine gute selektive/fokussierte Aufmerksamkeit darstellt. Eine Stimulation der alpha2A Rezeptoren verbessert das funktionale Zusammenspiel der Netzwerke im präfrontalen Kortex, während eine Blockade der alpha2A Rezeptoren im präfrontalen Kortex von Affen Symptome einer ADHS hervorruft, nämlich Probleme mit Arbeitsgedächtnis, vermehrter Impulsivität und Hyperaktivität (Brennan & Arnsten 2008). Ferner wirkt der D4-Rezeptor im PFC nicht selektiv für Dopamin. Er besitzt sogar eine höhere Affinität für NE und seine Stimulation kann die Sekretion von GABA (Gammaaminobuttersäure) hemmen. Darüber hinaus findet sich im PFC (inklusive prälimbischer und anterior cingulärer Regionen) eine relativ hohe Konzentration an NET (Norepinephrintransportern), die durchaus als alternativer Transporter für DA (Dopamin) arbeiten können (Prince 2008), während im Striatum die Neurone eine hohe Dichte an DAT, aber eine sehr geringe an NET aufweisen. Die entsprechende Darstellung eines kortikalen Neurons bei ADHS findet sich in Abb. 7.1, wo auch die funktionellen Merkmale kurz skizziert sind. Parallel dazu ist in Abb. 7.2 ein striatales Neuron bei ADHS

7 Neurochemie

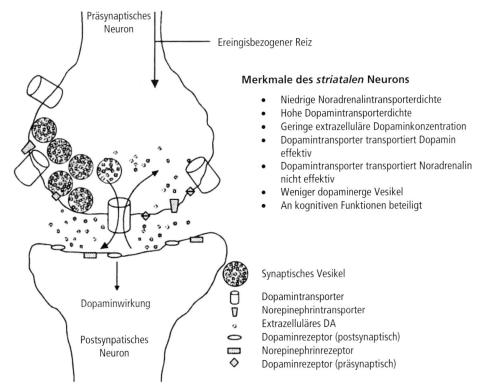

Abb. 7.2: Schematische Darstellung eines striatalen Neurons bei ADHS (nach Prince, 2008)

schematisch dargestellt, wobei die etwas anderen funktionellen Merkmale dieses Neurons aufgeführt werden.

NE ist durch seine hohe Verfügbarkeit im retikulären Arsousalsystem sowie im PFC an der Modulation von Wachheit, Aufmerksamkeit, Arbeitsgedächtnis, Verhaltenshemmung und Planung beteiligt. Ähnlich wie bei DA können NE-Spiegel bei niedriger bis mittlerer Höhe die Leistungen des PFC steigern, während diese bei hohen Werten (z. B. unter Stress) eher nachlassen, weil dann der Abgleich zwischen emotional aktiviertem limbischem System und kognitiv kontrollierendem PFC immer schwieriger wird, d. h. um die optimale neuronale Synchronisation zu erzielen, bedarf es einer Regulation der beiden Neurotransmittersysteme in einem mittleren Bereich.

Die *genetischen Zusammenhänge* zwischen ADHS und Genen des NE-Systems sind noch weitgehend unklar, auch wenn einige Studien Assoziationen mit Polymorphismen verschiedener NE-Rezeptoren bzw. den NE-Transportern aufzeigen (z. B. Brookes et al. 2007; Bobb et al. 2005; Kim et al. 2006; Oades 2006) und Yang et al. (2004) bei chinesischen Kindern eine Assoziation zwischen dem NET und der MPH-Wirkung fanden.

Funktionelle Bildgebungsuntersuchungen zu NE liegen bisher nicht vor, weil die notwendigen Trägersubstanzen noch nicht zur Verfügung stehen. Hingegen gibt es Ergebnisse einer Reihe von elektrophysiologischen Studien mit noradrenergen Medikamenten, die den positiven Einfluss von NE hinsichtlich einer besseren neuronalen Synchronisation und Arousalsituation aufzeigen (Oades 2005, 2006).

II Ätiologie und Pathophysiologie

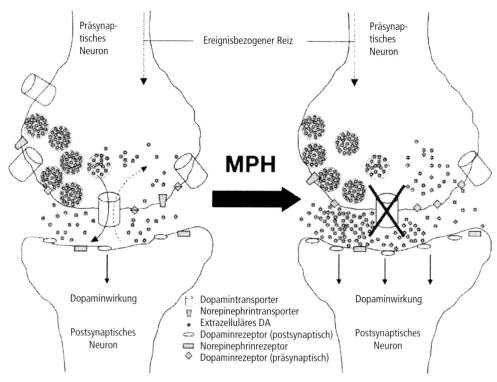

Abb. 7.3: Modell der MPH-Wirkung auf das dopaminerge System.
Der linke Teil zeigt die dopaminergen Neurotransmission an der Synapse vor Behandlung mit MPH. Es finden sich relativ erniedrigte Dopaminkonzentrationen und eine erhöhte Dopamintransporterdichte. Die D2 Autorezeptoren bleiben blockiert. Die Dichte des Noradrenalintransporters im Striatum könnten erniedrigt sein (in kortikalen Regionen allerdings erhöht sein, da sie am Transport von Dopamin beteiligt sind). Der rechte Teil zeigt die dopaminerge Neurotransmission an der Synapse nach Behandlung mit MPH. Hier zeigen sich eine Blockade der Dopamintransporter und eine erhöhte extrazelluläre Dopaminkonzentration. Zusätzlich bewirkt MPH eine Disinhibition der D2 Autorezeptoren im präsynaptischen dopaminergen Neuron sowie eine Aktivierung der D1 Rezeptoren am postsynaptischen Neuron, was zu einer verstärkten Aktivität des Dopaminsystems mit einer Verbesserung von Unaufmerksamkeit, kognitiven Funktionen und motorischer Hyperaktivität einhergeht (nach Wilens 2008).

Die *Medikamente* (siehe Kapitel 26–28), die am effektivsten die Symptomatik von ADHS reduzieren, greifen in das dopaminerge ebenso wie in das noradrenege System ein. So blockiert MPH (Methylphenidat) zwar hauptsächlich die Wiederaufnahme von DA aus dem synaptischen Spalt, es blockiert aber auch ein wenig die NE-Wiederaufnahme und den alpha2-Adrenoceptor.

Ein Modell der MPH-Wirkung auf das dopaminerge System stellt Abb. 7.3 dar. Amphetamine bewirken darüber hinaus noch eine vermehrte Freisetzung von DA und NE aus dem präsynaptischen Neuron. Insgesamt führen also Stimulanzien vor allem zu einem Anstieg der Konzentration von DA und NE im PFC und weniger – aber auch – im Striatum. Die enge Verbindung beider

Neurotransmittersysteme erklärt auch, dass Atomoxetin (ATX, ein selektiver NE-Wiederaufnahmehemmer) nicht zur Steigerung von DA im Striatum, aber von DA und NE im PFC führt, da der NET dort für die Wiederaufnahme sowohl von DA als auch von NE zuständig ist (Prince et al. 2008). Darüber hinaus muss man daran denken, dass noradrenerge Effekte durch MPH auch im Arousalsystem des Locus coeruleus zustande kommen und von dort eine therapeutische Wirkung auf Vigilanz und Aufmerksamkeit entfalten können, zumal durch direkte neuronale Projektionen eine Modulation präfrontaler Regionen möglich ist (Wilens 2008). Um die o. g. positiven Aspekte des NE-Systems während einer Stimulation des alpha2A-Rezeptors gezielt in der Behandlung der ADHS zu nutzen, setzt man in den USA die alpha2A-Rezeptoragonisten Guanfacine und Clonidine ein und erzielt z. B. Verbesserungen beim Arbeitsgedächtnis und visuomotorischem assoziiertem Lernen (Wilens et al. 2008).

Auch in *Tiermodellen* zeigt sich der Einfluss des NE-Systems auf die ADHS-Symptomatik, selbst wenn die Datenlage bescheiden ist. So fand man bei einem neurotoxischen NE-Läsionsmodell an der Maus parallel zur NE-Reduktion auch eine Verminderung der Hyperaktivität. Ferner wurden die o. g. Einflüsse des präfrontalen NE-Systems bei Affen ergänzt durch eine Serie von Studien, in denen die Fluktuation neuronaler Entladungen im Locus coeruleus des Affen mit der Aufmerksamkeitsleistung im CPT (continous performance test) korrelierte (Rajkowski et al. 2004). Die Autoren weisen nach, dass phasische neuronale Entladungen mit guter Leistung, erhöhte tonische NE-Aktivität (möglicherweise als kompensatorisch zu sehen) hingegen mit schlechter Leistung verbunden waren. Letztere konnte durch die Gabe des alpha-adrenergen Agonisten Clonidin erfolgreich gebessert werden. Möglicherweise wird dabei die erhöhte tonische NE-Aktivität herunter reguliert und der Übergang zu einer balancierten tonisch/phasischen Aktivität erleichtert, die dann der Hyperarousalsituation entgegenwirken kann und in der Folge die Informationsverarbeitung und -weiterleitung verbessert. Messungen der Metabolite HVA (Homovannillinsäure für Dopamin) und MHPG (3-methoxy-4-hydroxyphenylglucol für NE) im Urin und Plasma ergab, dass das Verhältnis von HVA/MHPG dabei eine gewisse Rolle spielte. Dies unterstreicht die Bedeutung eines möglichen Ungleichgewichts beider Neurotransmittersysteme für die Symptomatik von ADHS und erklärt zumindest teilweise die therapeutische Wirksamkeit sowohl von DAT-Blockern wie MPH bzw. NET-Blockern wie ATX (Oades 2005, 2006).

Wenn man bei ADHS die Konzentration von *Metaboliten* des NE (z. B. MHPG) im Liqour, Blut oder Urin untersucht, so finden sich üblicherweise niedrigere Werte als bei gesunden Kontrollen, während NE selbst erhöht sein kann. Insgesamt spricht dies für eine erniedrigte Stoffwechselaktivität des NE-Systems. Allerdings normalisiert sich diese Situation bei vielen Kindern mit ADHS im Verlauf von vier bis fünf Jahren von der prä- zur postpubertären Phase, d. h. ADHS Symptome nehmen ab und MHPG-Werte nehmen zu bis hin zu altersnormalen Befunden (Oades 2006), was als ein Hinweis auf eine gewisse zentralnervöse Reifungsverzögerung bei ADHS interpretiert werden kann.

Insgesamt lässt sich feststellen, dass die NE-Aktivität zweifellos die Aufmerksamkeitssymptomatik moduliert, sowohl direkt über die Verbesserung des Signal-Rausch-Verhältnisses bei der Informationsverarbeitung als auch indirekt über die Kontrolle der mesokortikolimbischen DA Freisetzung. NE kann aber auch anderes relevantes Verhalten beeinflussen, je nachdem von welchen kognitiven Mechanismen dieses abhängt (z. B. Stresssituationen, die Hyperaktivität provozieren). Dabei spielen der NET im PFC, noradrenerge Rezeptoren in kortikalen und subkortikalen Arealen verbunden mit phasischen neuronalen Entladungen im LC eine wesentliche Rolle. Dieser Sachverhalt sollte bei Therapieplanungen und Medikamentenentwicklungen bedacht werden. Wenn es zutrifft, dass der NET bei der Wahrnehmung/Bewertung von Verstärkerprozessen beteiligt ist (möglicherweise in enger Verbindung mit der dopaminergen Funktion des Belohnungssystems), so könnten sich daraus vielleicht noch neue Perspektiven für die Behandlung ergeben (Oades 2005, 2006).

7.3 Serotonin

Nicht nur das dopaminerge und noradrenerge System sind eng miteinander verbunden, sondern auch das serotonerge System besitzt enge Verbindungen zu beiden und weist bei ADHS-Betroffenen Veränderungen auf (Oades 2007). Eine verminderte serotonerge Neurotransmission geht in Studien an Menschen und Tieren mit erhöhter Aggressivität und reduzierter Impulskontrolle als einem Kernsymptom von ADHS einher, was die vermutete Schlüsselrolle des Serotonins bei der Affektregulation widerspiegelt (Lucki 1998; Wetsel et al. 1999; Caspi et al. 2003). Die Verbindung von Serotonin und Impulsivität ist auch durch die häufige Koexistenz von ADHS und anderen Störungen mit erhöhter Impulsivität wie Störung des Sozialverhaltens, Persönlichkeitsstörungen, Bulimie, Substanzmissbrauch und Suizidalität immer wieder im Fokus von Forschungsvorhaben (Oades 2007).

Allgemein erstaunt, dass trotz der großen Projektionsbahnen des serotonergen Systems in den primären und sekundären Motorkortex (Jacobs & Fornal 1995) relativ wenig Studien sich mit dem Zusammenhang von Serotonin und Motorik beschäftigt haben. Tierstudien haben gezeigt, dass der Serotoninrezeptor HTR1B an der Regelung der Motorik beteiligt ist (Martin et al. 1987; Gainetdinov et al. 1999b). Neben dem vermehrten Interesse am serotonergen System als Mitglied des „Neurotransmitter-Orchesters" ist Serotonin auch bei den etwa 20–30 % der Patienten von Interesse, bei denen Stimulanzien keine bzw. nur eine unzureichende Wirkung zeigen. Hier sei auch auf die Diskussion zur Abgrenzung von ADHS und emotionalen Störungen hingewiesen.

Als *Kandidatengene* des serotonergen Systems wurden bei der ADHS die HTR1B- und HTR2A-Rezeptor-Gene, das Serotonintransporter-Gen (5-HTT-Gen) und das Tryptophan Hydroxylase-Gen (TPH2) untersucht. Eine Meta-Analyse der bis 2005 publizierten Studien ergab eine Assoziation zwischen dem HTR1B-Rezeptor Gen und ADHS (gepooltes Odds Ratio: 1,44; (Faraone et al. 2005)). Mehrere nachfolgende Studien konnten die Assoziation allerdings nicht replizieren (Brookes et al. 2006; Mick & Faraone 2008) oder fanden gar eine umgekehrte Assoziation (Li et al. 2007).

Insgesamt weniger Evidenz besteht für eine Beteiligung der Tryptophan-Hydroxylase, die Tryptophan zu 5-Hydroxytryptophan katalysiert, und des HTR2A-Rezeptors, wobei die Befundlage allerdings widersprüchlich ist (Sheehan et al. 2005; Walitza et al. 2005; Brookes et al. 2006; Sheehan et al. 2007). Nicht nur bzgl. dopaminerger Genen sondern auch bzgl. des 5-HTTLPR konnte jüngst eine Studie eine Gen-Umwelt-Interaktion zeigen; hier waren es ungünstige Umgebungsbedingungen in der Kindheit (Retz et al. 2008).

Unseres Wissens liegen noch keine *funktionellen bildgebenden Studien* zum serotonergen System bei der ADHS vor. Lediglich in einem Vortragsabstrakt wird von den Ergebnissen einer SPECT Untersuchung mit Iod-123-FP-CIT berichtet (Hesse et al. 2006). Obwohl der Ligand auch an den 5-HTT bindet, fanden die Autoren in den 5-HTT reichen Regionen des Mittelhirns und Hirnstamms keine Unterschiede zwischen bisher unbehandelten erwachsenen Patienten mit ADHS und gesunden Kontrollprobanden. Bei Kindern mit Alkoholembryopathie und ADHS zeigte sich eine erniedrigte [123I]nor-beta-CIT Bindung an den 5-HTT im medialen Frontalkortex bei gleichzeitig leicht erhöhter Bindung an den DAT im Striatum (Riikonen et al. 2005).

Der Umstand, dass Studien zu *Tiermodellen* der ADHS bisher keine einheitlichen und damit befriedigenden Ergebnisse über die Rolle des Serotonins bei der ADHS liefern konnten, ist auch durch die sehr geringe Datenlage zum Thema bedingt (Russell et al. 2005). In zwei Tiermodellen der ADHS konnte eine erhöhte Dichte des Serotonintransporters im Striatum gezeigt werden, nämlich bei Spontan Hypertensiven Ratten (Roessner et al. 2009) und bei 6-OHDA-läsionierten Ratten (Zhang et al. 2002). Oft zitiert wird der Befund, dass das serotonerge System an der paradoxen beruhigenden Wirkung der Stimulanzien bei DAT-knockout-Mäusen beteiligt ist. Hier konnte gezeigt werden, dass bei fehlenden DAT der Stimulanzieneffekt über die Blockade der Wiederaufnahme des Serotonins erfolgte (Gainctdinov ct al. 1999b). Inwieweit schlafbezogene Atemstörungen bei ADHS (siehe Kapitel 15) mit einer Fehlregulierung des mesencephalen Serotoninsystems verbunden sein könnten, bleibt zu überprüfen (Manzke et al. 2003).

Von drei Studien zu *Serotoninspiegeln* im Blut von Kindern mit ADHS berichteten zwei erniedrigte Werte (Coleman 1971) und eine keine Abweichung von den Werten Gesunder. Bei Untersuchungen zum Serotoningehalt der Thrombozyten bei ADHS zeigte eine Studie erniedrigte (Spivak et al. 1999), eine andere unveränderte Werte (Bhagavan et al. 1975). Drei Untersuchungen im Liquor von ADHS-Patienten fanden keine Abweichungen der Hydroxyindolessigsäurekonzentration (5-HIAA) als Abbauprodukt des Serotonins (Shetty & Chase 1976; Irwin et al. 1981; Castellanos et al. 1994). Gleiches wurde bei ADHS auch für die 5-HIAA-Konzentration in Thrombozyten (Rapoport et al. 1974) und Urin (Kusaga et al. 2002) gefunden. Allerdings wurde bei der Betrachtung des Verhältnisses von Serotonin zu 5-HIAA im Urin ein Trend zu einer reduzierten serotonergen Aktivität gefunden (Oades & Muller 1997; Oades et al. 1998).

Entsprechend wurde immer wieder eindringlich darauf hingewiesen, dass nur die Betrachtung der Verhältnisse unterschiedlicher Metabolite verschiedener Neurotransmitter zueinander wie z. B. des Verhältnisses der Homovanillinsäure (HVA) (Abbauprodukt des Dopamin) zur Hydroxyindolessigsäure (Abbauprodukt des Serotonin) im Urin verwertbare Aussagen zur Neurochemie der ADHS liefern kann (Oades 2002). Wie schon erwähnt, zeigte eine der wenigen Studien zu serotonergen Metaboliten im Liquor von Kindern mit ADHS, dass HVA und 5-HIAA miteinander korrelieren (Castellanos et al. 1994). Bei diesen Kindern korrelierten der HVA Spiegel sowie das HVA/5-HIAA Verhältnis positiv mit der Hyperaktivität auf der Conners Skala. Der Schweregrad der Symptome und der hohe Metabolitenspiegel sagten das Ansprechen auf die Stimulanzienmedikation gut voraus (Castellanos et al. 1996), was nicht nur für die Beteiligung des dopaminergen Systems sondern auch für eine zumindest modulierende Rolle des serotonergen Systems bei ADHS spricht (Oades & Muller 1997).

Bei den bisher in älteren, meist offenen Studien getesteten *Medikamenten* (z. B. Fluoxetin, Fenfluramin, Buspiron, Imipramin) stellt sich die Frage, inwieweit die genannten serotonergen Wirkmechanismen im Vergleich zu den anderen, gleichzeitig auftretenden katecholaminergen Effekten

II Ätiologie und Pathophysiologie

überhaupt von Bedeutung sind, zumal die klinischen Effekte verglichen mit z. B. den Stimulanzien gering waren. In diesem Zusammenhang sei auch darauf hingewiesen, dass nach aktuellem Wissen Stimulanzien die serotonerge Aktivität nicht direkt sondern nur indirekt über ihre eigene katecholaminerge Wirkung beeinflussen (Leonard et al. 2004).

7.4 Ausblick

Die drei katecholaminergen Neurotransmittersysteme für Dopamin, Noradrenalin und Serotonin stellen die zentralen modulierenden neurochemischen Netzwerke bei ADHS dar. Deren Detailfunktionen, Wechselwirkungen sowie Zusammenhänge mit anderen Neurotransmittersystemen (z. B. Acetylcholin, Gammaaminobuttersäure, Glutamat; siehe Oades 2005, 2006) und deren langfristige Reaktion auf Behandlungsmaßnahmen bedürfen – trotz vielfältiger neuer Erkenntnisse – noch weiterer Erforschung, um das Verständnis der Pathophysiologie von ADHS zu verbessern und so therapeutisch bessere medikamentöse Lösungen zu finden.

Literatur

Alexander GE, DeLong MR et al. (1986). Parallel organization of functionally segregated circuits linking basal ganglia and cortex. Annu Rev Neurosci 9: 357–81.

Asghari V, Sanyal S et al. (1995). Modulation of intracellular cyclic AMP levels by different human dopamine D4 receptor variants. J Neurochem 65(3): 1157–65.

Asherson P, Brookes K et al. (2007). Confirmation that a specific haplotype of the dopamine transporter gene is associated with combined-type ADHD. Am J Psychiatry 164(4): 674–7.

Bhagavan HN, Coleman M et al. (1975). The effect of pyridoxine hydrochloride on blood serotonin and pyridoxal phosphate contents in hyperactive children. Pediatrics 55(3): 437–41.

Biederman J & Faraone SV (2002). Current concepts on the neurobiology of Attention-Deficit/Hyperactivity Disorder. J Atten Disord 6 (Suppl. 1): S7–16.

Bobb AJ, Castellanos FX et al. (2005). Molecular genetic studies of ADHD: 1991 to 2004. Am J Med Genet B Neuropsychiatr Genet 132B(1): 109–25.

Bowden CL, Deutsch CK et al. (1988). Plasma dopamine-beta-hydroxylase and platelet monoamine oxidase in attention deficit disorder and conduct disorder. J Am Acad Child Adolesc Psychiatry 27(2): 171–4.

Brennan AR & Arnsten AF (2008). Neuronal mechanisms underlying attention deficit hyperactivity disorder: the influence of arousal on prefrontal cortical function. Ann N Y Acad Sci 1129: 236–45.

Brookes K, Xu X et al. (2006). The analysis of 51 genes in DSM-IV combined type attention deficit hyperactivity disorder: association signals in DRD4, DAT1 and 16 other genes. Mol Psychiatry 11(10): 934–53.

Brookes KJ, J Mill et al. (2006). A common haplotype of the dopamine transporter gene associated with attention-deficit/hyperactivity disorder and interacting with maternal use of alcohol during pregnancy. Arch Gen Psychiatry 63(1): 74–81.

Caspi A, Sugden K et al. (2003). Influence of life stress on depression: moderation by a polymorphism in the 5-HTT gene. Science 301(5631): 386–9.

Castellanos FX, Elia J et al. (1994). Cerebrospinal fluid monoamine metabolites in boys with attention-deficit hyperactivity disorder. Psychiatry Res 52(3): 305–16.

Castellanos FX, Elia J et al. (1996). Cerebrospinal fluid homovanillic acid predicts behavioral response to stimulants in 45 boys with attention deficit/hyperactivity disorder. Neuropsychopharmacology 14(2): 125–37.

Cheon KA, Ryu YH et al. (2003). Dopamine transporter density in the basal ganglia assessed with [123I]IPT SPET in children with attention deficit hyperactivity disorder. Eur J Nucl Med Mol Imaging 30(2): 306–11.

Cheon KA, Ryu YH et al. (2005). The homozygosity for 10-repeat allele at dopamine transporter gene and dopamine transporter density in Korean children with attention deficit hyperactivity disorder: relating to treatment response to methylphenidate. Eur Neuropsychopharmacol 15(1): 95–101.

Coleman M (1971). Serotonin concentrations in whole blood of hyperactive children. J Pediatr 78(6): 985–90.

Cook EH Jr., Stein MA et al. (1995). Association of attention-deficit disorder and the dopamine transporter gene. Am J Hum Genet 56(4): 993–8.

Cragg SJ, Hille CJ et al. (2002). Functional domains in dorsal striatum of the nonhuman primate are defined by the dynamic behavior of dopamine. J Neurosci 22(13): 5705–12.

Dougherty DD, Bonab AA et al. (1999). Dopamine transporter density in patients with attention deficit hyperactivity disorder. Lancet 354(9196): 2132–3.

Ernst M, Zametkin AJ et al. (1998). DOPA decarboxylase activity in attention deficit hyperactivity disorder adults. A [fluorine-18]fluorodopa positron emission tomographic study. J Neurosci 18(15): 5901–7.

Ernst M, Zametkin AJ et al. (1999). High midbrain [18F]DOPA accumulation in children with attention deficit hyperactivity disorder. Am J Psychiatry 156(8): 1209–15.

Faraone SV, Perlis RH et al. (2005). Molecular genetics of attention-deficit/hyperactivity disorder. Biol Psychiatry 57(11): 1313–23.

Frank MJ & Claus ED (2006). Anatomy of a decision: striato-orbitofrontal interactions in reinforcement learning, decision making, and reversal. Psychol Rev 113(2): 300–26.

Frank MJ, Woroch BS et al. (2005). Error-related negativity predicts reinforcement learning and conflict biases. Neuron 47(4): 495–501.

Gainetdinov RR, Jones SR et al. (1999a). Functional hyperdopaminergia in dopamine transporter knock-out mice. Biol Psychiatry 46(3): 303–11.

Gainetdinov RR, Wetsel WC et al. (1999b). Role of serotonin in the paradoxical calming effect of psychostimulants on hyperactivity. Science 283(5400): 397–401.

Grace AA (2001). Psychostimulant actions on dopamine and limbic system function: relevance to the pathophysiology and treatment of ADHD. In: Solanto MV & Arnsten AF (Eds.). Stimulant Drugs and ADHD: Basic and Clinical Neuroscience. New York: Oxford University Press, pp. 134–155.

Hesse S, Ballaschkle O et al. (2006). The striatal dopamine transporter availability is reduced in adults with attention-deficit/hyperactivity disorder. J Nucl Med 47: 142P.

Ilgin N, Senol S et al. (2001). Is increased D2 receptor availability associated with response to stimulant medication in ADHD. Dev Med Child Neurol 43(11): 755–60.

Irwin M, Belendiuk K et al. (1981). Tryptophan metabolism in children with attentional deficit disorder. Am J Psychiatry 138(8): 1082–5.

Jacobs BL & Fornal CA (1995). Serotonin and behavior: a general hypothesis. In: FE Bloom & Kupfer DJ (Eds). Psychopharmacology: The Fourth Generation of Progress. New York: Lippincott Williams & Wilkins, pp. 461–469.

Jucaite A, Fernell E et al. (2005). Reduced midbrain dopamine transporter binding in male adolescents with attention-deficit/hyperactivity disorder: association between striatal dopamine markers and motor hyperactivity. Biol Psychiatry 57(3): 229–38.

Kirley A, Lowe N et al. (2003). Association of the 480 bp DAT1 allele with methylphenidate response in a sample of Irish children with ADHD. Am J Med Genet B Neuropsychiatr Genet 121B(1): 50–4.

Krause J (2008). SPECT and PET of the dopamine transporter in attention-deficit/hyperactivity disorder. Expert Rev Neurother 8(4): 611–25.

Krause KH, Dresel SH et al. (2000). Increased striatal dopamine transporter in adult patients with attention deficit hyperactivity disorder: effects of methylphenidate as measured by single photon emission computed tomography. Neurosci Lett 285(2): 107–10.

Kusaga A, Yamashita Y et al. (2002). Increased urine phenylethylamine after methylphenidate treatment in children with ADHD. Ann Neurol 52(3): 372–4.

Laucht M, Skowronek M et al. (2007). Interacting effects of the dopamine transporter gene and psychosocial adversity on attention-deficit/hyperactivity disorder symptoms among 15-year-olds from a high-risk community sample. Arch Gen Psychiatry 64(5): 585–90.

Leo D, Sorrentino E et al. (2003). Altered midbrain dopaminergic neurotransmission during development in an animal model of ADHD. Neurosci Biobehav Rev 27(7): 661–9.

Leonard BE, McCartan D et al. (2004). Methylphenidate: a review of its neuropharmacological, neuropsychological and adverse clinical effects. Hum Psychopharmacol 19(3): 151–80.

Li D, Sham PC et al. (2006). Meta-analysis shows significant association between dopamine system genes and attention deficit hyperactivity disorder (ADHD). Hum Mol Genet 15(14): 2276–84.

Li J, Wang Y et al. (2007). Association between polymorphisms in serotonin transporter gene and attention deficit hyperactivity disorder in

II Ätiologie und Pathophysiologie

Chinese Han subjects. Am J Med Genet B Neuropsychiatr Genet 144B(1): 14–9.

Lucki I (1998). The spectrum of behaviors influenced by serotonin. Biol Psychiatry 44(3): 151–62.

Madras BK, Miller GM et al. (2005). The dopamine transporter and attention-deficit/hyperactivity disorder. Biol Psychiatry 57(11): 1397–409.

Malmberg K, Wargelius HL et al. (2008). ADHD and Disruptive Behavior scores – associations with MAO-A and 5-HTT genes and with platelet MAO-B activity in adolescents. BMC Psychiatry 8: 28.

Manzke T, Guenther U, Ponimaskin EG, Haller M, Dutschmann M, Schwarzacher S & Richter DW (2003). 5-HT4(a) receptors avert opioid-induced breathing depression without loss of analgesia. Science 301: 226–229.

Martin KF, Webb AR et al. (1987). The behavioural response to the 5-hydroxytryptamine1B (5HT1B) receptor agonist–RU-24969 may exhibit a circadian variation in the mouse. Chronobiol Int 4(4): 493–8.

Mazei MS, Pluto CP et al. (2002). Effects of catecholamine uptake blockers in the caudate-putamen and subregions of the medial prefrontal cortex of the rat. Brain Res 936(1–2): 58–67.

Mick E & Faraone SV (2008). Genetics of attention deficit hyperactivity disorder. Child Adolesc Psychiatr Clin N Am 17(2): 261–84, vii–viii.

Mill J, Sagvolden T et al. (2005). Sequence analysis of Drd2, Drd4, and Dat1 in SHR and WKY rat strains. Behav Brain Funct 1: 24.

Neuman RJ, Lobos E et al. (2007). Prenatal smoking exposure and dopaminergic genotypes interact to cause a severe ADHD subtype. Biol Psychiatry 61(12): 1320–8.

O'Reilly RC & Frank MJ (2006). Making working memory work: a computational model of learning in the prefrontal cortex and basal ganglia. Neural Comput 18(2): 283–328.

Oades RD (2002). Dopamine may be 'hyper' with respect to noradrenaline metabolism, but 'hypo' with respect to serotonin metabolism in children with attention-deficit hyperactivity disorder. Behav Brain Res 130(1–2): 97–102.

Oades RD (2005). The Roles of Norepinephrine and Serotonin in Attenion Deficit Hyperactivity Disorder. In: Gozal D & Molfese DL (Eds.). Attention Deficit Hyperactivity Disorder: From Genes to Patients. Totowa, NJ: Humana Press, pp. 97–130.

Oades RD (2006). Function and dysfunction of monamine interactions in children and adolescents with AD/HD. In: Levin ED (Ed.). Neurotransmitter Interactions and Cognitive Function. Basel: Birkhäuser, pp. 207–244.

Oades RD (2007). Role of the serotonin system in ADHD: treatment implications. Expert Rev Neurother 7(10): 1357–74.

Oades RD & Muller B (1997). The development of conditioned blocking and monoamine metabolism in children with attention-deficit-hyperactivity disorder or complex tics and healthy controls: an exploratory analysis. Behav Brain Res 88(1): 95–102.

Oades RD, Daniels R et al. (1998). Plasma neuropeptide-Y levels, monoamine metabolism, electrolyte excretion and drinking behavior in children with attention-deficit hyperactivity disorder. Psychiatry Res 80(2): 177–86.

Ogdie MN, Bakker SC et al. (2006). Pooled genome-wide linkage data on 424 ADHD ASPs suggests genetic heterogeneity and a common risk locus at 5p13. Mol Psychiatry 11(1): 5–8.

Pliszka SR (2005). The neuropsychopharmacology of attention-deficit/hyperactivity disorder. Biol Psychiatry 57(11): 1385–90.

Prince J (2008). Catecholamine Dysfunction in Attention-Deficit/Hyperactivity Disorder. J Clin Psychopharmacol 28 (Suppl. 2): S39–S45.

Rajkowski J, Majczynski H, Clayton E & Aston-Jones GS (2004). Activation of monkey locus coeruleus neurons varies with difficulty and performance in a target detection task. J Neurophysiol 92: 361–371.

Rapoport J, Quinn P et al. (1974). Platelet serotonin of hyperactive school age boys. Br J Psychiatry 125(2): 138–40.

Reimherr FW, Wender PH et al. (1984). Cerebrospinal fluid homovanillic acid and 5-hydroxy-indoleacetic acid in adults with attention deficit disorder, residual type. Psychiatry Res 11(1): 71–8.

Retz W, Freitag CM et al. (2008). A functional serotonin transporter promoter gene polymorphism increases ADHD symptoms in delinquents: interaction with adverse childhood environment. Psychiatry Res 158(2): 123–31.

Riikonen RS, Nokelainen P et al. (2005). Deep serotonergic and dopaminergic structures in fetal alcoholic syndrome: a study with nor-beta-CIT-single-photon emission computed tomography and magnetic resonance imaging volumetry. Biol Psychiatry 57(12): 1565–72.

Roessner V, Walitza S et al. (2007). Tetrahydroisoquinoline derivatives: a new perspective on monoaminergic dysfunction in children with ADHD? Behav Brain Funct 3(1): 64.

Roessner V, Manzke T et al. (2009a). Development of 5-HT transporter density and long-term effects of methylphenidate in an animal model of ADHD. World J Biol Psychiatry 26(1):1–5.

Roessner V, Sagvolden T et al. (2009a). MPH treatment normalizes elevated dopamine transporter density in an animal model of ADHD (submitted).

Ruskin DN, Bergstrom DA et al. (2001). Drugs used in the treatment of attention-deficit/hyperactivity disorder affect postsynaptic firing rate and oscillation without preferential dopamine autoreceptor action. Biol Psychiatry 49(4): 340–50.

Russell VA (2002). Hypodopaminergic and hypernoradrenergic activity in prefrontal cortex slices of an animal model for attention-deficit hyperactivity disorder– the spontaneously hypertensive rat. Behav Brain Res 130(1–2): 191–6.

Russell VA, Sagvolden T et al. (2005). Animal models of attention-deficit hyperactivity disorder. Behav Brain Funct 1: 9.

Sagvolden T, Johansen EB et al. (2005). A dynamic developmental theory of attention-deficit/hyperactivity disorder (ADHD) predominantly hyperactive/impulsive and combined subtypes. Behav Brain Sci 28(3): 397–419; discussion 419–68.

Schiffer WK, Volkow ND et al. (2006). Therapeutic doses of amphetamine or methylphenidate differentially increase synaptic and extracellular dopamine. Synapse 59(4): 243–51.

Shaw P, Sharp WS, Morrison M, Eckstrand K, Greenstein DK, Clasen LS, Evans AL & Rapoport JL (2009). Psychostimulant Treatment and the developing cortex in attention deficit hyperactivity. Am J Psychiatry 166(1): 58–63.

Shaywitz BA, Cohen DJ et al. (1977). CSF monoamine metabolites in children with minimal brain dysfunction: evidence for alteration of brain dopamine. A preliminary report. J Pediatr 90(1): 67–71.

Sheehan K, Lowe N et al. (2005). Tryptophan hydroxylase 2 (TPH2) gene variants associated with ADHD. Mol Psychiatry 10(10): 944–9.

Sheehan K, Hawi Z et al. (2007). No association between TPH2 gene polymorphisms and ADHD in a UK sample. Neurosci Lett 412(2): 105–7.

Shekim WO, Bylund DB et al. (1986). Platelet MAO and measures of attention and impulsivity in boys with attention deficit disorder and hyperactivity. Psychiatry Res 18(2): 179–88.

Shetty T & Chase TN (1976). Central monoamines and hyperkinase of childhood. Neurology 26(10): 1000–2.

Sikstrom S & Soderlund G (2007). Stimulus-dependent dopamine release in attention-deficit/hyperactivity disorder. Psychol Rev 114(4): 1047–75.

Solanto MV (2002). Dopamine dysfunction in AD/HD: integrating clinical and basic neuroscience research. Behav Brain Res 130(1–2): 65–71.

Spivak B, Vered Y et al. (1999). Circulatory levels of catecholamines, serotonin and lipids in attention deficit hyperactivity disorder. Acta Psychiatr Scand 99(4): 300–4.

Tripp G & Wickens JR (2008). Research review: dopamine transfer deficit: a neurobiological theory of altered reinforcement mechanisms in ADHD. J Child Psychol Psychiatry 49(7): 691–704.

Volkow ND, Ding YS et al. (1995). Is methylphenidate like cocaine? Studies on their pharmacokinetics and distribution in the human brain. Arch Gen Psychiatry 52(6): 456–63.

Volkow ND, Wang G et al. (2001). Therapeutic doses of oral methylphenidate significantly increase extracellular dopamine in the human brain. J Neurosci 21(2): RC121.

Walitza S, Renner TJ et al. (2005). Transmission disequilibrium of polymorphic variants in the tryptophan hydroxylase-2 gene in attention-deficit/hyperactivity disorder. Mol Psychiatry 10(12): 1126–32.

Watanabe Y, Fujita M et al. (1997). Brain dopamine transporter in spontaneously hypertensive rats. J Nucl Med 38(3): 470–4.

Wilens TE (2008). Effects of Methylphenidate on the Catecholaminergic Sytstem in Attention-Deficit/Hyperactivity Disorder. J Clin Psychopharmcaol 28 (Suppl. 2): S46–S53.

Williams J (2008). Working toward a neurobiological account of ADHD: commentary on Gail Tripp and Jeff Wickens, dopamine transfer deficit. J Child Psychol Psychiatry 49(7): 705–11; discussion 711.

Yano M & Steiner H (2005). Methylphenidate (Ritalin) induces Homer 1a and zif 268 expression in specific corticostriatal circuits. Neuroscience 132(3): 855–65.

Zhang K, Davids E et al. (2002). Serotonin transporter binding increases in caudate-putamen and nucleus accumbens after neonatal 6-hydroxydopamine lesions in rats: implications for motor hyperactivity. Brain Res Dev Brain Res 137(2): 135–8.

8 Neuropsychologie

Renate Drechsler

Die klinische Diagnose von ADHS orientiert sich bis heute an Beschreibungen von Verhaltensauffälligkeiten im Alltag. In den letzten 15 bis 20 Jahren wurde eine Reihe von Modellen und Testverfahren mit dem Ziel entwickelt, diese Verhaltensauffälligkeiten aus neuropsychologischer Perspektive zu erklären und messbar zu objektivieren. Während man lange Zeit nach einem Schwerpunkt-Defizit suchte, das als eigentliche Ursache für alle nachfolgenden Probleme angesehen werden sollte, geht man heute davon aus, dass Störungen und Störungsursachen heterogen sind. Die verschiedenen Modelle, die hier vorgestellt werden, müssen sich daher nicht gegenseitig ausschließen, sondern können als Erklärung von Teilaspekten herangezogen werden. Neuropsychologische Erklärungsansätze lassen sich grob unterteilen in Modelle mit Schwerpunkt auf kognitiver Ebene, Modelle mit Schwerpunkt auf motivationaler Ebene und integrative Modelle, die beides zu verbinden suchen. Untersuchungsparadigmen und -aufgaben sowie neuropsychologische Befunde, die beim Störungsbild ADHS eine Rolle spielen, werden anschließend dargestellt.

8.1 Neuropsychologische Theorien zu ADHS

8.1.1 Kognitive Modelle

Barkleys Modell von ADHS als Störung der Selbstregulation

Eines der einflussreichsten neuropsychologischen Erklärungsmodelle von ADHS stammt von R. A. Barkley (Barkley 1997, 2000, 2006). In seinem Modell lassen sich die verschiedenen Verhaltensauffälligkeiten, die zum Störungsbild von ADHS gehören, letztlich auf eine Beeinträchtigung von Inhibitionsprozessen (Verhaltenshemmung) zurückführen. Verhaltenshemmung lässt sich demnach in drei Komponenten unterteilen: 1. Die Unterdrückung einer dominanten Antworttendenz, 2. die Unterbrechung einer bereits begonnenen Antwort und 3. die Kontrolle von Interferenz. Unter „dominanter Antworttendenz" versteht Barkley ein Antwortschema, das zuvor positiv verstärkt wurde und das sich deshalb automatisch aufdrängt, wenn mehrere Antwortalternativen zur Auswahl stehen. Die Fähigkeit, eine bereits begonnene Antwort oder ein Antwortmuster zu unterbrechen, ist an Selbstüberwachung (Monitoring) und Arbeitsgedächtnisleistungen gekoppelt. Der dritte Inhibitionsprozess, die Kontrolle von Interferenz, beinhaltet die Fähigkeit, ein bestimmtes Ziel zu fokussieren und dabei andere Ereignisse oder Ideen ausblenden zu können. Die Kontrolle von Inhibitionsprozessen setzt Barkley gleich mit der Fähigkeit zur Selbstregulation.

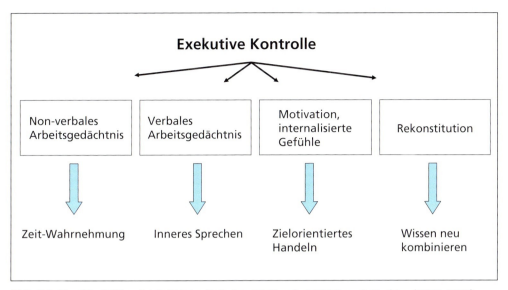

Abb. 8.1: Das Modell beeinträchtigter Selbstregulation bei ADHS nach Barkley (1997, 2006)

Inhibitionsprozesse wirken regulierend auf eine Reihe von Funktionen ein, die Barkley in seinem Modell als exekutive Funktionen definiert. Gemeinsames Merkmal dieser exekutiven Funktionen ist es, Handlungen in Hinblick auf die Zukunft zu regulieren. Dazu gehören das nonverbale Arbeitsgedächtnis, das verbale Arbeitsgedächtnis (inneres Sprechen), die Regulation von Affekt/Motivation/Arousal und die Fähigkeit zur Rekonstitution (Abb. 8.1). Das nonverbale Arbeitsgedächtnis steht für Barkley in Zusammenhang mit Zeitverarbeitung, vorausschauendem Planen und Selbstwahrnehmung. Mit dem verbalen Arbeitsgedächtnis verbindet er unter anderem die Fähigkeit, sich selbst Anweisungen geben und Regeln aufstellen oder einhalten zu können. Die Regulierung von Affekt/Motivation/Arousal ermöglicht es dem Individuum, unmittelbare Bedürfnisse zu kontrollieren und zugunsten von längerfristigen Zielen aufzuschieben. Dazu gehört auch, die eigene Perspektive zeitweilig in den Hintergrund treten zu lassen und sich in die Situation eines anderen hineinzuversetzen. Unter Rekonstitution versteht Barkley die Fähigkeit, Informationen auf neue Weise kombinieren zu können, etwa beim Schlussfolgern, Planen oder beim kreativen Denken. Diese exekutiven Funktionen wirken sich auf eine beobachtbare Ebene des Verhaltens aus, zu der die motorische Kontrolle von Handlungen, die Flüssigkeit von Handlungsabfolgen, z. B. beim Wechsel des Aufmerksamkeitsfokus, und das Einhalten von zielgerichteten Handlungsplänen und -abfolgen gehört.

Die Tatsache, dass bei ADHS in den von Barkley aufgeführten Bereichen Beeinträchtigungen auftreten können, lässt sich anhand der Literatur ebenso wie klinisch leicht belegen. Barkley selbst geht allerdings davon aus, dass bei ADHS keine Funktionseinschränkungen an sich bestehen, sondern dass es sich um eine Störung der Performanz handelt: Nicht das „Wie" und „Was" ist beim Verhalten beeinträchtigt, sondern eher das „Wo" und „Wann" (Barkley 2006).

II Ätiologie und Pathophysiologie

Tab. 8.1: Zuordnung von ADHS-Symptomen, Aufmerksamkeitssystemen und neuronalen Schaltkreisen (nach Swanson 1998, modifiziert)

Symptombereich	Aufmerksamkeitssystem	Neuronaler Schaltkreis
Unaufmerksam/Wachheit • Schwierigkeiten beim Aufrechterhalten der Aufmerksamkeit • bringt Arbeiten nicht zu Ende • Abneigung gegen länger andauernde Anstrengung	Wachheit/Alerting	**Rechts frontal** • rechts frontal • rechtsposterior parietal • Locus coeruleus
Unaufmerksam/Orientierung • leicht abgelenkt • scheint nicht zuzuhören • macht Flüchtigkeitsfehler	Orientierung/Aufmerksamkeitsausrichtung	**Posterior parietal** • bilateralparietal • Colliculussuperior • Thalamus
Hyperaktiv/impulsiv • platzt mit der Antwort heraus • unterbricht oder stört andere • kann nur schwer warten	Exekutive Kontrolle	**Anteriores Cingulum** • anteriores Cingulum • links lateral frontal • Basalganglien

Aufmerksamkeitsmodell von ADHS

Aus einer Perspektive der Aufmerksamkeit bietet das Modell der Aufmerksamkeitsschaltkreise von Posner (Posner & Petersen 1990; Posner & Raichle 1994) einen Erklärungsansatz für neuropsychologische Auffälligkeiten bei ADHS. Dabei werden drei neuronale Schaltkreise der Aufmerksamkeit unterschieden (s. Tab. 8.1): Ein Alerting-Schaltkreis zur Steuerung der allgemeinen Wachheit und Aktivierung, ein Schaltkreis der visuellen Orientierung, der das Loslösen der Aufmerksamkeit von Reizen und die Verschiebung der Aufmerksamkeit auf andere Reize reguliert, und ein Schaltkreis exekutiver Kontrolle, der für bewusste Regulation von Aufmerksamkeit und für Entscheidungsverhalten zuständig ist. Unterschiedliche Störungsmerkmale, die den Symptomkomplexen der Unaufmerksamkeit oder der Impulsivität/Hyperaktivität zugerechnet werden können, lassen sich nach diesem Modell Störungen der verschiedenen Aufmerksamkeitsschaltkreise zuordnen. Symptome der Unaufmerksamkeit wären auf Funktionsbeeinträchtigungen der Schaltkreise der Wachheit und visuellen Orientierung zurückzuführen, während Symptome der Impulsivität/Hyperaktivität eher mit einer Beeinträchtigung des exekutiven Schaltkreises in Zusammenhang stehen (Swanson 1998).

Das kognitiv-energetische Modell

Nach dem kognitiv-energetischen Ansatz von Sergeant (2000, 2005; vgl. van der Meere et al. 2005) haben Personen mit ADHS vor allem Schwierigkeiten, ihren energetischen Zustand an Außenanforderungen anzupassen. Man könnte es deshalb als „Adaptationsmodell" bezeichnen. Die von ihnen geleistete Anstrengung („Effort") reicht nicht aus, um eine Situation optimal zu bewältigen. Ist eine Aufgabe wenig aktivierend, reagieren Kinder mit ADHS auf Aufgabenebene verlangsamt, mit sehr unregelmäßigen Antwortzeiten oder mit Aussetzern. Bei einer raschen, stark aktivierenden Aufgabe dagegen reagieren sie überaktiviert und antworten vorschnell, überhastet und machen viele Fehler. Löst dagegen die

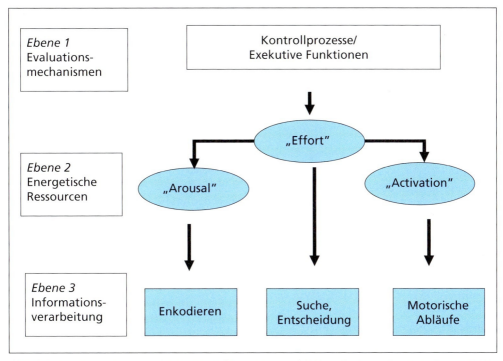

Abb. 8.2: Das kognitiv-energetische Modell von Sergeant (2000), basierend auf Sanders (1998)

Aufgabe eine mittlere Aktivierung aus, stimmt die geleistete Anstrengung möglicherweise gut mit Aufgabenanforderungen überein und die Probanden zeigen keine Beeinträchtigungen. Ob Leistungsunterschiede zwischen Kindern mit und ohne ADHS auftreten, würde demnach nicht so sehr vom Aufgabentyp als von der Präsentationsrate abhängen (Raymaekers et al. 2007; Scheres et al. 2001; Van der Meere 1995). Mit dem kognitiv-energetischen Modell von ADHS bezieht sich Sergeant (2000) auf das Aufmerksamkeitsmodell von Sanders (1998) (vgl. Abb. 8.2). Es lassen sich drei hierarchische Ebenen unterscheiden (Abb. 8.2): Die oberste Ebene entspricht der Ebene exekutiver Kontrolle und ist zuständig für die strategische Auswahl und Evaluation von Verhalten. Die zweite Ebene ist zuständig für den energetischen Zustand und umfasst die Komponente „Effort", was sich am ehesten mit „Anstrengungsleistung/Anstrengungsregulierung" übersetzen lässt, die sich ihrerseits auswirkt auf das „Arousal", einen Zustand gesteigerter Erregung/Wachheit des Organismus als Reaktion auf Input, und auf die „Aktivierung", eine erhöhte physiologische Bereitschaft, eine motorische Handlung auszuführen. Diese drei energetischen Komponenten beeinflussen die Ebene der eigentlichen kognitiven Verarbeitungsprozesse: Das „Arousal" beeinflusst vor allem die Fähigkeit, Informationen angemessen aufzunehmen (Dekodieren), die Aktivierung wirkt sich auf die motorische Umsetzung der Antwort aus und der Effort beeinflusst kognitive Verarbeitungsprozesse allgemein. Das kognitiv-energetische Modell liefert interessante Erklärungsansätze und ist auch mit aktuellen Befunden zur erhöhten Verhaltensvariabilität bei ADHS gut vereinbar.

8.1.2 Motivationale Modelle

Motivationale Modelle sehen die Ursache für ADHS-typische Verhaltensweisen in einer Beeinträchtigung des Belohnungssystems/Verstärkersystems.

Das Modell von Quay

Mit seinem behavioralen Modell beruft sich Quay (1988, 1997) auf Grays Unterscheidung von drei neurobiologisch verankerten Verhaltenssystemen: Das Kampf/Flucht-System (Fight/Flight System) reagiert auf Schmerz und Bestrafung. Das Belohnungs- oder Aktivierungssystem (Behavioral Activation System BAS) reagiert auf Belohnung oder auf die Beendigung von Bestrafung. Das dritte System dient der Verhaltenshemmung (Behavioral Inhibition System BIS). Dieses System reagiert auf konditionierte Reize, die Bestrafung oder das Fehlen von Belohnung signalisieren, aber auch auf unbekannte oder angstauslösende Reize. Das BIS ist zuständig für passive Vermeidung und für die Extinktion von Verhaltensweisen, die nicht verstärkt werden. Quay (1988, 1997) nimmt an, dass bei AHDS eine Unterfunktion des Systems der Verhaltenshemmung (BIS) vorliegt. Dies entspricht der Beobachtung, dass Kinder mit ADHS zwar empfänglich für Belohnung sind, aber dazu neigen, weniger auf Bestrafung zu reagieren und weniger gut aus negativen Erfahrungen zu lernen als andere Kinder.

Abneigung gegen Verzögerung

Sonuga-Barke et al. (1994; Sonuga-Barke & Taylor 1992) geht in der Theorie der „Verzögerung-Abneigung" (Delay aversion) davon aus, dass das Verhalten von Kindern mit ADHS in erster Linie darauf abzielt, Wartezeiten zu vermeiden. Kinder mit ADHS beenden Aufgaben schneller als gesunde Kontrollkinder und nutzen nicht die komplette Zeit, die ihnen zur Bearbeitung einer Aufgabe zur Verfügung steht. Außerdem wählen Kinder mit ADHS eher eine kleinere Belohnung, wenn sie dafür weniger Wartezeit in Kauf nehmen müssen, als eine größere Belohnung, für die sie länger warten müssten. Laut Sonuga-Barke (1994) verstärkt sich die Abneigung gegen Verzögerung durch die Erfahrung impulsiver Kinder, dass Situationen, die mit Wartezeiten verknüpft sind, aufgrund ihres Verhaltens in ihrer Umwelt negative Reaktionen hervorrufen. In der Folge vermeiden sie solche Situationen oder lenken sich ab, indem sie ihre Aufmerksamkeit auf irrelevante Reize richten und durch eigene Handlungen die Situation interessanter gestalten.

Dynamisch behaviorale Entwicklungstheorie von ADHS

In der „dynamischen Entwicklungstheorie" von ADHS stellen Sagvolden et al. (2005) die These auf, dass Kinder mit ADHS (gemischter Subtypus) weniger auf Verstärkung reagieren als normale Kinder. Damit ein Verstärker bei Kindern mit ADHS dieselbe Wirkung erzielt wie bei Kindern ohne ADHS, muss das erwünschte Verhalten sofort im Anschluss an sein Auftreten, also ohne Verzögerung, belohnt werden und der Verstärker muss ausgeprägter sein. Bei Kindern mit ADHS nimmt die Wirksamkeit der Verstärkung mit wachsender zeitlicher Distanz zwischen Verhalten und erfolgter Verstärkung überproportional ab. Der „Verzögerungs-Belohnungs-Gradient" (Delay of reinforcement gradient), der dieses Verhältnis abbildet, verläuft im Vergleich zu gesunden Kindern steiler und verkürzt (Abb. 8.3). Dies hat zur Konsequenz, dass Kinder mit ADHS langfristige Verhaltenskonsequenzen wenig beachten und einen stärkeren Anreiz benötigen, um ein erwünschtes Verhalten zu zeigen. Sind aber Assoziationen zwischen Verhalten und Verstärker einmal etabliert, dann lassen sie

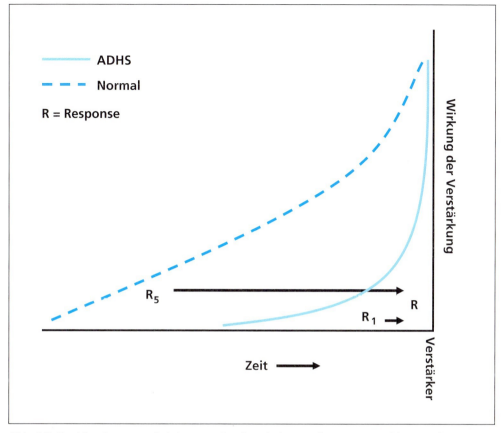

Abb. 8.3: Der Verzögerungs-Belohnungs-Gradient bei ADHS (Aase & Sagvolden 2005) Antworten, die zeitlich weit (R_5) oder weniger weit (R_1) oder direkt vor der Verstärkung erfolgen (R) werden bei gesunden Kindern verstärkt (gestrichelte Linie). Bei ADHS werden nur Antworten, die zeitlich kurz (R_1) oder unmittelbar vor der Verstärkung (R) erfolgen, mit dem Verstärker verknüpft (durchgezogenen Linie).

sich in der Folge nur schwer löschen: Kinder mit ADHS neigen dazu, Verhaltensweisen auch dann beizubehalten, wenn diese nicht mehr verstärkt werden. Auf Verhaltensebene äußert sich dies als Hyperaktivität und eine erhöhte Variabilität von Verhalten. Impulsivität wird aufgefasst als die Neigung, eher auf eine geringe Belohnung zu reagieren, die rasch verfügbar ist, als auf eine größere Belohnung, die erst später verfügbar ist. Da nicht nur die Verstärker selbst gelernt werden, sondern auch der Zeitintervall, der zwischen Reiz und Verstärkung liegt, lässt sich laut Sagvolden und Mitarbeitern (2005) auch erklären, wieso impulsives Verhalten in neuartigen Situationen weniger häufig beobachtet werden kann als in vertrauten: Solange ein Kind noch keine Erfahrung mit einem bestimmten Verstärker hat, kann die Dauer des Intervalls zwischen Reiz und Belohnung selbst auch noch nicht konditioniert sein. Die Ursachen für veränderte Verstärkerprozesse bei ADHS sehen Sagvolden und Mitarbeiter (2005) in einer Unterfunktion des Dopaminsystems.

II Ätiologie und Pathophysiologie

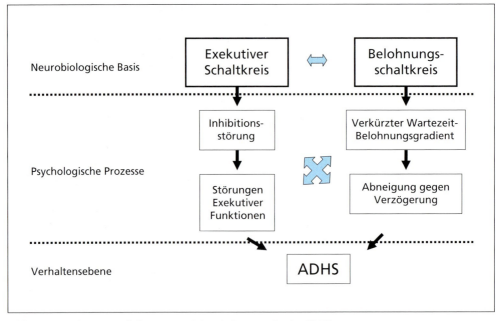

Abb. 8.4: Zweiweg-Modell von ADHS (nach Sonuga-Barke 2003)

8.1.3 Integrative Modelle (Multiple pathway models)

In den letzten Jahren sind Modelle, die Verhaltensauffälligkeiten auf eine einzige Kernstörung zurückführen, durch Theorien abgelöst worden, die zwei oder mehrere Erklärungshypothesen kombinieren. Die meisten der oben dargestellten Modelle wurden entsprechend erweitert (Castellanos & Tannock 2002; Nigg et al. 2005; Sonuga-Barke 2005). Zweiweg- oder Mehrweg-Modelle (Dual- oder Multiple Pathway Models) versuchen der Tatsache Rechnung zu tragen, dass keines der bisherigen Modelle widerspruchsfrei empirisch bestätigt werden konnte. ADHS wird nun aufgefasst als heterogenes Störungsbild, das weder ätiologisch noch neuropsychologisch einheitlich ist. Im Dual-Pathway-Modell (Sonuga-Barke 2002, 2003) werden motivationale Erklärungsmodelle (Störung des Belohnungssystems mit Abneigung gegen Warten) mit kognitiven Erklärungsmodellen (Inhibitionsdefizit) kombiniert. Demnach zeigt eine Reihe von Kindern mit ADHS vor allem Probleme bei Aufgaben exekutiver Funktionen, ohne begleitende motivationale Schwierigkeiten, eine weitere Untergruppe zeigt vor allem Auffälligkeiten bei Aufgaben mit verzögerter Belohnung, aber keine Auffälligkeiten bei der Inhibitionskontrolle, und eine dritte Subgruppe hat in beiden Bereichen Schwierigkeiten (vgl. Abb. 8.4). Da aber eine weitere Subgruppe von Kindern mit ADHS in keinem der beiden Bereiche klinisch auffällige Leistungen erbringt, müssen noch weitere Erklärungsmöglichkeiten herangezogen werden. Deshalb wird inzwischen eher von Mehrweg-Modellen ausgegangen. Castellanos & Tannock (2002) schlagen ein „Multiple-Pathway"-Modell vor, in dem drei mögliche neuropsychologische Störungsschwerpunkte unterschiedlicher Verursachung angenommen werden: eine Störung des Belohnungskreislaufs, eine Störung des Arbeitsgedächtnisses und eine Störung der Zeitverarbeitung. In einer späteren Version entwerfen Castellanos und Mitarbeiter (2005, 2006) ein Mehrweg-Modell, bei dem die intraindividuelle Variabilität des Verhaltens als eines der konstantesten Merkmale von ADHS ausgemacht wird: Kinder mit ADHS zeigen etwa in ihren Reaktionszeiten während derselben Aufgabe, aber auch in komplexen, exekutiven Leistungen von einem Tag auf den anderen stärkere Schwankungen als gesunde Kontrollkinder. Castellanos und Mitarbeiter (2006) nehmen an, dass das Zusammenspiel von „heißen" exekutiven Funktionen, d. h. Regulationsmechanismen, die beeinflusst werden von Motivation und Emotion, und von „kalten" exekutiven Funktionen, d. h. Regulationsmechanismen eher kognitiver Natur, bei ADHS beeinträchtigt ist. Dabei kann der Störungsschwerpunkt je nach Individuum oder nach noch zu spezifizierenden Untergruppe mal mehr im Bereich der „heißen", mal mehr im Bereich der „kalten" oder gleichermaßen in beiden Bereichen der exekutiven Funktionen zu situieren sein. Als anatomisches Substrat dafür nehmen sie Dysfunktionen in kortiko-striato-thalamo-kortikalen Schaltkreisen an.

8.1.4 Neuropsychologische Besonderheiten des überwiegend unaufmerksamen Subtyps

Die Mehrzahl neuropsychologischer Modelle von ADHS beziehen sich ausdrücklich nur auf das Störungsbild mit Hyperaktivität (Subtypen ADHS gemischt und ADHS hyperaktiv-impulsiv nach DSM-IV, vgl. z. B. Barkley 2006). Verschiedene Autoren haben die These aufgestellt, dass ADHS ohne Hyperaktivität (also eigentlich ADS oder ADHS des unaufmerksamen Subty-

pus) ein eigenes Störungsbild darstellt, das in neuropsychologischer Hinsicht nur wenige Gemeinsamkeiten mit den beiden anderen hat (Lockwood et al. 2001; Milich 2001). Demnach zeichnen sich Kinder mit ADHS des unaufmerksamen Subtyps auf Verhaltensebene durch ein träges kognitives Tempo mit Zerstreutheit, Tagträumen und eher passiv-inaktivem Verhalten aus. Auf neuropsychologischer Ebene würden sich diese Symptome vor allem als Störung des Arbeitsgedächtnisses (Diamond 2005) und als verlangsamtes Arbeitstempo (Weiler et al. 2000) zeigen, während die Verhaltenshemmung weniger beeinträchtigt wäre als bei Kindern, die hyperaktiv/impulsiv sind (Nigg et al. 2002). Außerdem scheinen Kindern mit ADHS ohne Hyperaktivität ausgeprägtere komorbide Störungen im Lesen/Schreiben und Rechnen aufzuweisen als andere ADHS-Subtypen (Hynd 1991; Weiss et al. 2003). Allerdings gibt es auch eine Reihe von Studien, die keine qualitativen Leistungsunterschiede in neuropsychologischen Tests zwischen Kindern des gemischten und des unaufmerksamen ADHS-Subtypus finden, weder bei der Inhibitionskontrolle noch im Aufmerksamkeitsbereich (Chhabildas et al. 2001; Geurts et al. 2005), sodass hier noch Forschungsbedarf besteht (Baeyens et al. 2006).

8.2 Beeinträchtigung neuropsychologischer Funktionen bei ADHS

Neuropsychologische Modelle von ADHS stützen sich auf eine Vielzahl von empirischen Studien, in denen neuropsychologische Paradigmen eingesetzt wurden, die zum Teil speziell für die Untersuchung von Kindern mit ADHS konzipiert wurden. Die wichtigsten gebräuchlichen Paradigmen werden hier vorgestellt. Die Studienergebnisse sind aber oft aufgrund der unterschiedlichen Zusammensetzung der unter-

II Ätiologie und Pathophysiologie

suchten Patientengruppen hinsichtlich Alter, Komorbidität und Subtypisierung oder aufgrund des Einsatzes von Aufgabenvarianten nur eingeschränkt vergleichbar. Außerdem muss vorausgeschickt werden, dass neuropsychologische Auffälligkeiten stets nur bei einem Teil der ADHS-Stichprobe auftreten. Wenn in Meta-Analysen die Effektstärken für einzelne neuropsychologische Störungen bei ADHS verglichen werden, dann zeigt sich, dass – je nach Bereich – höchstens die Hälfte, meist aber ein deutlich geringerer Anteil von Kindern mit ADHS tatsächlich relevante Minderleistungen zeigen (vgl. Frazier et al. 2004; Willcutt et al. 2005a).

8.2.1 Exekutive Funktionen

Unter „Exekutive Funktionen" versteht man Fähigkeiten der Selbstregulation, zu denen Komponenten wie Inhibition, kognitive Flexibilität, Interferenzkontrolle, Arbeitsgedächtnis oder Planen und Problemlösen gezählt werden (zur Taxonomie exekutiver Funktionen vgl. Drechsler 2007). Störungen exekutiver Funktionen galten lange als das zentrale Problem bei ADHS und zahlreiche experimentelle Studien verwiesen auf Defizite im exekutiven Bereich (Pennington & Ozonoff 1996). Anhand aktueller Arbeiten muss diese Feststellung etwas relativiert werden. Meta-Analysen zeigen, dass Gruppeneffekte im Bereich der Inhibitionskontrolle und bei einigen Planungsaufgaben zwar konsistent zwischen Gruppen von Kindern mit und ohne ADHS unterscheiden, dass allerdings nur weniger als die Hälfte der von ADHS Betroffenen klinisch auffällige Ergebnisse aufweisen (Boonstra et al. 2005; Willcutt et al. 2005a). Deshalb gibt es auch Studien, die keine oder nur wenige Leistungsunterschiede zwischen Kindern mit und ohne ADHS im Bereich exekutiver Funktionen finden, vor allem wenn die Gruppen in Bezug auf Intelligenz vergleichbar sind (Scheres et al. 2004). Es wurde auch in Frage gestellt, ob Beeinträchtigungen exekutiver Funktionen wirklich spezifisch für ADHS sind, oder ob sie nicht bei einer Vielzahl von psychiatrischen Störungen anzutreffen sind. Besonders häufig scheinen Störungen exekutiver Funktionen bei Komorbidität von ADHS mit Störungen des Sozialverhaltens aufzutreten – allerdings sind die Ergebnisse hier nicht einheitlich und die Frage, inwieweit die Effekte beider Störungen additiv sind oder interagieren, ist nicht hinreichend geklärt (Banaschewski et al. 2003; Jonsdottir et al. 2006; Newcorn et al. 2001; Oosterlaan et al. 2005; Sarkis et al. 2005). Bei Kindern mit ADHS und komorbider Tic-Störung scheinen dagegen keine zusätzlichen Beeinträchtigungen exekutiver Funktionen aufzutreten im Vergleich zu „einfacher" ADHS ohne Tics (Roessner et al. 2006, 2007). Exekutive Störungen können fluktuieren und sind durch den jeweiligen Kontext beeinflussbar: Je nach Anreiz, Interessenslage, Neuheit und Strukturiertheit der Testsituation können Kinder mit ADHS in Testverfahren, bei denen Selbstregulation eine Rolle spielt, sehr unterschiedliche Leistungen erzielen.

Inhibition

Beeinträchtigte Hemmung gilt laut Barkley (1997, 2000, 2006) als Kerndefizit und wurde in zahlreichen Studien in Go/NoGo-Aufgaben untersucht (vgl. Tab. 8.2). Als Indiz für beeinträchtigte Hemmung gilt die erhöhte Fehlerrate falscher Antworten. Auch wenn die überwiegende Evidenz dafür spricht, dass inhibitorische Kontrolle bei ADHS beeinträchtigt ist (Aron & Poldrack 2005), finden einige neuerer Arbeiten keine eindeutigen Gruppenunterschiede zwischen Probanden mit und ohne ADHS (Carr et al. 2006; Koschack et al. 2003). Möglicherweise ist die beeinträchtigte Verhaltenshemmung be-

Tab. 8.2: Neuropsychologische Aufgabenparadigmen

Paradigma → **Neuropsychologische Funktion**	Aufgabenbeschreibung
Go/NoGo → Inhibition	Es werden computergestützt unterschiedliche Reize dargeboten. Auf einen bestimmten Zielreiz soll der Proband so schnell wie möglich reagieren, auf einen anderen Reiz soll er nicht reagieren. Das Verhältnis der Go- zu den NoGo-Antworten kann variieren.
Stoppsignal-Aufgabe → Inhibition	Bei dieser computergestützten Aufgabe soll der Proband so schnell wie möglich auf einen bestimmten Zielreiz reagieren. Manchmal folgt unmittelbar nach dem Zielreiz ein Stoppsignal. In diesem Fall soll die Reaktion auf den Zielreiz sofort gestoppt werden. Je größer der zeitliche Abstand zwischen Zielreiz und Stoppsignal, desto schwieriger ist es, die begonnene motorische Reaktion zu stoppen.
Continuous Performance Test CPT → Daueraufmerksamkeit	Probanden sollen bei diesem computergestützten Test über einen längeren Zeitraum auf einen bestimmten Zielreiz reagieren. Z. B. werden einzelne Buchstaben auf dem Bildschirm dargeboten: Es soll immer dann auf die Taste gedrückt werden, wenn auf ein A ein X folgt. Es existieren unterschiedliche CPT-Versionen mit Buchstaben, Zahlen, figuralem Material oder auditiven Reizen. Auslassungen (omission errors) gelten als Anzeichen für Unaufmerksamkeit, Fehler (commission errors) als Anzeichen für beeinträchtigte Hemmung.
Stroop Aufgabe → Exekutive Funktionen: Interferenzkontrolle	Bei diesem Aufgabentyps soll eine automatisierte Reaktion zugunsten einer weniger automatisierten unterdrückt werden. Im ursprünglichen Farbe-Wort-Interferenztest nach Stroop soll der Proband so schnell wie möglich die Farben benennen in denen Farbwörter geschrieben sind. Dabei besteht ein Widerspruch (Interferenz) zwischen dem Inhalt des Farbwortes (z. B. „ROT") und der Farbe, in der es dargestellt ist (z. B. „BLAU"). Das hoch überlernte Lesen des Wortes muss unterdrückt werden zugunsten des Farbbenennens. Es existieren alternative Stroop-Versionen mit Zahlen, räumlichen Anordnungen oder figürlichen Darstellungen.
Dual Task Aufgabe → Arbeitsgedächtnis → Geteilte Aufmerksamkeit	Zwei unterschiedliche Aufgaben sollen gleichzeitig bearbeitet werden: z. B. Bearbeitung einer visuellen Suchaufgabe bei gleichzeitigem Zählen von Tönen.
Multitasking Aufgabe → Exekutive Funktionen	Es werden mehrere Aufgaben vorgegeben, die unter Zeitdruck und unter Einhaltung von Durchführungsregeln bearbeitet werden sollen. Die Zeitvorgabe reicht nicht aus, um alle Aufgaben nacheinander abzuarbeiten. Die Probanden müssen sich also eine Strategie zurechtlegen, wie sie die Aufgaben bei Einhaltung der Vorgaben so optimal wie möglich bewältigen können.
Iowa Gambling Task → Emotionales Entscheiden, Verwerten von Feedback → „hot executive functions"	Probanden ziehen aus vier Kartenstapeln jeweils eine Karte auf der ein Gewinn und ein Verlust vermerkt sind. Was sie zunächst nicht wissen: Karten aus zwei Stapeln sind mit relativ hohen Gewinnen aber auch mit sehr hohen Verlusten gekoppelt (= risikoreiche Stapel), Karten aus den zwei anderen Stapeln führen zu kleineren aber regelmäßigen Gewinnen bei eher niedrigem Verlustrisiko (= sichere Stapel). Es wird untersucht, ob Probanden aus den Erfahrungen lernen und schließlich bevorzugt Karten aus den sicheren Stapeln ziehen.

sonders häufig bei Komorbidität von ADHS und Störungen des Sozialverhaltens anzutreffen oder auch bei Störungen des Sozialverhaltens ohne ADHS (Van der Meere et al. 2005; Nigg et al. 2003), aber die Befunde sind nicht eindeutig (siehe z. B. Albrecht et al. 2006; Schachar et al. 2000). Neben den Hemmprozessen an sich kann auch die Umsetzung von Handlungsimpuls in motorischen Handlung bei ADHS und bei Kindern mit ADHS und komorbider Störung des Sozialverhaltens beeinträchtigt sein (Banaschewski et al. 2003, 2004). Zahlreiche Untersuchungen mit dem Stoppsignal-Test (vgl. Tab. 8.2) belegen, dass Kinder und Erwachsene mit ADHS mehr Zeit benötigen als gesunde Kontrollprobanden, um eine bereits begonnene motorische Reaktion zu stoppen (Kenemans et al. 2005; Lijffijt et al. 2005; Schachar et al. 2000). Allerdings deuten Meta-Analysen darauf hin, dass sich Kinder mit ADHS viel deutlicher durch allgemein schwankende und verlangsamte Reaktionszeiten als durch Probleme beim Stoppen der Reaktion von Kontrollkindern unterscheiden (Alderson et al. 2007).

Monitoring/Fehlerkontrolle

Untersuchungen mit dem Stoppsignal-Test liefern auch Hinweise, dass Kinder mit ADHS nicht angemessen auf Fehler reagieren. Wenn normale Kontrollkinder bei dieser Aufgabe Fehler machen, dann beobachtet man normalerweise, dass sie daraufhin ihr Arbeitstempo verlangsamen („post-error-slowing"). Bei Kindern mit ADHS ist das aber nicht der Fall, was als Indiz eines beeinträchtigten Monitorings, das zu den exekutiven Funktionen gezählt wird, bewertet werden kann (Schachar et al. 2004).

Interferenzkontrolle/ Konfliktverarbeitung

Beeinträchtigungen im Farbe-Wort-Stroop-Test sind bei ADHS häufig aufgezeigt worden (vgl. Tab. 8.2). Neben einer erhöhten Interferenzneigung werden allerdings auch andere Ursachen diskutiert, etwa eine verminderte Farbwahrnehmung im Gelb-Blau-Spektrum bei ADHS (Banaschewski et al. 2006; Albrecht et al. 2008; Roessner et al. 2008). Da die klassische Version des Stroop-Tests zudem voraussetzt, dass das Lesen hoch automatisiert abläuft, was bei Kindern mit ADHS oft nicht der Fall ist, sind zahlreiche Varianten des Tests entwickelt worden, in denen nicht gelesen werden muss oder bei denen Farben keine Rolle spielen. Meta-Analysen zeigen, dass Kinder mit ADHS hier konsistent etwas schwächer abschneiden als gesunde Kontrollprobanden, wobei die Effektstärken eher gering sind (Lansbergen et al. 2007).

Arbeitsgedächtnis

Aufgaben zum Arbeitsgedächtnis beinhalten das Aufrechterhalten und die Manipulation von Informationen im Arbeitsspeicher. Typische Aufgaben sind etwa das Wiederholen von auditiv vorgegebenen Zahlen in umgekehrter Reihenfolge (Zahlen nachsprechen rückwärts, HAWIK IV), oder das Reproduzieren von räumlichen Zeige-Sequenzen. Einige Kinder mit ADHS sind hierbei beeinträchtigt (Martinussen et al. 2005; Martinussen & Tannock 2006; Willcutt et al. 2005a). Effektstärken im Bereich des räumlich-visuellen Arbeitsgedächtnisses sind größer als im verbalen Bereich (vgl. Westerberg 2004). Auch das Alternieren zwischen Zielreizen (Switching) oder das gleichzeitige Bearbeiten von zwei Aufgaben (Dual-Task, vgl. Tab. 8.2), wird von einigen Autoren dem Arbeitsgedächtnis zugeordnet. Einige Befunde sprechen für das Vorliegen von Beeinträchtigungen dieser Leistungen bei ADHS (Karatekin 2004; Wu et al. 2006). Unklar bleibt bislang, ob die kognitive Flexibilität an sich vermindert ist, oder sich Schwierigkeiten bei entsprechenden Aufgaben auf eigentlich basalere Funktionen wie der Aktivierungskontrolle zurückführen lassen (Rommelse et al. 2007).

8.2.2 Zeitverarbeitung

In Anbetracht der Alltagsschwierigkeiten von Kindern mit ADHS, wenn es um das richtige Timing und die Zeiteinteilung geht, liegt es nahe, eine Beeinträchtigung der Zeitverarbeitung anzunehmen. Dies wurde in verschiedenen Studien mit Aufgaben zur Zeitwahrnehmung, Zeitschätzung und Zeitreproduktion überprüft. Bei Zeitwahrnehmungsaufgaben sollen Probanden in der Regel Zeitintervalle vergleichen, bei Zeitschätzungsaufgaben sollen sie die Dauer von vorgegebenen Zeitintervallen angeben und bei Zeitreproduktionsaufgaben wird zunächst ein Zeitintervall vorgegeben, z. B. als Tondauer, der anschließend reproduziert werden soll. Die Mehrzahl der Studien zur Zeitverarbeitung finden beeinträchtigte Leistungen bei Aufgaben zur Zeitreproduktion, während die Zeitwahrnehmung oder Zeitschätzung häufig intakt scheint. Kinder mit ADHS machen mehr Fehler als Kontrollkinder, wenn sie längere Intervalle – von mehreren Sekunden Dauer – reproduzieren sollen. Hier neigen sie zu Verkürzungen. Inwieweit dies eine eigenständige Störung darstellt oder in Zusammenhang mit Arbeitsgedächtnisstörungen und beeinträchtigter Inhibition steht, ist bislang unklar (Bauermeister et al. 2005; Radonovich & Mostofsky 2004). Einige Autoren nehmen ein spezifisches Zeitverarbeitungsdefizit bei ADHS an (Toplak et al. 2006; Yang 2007). Beeinträchtigungen zeigen Kindern mit ADHS auch bei Aufgaben zum Zeitmanagement, „Multitasking" (Chan et al. 2006; Siklos & Kerns 2004), in denen sie unter Zeitdruck mehrere Aufgaben koordinieren und Prioritäten setzen müssen (vgl. Tab. 8.2).

8.2.3 Aufmerksamkeit

Alertness

Eine Beeinträchtigung der Alertness – definiert als die Aufrechterhaltung einer allgemeinen Wachheit (intrinsische Alertness) – ist in zahlreichen experimentellen Studien zu ADHS beschrieben worden. Als ein Hauptsymptom gelten die bei ADHS stark schwankenden Reaktionszeiten bei einfachen Reaktionsaufgaben. Eine erhöhte Variabilität der Reaktionszeiten scheint allgemein ein neuropsychologisches Hauptmerkmal von ADHS darzustellen, für das es zahlreiche Belege gibt (vgl. Andreou et al. 2007). Ob bei ADHS auch von einer generellen Verlangsamung der Verarbeitungsgeschwindigkeiten auszugehen ist, lässt sich weniger klar beantworten. Zwar berichten zahlreiche Studien von einer Verlangsamung bei Kindern mit ADHS bei kognitiven Aufgaben. Genaue Analysen der Reaktionszeiten haben jedoch auch gezeigt, dass bei Kindern mit ADHS eine erhöhte Anzahl von sehr langsamen Antworten – im Vergleich zu den übrigen Antwortgeschwindigkeiten – vorliegt, die den Mittelwert verzerren (Hervey et al. 2006; Leth-Steensen et al. 2000). Dadurch könnte fälschlicherweise der Eindruck einer allgemeinen Verlangsamung entstehen.

Daueraufmerksamkeit

Bei Aufgaben zur Daueraufmerksamkeit, in denen über längere Zeit hinweg die Aufmerksamkeit aufrechterhalten werden soll, machen Kinder mit ADHS mehr Fehler als Kontrollkinder. Beschrieben wird auch ein stärkerer Leistungsabfall über die Zeit hin-

II Ätiologie und Pathophysiologie

weg (Huang-Pollock et al. 2006; Johnson et al. 2007; Shallice et al. 2002), allerdings nicht in allen Studien (Stins et al. 2005). Das am häufigsten eingesetzte Verfahren ist der Continuous Performance Test (CPT, vgl. Tab. 8.2) (Riccio et al. 2002). Im CPT lassen sich charakteristische Unterschiede zwischen Kindern mit und ohne ADHS eher an Auslassungen und Fehlern und weniger an den Reaktionszeiten (Mittelwerten) festmachen (Frazier et al. 2004; Losier et al. 1996).

8.2.4 Motivation und Entscheidungsverhalten

Prozesse der Verhaltensregulation, bei der Motivation und Belohnung eine Rolle spielen, können als „hot executive functions" ebenfalls zu den exekutiven Funktionen gezählt werden. In experimentellen Aufgaben, in denen es um Entscheidungsverhalten und die Verwertung von Feedback und Belohnung geht, scheinen sich Kinder mit ADHS zum Teil anders als nicht betroffene Gleichaltrige zu verhalten (vgl. Meta-Analyse von Luman et al. 2005). Es gibt Befunde, denen zufolge Kinder mit ADHS ihre Leistungen in Testaufgaben zur Inhibitionskontrolle stärker als gesunde Kinder verbessern, wenn sie dafür materiell belohnt werden (Carlson & Tamm 2000; Konrad et al. 2000). In Entscheidungsaufgaben bevorzugen Kinder mit ADHS einen kleineren Gewinn gegenüber einem großen, wenn sie dafür weniger lange warten müssen (Sonuga-Barke et al. 1992; Tripp & Alsop 2001). Dies ist auch dann der Fall, wenn Belohnung und Wartezeit nur hypothetisch sind („temporal discounting tasks", Barkley et al. 2001). Allerdings gibt es auch Studien, die bei Risiko-Entscheidungsaufgaben keine Unterschiede zwischen Kindern mit ADHS und Kontrollen finden (Scheres et al. 2006). Widersprüchliche Ergebnisse ergeben auch Studien mit dem Iowa Gambling Task, bei dem die Gewinnchancen während des Spiels aus Rückmeldungen erschlossen werden sollen (siehe Tab. 8.2). Einige, aber nicht alle Studien finden, dass Kinder mit ADHS weniger Schlussfolgerungen aus Rückmeldungen ziehen und ihr Entscheidungsverhalten weniger gut an Verluste anpassen als Kontrollkinder (Garon et al. 2006; Toplak et al. 2005). Bei Entscheidungsaufgaben, in denen die Gewinnchancen von vornherein explizit sind, riskieren Kinder mit ADHS mehr und machen höhere Verluste (Drechsler et al. 2007; Ernst et al. 2003). Bislang sind jedoch die experimentellen Befunde wenig einheitlich (siehe Luman et al. 2005) und möglicherweise wirken sich schon geringfügige Änderungen der Aufgabenbedingungen auf das Entscheidungsverhalten aus.

8.2.5 Lern- und Merkfähigkeit

Störungen des Lernens oder des Gedächtnisses gelten nicht als charakteristisch für ADHS (Kaplan 1998). Trotzdem können Kinder mit ADHS bei Gedächtnistests oder beim Lernen in der Schule beeinträchtigt wirken: Wenn beim Lernen strategische Kontrollen oder systematisches Vorgehen gefordert ist, schneiden Kinder mit ADHS schlechter ab, was aber eher auf ein exekutives Defizit zurückgeführt wird (Gitten et al. 2006). Außerdem kann es passieren, dass Kinder mit ADHS aufgrund von Unaufmerksamkeit und Ablenkbarkeit bereits Informationen bei der Aufnahme lückenhaft abspeichern, und daher später beim Abruf der Informationen ebenfalls verminderte Leistungen erbringen (Loge et al. 1990), ohne dass Gedächtnisprozesse im engeren Sinne beeinträchtigt sind. Zwar liegen auch Befunde vor, nach denen Kinder mit ADHS Informationen langfristig schlechter lernen. Möglicherweise trifft dies aber vor allem auf Kinder des unaufmerksamen Subtyps zu (Cutting et al. 2003).

8.2.6 Sprache und Kommunikation

Kinder mit ADHS sind oft sprachlich auffällig (10–35 %, vgl. Barkley 2006). Sprachentwicklungsstörungen, die mit strukturellen Sprachdefiziten bei der Entwicklung von Phonologie, Semantik oder Syntax einhergehen, sind jedoch nicht typisch für ADHS. Allerdings erhalten Kinder, die ausgeprägte Sprachentwicklungsstörungen aufweisen, häufig auch die zusätzliche Diagnose ADHS. Die Angaben schwanken hier zwischen 16–46 % (Cohen 1998). Diagnostisch ist der Status der Sprachauffälligkeiten bei ADHS schwierig einzuschätzen, da sich die primären Symptome der ADHS auch auf sprachliche und kommunikative Fähigkeiten auswirken (Tannock 1996). Aufgrund der Alltagsschwierigkeiten werden Kinder mit ADHS von Eltern in Fragebögen häufig als sprachauffällig eingeschätzt (Bruce et al. 2006) und sie schneiden möglicherweise auch in Sprachtests aufgrund der mangelnden Selbstregulation schlechter ab, als es ihrem eigentlichen sprachlichen Fähigkeitsprofil entspricht.

Oft stehen pragmatische Sprachauffälligkeiten bei Kindern mit ADHS im Vordergrund. Das bedeutet, dass die Fähigkeit ein Gespräch angemessen führen und mit dem Gegenüber interagieren zu können, eingeschränkt ist. Bereits bei der Diagnosestellung sind pragmatische Sprachauffälligkeiten, die in Zusammenhang mit Unaufmerksamkeit und Impulsivitätsproblemen stehen, in diagnostischen Checklisten als Kriterium enthalten („Platzt mit Antworten heraus"). Kinder mit ADHS haben häufig Schwierigkeiten, ihren Redefluss zu kontrollieren und Inhalt und Menge an die Situation anzupassen. Im schulischen Kontext und in der Interaktion mit vertrauten Person mag die Redemenge erhöht sein, wenn aber Inhalte z. B. in einer Nacherzählung strukturiert wiedergegeben werden sollen, ist die Sprachproduktion hingegen vermindert. Redebeiträge von Kindern mit ADHS sind häufig unstrukturiert und enthalten Inhalte, die nicht zum Thema gehören (Mathers 2006). Eltern geben an, dass ihre Kinder mit ADHS Anweisungen nur ungenügend verstehen und in Gesprächen nicht folgen können. Offensichtlich verarbeiten Kinder mit ADHS die aufgenommene Information oberflächlicher und ziehen manchmal keine impliziten Schlussfolgerungen (Inferenzen), die aber zum Verständnis des Zusammenhanges notwendig wären (McInnes et al. 2003).

8.2.7 Teilleistungsstörungen (spezifische Entwicklungsstörungen)

Lesestörungen oder Lese-Rechtschreibstörungen finden sich bei 25–40 % der Kinder mit ADHS (Willcutt et al. 2005b). Bislang gibt es keine befriedigende Erklärung für das häufige gemeinsame Auftreten beider Störungen. Es wurde zunächst vermutet, dass sich Kinder mit Lesestörungen aufgrund ihrer Probleme in der Klasse ähnlich auffällig verhalten wie Kinder mit ADHS und deshalb fälschlich die Diagnose „Aufmerksamkeitsdefizitstörung" erhalten. Eine andere These besagt, dass die Kombination beider Störungen lediglich bei einem bestimmten Subtypus von Kindern anzutreffen ist (ADHS plus Dyslexie; Rucklidge & Tannock 2002), nicht aber bei der Mehrheit der Kinder mit ADHS. Eine weitere Hypothese sieht vor, dass beide Störungen sich letztlich auf Veränderungen derselben Gene zurückführen lassen bzw. dass bestimmte Gene psychopathologische Veränderungen auslösen, die das Erkrankungsrisiko für beide Störungen erhöhen. Derzeit

II Ätiologie und Pathophysiologie

wird spekuliert, ob vielleicht eine verlangsamte Verarbeitungsgeschwindigkeit – die sich bei beiden Störungen in unterschiedlichen Bereichen zeigt – als gemeinsames Merkmal angesehen werden könne (Willcutt et al. 2005b; Tiffin-Richards et al. 2004, 2008). Rechenstörungen werden zwar häufiger bei Kindern mit ADHS als in der Allgemeinbevölkerung diagnostiziert (11 % bei ADHS vs. 6 % in der Bevölkerung) (Monuteaux et al. 2005), beide Störungen scheinen aber ätiologisch unabhängig zu sein.

8.2.8 Verlauf

Werden Kinder mit ADHS nach relativ kurzen Zeiträumen nochmals neuropsychologisch untersucht, zeigen sich häufig Verbesserungen in Testleistungen (Drechsler et al. 2005; Roessner et al. 2006), zum Teil unabhängig vom übrigen klinischen Befund. Dafür gibt es eine Reihe von Erklärungen (zu Retest-Effekten siehe Abschnitt Psychologische Diagnostik). Zunächst lassen sich neuropsychologische Verbesserungen als Nachreifung interpretieren (vgl. Roessner et al. 2006), die sich besonders bei der exekutiven Kontrolle zeigt, da sich die Entwicklung dieses Funktionsbereichs bis ins junge Erwachsenenalter erstreckt. Bei einer kleinen Untergruppe von Kindern mag eine Nachreifung mit einer frühen Remission einhergehen („early remitters", vgl. Biederman et al. 1996). Auch wenn die ADHS fortbesteht, kommt es mit fortschreitender Reifung oft zu einem Wandel der Symptome, bei der die Hyperaktivität/Impulsivität in den Hintergrund tritt. Aufgrund gereifter regulativer Fähigkeiten gelingt dann die kurzfristige Anpassung des Verhaltens an die Anforderungen der Testsituation bei Jugendlichen und Erwachsenen mit ADHS besser als im Kindesalter. Deshalb unterscheiden sich Jugendliche mit und ohne ADHS nicht mehr so sehr im Bereich der Verhaltenshemmung, sondern eher in Bezug auf Ablenkbarkeit, Probleme der Daueraufmerksamkeit und der strategischen Kontrolle (Martel et al. 2007). Eine Reihe von Studien mit erwachsenen Patienten mit ADHS haben gezeigt, dass Funktionsdefizite grundsätzlich in demselben neuropsychologischen Spektrum wie bei Kindern anzutreffen sind (vgl. Nigg et al. 2005; Boonstra et al. 2005). Möglicherweise ist deren Auftreten aber in stärkerem Maße als bei Kindern an komorbide Störungen gekoppelt (Marchetta et al. 2008). Es gibt bislang nur wenige Studien, die den Verlauf neuropsychologischer Leistungen bei ADHS bis ins Erwachsenenalter anhand prospektiver Studien beschreiben (z. B. Fischer et al. 2005; Biederman et al. 2007). Daher ist schwer abzuschätzen, wie repräsentativ neuropsychologische Befunde von Erwachsenen mit ADHS, die in der Regel einer behandlungsbedürftigen Patientenklientel angehören, für den tatsächlichen Verlauf neuropsychologischer Beeinträchtigungen sind (siehe Kessler et al. 2006).

8.3 Schlussfolgerungen

Während frühere neuropsychologische Modelle darauf ausgerichtet waren, ein neuropsychologisches Kerndefizit von ADHS zu definieren, gehen heutige Modelle von einer grundsätzlichen neuropsychologischen Heterogenität aus. Bei einem Teil der Betroffenen mag daher eine Störung exekutiver Funktionen vorliegen, bei einem anderen Teil eine motivationale Beeinträchtigung, bei einem weiteren Teil eine Mischung aus beidem oder eine noch spezifischere Kombination von Funktionsdefiziten. Obwohl sich in Studien häufig neuropsychologische Leistungsunterschiede zwischen Kindern mit und ohne ADHS nachweisen lassen – z. B. in den Bereichen Inhibition, Interferenzkontrolle, Arbeitsgedächtnis, Daueraufmerksamkeit, Zeitverarbeitung – zeigen Meta-Analysen, dass stets nur ein Teil der Kinder mit ADHS beeinträchtigt ist. Die bisherige Forschung beschäftigt sich vorwiegend mit ADHS des gemischten Subtyps. Die Entwicklung verbesserter Modelle des unaufmerksamen Subtyps von ADHS, deren empirische Überprüfung sowie die Abgrenzung gegen Lern- und Teilleistungsstörungen wird eine zukünftige Aufgabe sein.

Literatur

Aase H & Sagvolden T (2005). Moment-to-moment dynamics of ADHD behaviour. Behav Brain Funct 1: 12.

Alderson RM, Rapport MD & Kofler MJ (2007). Attention-deficit/hyperactivity disorder and behavioral inhibition: a meta-analytic review of the stop-signal paradigm. J Abnorm Child Psychol 35: 745–58.

Albrecht B, Banaschewski T, Brandeis D, Heinrich H & Rothenberger A (2005). Response inhibition deficits in externalizing child psychiatric disorders: an ERP-study with the Stop-task. Behav Brain Funct 1: 22.

Albrecht B, Rothenberger A, Sergeant J, Tannock R, Uebel H & Banaschewski T (2008). Interference control in Attention-Deficit/Hyperactivity Disorder: Differential Stroop effects for Colour-Naming and Counting. J Neural Transm 115: 241–247.

Andreou P, Neale BM, Chen W, Christiansen H, Gabriels I, Heise A, Meidad S, Muller UC, Uebel H, Banaschewski T, Manor I, Oades R, Roeyers H, Rothenberger A, Sham P, Steinhausen HC, Asherson P & Kuntsi J (2007). Reaction time performance in ADHD: improvement under fast-incentive condition and familial effects. Psychol Med 37: 1703–15.

Aron AR & Poldrack RA (2005). The cognitive neuroscience of response inhibition: relevance for genetic research in attention-deficit/hyperactivity disorder. Biol Psychiatry 57: 1285–92.

Baeyens D, Roeyers H & Walle JV (2006). Subtypes of attention-deficit/hyperactivity disorder (ADHD): distinct or related disorders across measurement levels? Child Psychiatry Hum Dev 36: 403–17.

Banaschewski T, Brandeis D, Heinrich H, Albrecht B, Brunner E & Rothenberger A (2003). Association of ADHD and conduct disorder–brain electrical evidence for the existence of a distinct subtype. J Child Psychol Psychiatry 44: 356–76.

Banaschewski T, Brandeis D, Heinrich H, Albrecht B, Brunner E & Rothenberger A (2004). Questioning inhibitory control as the specific deficit of ADHD – evidence from brain electrical activity. J Neural Transm 111: 841–864.

Banaschewski T, Ruppert S, Tannock R, Albrecht B, Becker A, Uebel H, Sergeant J & Rothenberger A (2006). Colour perception in ADHD. J Child Psychol Psychiatry 47: 568–572.

Barkley RA (1997). Attention-deficit/hyperactivity disorder, self-regulation, and time: toward a more comprehensive theory. J Dev Behav Pediatr 18: 271–9.

Barkley RA (2000). Genetics of childhood disorders: XVII. ADHD, Part 1: The executive functions and ADHD. J Am Acad Child Adolesc Psychiatry 39: 1064–8.

Barkley RA (2006). Attention-Deficit Hyperactivity Disorder. A Handbook for diagnosis and treatment. 3rd ed. New York: Guilford.

Barkley RA, Edwards G, Laneri M, Fletcher K & Metevia L (2001). Executive functioning, temporal discounting, and sense of time in adolescents with attention deficit hyperactivity disorder (ADHD) and oppositional defiant disorder (ODD). J Abnorm Child Psychol 29: 541–56.

Bauermeister JJ, Barkley RA, Martinez JV, Cumba E, Ramirez RR, Reina G, Matos M & Salas CC (2005). Time estimation and performance on reproduction tasks in subtypes of children with attention deficit hyperactivity disorder. J Clin Child Adolesc Psychol 34: 151–62.

Biederman J, Petty CR, Fried R, Doyle AE, Spencer T, Seidman LJ, Gross L, Poetzl K & Faraone SV (2007). Stability of executive function deficits into young adult years: a prospective longitudinal follow-up study of grown up males with ADHD. Acta Psychiatr Scand 116: 129–36.

Biederman J, Faraone S, Milberger S, Curtis S, Chen L, Marrs A, Ouellette C, Moore P & Spencer T (1996). Predictors of persistence and remission of ADHD into adolescence: results from a four-year prospective follow-up study. J Am Acad Child Adolesc Psychiatry 35: 343–51.

Boonstra AM, Oosterlaan J, Sergeant JA & Buitelaar JK (2005). Executive functioning in adult ADHD: a meta-analytic review. Psychol Med 35: 1097–108.

Bruce B, Thernlund G & Nettelbladt U (2006). ADHD and language impairment: A study of the parent questionnaire FTF (Five to Fifteen). Eur Child Adolesc Psychiatry 15: 52–60.

Carlson CL & Tamm L (2000). Responsiveness of children with attention deficit-hyperactivity disorder to reward and response cost: differential impact on performance and motivation. J Consult Clin Psychol 68: 73–83.

Carr LA, Nigg JT & Henderson JM (2006). Attentional versus motor inhibition in adults with attention-deficit/hyperactivity disorder. Neuropsychology 20: 430–41.

Castellanos FX & Tannock R (2002). Neuroscience of attention-deficit/hyperactivity disorder: the search for endophenotypes. Nat Rev Neurosci 3: 617–28.

Castellanos FX, Sonuga-Barke EJ, Scheres A, Di Martino A, Hyde C & Walters JR (2005). Varieties of attention-deficit/hyperactivity disorder-related intra-individual variability. Biol Psychiatry 57: 1416–23.

Castellanos FX, Sonuga-Barke EJ, Milham MP & Tannock R (2006). Characterizing cognition in ADHD: beyond executive dysfunction. Trends Cogn Sci 10: 117–23.

Chan RC, Guo M, Zou X, Li D, Hu Z & Yang B (2006). Multitasking performance of Chinese children with ADHD. J Int Neuropsychol Soc 12: 575–9.

Chhabildas N, Pennington BF & Willcutt EG (2001). A comparison of the neuropsychological profiles of the DSM-IV subtypes of ADHD. J Abnorm Child Psychol 29: 529–40.

Cohen NJ, Barwick MA, Horodezky M, Vallance DD & Im N (1998). Language, achievement, and cognitive processing in psychiatrically disturbed children with previously identified and unsuspected language impairments. J Child Psychol Psychiatry 39: 865–877.

Cutting LE, Koth CW, Mahone EM & Denckla MB (2003). Evidence for unexpected weaknesses in learning in children with attention-deficit/hyperactivity disorder without reading disabilities. J Learn Disabil 36: 259–69.

Diamond A (2005). Attention-deficit disorder (attention-deficit/hyperactivity disorder without hyperactivity): a neurobiologically and behaviorally distinct disorder from attention-deficit/hyperactivity disorder (with hyperactivity). Dev Psychopathol 17: 807–25.

Drechsler R (2007). Exekutive Funktionen – Übersicht und Taxonomie. Zeitschrift für Neuropsychologie 18: 23–248.

Drechsler R, Rizzo P & Steinhausen HC (2008). Decision-making on an explicit risk-taking task in preadolescents with attention-deficit/hyperactivity disorder. J Neural Transm 115: 201–209.

Ernst M, Grant SJ, London ED, Contoreggi CS, Kimes AS & Spurgeon L (2003). Decision making in adolescents with behavior disorders and adults with substance abuse. Am J Psychiatry 160: 33–40.

Fischer M, Barkley RA, Smallish L & Fletcher K (2005). Executive functioning in hyperactive children as young adults: attention, inhibition, response perseveration, and the impact of comorbidity. Dev Neuropsychol 27: 107–33.

Frazier TW, Demaree HA & Youngstrom EA (2004). Meta-analysis of intellectual and neuropsychological test performance in attention-deficit/hyperactivity disorder. Neuropsychology 18: 543–55.

Garon N, Moore C & Waschbusch DA (2006). Decision making in children with ADHD only, ADHD-anxious/depressed, and control children using a child version of the Iowa Gambling Task. J Atten Disord 9: 607–19.

Geurts HM, Verte S, Oosterlaan J, Roeyers H & Sergeant JA (2005). ADHD subtypes: do they differ in their executive functioning profile? Arch Clin Neuropsychol 20: 457–77.

Gitten JC, Winer JL, Festa EK & Heindel WC (2006). Conditional associative learning of spatial and object information in children with attention deficit/hyperactivity disorder. Child Neuropsychol 12: 39–56.

Hervey AS, Epstein JN, Curry JF, Tonev S, Eugene Arnold L, Keith Conners C, Hinshaw SP, Swanson JM & Hechtman L (2006). Reaction time distribution analysis of neuropsychological performance in an ADHD sample. Child Neuropsychol 12: 125–40.

Huang-Pollock CL, Nigg JT & Halperin JM (2006). Single dissociation findings of ADHD deficits in vigilance but not anterior or posterior attention systems. Neuropsychology 20: 420–9.

Hynd GW, Lorys AR, Semrud-Clikeman M, Nieves N, Huettner MI & Lahey BB (1991). Attention deficit disorder without hyperactivity: a distinct behavioral and neurocognitive syndrome. J Child Neurol 6 (Suppl.): S37–43.

Johnson KA, Robertson IH, Kelly SP, Silk TJ, Barry E, Daibhis A, Watchorn A, Keavey M, Fitzgerald M, Gallagher L, Gill M & Bellgrove MA (2007). Dissociation in performance of children with ADHD and high-functioning autism on a task of sustained attention. Neuropsychologia 45: 2234–45.

Jonsdottir S, Bouma A, Sergeant JA & Scherder EJ (2006). Relationships between neuropsychological measures of executive function and behavioral measures of ADHD symptoms and comorbid behavior. Arch Clin Neuropsychol 21: 383–94.

Kaplan BJ, Dewey D, Crawford SG, Fisher GC (1998). Deficits in long-term memory are not characteristic of ADHD. Attention Deficit Hyperactivity Disorder. J Clin Exp Neuropsychol 20: 518–28.

Karatekin C (2004). A test of the integrity of the components of Baddeley's model of working memory in attention-deficit/hyperactivity disorder (ADHD). J Child Psychol Psychiatry 45: 912–26.

Kenemans JL, Bekker EM, Lijffijt M, Overtoom CC, Jonkman LM & Verbaten MN (2005). Attention deficit and impulsivity: selecting, shifting, and stopping. Int J Psychophysiol 58: 59–70.

Kessler RC, Adler L, Barkley R, Biederman J, Conners CK, Demler O, Faraone SV, Greenhill LL, Howes MJ, Secnik K, Spencer T, Ustun TB, Walters EE & Zaslavsky AM (2006). The prevalence and correlates of adult ADHD in the United States: results from the National Comorbidity Survey Replication. Am J Psychiatry 163: 716–23.

Konrad K, Gauggel S, Manz A & Scholl M (2000). Lack of inhibition: a motivational deficit in children with attention deficit/hyperactivity disorder and children with traumatic brain injury. Child Neuropsychol 6: 286–96.

Koschack J, Kunert HJ, Derichs G, Weniger G & Irle E (2003). Impaired and enhanced attentional function in children with attention deficit/hyperactivity disorder. Psychol Med 33: 481–9.

Lansbergen MM, Kenemans JL & van Engeland H (2007). Stroop interference and attention-deficit/hyperactivity disorder: a review and meta-analysis. Neuropsychology 21: 251–62.

Leth-Steensen C, Elbaz ZK & Douglas VI (2000). Mean response times, variability, and skew in the responding of ADHD children: a response time distributional approach. Acta Psychol (Amst) 104: 167–90.

Lijffijt M, Kenemans JL, Verbaten MN & van Engeland H (2005). A meta-analytic review of stopping performance in attention-deficit/hyperactivity disorder: deficient inhibitory motor control? J Abnorm Psychol 114: 216–22.

Lockwood KA, Marcotte AC & Stern C (2001). Differentiation of attention-deficit/hyperactivity disorder subtypes: application of a neuropsychological model of attention. J Clin Exp Neuropsychol 23: 317–30.

Loge DV, Staton RD & Beatty WW (1990). Performance of children with ADHD on tests sensitive to frontal lobe dysfunction. J Am Acad Child Adolesc Psychiatry 29: 540–5.

Losier BJ, McGrath PJ & Klein RM (1996). Error patterns on the continuous performance test in non-medicated and medicated samples of children with and without ADHD: a meta-analytic review. J Child Psychol Psychiatry 37: 971–87.

Luman M, Oosterlaan J & Sergeant JA (2005). The impact of reinforcement contingencies on AD/HD: a review and theoretical appraisal. Clin Psychol Rev 25: 183–213.

Marchetta ND, Hurks PP, Krabbendam L & Jolles J (2008). Interference control, working memory, concept shifting, and verbal fluency in adults with attention-deficit/hyperactivity disorder (ADHD). Neuropsychology 22: 74–84.

Martel M, Nikolas M & Nigg JT (2007). Executive function in adolescents with ADHD. J Am Acad Child Adolesc Psychiatry. 46: 1437–44.

Martinussen R, Hayden J, Hogg-Johnson S & Tannock R (2005). A meta-analysis of working memory impairments in children with attention-deficit/hyperactivity disorder. J Am Acad Child Adolesc Psychiatry 44: 377–84.

Martinussen R & Tannock R (2006). Working memory impairments in children with attention-deficit hyperactivity disorder with and without comorbid language learning disorders. J Clin Exp Neuropsychol 28: 1073–94.

Mathers ME (2006). Aspects of language in children with ADHD: applying functional analyses to explore language use. J Atten Disord 9: 523–33.

McInnes A, Humphries T, Hogg-Johnson S & Tannock R (2003). Listening comprehension and working memory are impaired in attention-deficit hyperactivity disorder irrespective of language impairment. J Abnorm Child Psychol 31: 427–43.

Milich R, Balentine AC & Lynam DR (2001). ADHD combined type and ADHD predominantely inattentive type are distinct an unrelated disorders. Clinical Psychology: Science & Practice 8: 464–488.

Monuteaux MC, Faraone SV, Herzig K, Navsaria N & Biederman J (2005). ADHD and dyscalculia: Evidence for independent familial transmission. J Learn Disabil 38: 86–93.

Newcorn JH, Halperin JM, Jensen PS, Abikoff HB, Arnold LE, Cantwell DP, Conners CK, Elliott GR, Epstein JN, Greenhill LL, Hechtman L, Hinshaw SP, Hoza B, Kraemer HC, Pelham WE, Severe JB, Swanson JM, Wells KC, Wigal T & Vitiello B (2001). Symptom profiles in children with ADHD: effects of comorbidity and gender. J Am Acad Child Adolesc Psychiatry 40: 137–46.

Nigg JT (2003). Response inhibition and disruptive behaviors: toward a multiprocess conception of etiological heterogeneity for ADHD combined type and conduct disorder early-onset type. Ann N Y Acad Sci 1008: 170–82.

Nigg JT, Blaskey LG, Huang-Pollock CL & Rappley MD (2002). Neuropsychological executive functions and DSM-IV ADHD subtypes. J Am Acad Child Adolesc Psychiatry 41: 59–66.

Nigg JT, Willcutt EG, Doyle AE, Sonuga-Barke EJ (2005). Causal heterogeneity in attention-deficit/hyperactivity disorder: do we need neuropsychologically impaired subtypes? Biol Psychiatry 57: 1224–30.

Nigg JT, Stavro G, Ettenhofer M, Hambrick DZ, Miller T & Henderson JM (2005). Executive functions and ADHD in adults: evidence for selective effects on ADHD symptom domains. J Abnorm Psychol 114: 706–17.

Oosterlaan J, Scheres A & Sergeant JA (2005). Which executive functioning deficits are associated with AD/HD, ODD/CD and comorbid AD/HD+ODD/CD? J Abnorm Child Psychol 33: 69–85.

Pennington BF & Ozonoff S (1996). Executive functions and developmental psychopathology. J Child Psychol Psychiatry 37: 51–87.

Posner MI & Petersen SE (1990). The attention system of the human brain. Annual Review of Neuroscience 13: 25–42.

Posner MI & Raichle ME (1994). Bilder des Geistes. Heidelberg: Spektrum.

Quay HC (1988). Theories of ADDH. J Am Acad Child Adolesc Psychiatry 27: 262–3.

Quay HC (1997). Inhibition and attention deficit hyperactivity disorder. J Abnorm Child Psychol 25: 7–13.

Radonovich KJ & Mostofsky SH (2004). Duration judgments in children with ADHD suggest deficient utilization of temporal information rather than general impairment in timing. Child Neuropsychol 10: 162–72.

Raymaekers R, Antrop I, van der Meere JJ, Wiersema JR & Roeyers H (2007). HFA and ADHD: a direct comparison on state regulation and response inhibition. J Clin Exp Neuropsychol 29: 418–27.

Riccio CA, Reynolds CR, Lowe P & Moore JJ (2002). The continuous performance test: a window on the neural substrates for attention? Arch Clin Neuropsychol 17: 235–72.

Roessner V, Banaschewski T & Rothenberger A (2006). Neuropsychologie bei ADHS und Tic-Störungen – eine Follow-up-Untersuchung. Praxis der Kinderpsychologie und Kinderpsychiatrie 55: 314–327.

Roessner V, Becker A, Banaschewski T & Rothenberger A (2007). Executive functions in children with chronic tic disorders with/without ADHD – new insights. Eur Child Adolesc Psychiatry 16 (Suppl. 1): i36–i44.

Roessner V, Banaschewski T, Fillmer-Otte A, Becker A, Albrecht B, Sergeant J, Tannock R & Rothenberger A (2008). Color perception deficits in co-existing attention-deficit/hyperactivity disorder and chronic tic disorders. J Neural Transm 115: 235–239.

Rommelse NN, Altink ME, de Sonneville LM, Buschgens CJ, Buitelaar J, Oosterlaan J & Sergeant JA (2007). Are motor inhibition and cognitive flexibility dead ends in ADHD? J Abnorm Child Psychol 35: 957–67.

Rucklidge JJ & Tannock R (2002). Neuropsychological profiles of adolescents with ADHD: effects of reading difficulties and gender. J Child Psychol Psychiatry 43: 988–1003.

Sagvolden T, Johansen EB, Aase H & Russell VA (2005). A dynamic developmental theory of attention-deficit/hyperactivity disorder (ADHD) predominantly hyperactive/impulsive and combined subtypes. Behav Brain Sci 28: 397–419; discussion 419–68.

Sanders AF (1998). Elements of human performance: reaction processes and attention in human skill. Mahwah, NJ: Lawrence Erlbaum.

Sarkis SM, Sarkis EH, Marshall D & Archer J (2005). Self-regulation and inhibition in comorbid ADHD children: an evaluation of executive functions. J Atten Disord 8: 96–108.

Schachar RJ, Chen S, Logan GD, Ornstein TJ, Crosbie J, Ickowicz A & Pakulak A (2004). Evidence for an error monitoring deficit in attention deficit hyperactivity disorder. J Abnorm Child Psychol 32: 285–93.

Schachar R, Mota VL, Logan GD, Tannock R & Klim P (2000). Confirmation of an inhibitory control deficit in attention-deficit/hyperactivity disorder. J Abnorm Child Psychol 28: 227–35.

Scheres A, Dijkstra M, Ainslie E, Balkan J, Reynolds B, Sonuga-Barke E & Castellanos FX (2006). Temporal and probabilistic discounting of rewards in children and adolescents: effects of age and ADHD symptoms. Neuropsychologia 44: 2092–103.

Scheres A, Oosterlaan J, Geurts H, Morein-Zamir S, Meiran N, Schut H, Vlasveld L & Sergeant JA (2004). Executive functioning in boys with ADHD: primarily an inhibition deficit? Arch Clin Neuropsychol 19: 569–94.

Scheres A, Oosterlaan J & Sergeant JA (2001). Response execution and inhibition in children with AD/HD and other disruptive disorders: the role of behavioural activation. J Child Psychol Psychiatry 42: 347–57.

Sergeant J (2000). The cognitive-energetic model: an empirical approach to attention-deficit hyperactivity disorder. Neurosci Biobehav Rev 24: 7–12.

Sergeant JA (2005). Modeling attention-deficit/hyperactivity disorder: a critical appraisal of the cognitive-energetic model. Biol Psychiatry 57: 1248–55.

Shallice T, Marzocchi GM, Coser S, Del Savio M, Meuter RF & Rumiati RI (2002). Executive function profile of children with attention deficit hyperactivity disorder. Dev Neuropsychol 21: 43–71.

Siklos S & Kerns KA (2004). Assessing multitasking in children with ADHD using a modified Six Elements Test. Arch Clin Neuropsychol 19: 347–61.

Sonuga-Barke EJ (2002). Psychological heterogeneity in AD/HD–a dual pathway model of behaviour and cognition. Behav Brain Res 130: 29–36.

Sonuga-Barke EJ (2003). The dual pathway model of AD/HD: an elaboration of neuro-developmental characteristics. Neurosci Biobehav Rev 27: 593–604.

Sonuga-Barke EJ (2005). Causal models of attention-deficit/hyperactivity disorder: from common simple deficits to multiple developmental pathways. Biol Psychiatry 57: 1231–8.

Sonuga-Barke EJ, Houlberg K & Hall M (1994). When is „impulsiveness" not impulsive? The case of hyperactive children's cognitive style. J Child Psychol Psychiatry 35: 1247–53.

Sonuga-Barke EJ, Taylor E (1992) The effect of delay on hyperactive and non-hyperactive children's response times: a research note. J Child Psychol Psychiatry 33:1091-6

Sonuga-Barke EJ, Taylor E, Sembi S & Smith J (1992). Hyperactivity and delay aversion-I. The effect of delay on choice. J Child Psychol Psychiatry 33: 387–98.

Stins JF, Tollenaar MS, Slaats-Willemse DI, Buitelaar JK, Swaab-Barneveld H, Verhulst FC, Polderman TC & Boomsma DI (2005). Sustained attention and executive functioning performance in attention-deficit/hyperactivity disorder. Child Neuropsychol 11: 285–94.

Swanson JM, Posner MI, Cantwell D, Wigal S, Crinella F, Filipek P, Emerson J, Tucker D & Nalcioglu O (1998). Attention-deficit/hyperactivity disorder: Symptom domains, cognitive processes and neural networks. In: Parasuraman J (Ed.). The attentive brain. Cambridge, MA: MIT Press, pp. 445–460.

Tannock R & Schachar R (1996). Executive dysfunction as an underlying mechanism of behavior and language problems in attention deficit hyperactivity disorder. In: J. Beitchman NC, Konstantareas MM & Tannock R (Eds.). Language, learning, and behavior disorders. Cambridge: Cambridge University Press, pp. 128-155.

Tiffin-Richards M, Hasselhorn M, Woerner W, Rothenberger A & Banaschewski T (2008). Phonological Short-term Memory and Central Executive Processing in Attention-deficit/Hyperactivity Disorder with/without Dyslexia – Evidence of Cognitive Overlap. J Neural Transm 115: 227–234.

Tiffin-Richards MC, Hasselhorn M, Richards ML, Banaschewski T & Rothenberger A (2004). Time reproduction in finger tapping tasks by children with attention-deficit hyperactivity disorder and/or dyslexia. Dyslexia 10: 299–315.

Toplak ME, Dockstader C & Tannock R (2006). Temporal information processing in ADHD: findings to date and new methods. J Neurosci Methods 151: 15–29.

Toplak ME, Jain U & Tannock R (2005). Executive and motivational processes in adolescents with Attention-Deficit-Hyperactivity Disorder (ADHD). Behav Brain Funct 1: 8.

Tripp G & Alsop B (2001). Sensitivity to reward delay in children with attention deficit hyperactivity disorder (ADHD). J Child Psychol Psychiatry 42: 691–8.

Van der Meere J, Marzocchi GM & De Meo T (2005). Response inhibition and attention deficit hyperactivity disorder with and without oppositional defiant disorder screened from a community sample. Dev Neuropsychol 28: 459–72.

Van der Meere J, Stemerdink N & Gunning B (1995). Effects of presentation rate of stimuli on response-inhibition in AD/HD children with and without tics. Perceptual and Motor Skills 81: 259–262.

Weiler MD, Bernstein JH, Bellinger DC & Waber DP (2000). Processing speed in children with attention deficit/hyperactivity disorder, inattentive type. Child Neuropsychol 6: 218–34.

Weiss M, Worling D & Wasdell M (2003). A chart review study of the inattentive and combined types of ADHD. J Atten Disord 7: 1–9.

Willcutt EG, Doyle AE, Nigg JT, Faraone SV & Pennington BF (2005a). Validity of the executive function theory of attention-deficit/hyperactivity disorder: a meta-analytic review. Biol Psychiatry 57: 1336–46.

Willcutt EG, Pennington BF, Olson RK, Chhabildas N & Hulslander J (2005b). Neuropsychological analyses of comorbidity between reading disability and attention deficit hyperactivity disorder: in search of the common deficit. Dev Neuropsychol 27: 35–78.

Wu KK, Anderson V & Castiello U (2006). Attention-Deficit/Hyperactivity Disorder and working memory: a task switching paradigm. J Clin Exp Neuropsychol 28: 1288–306.

Yang B, Chan RC, Zou X, Jing J, Mai J & Li J (2007). Time perception deficit in children with ADHD. Brain Res 1170: 90–6.

9 Genetik

Tobias Banaschewski

Der Beitrag genetischer Faktoren zur Ätiologie der Aufmerksamkeitsdefizit-Hyperaktivitätsstörung (ADHS) ist bedeutsam. Überzeugende Belege für genetische Einflüsse erbrachten formalgenetische Studien (Familienstudien, Adoptionsstudien, Zwillingsstudien) sowie molekulargenetische Untersuchungen (Kopplungs- und Assoziationsuntersuchungen). Das folgende Kapitel gibt einen Überblick über den aktuellen Stand der Forschung.

9.1 Formalgenetische Untersuchungen

Familienuntersuchungen

Anhand von Familienuntersuchungen werden die Prävalenzraten bei Verwandten Betroffener mit den Prävalenzraten bei Kontrollpersonen verglichen, um zu prüfen, ob eine Störung familiär gehäuft auftritt; allerdings erlauben diese Untersuchungen nicht, genetische Effekte von Umwelteinflüssen abzugrenzen. Familienstudien zeigen, dass ADHS familiär gehäuft auftritt; das Risiko für ADHS ist bei erstgradig Verwandten von Kindern mit ADHS zwei- bis achtfach erhöht (vgl. für einen Überblick: Mick & Faraone 2008; Waldman & Gizer 2006). 10–35 % der Geschwister und Eltern betroffener Kinder leiden ebenfalls unter ADHS (Biederman et al. 1992; Biederman et al. 1990; Faraone et al. 1995). Kinder betroffener Erwachsener sind sogar in 40–60 % der Fälle selbst betroffen (Biederman et al. 1995; Kessler et al. 2006). Einige Studien lassen vermuten, dass bei weiblichen Betroffenen eine höhere genetische Belastung besteht als bei männlichen Betroffenen, da die Prävalenz für ADHS unter deren Familienangehörigen erhöht ist (Smalley et al. 2000). Familienangehörige von Kindern mit ADHS weisen außerdem ein erhöhtes Risiko für depressive Störungen auf; umgekehrt findet sich unter erstgradig Verwandten von Patienten mit depressiven Störungen ein erhöhtes Risiko für ADHS (Faraone & Biederman 1997). Daher wird angenommen, dass depressive Störungen bei Familienangehörigen von Patienten mit ADHS möglicherweise Ausdruck derselben genetischen Disposition darstellen. Dabei ist das Risiko für eine depressive Störung insbesondere für Familienangehörige von Kindern mit ADHS und Störungen des Sozialverhaltens erhöht. Störungen des Sozialverhaltens, Substanzmissbrauch und depressive Störungen finden sich vor allem dann gehäuft bei den Verwandten, wenn die Kinder mit ADHS zugleich Störungen des Sozialverhaltens aufweisen (Biederman et al. 1992; Faraone et al. 1997; Waschbusch 2002). Insgesamt legen die Familienstudien nahe, dass ADHS mit begleitenden Störungen des Sozialverhaltens (ICD-10: hyperkinetische Störungen des Sozialverhaltens) einen familiär abgrenzbaren Subtypus darstellt.

Adoptionsstudien

Auch Adoptionsstudien und Zwillingsuntersuchungen unterstreichen die Bedeutung genetischer Einflüsse. Biologische Eltern sind deutlich häufiger selbst von ADHS be-

II Ätiologie und Pathophysiologie

troffen als Adoptiveltern. Adoptionsstudien zeigen eine deutlich höhere Übereinstimmung (Konkordanz) der Ausprägung von ADHS bei getrennt lebenden biologischen Geschwistern als bei Halbgeschwistern (Cantwell 1975; Morrison & Stewart 1973; Sprich et al. 2000), sodass die familiäre Häufung für ADHS nicht durch Erziehungsfaktoren, sondern durch genetische Ursachen zu erklären ist.

Zwillingsstudien

Zwillingsstudien nutzen das höhere Ausmaß der Konkordanz monozygoter Zwillinge im Vergleich zur Konkordanz dizygoter Zwillinge, die nur im Mittel etwa 50 % der genetischen Variation teilen, um zu schätzen, welcher Anteil der gesamten phänotypischen Varianz hinsichtlich der Merkmalsausprägung in der Population durch additive genetische Faktoren erklärbar ist (Erblichkeit bzw. Heritabilität). Unterschiedliche Konkordanzraten verweisen auf eine starke genetische Beeinflussung des Merkmals oder der Störung. Zwillingsstudien führen zu einer Überschätzung der Erblichkeit, wenn monozygote Zwillinge ähnlicheren Umwelteinflüssen ausgesetzt sind als dizygote Zwillinge und zu einer Unterschätzung der Bedeutung erblicher Faktoren, wenn sich monozygote Zwillinge hinsichtlich ihrer Genaktivität unterscheiden.[1]

Zwillingsstudien ermöglichen aber auch, den Einfluss verschiedenartiger Umweltvariablen abzuschätzen bzw. die Auswirkung gemeinsamer Umwelteinflüsse (die beide Zwillinge bzw. Geschwister betreffen und die die Ähnlichkeit der Geschwister erhöhen) von nicht-geteilten, individuell-spezifischen Umwelteinflüssen abzugrenzen, welche die Geschwister individualisieren. Spezifische Umwelteffekte umfassen dabei auch Unterschiede des elterlichen Verhaltens gegenüber beiden Geschwistern. Zu berücksichtigen ist dabei auch, dass unter Umwelteffekten nicht nur die Auswirkungen sozialer Variablen, sondern auch alle nicht-genetischen biologischen Effekte gefasst werden.

In den letzten 20 Jahren zeigten Zwillingsstudien konsistent einen starken Einfluss genetischer Faktoren, die zwischen 60 % und 90 % der phänotypischen Varianz erklären. Die durchschnittliche Heritabilität von ADHS liegt nach den Ergebnissen einer Meta-Analyse von 20 unabhängigen Zwillingsstudien bei 0,76 (d. h. 76 % der phänotypischen Varianz werden durch genetische Unterschiede erklärt), womit die Heritabilität von ADHS annähernd so hoch ist wie die Erblichkeit der Körpergröße (0,8–0,91) und deutlich höher als die Erblichkeit von Intelligenz (0,55–0,70) ist (Faraone et al. 2005). ADHS ist somit eine der psychiatrischen Störungen, die am stärksten durch genetische Faktoren beeinflusst wird, und zwar unabhängig davon, ob ADHS kategorial definiert oder die Symptomatik dimensional gefasst wird (Thapar et al. 2006).

Etwa 20 % der Varianz der Merkmalsausprägung sind durch individuell-spezifische, nicht-geteilte Umwelteinflüsse, d. h. nicht-genetisch bedingte biologische Besonderheiten und soziale Faktoren, erklärbar; Umwelteffekte, denen beide Geschwister in gleicher Weise ausgesetzt sind, tragen dagegen kaum oder gar nicht zur Erklärung der Ätio-

---

1 Eineiige Zwillinge entstehen per definitionem aus einer einzigen gemeinsamen Eizelle und haben daher zum Zeitpunkt der Befruchtung eine zu 100 % identische genetische Ausstattung. Allerdings sind auch eineiige Zwillinge nicht immer 100 % genetisch identisch, da die Genaktivität ihrer DNS aufgrund epigenetischer Modifikationen, wie DNS-Methylierung und Histon-Acetylierung, bei unveränderter DNS-Sequenz individuell modifiziert werden kann und im Laufe ihrer Ontogenese somatische Mutationen auftreten können (Bruder et al. 2008). Wie weit reichende Schlussfolgerungen aus diesen neuen Ergebnissen zu ziehen sind, ist derzeit unklar.

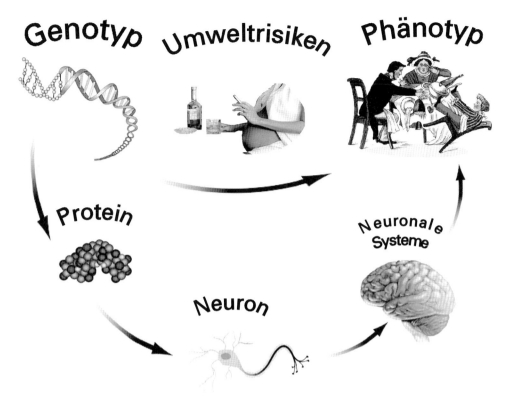

Abb. 9.1: Hypothetische Beziehungen zwischen Genotyp und Phänotyp
Genetische Risikovarianten führen über modifizierte Proteine zu Veränderungen auf Zellebene, die dann schließlich zu – meist entwicklungsabhängigen – Änderungen der Struktur und/oder Funktion neuronaler Regelkreise führen, die den Verhaltensauffälligkeiten zugrunde liegen. Umwelteinflüsse, wie z. B. mütterlicher Alkohol- oder Nikotinkonsum während der Schwangerschaft, können diese genetischen Einflüsse modifizieren (modifiziert nach Wallis, Russell & Muenke 2008).

logie der ADHS bei (Mick & Faraone 2008; Waldman & Gizer 2006); nur etwa 0–6 % der individuellen Unterschiede im Bezug auf die Merkmalsausprägung von ADHS sind durch beiden Geschwistern gemeinsame Umwelteinflüsse zu erklären. Nach den Ergebnissen der Zwillingsstudien sind Theorien, die die Entstehung von ADHS ausschließlich durch Umwelteinflüsse zu erklären versuchen, wenig plausibel.

Allerdings zeigen Zwillingsstudien auch, dass Schätzungen der Heritabilität und des Einflusses von Umweltfaktoren in Abhängigkeit von Beurteiler und Messinstrument erheblich variieren. Elterliche Kontrasteffekte in der Beurteilung ein- und zweieiiger Zwillinge können zu einer niedrigeren Korrelation dizygoter im Vergleich zur Korrelation monozygoter Zwillinge und damit einer Überschätzung der Heritabilität der ADHS beitragen. Auch sind Zwillingsstudien ungeeignet, den Effekt von Wechselwirkungen zwischen genetischer Disposition und Umwelteinflüssen abzuschätzen. Typischerweise wird angenommen, dass genetische Einflüsse und Umwelteinflüsse additiv zusammenwirken. Die durch diese Wechselwirkungen erklärbare Varianz wird

II Ätiologie und Pathophysiologie

unter der Heritabilität subsumiert. Eine hohe Erblichkeit bedeutet daher nicht notwendig, dass Umwelteinflüsse irrelevant sind, sondern nur, dass Umweltfaktoren nicht unabhängig von der genetischen Disposition, sondern über Gen-Umwelt-Interaktionen an der Pathophysiologie der ADHS beteiligt sind. Abbildung 9.1 stellt die Komplexität der Beziehungen zwischen Genotyp und Phänotyp und die modifizierende Bedeutung von Umwelteinflüssen, wie z. B. mütterlicher Alkohol- oder Nikotinkonsum während der Schwangerschaft, schematisch dar.

9.2 Molekulargenetische Untersuchungen

Im Anschluss an diese formalgenetischen Untersuchungen wurden in den letzten Jahren zahlreiche Assoziations- und Kopplungsstudien durchgeführt, um die Risikogene für ADHS zu identifizieren.

Kopplungsuntersuchungen

Kopplungsuntersuchungen[2] versuchen anhand genetischer Marker, die möglichst gleichmäßig über das gesamte Genom verteilt sind, solche chromosomalen Regionen zu identifizieren, in denen Risikogene liegen. Wenn die Marker, die nicht unbedingt selbst funktionale Polymorphismen darstellen, und auch nicht notwendig selbst ätiologisch relevant sind, überzufällig häufig bei den Betroffenen zu finden sind, d. h. in den Familien mit dem ADHS-Phänotyp kosegregieren, lässt sich schließen, dass ein oder mehrere Risikogene in der chromosomalen Region, die oftmals mehrere hundert Gene umfasst, liegen. Abweichungen von der erwarteten Wahrscheinlichkeit werden als Logarithmus der Odds (LOD-Score) angegeben und liefern einen Hinweis auf die Stärke der Kopplung. Als signifikante Kopplung werden bei komplexen genetischen Störungen wie ADHS und bei Analysen ohne spezifisches Vererbungsmodell (non-parametrisch) LOD-Scores von größer als 3,3 und als auf Kopplung hinweisende LOD-Scores zwischen 2,2 und 3,29 angesehen (Schimmelmann et al. 2006). Mit Kopplungsstudien lassen sich allerdings nur solche Gene entdecken, die einen wesentlichen Effekt besitzen, d. h. in der Regel Gene, die mehr als 15 % der Varianz des Störungsbildes aufklären.

Mehrere unabhängige genom-weite Kopplungsuntersuchungen haben verschiedene chromosomale Regionen identifiziert, in denen potenziell relevante Risikopolymorphismen lokalisiert sind (Arcos-Burgos et al. 2004; Asherson et al. 2008; Bakker et al. 2003; Fisher et al. 2002; Hebebrand et al. 2006; Ogdie et al. 2003; Romanos et al. 2008). Für einige chromosomalen Bereiche (z. B. 5p13, 11q22-25, 17p11) ergaben sich positive Kopplungsbefunde in mehreren unabhängigen Studien. Die Replikationen legen nahe, dass diese Regionen Suszeptibilitätsgene für ADHS enthalten könnten und daher in zukünftigen Studien weiter feinkartiert werden sollten. Allerdings wurde keine Region konsistent in allen Untersuchungen identifiziert und die Mehrzahl der Befunde wurde bislang nicht repliziert. Diese Befundlage spricht

---

2 Mithilfe der Kopplungsanalyse kann ein Gen aufgrund seiner Nähe zu einem anderen Locus auf demselben Chromosom lokalisiert werden. Die Frequenz der Rekombination zwischen zwei Genorten bestimmt die genetische Distanz, die in centiMorgan (cM) Einheiten angegeben wird. Eine Entfernung von 1 cM bedeutet, dass mit einer Wahrscheinlichkeit von 1 % zwischen diesen Loci eine Rekombination während der Keimzellentwicklung stattfindet. 1 centiMorgan (1 cM) entspricht durchschnittlich ungefähr einer Million Basenpaare. Allerdings ist die Rekombinationswahrscheinlichkeit nicht in allen Chromosomenabschnitten gleich.

gegen die Existenz von Hauptgenen mit starken Effekten.

Nach aktuellen Ergebnissen einer Meta-Analyse von insgesamt sieben Kopplungsuntersuchungen ist eine Region auf Chromosom 16 bislang insgesamt am stärksten mit ADHS gekoppelt. In dieser Region liegt auch das CDH13-Gen, das u. a. für Metamphataminabhängigkeit bedeutsam ist (Uhl et al. 2008). Interessant ist außerdem die mehrfach replizierte Region des kurzen Arms des Chromosoms 5 (5p13), da hier das Gen für den Dopamin Transporter (DAT1) lokalisiert ist (Ogdie et al. 2006).

Einige Studien ergaben Kopplungbefunde für ADHS und chromosomale Regionen, in denen auch Risikogene für Autismus (z. B. 16p, 15q (Bakker et al. 2003; Ogdie et al. 2003; Smalley et al. 2002)) bzw. für Legasthenie (z. B. 1p, 14q, 13q, 15q, 16p, 17q, 20q (Bakker et al. 2003; Gayan et al. 2005; Loo et al. 2004; Zhou et al. 2008)) vermutet werden. Diese Befunde legen nahe, dass einige Risikoallele nicht nur an der Ätiologie der ADHS beteiligt sind, sondern auch für weitere Störugsbilder, wie z. B. Autismus, Legasthenie und Störungen des Sozialverhaltens (Jain et al. 2007) prädisponieren, d. h. pleiotrope Effekte haben könnten.

Assoziationsuntersuchungen

Im Gegensatz zur explorativen Strategie der Kopplungsstudien wird mit Assoziationsstudien untersucht, ob spezifische Allele eines Kandidatengens, d. h. Genvarianten, bei denen einzelne Nukleotide ausgetauscht sind (Single Nucleotide Polymorphisms; SNPs) oder die sich durch eine variable Anzahl von sich wiederholenden Basensequenzen unterscheiden (variable number of tandem repeats; VNTRs[3]), überzufällig häufig mit ADHS assoziiert sind[4]. Kandidatengene werden aufgrund biochemischer, physiologischer, pharmakologischer, molekulargenetischer- bzw. molekularbiologischer Erkenntnisse ausgewählt. Das Standarddesign für Assoziationsstudien ist die Fall-Kontroll-Studie mit unabhängigen und unverwandten Stichproben, indem die Allelfrequenzen von Kandidatengenen bei Betroffenen und Kontrollen verglichen werden. Assoziationsstudien können auch Gene mit geringem Effekt identifizieren, die mittels Kopplungsuntersuchungen nicht oder nur mit unrealistisch großen Stichprobenumfängen nachweisbar wären. Die identifizierten Allele können selbst funktionell relevant sein oder sich als Marker im Kopplungsungleichgewicht mit anderen, funktionell relevanten Genvarianten befinden.

Hauptnachteil der Assoziationsuntersuchungen ist, dass nicht-bekannte Häufigkeitsunterschiede der Allele, die aus einer abweichenden Populationszusammensetzung der Kontrollgruppe resultieren (Stratifikationseffekte) sowohl Typ-I-Fehler (falsch positive Befunde) als auch Typ-II-Fehler (falsch negative Befunde) bedingen können. Um solche Stratifikationseffekte zu vermeiden, können familienbasierte Assoziationsstudien, wie der Transmission Disequilibrium Test als kombinierter Kopplungs-Assoziationstest, angewandt werden,

---

3 VNTR-Regionen sind innerhalb des Genoms befindliche hochvariable Abschnitte, in denen sich eine bestimmte Abfolge von Basenpaaren mit interindividuell variabler Häufigkeit (variable numbers of tandem repeats) wiederholt.
4 Die Aussagekraft von Untersuchungen des Zusammenhangs zwischen einzelnen SNPs in einem Kandidaten-Gen und ADHS sind allerdings von beschränkter Aussagekraft. Falsch negative Befunde sind zu erwarten, wenn die Marker und die funktional relevanten Polymorphismen eines Gens nicht eng genug gekoppelt sind oder sich in ihren Allelfrequenzen unterscheiden. Positive Assoziationsbefunde sind auch uneindeutig, da unklar bleibt, ob in diesem Gen noch weitere funktional bedeutsame Polymorphismen vorhanden sind bzw. welche relative ätiologische Bedeutung ein bestimmter Polymorphismus hat (Waldman & Gizer 2006).

II Ätiologie und Pathophysiologie

Tab. 9.1: Unterschiede zwischen Assoziation- und Kopplungsuntersuchungen (modifiziert nach: Stringaris & Asherson 2008)

Kopplungsuntersuchungen	Assoziationsuntersuchungen
• Kosegregation genetischer Marker mit Störung in Familien	• Kosegregation genetischer Marker mit Störung in der Population
• Multiple betroffene Angehörige oder betroffene Geschwisterpaare	• Fall-Kontrollstudien oder Trios (Proband, Eltern)
• Detektierbar über weite chromosomale Distanzen: > 10 cM	• Detektierbar über kurze chromosomale Abschnitte: < 1 cM
• Power, große Effekte (Odds Ratio > 3) zu detektieren	• Power, kleinere Effekte (Odds Ratio > 1,2) zu detektieren
• Gleiche Kopplungsbefunde können von unterschiedlichen Polymorphismen stammen	• Assoziationssignale stammen in der Regel vom gleichen genetischen Polymorphismus

in denen die Eltern als sogenannte „interne Kontrollen" dienen und überprüft wird, ob ein bestimmtes Allel des untersuchten Merkmals der Eltern überzufällig häufig an das betroffene Kind weitergegeben wurde. Damit ist sichergestellt, dass Betroffene und Kontrollen aus der gleichen Population stammen. Außerdem werden für Assoziationsuntersuchungen wesentlich mehr Marker als für Kopplungsuntersuchungen benötigt (in der Größenordnung von etwa 500.000–1.000.000 Single Nukleotid Polymorphismen (SNPs), wenn das gesamte Genom untersucht werden soll), sodass das Problem multipler Testungen und notwendiger statistischer Adjustierungen – und damit einer Zunahme dieser Fehler – verschärft wird. Multiple Replikationsuntersuchungen und Meta-Analysen sind daher erforderlich, die Befunde von Assoziationsstudien zu bestätigen. Assoziationsstudien zu ADHS fokussierten bislang vor allem auf Genen der monoaminergen Neurotransmittersysteme (Dopamin, Serotonin und Noradrenalin) und auf Genen, deren Produkte in der Hirnreifung oder der allgemeinen Modulation von Neurotransmission von Bedeutung sind. Tabelle 9.1 fasst die wesentlichen Unterschiede zwischen Assoziations- und Kopplungsuntersuchungen zusammen.

Dopaminerges System

Kandidatengene des dopaminergen Systems sind bislang am häufigsten untersucht worden. Besonders robust ist die Assoziation zwischen ADHS und einem 48-Basenpaar (bp) Repeat-Polymorphismus im Exon III des Dopamin Rezeptors D4 Gens (DRD4), welcher besonders im präfrontalen Kortex exprimiert wird. Meta-Analysen von mehr als 30 Studien zeigen konsistent, dass bei Vorliegen des DRD4 7-Repeat Allels das Risiko für ADHS geringfügig (gepooltes Odds ratio[5] 1,34-fach), aber statistisch sig-

---

[5] Das Quotenverhältnis (Odds Ratio) ist das Quotientenverhältnis der Quoten (Anzahl Betroffener/ Anzahl Nicht-Betroffener) in der Gruppe mit Risikofaktor verglichen mit der Gruppe ohne Risikofaktor. Das relative Risiko errechnet sich dagegen aus den Quotienten der bedingten Wahrscheinlichkeiten (Anzahl Betroffener/[Anzahl Nicht-Betroffener + Anzahl Betroffener]) in der Risikogruppe und der Gruppe ohne Risikofaktor. Wenn die Wahrscheinlichkeit zu erkranken gering ist, sind Odds Ratio und relatives Risiko ungefähr gleich. Bei hoher Wahrscheinlichkeit liegt das Odds Ratios erheblich höher als das relative Risiko.

nifikant erhöht ist (Faraone et al. 2001; Li D et al. 2006). Es gibt Hinweise, dass das DRD4 7-Repeat Allel einen Dopamin-D4-Rezeptor kodiert, der für Dopamin weniger sensitiv ist (Asghari et al. 1995). Die Hypothese, nach der das DRD4 7-Repeat Allel vor allem mit Unaufmerksamkeit assoziiert ist, konnte dagegen bislang nicht konsistent belegt werden (Mick & Faraone 2008; Waldman & Gizer 2006).

Eines der am häufigsten untersuchten Kandidatengene ist das Gen, das den Dopamintransporter (DAT1) kodiert, der besonders im Striatum und Nucleus Accumbens exprimiert wird und den Wirkort für Methylphenidat darstellt (Volkow et al. 1995). Das DAT1-Gen enthält einen 40-Basenpaar (bp) VNTR-Polymorphismus in der nicht-translatierten 3'-Region, wobei das 9 repeat Allel (440-bp) (23,4 %) und das 10-repeat Allel (480-bp) (71,9 %) am häufigsten zu finden sind. Das 10-repeat Allel des DAT1 ist möglicherweise mit einer erhöhten mesolimbic Expression des Transporters assoziiert (VanNess, Owens & Kilts 2005).

Eine aktuelle Meta-Analyse zeigte eine signifikante Heterogenität zwischen den familienbasierten Assoziationsstudien aus Europa (stärkere Effekte) und Fall-Kontrollstudien aus Asien (schwächere Effekte), wobei die Studien zusammengenommen keine statistisch signifikanten Belege für eine Beteiligung des DAT1 an der Ätiologie der ADHS ergaben (Li D et al. 2006). Weitere Studien lieferten Hinweise, dass das 10-repeat Allel entweder nur mit einer anderen funktionalen Variante gekoppelt ist und/oder intragenetische Wechselwirkungen mit weiteren funktionalen Polymorphismen von Bedeutung dafür sind, ob das Risiko für ADHS erhöht ist. So konnte in zwei Studien gezeigt werden, dass das 10-repeat Allel der 3'-VNTR-Region möglicherweise nur in Verbindung mit einem 6-repeat Allel eines 30-bp VNTR im Intron 8 des DAT1-Gens das Risiko signifikant erhöht (Asherson et al. 2007; Brookes et al. 2006a). Bakker und Kollegen (2005) konnten diesen Befund jedoch nicht replizieren. Auch scheinen Gen-Umwelt-Interaktionen zwischen DAT1-Allelen und Umweltrisiken, wie mütterlicher Nikotin- oder Alkoholabusus während der Schwangerschaft oder ungünstige psychosoziale Umstände, das Risiko für ADHS zu moderieren (Brookes et al. 2006a; Laucht et al. 2007; Neuman et al. 2007).

Im Zusammenhang mit dem DRD5 Rezeptor wurde am häufigsten ein in der 5'-Region lokalisierter VNTR untersucht; für das 148 bp Allel erbrachten Meta-Analysen Hinweise auf eine Assoziation mit ADHS (gepooltes Odds Ratio etwa 1,3-fach) (Li D et al. 2006; Lowe et al. 2004). Allerdings zeigte sich in einer neueren Studie ein entgegengesetzer (protektiver) Effekt dieses Allels (Mill et al. 2005).

Weitere Kandidatengene sind die Gene für Dopamin D1-3 Rezeptoren, Dopamin-Beta-Hydroxylase, DOPA-Decarboxylase, Tyrosin Hydroxylase und Monoamin Oxidase A; hier sind die Befunde allerdings bislang uneindeutig. Eine erste Studie lieferte Hinweise dafür, dass der DRD1 Rezeptor, der im präfrontalen Kortex und im Striatum – zwei Regionen, die für die Pathophysiologie der ADHS von Bedeutung sind – exprimiert wird und die Arbeitsgedächtniskapazität moduliert, möglicherweise ätiologisch bedeutsam sein könnte. So sind zwei Polymorphismen in der nicht-translatierten 5'-Region und ein Marker in der nicht-translatierten 3'-Region mit einem relativ leicht erhöhten Risiko für ADHS verbunden (Odds ratio jeweils etwa 1,3-fach), wobei die Assoziation mit Unaufmerksamkeit stärker zu sein scheint als mit hyperaktiv-impulsiven Symptomen (Misener et al. 2004). Die Befunde bezüglich des D2-Rezeptor-Gens sind inkonsistent (Mick & Faraone 2008; Waldman & Gizer 2006); für eine Beteiligung des D3-Rezeptors wurden bislang keine Hinweise gefunden (Brookes

et al. 2006b; Mick & Faraone 2008; Waldman & Gizer 2006).
Mehrfach wurde eine Assoziation von ADHS und dem Taq1 Polymorphismus des Gens für Dopamin-Beta-Hydroxylase (DβH), eines Enzyms, das die Umwandlung von Dopamin zu Noradrenalin katalysiert, gefunden (gepooltes Odds ratio: 1,3); allerdings war das Risiko in einigen Studien mit dem A2 Allel, in anderen Untersuchungen mit dem A1 Allel assoziiert (Mick & Faraone 2008; Waldman & Gizer 2006), sodass die Befunde insgesamt als inkonsistent zu werten sind. Keine Evidenz gibt es bislang für eine Beteiligung des Gens für Tyrosine-Hydroxylase, das die Umwandlung von Tyrosin zu Dopa katalysiert sowie des Gens für DOPA-Decarboxylase, das die Umwandlung von Dopa in Dopamin und L-5 Hydroxytryptophan in Serotonin katalysiert. Auch eine Meta-Analyse der Studien zur Assoziation des Val/Met Polymorphismus der Catechol-O-Methyl-Transferase und ADHS ergab, ebenso wie nachfolgende Untersuchungen des IMAGE-Projekts, keine signifikanten Befunde (Brookes et al. 2006b; Cheuk & Wong 2006). Dagegen lieferten mehrere Studien Hinweise, dass das MAOA-Gen an der Entstehung von ADHS beteiligt sein könnte; allerdings wurden unterschiedliche Allele als Risikovarianten identifiziert, sodass auch für das Monoaminoxidase Gen MAOA die Befundlage insgesamt derzeit als inkonsistent zu bewerten ist (Mick & Faraone 2008; Waldman & Gizer 2006).

Serotonerges System

Als Kandidatengene des serotonergen Systems wurden die HTR1B- und HTR2A-Rezeptor Gene, das Serotonintransporter-Gen (5-HTT-Gen) und das Tryptophan Hydroxylase-Gen (TPH2) untersucht.
Mehrere Studien bestätigten eine Assoziation zwischen ADHS und einer 44-Basenpaar Insertion/Deletion (5-HTTLPR) in der Promoterregion des Serotonintransporter-Gens; diese Insertion/Deletion bedingt lange oder kurze Allele, wobei die lange Variante einen funktional aktiveren Transporter kodiert (gepooltes Odds ratio: 1,3). Eine Meta-Analyse der bis 2005 publizierten Studien ergabe eine Assoziation zwischen dem HTR1B-Rezeptor Gen und ADHS (gepooltes Odds Ratio: 1,44; Faraone et al. 2005). Mehrere nachfolgende Studien konnten die Assoziation allerdings nicht replizieren (Brookes et al. 2006b; Mick & Faraone 2008) oder fanden gar eine umgekehrte Assoziation (Li J et al. 2007).
Insgesamt weniger Evidenz besteht für eine Beteiligung der Tryptophan Hydroxylase, die Tryptophan zu 5-Hydroxytryptophan katalysiert, und des HTR2A-Rezeptor, wobei die Befundlage allerdings widersprüchlich ist (Brookes et al. 2006b; Sheehan et al. 2007; Sheehan et al. 2005; Walitza et al. 2005).

Noradrenerges System

Bislang wurden Polymorphismen des Noradrenalintransporters und dreier adrenerger Rezeptoren (alpha-2A, alpha-2C und alpha-1C) untersucht. Nach initial positiven Befunden (Comings et al. 2000) erbrachten mehrere nachfolgende Untersuchungen (Barr et al. 2002; McEvoy et al. 2002) zunächst keine Hinweise für die Beteiligung des Noradrenalin-Transporters. In jüngster Zeit wurden nun signifikante Assoziationen zwischen unterschiedlichen Markern (SNPs) des Noradrenalin-Transporters und ADHS (Bobb et al. 2005; Brookes et al. 2005; Kim et al. 2006; Xu et al. 2005) berichtet, wobei die Befunde weiterer Replikation bedürfen.
Die Evidenz für eine mögliche Beteiligung der adrenergen Rezeptoren ist derzeit schwach; jedoch sind erst wenige Polymorphismen in Studien mit kleinen Fallzahlen untersucht worden (Brookes et al. 2005;

Mick & Faraone 2008; Waldman & Gizer 2006).

Andere Kandidatengene

Polymorphismen im Gen für synaptosomal assoziiertes Protein 25 (SNAP-25), das eine Rolle bei axonalen Wachstumsprozessen, der synaptischen Plastizität und der Freisetzung von Neurotransmittern aus neuronalen Vesikeln in den synaptischen Spalt spielt, waren in mehreren Studien mit ADHS assoziiert. Eine Meta-Analyse ergab ein leicht erhöhtes Risiko (gepooltes Odds Ratio: 1,19; Faraone et al. 2005).

Weitere Kandidatengene mit bislang uneinheitlichen Befunden zur Assoziation mit ADHS sind die Gene für die acetylcholinergen Rezeptoren CHRNA 4 und 7, und das Gen für den glutaminergen N-Methyl- D-Aspartate (NMDA) Rezeptor, das möglicherweise für für die positiven Kopplungsbefunde auf dem kurzem Arm des Chromosoms 16 (16p13) verantwortlich ist sowie das Gen für den Brain Derived Neurotrophic Factors (BDNF), einem Protein, das an der Regulation des Wachstums und der Differenzierung neuronaler Zellen beteiligt ist (Brookes et al. 2006b; Mick & Faraone 2008; Waldman & Gizer 2006). Inwieweit bislang weitgehend unbeforschte Gene, wie z. B. circadiane Gene (PER2-Gen (Brookes et al. 2006b); CLOCK-Gen (Kissling et al. 2008)), von Bedeutung sind, bleibt abzuwarten.

9.3 Schlussfolgerungen

Die bisher ermittelten molekulargenetischen Befunde legen nahe, dass ADHS in den meisten Fällen einen komplexen Erbgang (im Gegensatz zu den monogenen Erkrankungen mit nur einem kausalen Krankheitsgen) aufweist und sehr wahrscheinlich durch das Zusammenwirken multipler Genvarianten untereinander und mit Umweltrisiken bedingt ist (und somit die extreme Aufregung einer Verhaltensdimension) darstellt.[6] So wurden in einer der bislang größten Familienstudien, die vom International Multisite ADHD Gene (IMAGE) Projekt durchgeführt wurde, bei der Untersuchung von 51 Kandidatengenen Assoziationen von 18 Genen mit ADHS gefunden (Brookes et al. 2006b). Meta-Analysen bestätigen signifikante Risikosteigerungen für verschiedene Risikoallele (DRD4, DRD5, SLC6A3, SNAP-25, HTR1B), die jeweils allerdings nur moderate oder sogar nur kleine Effekte (Odds Ratios: 1,1–1,5) auf die Ausprägung des Phänotyps haben. Auch werden – unter Annahme einer standardisierten Normalverteilung und eines additiven genetischen Zusammenwirkens – durch die bislang replizierten Risiko-Polymorphismen insgesamt lediglich etwa 3,2 % der phänotypischen Varianz bzw. nur 4,2 % der Heritabilität (76 %) aufgeklärt (Stringaris & Asherson 2008).

Die bislang geringe Varianzaufklärung und die inkonsistente Befundlage der bisherigen Kopplungs- und Assoziationsstudien könnten dadurch bedingt sein, dass bei den Betroffenen möglicherweise unterschiedliche Kombinationen von Genvarianten dem ADHS-Phänotyp zugrunde liegen (genetische Heterogenität). Partiell könnte die Befundlage aber auch durch das Vorhandensein relevanter Moderatorvariablen erklärbar sein; diskutiert werden beispielsweise Alters- und Geschlechtsunterschiede in der Expression verschiedener Kandidatengene (Mick & Faraone 2008; Stringaris & As-

---

6 Nur in einzelnen Fällen liegen der ADHS-Symptomatik monogenetische Veränderungen zugrunde, wie z. B. das fragile X-Syndrom oder eine Mutation des Schilddrüsenhormon-ß-Rezeptor-Gens, die bei einer Prävalenz von 1:2.500 bei etwa der Hälfte der Betroffenen mit einer leichten ADHS-Symptomatik einhergeht (Hauser et al. 1993).

herson 2008; Waldman & Gizer 2006). Auch das Erstmanifestationsalter (Lasky-Su et al. 2007) scheint von Bedeutung zu sein. Desweiteren könnten Gen-Gen-Interaktionen (z. B. Asherson et al. 2007; Brookes et al. 2006a), Gen-Umwelt-Wechselwirkungen (z. B. zwischen DAT1-Allelen und Umweltrisiken wie mütterlichem Nikotin- oder Alkoholabusus während der Schwangerschaft oder ungünstigen psychosozialen Umständen (Brookes et al. 2006a; Laucht et al. 2007; Neuman et al. 2007) oder ein genomisches Imprinting (Hawi et al. 2005)[7], d. h. die Aktivierung oder Inaktivierung eines der zwei elterlichen Allele einer Genvariante abhängig von ihrer elterlichen Herkunft für die Befundlage verantwortlich sein. Außerdem legen einige Studien nahe, dass bestimmte Gene möglicherweise vorwiegend zu bestimmten Phänotypen (z. B. ADHS + Störungen des Sozialverhaltens), ADHS-Subtypen oder Symptomdimensionen der ADHS beitragen (Christiansen et al. 2008; Holmes et al. 2002; Misener et al. 2004).

Um die – mutmaßlich heterogene – Ätiologie und die Pathophysiologie der ADHS weiter aufzuklären, wird daher gegenwärtig auch versucht, den Phänotyp in mehrere, genetisch weniger komplexe intermediäre Phänotypen – oder Endophänotypen – zu zerlegen, von denen angenommen wird, dass sie von unmittelbaren Geneffekten stärker beeinflusst sind und einer weniger komplexen genetischen Determination (weniger Gene, höhere Penetranz, geringere Umgebungseinflüsse) unterliegen als die manifesten Symptome. Diese neuropsychologischen, -biochemischen, -physiologischen, -anatomischen Endophänotypen, welche die kausale Kette zwischen genetischer Variation und Symptomatik auf der Verhaltensebene vermitteln, indizieren die genetisch vermittelte Vulnerabilität (Vulnerabilitätsmarker) und sollten daher auch bei bei nicht betroffenen Verwandten zu finden sein.

Erste Studien deuten darauf hin, dass die Hirnaktivität im präfrontalen Kortex und Kleinhirn während kognitiver Inhibitionsaufgaben (Mulder et al. 2008), Reaktionszeitvariabilität (Andreou et al. 2007), die Zeitreproduktion (Rommelse et al. 2007), das motorische Inhibitionsvermögen, kognitive Flexibilität (Rommelse, Altink et al. 2007), Handlungskontroll- und Fehlerverarbeitungsprozesse (Albrecht et al. 2008), die dopaminerg reguliert werden und auf der Funktionsfähigkeit des anterioren cingulären Kortex beruhen, möglicherweise Parameter darstellen, die intermediäre Phänotypen der ADHS abbilden. Nicht betroffene Geschwister zeigen hinsichtlich dieser Marker ähnliche Abweichungen wie die Kinder mit ADHS.

Mehrere Studien untersuchten auch die Assoziation von Kandidatengenen und den Markern mutmaßlicher intermediärer Phänotypen. Verschiedene Ergebnisse deuten darauf hin, dass der DRD4-Genotyp die Leistung von Kindern mit ADHS in exekutiven Funktionstests (Stoppaufgabe, MFFT, CPT) moduliert (Fossella et al. 2002; Kieling et al. 2006; Langley et al. 2004; Swanson et al. 2000). Die Befunde sind allerdings widersprüchlich hinsichtlich der Richtung des Effekts, d. h. ob das Vorliegen des DRD4 7-Repeat Allels jeweils mit besseren oder schlechteren Leistungen assoziiert war. Shaw und Kollegen (2006) fanden in einer Langzeitstudie, dass das DRD-4 Risikoallel mit verkleinerten Hirnregionen im Bereich des rechten orbitofrontalen/ präfrontalen und rechten posterioren parietalen Kortex assoziiert ist, aber bei Kindern mit ADHS mit einer Normalisierung der

---

[7] Allerdings konnte für die Stichprobe des IMAGE-Projekts ein generelles paternales oder maternales Imprinting ausgeschlossen werden (Anney et al. 2007).

Volumenabweichung im rechten posterioren parietalen Kortex und einem besseren klinischen Verlauf im Jugendalter einhergeht.

Weitere Studien legen nahe, dass das Alpha-2A Rezeptor-Gen bei ADHS mit der Reaktionszeitvariablität assoziiert ist (Cho et al. 2008), und dass die neuropsychologische Leistung und die neuronale Aktivierung in verschiedenen Hirnregionen (u. a. Striatum) bei Kindern mit ADHS und ihren nicht betroffenen Geschwistern durch das DAT1-Risikoallel ungünstig beeinflusst wird (Durston et al. 2008; Loo et al. 2003).

Literatur

Albrecht B, Brandeis D, Uebel H, Heinrich H, Mueller UC, Hasselhorn M et al. (2008). Action Monitoring in Boys With Attention-Deficit/Hyperactivity Disorder, Their Nonaffected Siblings, and Normal Control Subjects: Evidence for an Endophenotype. Biol Psychiatry, Biol Psychiatry 64(7): 615–25.

Andreou P, Neale BM, Chen W, Christiansen H, Gabriels I, Heise A et al. (2007). Reaction time performance in ADHD: improvement under fast-incentive condition and familial effects. Psychol Med 37(12): 1703–1715.

Anney RJ, Hawi Z et al. (2008). Parent of origin effects in attention/deficit hyperactivity disorder (ADHD): analysis of data from the international multicenter ADHD genetics (IMAGE) program. Am J Med Genet B Neuropsychiatr Genet 147B(8): 1495–500.

Arcos-Burgos M, Castellanos FX, Pineda D, Lopera F, Palacio JD, Palacio LG et al. (2004). Attention-deficit/hyperactivity disorder in a population isolate: linkage to loci at 4q13.2, 5q33.3, 11q22, and 17p11. Am J Hum Genet 75(6): 998–1014.

Asghari V, Sanyal S, Buchwaldt S, Paterson A, Jovanovic V & Van Tol HH (1995). Modulation of intracellular cyclic AMP levels by different human dopamine D4 receptor variants. J Neurochem 65(3): 1157–1165.

Asherson P, Brookes K, Franke B, Chen W, Gill M, Ebstein RP et al. (2007). Confirmation that a specific haplotype of the dopamine transporter gene is associated with combined-type ADHD. Am J Psychiatry 164(4): 674–677.

Asherson P, Zhou K, Anney RJ, Franke B, Buitelaar J, Ebstein R et al. (2008). A high-density SNP linkage scan with 142 combined subtype ADHD sib pairs identifies linkage regions on chromosomes 9 and 16. Mol Psychiatry 13(5): 514–521.

Bakker SC, van der Meulen EM, Buitelaar JK, Sandkuijl LA, Pauls DL, Monsuur AJ et al. (2003). A whole-genome scan in 164 Dutch sib pairs with attention-deficit/hyperactivity disorder: suggestive evidence for linkage on chromosomes 7p and 15q. Am J Hum Genet 72(5): 1251–1260.

Bakker SC, van der Meulen EM, Oteman N, Schelleman H, Pearson PL, Buitelaar JK et al. (2005). DAT1, DRD4, and DRD5 polymorphisms are not associated with ADHD in Dutch families. Am J Med Genet B Neuropsychiatr Genet 132B(1): 50–52.

Barr CL, Kroft J, Feng Y, Wigg K, Roberts W, Malone M et al. (2002). The norepinephrine transporter gene and attention-deficit hyperactivity disorder. Am J Med Genet 114(3): 255–259.

Biederman J, Faraone SV, Keenan K, Benjamin J, Krifcher B, Moore C et al. (1992). Further evidence for family-genetic risk factors in attention deficit hyperactivity disorder. Patterns of comorbidity in probands and relatives psychiatrically and pediatrically referred samples. Arch Gen Psychiatry 49(9): 728–738.

Biederman J, Faraone SV, Keenan K, Knee D & Tsuang MT (1990). Family-genetic and psychosocial risk factors in DSM-III attention deficit disorder. J Am Acad Child Adolesc Psychiatry 29(4): 526–533.

Biederman J, Faraone SV, Mick E, Spencer T, Wilens T, Kiely K et al. (1995). High risk for attention deficit hyperactivity disorder among children of parents with childhood onset of the disorder: a pilot study. Am J Psychiatry 152(3): 431–435.

Bobb AJ, Addington AM, Sidransky E, Gornick MC, Lerch JP, Greenstein DK et al. (2005). Support for association between ADHD and two candidate genes: NET1 and DRD1. Am J Med Genet B Neuropsychiatr Genet 134B(1): 67–72.

Brookes KJ, Knight J, Xu X & Asherson P (2005). DNA pooling analysis of ADHD and genes regulating vesicle release of neurotransmitters. Am J Med Genet B Neuropsychiatr Genet 139B(1): 33–37.

Brookes KJ, Mill J, Guindalini C, Curran S, Xu X, Knight J et al. (2006a). A common haplotype of the dopamine transporter gene associated with attention-deficit/hyperactivity dis-

order and interacting with maternal use of alcohol during pregnancy. Arch Gen Psychiatry 63(1): 74–81.
Brookes KJ, Xu X, Chen W, Zhou K, Neale B, Lowe N et al. (2006b). The analysis of 51 genes in DSM-IV combined type attention deficit hyperactivity disorder: association signals in DRD4, DAT1 and 16 other genes. Mol Psychiatry 11(10): 934–953.
Bruder CE, Piotrowski A, Gijsbers AA, Andersson R, Erickson S, de Stahl TD et al. (2008). Phenotypically concordant and discordant monozygotic twins display different DNA copy-number-variation profiles. Am J Hum Genet 82(3): 763–771.
Cantwell DP (1975). Genetic studies of hyperactive children: psychiatric illness in biologic and adopting parents. Proc Annu Meet Am Psychopathol Assoc 63: 273–280.
Cheuk DK & Wong V (2006). Meta-analysis of association between a catechol-O-methyltransferase gene polymorphism and attention deficit hyperactivity disorder. Behav Genet 36(5): 651–659.
Cho SC, Kim JW, Kim BN, Hwang JW, Park M, Kim SA et al. (2008). Possible association of the alpha-2A-adrenergic receptor gene with response time variability in attention deficit hyperactivity disorder. Am J Med Genet B Neuropsychiatr Genet 147B(6): 957–63.
Christiansen H, Chen W, Oades RD, Asherson P, Taylor EA, Lasky-Su J et al. (2008). Co-transmission of conduct problems with attention-deficit/hyperactivity disorder: familial evidence for a distinct disorder. J Neural Transm 115(2): 163–175.
Comings DE, Gade-Andavolu R, Gonzalez N, Wu S, Muhleman D, Blake H et al. (2000). Comparison of the role of dopamine, serotonin, and noradrenaline genes in ADHD, ODD and conduct disorder: multivariate regression analysis of 20 genes. Clin Genet 57(3): 178–196.
Durston S, Fossella JA, Mulder MJ, Casey BJ, Ziermans TB, Vessaz MN et al. (2008). Dopamine transporter genotype conveys familial risk of attention-deficit/hyperactivity disorder through striatal activation. J Am Acad Child Adolesc Psychiatry 47(1): 61–67.
Faraone SV & Biederman J (1997). Do attention deficit hyperactivity disorder and major depression share familial risk factors? J Nerv Ment Dis 185(9): 533–541.
Faraone SV, Biederman J, Chen WJ, Milberger S, Warburton R & Tsuang MT (1995). Genetic heterogeneity in attention-deficit hyperactivity disorder (ADHD): gender, psychiatric comorbidity, and maternal ADHD. J Abnorm Psychol 104(2): 334–345.
Faraone SV, Biederman J, Jetton JG & Tsuang MT (1997). Attention deficit disorder and conduct disorder: longitudinal evidence for a familial subtype. Psychol Med 27(2): 291–300.
Faraone SV, Doyle AE, Mick E & Biederman J (2001). Meta-analysis of the association between the 7-repeat allele of the dopamine D(4) receptor gene and attention deficit hyperactivity disorder. Am J Psychiatry 158(7): 1052–1057.
Faraone SV, Perlis RH, Doyle AE, Smoller JW, Goralnick JJ, Holmgren MA et al. (2005). Molecular genetics of attention-deficit/hyperactivity disorder. Biol Psychiatry 57(11): 1313–1323.
Fisher SE, Francks C, McCracken JT, McGough JJ, Marlow AJ, MacPhie IL et al. (2002). A genomewide scan for loci involved in attention-deficit/hyperactivity disorder. Am J Hum Genet 70(5): 1183–1196.
Fossella J, Sommer T, Fan J, Wu Y, Swanson JM, Pfaff DW et al. (2002). Assessing the molecular genetics of attention networks. BMC Neurosci 3: 14.
Gayan J, Willcutt EG, Fisher SE, Francks C, Cardon LR, Olson RK et al. (2005). Bivariate linkage scan for reading disability and attention-deficit/hyperactivity disorder localizes pleiotropic loci. J Child Psychol Psychiatry 46(10): 1045–1056.
Hauser P, Zametkin AJ, Martinez P, Vitiello B, Matochik JA, Mixson AJ et al. (1993). Attention deficit-hyperactivity disorder in people with generalized resistance to thyroid hormone. N Engl J Med 328(14): 997–1001.
Hawi Z, Segurado R, Conroy J, Sheehan K, Lowe N, Kirley A et al. (2005). Preferential transmission of paternal alleles at risk genes in attention-deficit/hyperactivity disorder. Am J Hum Genet 77(6): 958–965.
Hebebrand J, Dempfle A, Saar K, Thiele H, Herpertz-Dahlmann B, Linder M et al. (2006). A genome-wide scan for attention-deficit/hyperactivity disorder in 155 German sib-pairs. Mol Psychiatry 11(2): 196–205.
Holmes J, Payton A, Barrett J, Harrington R, McGuffin P, Owen M et al. (2002). Association of DRD4 in children with ADHD and comorbid conduct problems. Am J Med Genet 114(2): 150–153.
Jain M, Palacio LG, Castellanos FX, Palacio JD, Pineda D, Restrepo MI et al. (2007). Attention-deficit/hyperactivity disorder and comorbid disruptive behavior disorders: evidence of

pleiotropy and new susceptibility loci. Biol Psychiatry 61(12): 1329–1339.

Kessler RC, Adler L, Barkley R, Biederman J, Conners CK, Demler O et al. (2006). The prevalence and correlates of adult ADHD in the United States: results from the National Comorbidity Survey Replication. Am J Psychiatry 163(4): 716–723.

Kieling C, Roman T, Doyle AE, Hutz MH & Rohde LA (2006). Association between DRD4 gene and performance of children with ADHD in a test of sustained attention. Biol Psychiatry 60(10): 1163–1165.

Kim CH, Hahn MK, Joung Y, Anderson SL, Steele AH, Mazei-Robinson MS et al. (2006). A polymorphism in the norepinephrine transporter gene alters promoter activity and is associated with attention-deficit hyperactivity disorder. Proc Natl Acad Sci U S A 103(50): 19164–19169.

Kissling C, Retz W, Wiemann S, Coogan AN, Clement RM, Hunnerkopf R et al. (2008). A polymorphism at the 3'-untranslated region of the CLOCK gene is associated with adult attention-deficit hyperactivity disorder. Am J Med Genet B Neuropsychiatr Genet 147(3): 333–338.

Langley K, Marshall L, van den Bree M, Thomas H, Owen M, O'Donovan M et al. (2004). Association of the dopamine D4 receptor gene 7-repeat allele with neuropsychological test performance of children with ADHD. Am J Psychiatry 161(1): 133–138.

Lasky-Su J, Biederman J, Laird N, Tsuang M, Doyle AE, Smoller JW et al. (2007). Evidence for an association of the dopamine D5 receptor gene on age at onset of attention deficit hyperactivity disorder. Ann Hum Genet 71(Pt 5): 648–659.

Laucht M, Skowronek MH, Becker K, Schmidt MH, Esser G, Schulze TG et al. (2007). Interacting effects of the dopamine transporter gene and psychosocial adversity on attention-deficit/hyperactivity disorder symptoms among 15-year-olds from a high-risk community sample. Arch Gen Psychiatry 64(5): 585–590.

Li D, Sham PC, Owen MJ & He L (2006). Meta-analysis shows significant association between dopamine system genes and attention deficit hyperactivity disorder (ADHD). Hum Mol Genet 15(14): 2276–2284.

Li J, Wang Y, Zhou R, Zhang H, Yang L, Wang B et al. (2007). Association between polymorphisms in serotonin transporter gene and attention deficit hyperactivity disorder in Chinese Han subjects. Am J Med Genet B Neuropsychiatr Genet 144B(1): 14–19.

Loo SK, Specter E, Smolen A, Hopfer C, Teale PD & Reite ML (2003). Functional effects of the DAT1 polymorphism on EEG measures in ADHD. J Am Acad Child Adolesc Psychiatry 42(8): 986–993.

Loo SK, Fisher SE, Francks C, Ogdie MN, MacPhie IL, Yang M et al. (2004). Genome-wide scan of reading ability in affected sibling pairs with attention-deficit/hyperactivity disorder: unique and shared genetic effects. Mol Psychiatry 9(5): 485–493.

Lowe N, Kirley A, Hawi Z, Sham P, Wickham H, Kratochvil CJ et al. (2004). Joint analysis of the DRD5 marker concludes association with attention-deficit/hyperactivity disorder confined to the predominantly inattentive and combined subtypes. Am J Hum Genet 74(2): 348–356.

McEvoy B, Hawi Z, Fitzgerald M & Gill M (2002). No evidence of linkage or association between the norepinephrine transporter (NET) gene polymorphisms and ADHD in the Irish population. Am J Med Genet 114(6): 665–666.

Mick E & Faraone SV (2008). Genetics of attention deficit hyperactivity disorder. Child Adolesc Psychiatr Clin N Am 17(2): 261–284, vii–viii.

Mill J, Xu X, Ronald A, Curran S, Price T, Knight J et al. (2005). Quantitative trait locus analysis of candidate gene alleles associated with attention deficit hyperactivity disorder (ADHD) in five genes: DRD4, DAT1, DRD5, SNAP-25, and 5HT1B. Am J Med Genet B Neuropsychiatr Genet 133B(1): 68–73.

Misener VL, Luca P, Azeke O, Crosbie J, Waldman I, Tannock R et al. (2004). Linkage of the dopamine receptor D1 gene to attention-deficit/hyperactivity disorder. Mol Psychiatry 9(5): 500–509.

Morrison JR & Stewart MA (1973). The psychiatric status of the legal families of adopted hyperactive children. Arch Gen Psychiatry 28(6): 888–891.

Mulder MJ, Baeyens D, Davidson MC, Casey BJ, van den Ban E, van Engeland H et al. (2008). Familial vulnerability to ADHD affects activity in the cerebellum in addition to the prefrontal systems. J Am Acad Child Adolesc Psychiatry 47(1): 68–75.

Neuman RJ, Lobos E, Reich W, Henderson CA, Sun LW & Todd RD (2007). Prenatal smoking exposure and dopaminergic genotypes interact to cause a severe ADHD subtype. Biol Psychiatry 61(12): 1320–1328.

Ogdie MN, Bakker SC, Fisher SE, Francks C, Yang MH, Cantor RM et al. (2006). Pooled genome-wide linkage data on 424 ADHD ASPs suggests genetic heterogeneity and a common risk locus at 5p13. Mol Psychiatry 11(1): 5–8.

Ogdie MN, Macphie IL, Minassian SL, Yang M, Fisher SE, Francks C et al. (2003). A genome-wide scan for attention-deficit/hyperactivity disorder in an extended sample: suggestive linkage on 17p11. Am J Hum Genet 72(5): 1268–1279.

Romanos M, Freitag C, Jacob C, Craig DW, Dempfle A, Nguyen TT et al. (2008). Genome-wide linkage analysis of ADHD using high-density SNP arrays: novel loci at 5q13.1 and 14q12. Mol Psychiatry 13(5): 522–530.

Rommelse NN, Altink ME, de Sonneville LM, Buschgens CJ, Buitelaar J, Oosterlaan J et al. (2007). Are motor inhibition and cognitive flexibility dead ends in ADHD? J Abnorm Child Psychol 35(6): 957–967.

Rommelse NN, Oosterlaan J, Buitelaar J, Faraone SV & Sergeant JA (2007). Time reproduction in children with ADHD and their non-affected siblings. J Am Acad Child Adolesc Psychiatry 46(5): 582–590.

Schimmelmann BG, Friedel S, Christiansen H, Dempfle A, Hinney A & Hebebrand J (2006). [Genetic findings in Attention-Deficit and Hyperactivity Disorder (ADHD)]. Z Kinder Jugendpsychiatr Psychother 34(6): 425–433.

Shaw P, Lerch J, Greenstein D, Sharp W, Clasen L, Evans A et al. (2006). Longitudinal mapping of cortical thickness and clinical outcome in children and adolescents with attention-deficit/hyperactivity disorder. Arch Gen Psychiatry 63(5): 540–549.

Sheehan K, Hawi Z, Gill M & Kent L (2007). No association between TPH2 gene polymorphisms and ADHD in a UK sample. Neurosci Lett 412(2): 105–107.

Sheehan K, Lowe N, Kirley A, Mullins C, Fitzgerald M, Gill M et al. (2005). Tryptophan hydroxylase 2 (TPH2) gene variants associated with ADHD. Mol Psychiatry 10(10): 944–949.

Smalley SL, McGough JJ, Del'Homme M, NewDelman J, Gordon E, Kim T et al. (2000). Familial clustering of symptoms and disruptive behaviors in multiplex families with attention-deficit/hyperactivity disorder. J Am Acad Child Adolesc Psychiatry 39(9): 1135–1143.

Smalley SL, Kustanovich V, Minassian SL, Stone JL, Ogdie MN, McGough JJ et al. (2002). Genetic linkage of attention-deficit/hyperactivity disorder on chromosome 16p13, in a region implicated in autism. Am J Hum Genet 71(4): 959–963.

Sprich S, Biederman J, Crawford MH, Mundy E & Faraone SV (2000). Adoptive and biological families of children and adolescents with ADHD. J Am Acad Child Adolesc Psychiatry 39(11): 1432–1437.

Stringaris A & Asherson P (2008). Molecular Genetics in Child Psychiatry. In: Banaschewski T & Rohde LA (Eds.). Biological Child Psychiatry, Vol. 24. Basel: Karger, pp. 181–194.

Swanson J, Oosterlaan J, Murias M, Schuck S, Flodman P, Spence MA et al. (2000). Attention deficit/hyperactivity disorder children with a 7-repeat allele of the dopamine receptor D4 gene have extreme behavior but normal performance on critical neuropsychological tests of attention. Proc Natl Acad Sci U S A 97(9): 4754–4759.

Thapar A, Langley K, O'Donovan M & Owen M (2006). Refining the attention deficit hyperactivity disorder phenotype for molecular genetic studies. Mol Psychiatry 11(8): 714–720.

Uhl GR, Drgon T, Liu QR, Johnson C, Walther D, Komiyama T et al. (2008). Genome-wide association for methamphetamine dependence: convergent results from 2 samples. Arch Gen Psychiatry 65(3): 345–355.

VanNess SH, Owens MJ & Kilts CD (2005). The variable number of tandem repeats element in DAT1 regulates in vitro dopamine transporter density. BMC Genet 6: 55.

Volkow ND, Ding YS, Fowler JS, Wang GJ, Logan J, Gatley JS et al. (1995). Is methylphenidate like cocaine? Studies on their pharmacokinetics and distribution in the human brain. Arch Gen Psychiatry 52(6): 456–463.

Waldman ID & Gizer IR (2006). The genetics of attention deficit hyperactivity disorder. Clin Psychol Rev 26(4): 396–432.

Walitza S, Renner TJ, Dempfle A, Konrad K, Wewetzer C, Halbach A et al. (2005). Transmission disequilibrium of polymorphic variants in the tryptophan hydroxylase-2 gene in attention-deficit/hyperactivity disorder. Mol Psychiatry 10(12): 1126–1132.

Wallis D, Russell HF & Muenke M (2008). Genetics of Attention Deficit/Hyperactivity Disorder. J Pediatr Psychol 33(10): 1085–99.

Waschbusch DA (2002). A Meta-Analytic Examination of Comorbid Hyperactive-Impulsive-Attention Problems and Conduct Problems. Psychol Bull 128(1): 118–150.

Xu X, Knight J, Brookes K, Mill J, Sham P, Craig I et al. (2005). DNA pooling analysis of 21 norepinephrine transporter gene SNPs with attention deficit hyperactivity disorder: no evidence for association. Am J Med Genet B Neuropsychiatr Genet 134B(1): 115–118.

Zhou K, Asherson P, Sham P, Franke B, Anney RJ, Buitelaar J et al. (2008). Linkage to Chromosome 1p36 for Attention-Deficit/Hyperactivity Disorder Traits in School and Home Settings. Biol Psychiatry 64(7): 571–6.

10 Toxine, Allergene und infektiöse Faktoren

Hans-Christoph Steinhausen

Die Exposition des Kindes gegenüber verschiedenen aus der Umwelt stammenden Schadstoffen kann in einzelnen Fällen einen Beitrag zur Symptomatik von ADHS leisten oder sogar phänotypisch ein psychopathologisches Bild hervorrufen, das als ADHS diagnostiziert werden muss. Einige Toxine werden bereits intrauterin wirksam und haben lang anhaltende Auswirkungen auf das Verhalten im postnatalen Leben.

10.1 Nahrungsmittelintoleranzen und -defizite

Die Vorstellung, dass Nahrungsmittelintoleranzen – häufig auch nicht ganz korrekt als Nahrungsmittelallergie bezeichnet – einen bedeutsamen Faktor in der Entstehung von ADHS spiele, hat besonders in der Laienöffentlichkeit und in Selbsthilfegruppen in den Jahren seit 1975 bis in die frühen 90er Jahre des vergangenen Jahrhunderts einen relativ großen Raum eingenommen. Mit dieser populären Annahme, die nicht frei von dem verständlichen Interesse an einer gesunden Ernährung war, verband sich die Hoffnung, durch Elimination der für schädlich erachteten Nahrungsmittel bzw. bestimmter Zusatzstoffe, der sog. Additiva, die Symptomatik der ADHS positiv beeinflussen und andere Interventionen, speziell die Behandlung mit Stimulanzien verzichtbar zu machen. Die mehrheitlich negativen Forschungsergebnisse hinsichtlich der Wirksamkeit der postulierten Toxine in der Nahrung bzw. ihr begrenzter Stellenwert in der Verursachung von ADHS haben dazu geführt, dass die unter Laien teilweise mit großer Überzeugung verfochtenen Eliminationsdiäten (vgl. Kapitel 32) unter Fachleuten nie einen besonderen Stellenwert in der Behandlung von ADHS erhalten haben. Ihre Popularität in Elternselbsthilfegruppen dürften sie vermutlich durch den relativ großen Aufwand in der Durchführung und die häufig eintretende Erfahrung der Unwirksamkeit verloren haben.

Die ursprüngliche Annahme war von der toxischen Wirkung der in der industriell bearbeiteten Nahrung enthaltenen Additiva wie Farbstoffe, Konservierungsstoffe und Salicylate sowie in einer späteren Variante auch von Zucker ausgegangen. In Deutschland waren speziell die in der Nahrung enthaltenen Phosphate angeschuldigt worden, ADHS hervorzurufen. Wissenschaftliche Überprüfungen unter Einsatz von Provokationstests mit den inkriminierten Substanzen und von Eliminationsdiäten ergaben mehrheitlich keine bzw. relativ geringe Bestätigungen für die Grundannahme der Nahrungsmitteltoleranz (vgl. Steinhausen 1990; Egger 2000; Marcus 2000). Es verblieb lediglich eine gewisse Evidenz, dass bei entsprechend sensibilisierten Kindern im Prinzip jedes Nahrungsmittel zu Symptomen von ADHS führen kann, zumal in Doppelblindversuchen nachgewiesen werden konnte, dass eine Elimination bestimmter Nahrungsmittel bei diesen individuell festgestellten Idiosynkrasien tatsächlich zu einer Besserung der Symptomatik führte (Egger 2000). Die relativ geringe Indikationsbreite und der hohe Aufwand bei der Realisierung der aus diesen Zusammenhängen abgeleiteten sog. oligogenen Diät (vgl. Kapitel 32) führten jedoch zu keinem Zeitpunkt zu einem breiten Einsatz dieser Intervention in der klinischen Praxis.

Bei der Überprüfung der Wirksamkeit von Eliminationsdiäten war immer wieder aufgefallen, dass auch im Doppelblindversuch die jeweilige Diät im subjektiven Elternurteil positive Effekte zeigte, während die objektiven Tests und Urteile der Kliniker keine Effekte auswiesen. Auch eine neuere englische Studie zur Wirkung von künstlichen Farbstoff- und Konservierungszusätzen spiegelt diesen Unterschied in der Evaluation durch die beiden verschiedenen Informationsquellen wider, indem bedeutsame Effekte nur im Elternurteil sichtbar wurden (Bateman et al. 2004). In einer Meta-Analyse der kontrollierten Studien zur Wirkung von künstlichen Farbstoffen kommen Schab & Trinh (2004) bei einer relativ geringen Effektstärke zu dem gleichen Befund. Die Autoren schließen gleichwohl aus ihren Befunden auf eine mögliche verhaltenswirksame Toxizität von künstlichen Farbstoffen in der Nahrung, wenngleich die mangelnden Möglichkeiten der Identifikation sensibler Personen die Empfehlungen für den die klinische Praxis weiterhin einschränken.

Ähnliche Probleme der Ableitung klinischer Konsequenzen wirft eine neuere britische Provokationsstudie auf, in der 3-jährige sowie 3/9-jährige Kinder in einem randomisierten plazebo-kontrollierten Test mit zwei in der Dosis unterschiedlich hohen Mischungen von künstlichen Farbstoffen und einer konstanten Menge an Sodiumbenzoat als Nahrungsmittelstabilisator belastet wurden (McCann et al. 2007). Als Ergebnismerkmal wurde ein aggregiertes Maß verwendet, in das Verhaltensbeobachtung, Eltern- und Lehrerurteil im Fragebogen und bei den älteren Kindern auch ein computergesteuerter Aufmerksamkeitstest eingingen. Bei den 3-Jährigen hatte die Mischung mit der niedrigeren, aber nicht die mit der höheren Farbstoffbelastung einen signifikanten Effekt. Dieser Effekt blieb konstant, wenn die Analyse auf die Kinder beschränkt blieb, die mindestens 85 % des Getränks zu sich genommen hatten und keine fehlenden Daten aufwiesen. Bei den 8/9-Jährigen zeigten beide Mischungen signifikante Effekte nur bei den Kindern, die auch wirklich 85 % der Belastungsgetränke zu sich genommen hatten und keine fehlenden Daten aufwiesen.

Die Autoren räumen ein, dass offensichtlich unterschiedliche individuelle Reaktionen auf die Nahrungsmittelzusätze vorlagen, was die Annahme hoch idiosynkratischer Reaktionen stützen würde. Unkommentiert bleibt aber der Befund, dass eine höhere Belastung bei den 3-Jährigen keine Effekte zeigte, was zumindest der Annahme einer Dosis-Wirkungs-Beziehung widerspricht. Ebenso bleibt die nicht unproblematische Aggregation verschiedener Merkmale aus unterschiedlichen Quellen zu einem gemeinsamen Ergebnismaß unkommentiert. Angesichts der bereits diskutierten Abhängigkeit der Befunde in Provokations- und Diätstudien von der Informationsquelle ist dieses Vorgehen kritisch zu sehen. Schließlich bleiben Fragen nach den spezifisch wirksamen Toxinen in der Mischung, nach dem zeitlichen Kontext der Wirksamkeit und der möglichen pathophysiologischen Wirkmechanismen weiterhin offen.

Ein verwandtes Thema der Nahrungsmittelintoleranzen ist ein Defizit an *essentiellen Fettsäuren (speziell Omega-3-Fettsäuren)* in der Nahrung, das in jüngster Zeit als ein Risikofaktor in der Nahrung vermutet wurde. Interventionsstudien mit Supplementierung von Omega-3-Fettsäuren haben bisher inkonsistente Beziehungen erbracht (Voigt et al. 2001; Stevens et al. 2003; Richardson & Montgomery 2005). Eine jüngste Feldstudie ergab keine Beziehung zwischen Aufnahme von Omega-3-Fettsäuren zu ADHS, wohl aber zu oppositionell-dissozialem Verhalten im Alter von drei Jahren (Waylen et al. im Druck). In einer Übersicht der seit

II Ätiologie und Pathophysiologie

2000 publizierten Studien zu vielfach ungesättigten Fettsäuren wird festgestellt, dass die Befundlage begrenzt, fragmentiert, widersprüchlich und schließlich nicht geeignet ist, definitive Schlussfolgerungen abzuleiten (Busch 2007). Die entsprechenden Studien weisen zum Teil gravierende Schwächen hinsichtlich der Diagnostik von ADHS, konfundierender Variablen sowie der Effektmessung auf. Auch das nationale Institut für Gesundheit der USA hat gemäß Zitation in dieser Übersicht festgestellt, dass hinsichtlich eines Einsatzes der Omega-3-Fettsäuren als primärer oder ergänzender Behandlung keine abschließenden Konsequenzen gezogen werden können.

10.2 Atopische Reaktionen

Ein Zusammenhang von ADHS und atopischen Störungen wie Allergien, Heuschnupfen, Neurodermitis und Asthma bronchiale ist klinisch schon seit geraumer Zeit vermutet worden. Kontrollierte Studien haben bei Kindern mit Atopie widersprüchliche Befunde hinsichtlich eines Zusammenhangs mit ADHS gefunden (Beyreiss et al. 1988; Roth et al. 1991; Daud et al. 1993). In einer Feldstudie konnte kein Zusammenhang nachgewiesen werden (McGee et al. 1993). Ebenso ist bei dem umgekehrten Untersuchungsansatz, der Untersuchung von Kindern mit ADHS auf Symptome von Atopie die Befundlage bei den wenigen vorliegenden Studien kontrovers (Mitchell et al. 1987; Blank & Remschmidt 1994). Bemerkenswert ist die Tatsache, dass bisher keine Studie eine Beziehung von ADHS zu einem objektiven Parameter, der IgE-vermittelten atopischen Reaktion, nachweisen konnte und daher im Falle einer wirklich existenten Beziehung von ADHS und Atopie andere Mechanismen ursächlich verantwortlich sein müssen (Mitchell et al. 1987; McGee et al.

1993; Blank & Remschmidt 1994; Gaitens et al. 1998).

10.3 Schadstoffexpositionen in der Umwelt

Hinsichtlich der Schadstoffexpositionen in der Umwelt hat speziell in der angelsächsischen Welt die Bleiexposition ein bemerkenswertes Interesse gefunden. Im Gegensatz zu zahlreichen europäischen Ländern haben hier die über längere Zeit vorhandenen hohen Bleianteile z. B. in Kraftstoffen und Hausanstrichen oder bei ungenügender Abgasreinigung in der bleiverarbeitenden Industrie zu höheren Expositionen geführt. Verschiedene Studien haben Hinweise ergeben, dass die Effekte derartiger Bleiexpositionen auf Symptome von ADHS zwar relativ gering, gleichwohl aber signifikant ausfallen, wenngleich sogar bei hoher Exposition nur eine Minderheit der betroffenen Kinder ADHS entwickelt und umgekehrt die meisten Kinder mit ADHS keine erhöhten Bleibelastungen haben. Unter Kontrolle weiterer Einflussfaktoren lassen sich bestenfalls 4 % der erklärten Varianz von ADHS-Symptomen durch Blei erklären. Keine der durchgeführten Studien basierte auf sorgfältigen, den geforderten Kriterien entsprechenden Diagnosen von ADHS und kontrollierte jeweils andere relevante ätiologische Faktoren wie z. B. die Heritabilität (Barkley 2006).

10.4 Pränatale Expositionen

Unter den pränatalen Expositionen sind es vor allem Alkohol und Tabak, die in zahlreichen Untersuchungen ein spezielles Interesse gefunden haben. Hier haben vor allem die Studien an Kindern mit Fetalem Alkohol-Syndrom (FAS) bzw. mit den weniger stark ausgeprägten Fetalen Alkohol-Effekten (FAE) die langfristigen Auswirkungen der *intrauterinen Alkoholexposition* durch den mütterlichen Alkoholkonsum auf das Verhalten der betroffenen Kinder verdeutlicht. Die insgesamt vielfältige Psychopathologie wird zentral von Symptomen der ADHS bestimmt. Etwa die Hälfte der Kinder mit einem ADHS zeigen persistierend die charakteristischen Symptome einer ADHS (Steinhausen et al. 1993, 1994). Die Beziehung von FAS/FAE (zusammengefasst auch als Fetale Alkohol-Spektrumsstörungen FASD) und ADHS wurde auch in zahlreichen anderen Studien belegt (vgl. die Übersicht von O'Malley & Nanson 2002).

Die Frage der Beziehung von pränataler Alkoholexposition und Folgen für Verhalten und Funktionen wurde auch in Feldstudien an der Normalbevölkerung überprüft. In einer Pionierstudie konnte eine dosisabhängige Beziehung zu Aufmerksamkeits- und Gedächnisdefiziten bis zum Alter von 14 Jahren nachgewiesen werden, wobei mögliche konfundierende Merkmale wie zusätzliche pränatale Expositionen z. B. durch mütterliches Rauchen und soziodemografische Faktoren kontrolliert wurden (Streissguth et al. 1996). Andere Populationsstudien haben die Beziehung von Alkoholexposition und ADHS nicht vergleichsweise deutlich identifizieren können. In einer Übersichtsarbeit von neun Studien kommen Linnet et al. (2003) zu der Feststellung, dass nur die Hälfte der Studien den Nachweis der Beziehung von intrauteriner Alkoholexposition und Symptomen von ADHS erbringen konnten, wobei die Beeinträchtigung der Kinder nicht den Grad eines FAS oder FAE haben muss. Kritisch merken die Autoren an, dass die Studien ungenügend hinsichtlich konfundierender Merkmale wie soziale, genetische und diätetische Faktoren kontrolliert seien und dass keine Studie die familiäre Belastung mit Verhaltensproblemen berücksichtigt habe.

Nimmt man die Ergebnisse der klinischen und der Feldstudien zusammen, so muss die intrauterine Alkoholexposition als ein nicht notwendigerweise unabhängiger Risikofaktor für ADHS betrachtet werden. Auf mögliche Wechselwirkungen weist eine neue Studie hin, in der die Interaktion eines genetischen Polymorphismus des Dopamin-Transportergens (DAT1) mit der intrauterinen Alkoholexposition als Risikofaktor für ADHS gesichert wurde (Brookes et al. 2006).

Auch *mütterliches Rauchen* während der Schwangerschaft ist sowohl in klinischen als auch in epidemiologischen Untersuchungen als ein Risikofaktor für die Entwicklung einer ADHS, aber auch anderer Störungen einschließlich der kognitiven Entwicklung identifiziert worden (Steinhausen 2000; Linnet et al. 2003). Für Tabakkonsum während der Schwangerschaft konnte die Beziehung zur ADHS beim Kind auch nach Kontrolle mütterlicher Symptome von ADHS nachgewiesen werden.

Bei Kindern von Müttern mit *Phenylketonurie*, einer angeborenen genetischen Stoffwechselstörung im Bereich der Aminosäuren, konnte ein Zusammenhang zwischen den mütterlichen Phenylalaninspiegeln im Blut mit hyperaktiv-impulsiven Symptomen bei Kindern beobachtet werden, während Kinder mit Phenylketonurie eher Symptome von Unaufmerksamkeit zeigen (Antshel & Waisbren 2003).

10.5 Medikamentennebenwirkungen

Aus der Behandlung von Kindern mit Epilepsie ist bekannt, dass zu den Medikamentennebenwirkungen bestimmter Antikonvulsiva wie z. B. Phenobarbital die Entwicklung oder Verstärkung bereits vorbestehender Symptome von Hyperaktivität oder auch Irritabilität gehören. Allerdings entwickeln die betroffenen Kinder nicht notwendigerweise nur diese spezifischen Symptome und dabei auch selten das klinische Vollbild einer

II Ätiologie und Pathophysiologie

ADHS (Brent et al. 1987; Steinhausen 1991) und stellt Phenobarbital in der Behandlung kindlicher Epilepsien nicht mehr ein Medikament der ersten Wahl dar. Für die in Kaffee und Tee enthaltenen Substanzen Koffein und Theophyllin konnte in einer Meta-Analyse kein Effekt auf Verhalten und kognitive Funktionen bei Kindern nachgewiesen werden (Stein et al. 1996).

10.6 Streptokokkeninfektion

Schließlich ist für die Pathogenese zunächst von Zwangsstörungen und des Tourette-Syndroms in einigen Fällen die Auslösung durch eine vorausgehende Streptokokkeninfektion beobachtet und unter der Annahme einer Autoimmunreaktion mit der Bildung von Antikörpern unter dem Begriff der Pediatric Autoimmune Neuropsychiatric Disorder Associated with Streptococcal Infections (PANDAS) in die wissenschaftliche Diskussion eingebracht worden. Eine entsprechende Beziehung zu Antikörpern mit Entfaltung ihrer Wirksamkeit auf neurale Proteine speziell in den Basalganglien ist auch bei ADHS unter Kontrolle der Effekte von koexistierenden Zwangs- und Ticsymptomen nachgewiesen worden. Daher kann zumindest in einigen Fällen von ADHS eine Auslösung oder Verstärkung von ADHS durch eine Streptokokkeninfektion als möglich betrachtet werden (Peterson et al. 2000).

Literatur

Barkley RA (2006). Attention Deficit Hyperactivity Disorder. A handbook for diagnosis and treatment. New York: Guildford Press.

Bateman B, Warner JO et al. (2004). The effects of a double blind, placebo controlled, artificial food colourings and benzoate preservative challenge on hyperactivity in a general population sample of preschool children. Arch Dis Child 89 (6): 506–11.

Beyreiss J, Roth N et al. (1988). Coincidence of immune (atopic dermatitis) and behavioral (attention deficit) disorders in children: empirical data. Act Nerv Super (Praha) 30(2): 127–8.

Blank R & Remschmidt H (1994). Hyperkinetic Syndrome: The Role of Allergy among Psychological and Neurological Factors. European Child and Adolescent Psychiatry 3(4): 220–228.

Brent DA, Crumrine PK et al. (1987). Phenobarbital treatment and major depressive disorder in children with epilepsy. Pediatrics 80(6): 909–17.

Brookes KJ, Mill J et al. (2006). A common haplotype of the dopamine transporter gene associated with attention-deficit/hyperactivity disorder and interacting with maternal use of alcohol during pregnancy. Arch Gen Psychiatry 63(1): 74–81.

Busch B (2007). Polyunsaturated fatty acid supplementation for ADHD? Fishy, fascinating, and far from clear. J Dev Behav Pediatr 28(2): 139–44.

Daud LR, Garralda ME et al. (1993). Psychosocial adjustment in preschool children with atopic eczema. Arch Dis Child 69(6): 670–6.

Egger J (2000). Möglichkeiten von Diätbehandlungen bei hyperkinetischen Störungen. In: Steinhausen HC (Hrsg.). Hyperkinetische Störungen bei Kindern, Jugendlichen und Erwachsenen. Stuttgart: Kohlhammer.

Gaitens T, Kaplan BJ et al. (1998). Absence of an association between IgE-mediated atopic responsiveness and ADHD symptomatology. J Child Psychol Psychiatry 39(3): 427–31.

Linnet KM, Dalsgaard S et al. (2003). Maternal Lifestyle Factors in Pregnancy Risk of Attention Deficit Hyperactivity Disorder and Associated Behaviors: Review of the Current Evidence. Am J Psychiatry 160(6): 1028–1040.

Marcus A (2000). Wirksamkeit und Durchführbarkeit von Diäten zur Beeinflussung expansiven Verhaltens im Kindesalter. In: Steinhausen HC (Hrsg.). Hyperkinetische Störungen bei Kindern, Jugendlichen und Erwachsenen. Stuttgart: Kohlhammer.

McCann D, Barrett A et al. (2007). Food additives and hyperactive behaviour in 3-year-old and 8/9-year-old children in the community: a randomised, double-blinded, placebo-controlled trial. Lancet 370(9598): 1560–7.

McGee R, Stanton WR et al. (1993). Allergic disorders and attention deficit disorder in children. J Abnorm Child Psychol 21(1): 79–88.

Mitchell EA, Aman MG et al. (1987). Clinical characteristics and serum essential fatty acid levels in hyperactive children. Clin Pediatr (Phila) 26(8): 406–11.

O'Malley KD & Nanson J (2002). Clinical implications of a link between fetal alcohol spectrum disorder and attention-deficit hyperactivity disorder. Can J Psychiatry 47(4): 349–54.

Peterson BS, Leckman JF et al. (2000). Preliminary findings of antistreptococcal antibody titers and basal ganglia volumes in tic, obsessive-compulsive, and attention deficit/hyperactivity disorders. Arch Gen Psychiatry 57(4): 364–72.

Richardson AJ & Montgomery P (2005). The Oxford-Durham study: a randomized, controlled trial of dietary supplementation with fatty acids in children with developmental co-ordination disorder. Pediatrics 115(5): 1360–6.

Roth N, Beyreiss J et al. (1991). Coincidence of attention deficit disorder and atopic disorders in children: empirical findings and hypothetical background. J Abnorm Child Psychol 19(1): 1–13.

Schab DW & Trinh NH (2004). Do artificial food colors promote hyperactivity in children with hyperactive syndromes? A meta-analysis of double-blind placebo-controlled trials. J Dev Behav Pediatr 25(6): 423–34.

Stein MA, Krasowski M et al. (1996). Behavioral and cognitive effects of methylxanthines. A meta-analysis of theophylline and caffeine. Arch Pediatr Adolesc Med 150(3): 284–8.

Steinhausen HC (1990). Das hyperkinetische Syndrom (HKS): Ein allergisches Syndrom? In: Nissen G (Hrsg.). Somatogene Psychosyndrome und ihre Therapie im Kindes- und Jugendalter. Bern: Huber.

Steinhausen HC (1991). Epilepsy and anti-convulsive drugs. In: Rutter M & Casaer P (Eds.). Biological risk factors for psychosocial disorders. Cambridge: Cambridge University Press.

Steinhausen HC (2000). Pränatale Entwicklungsgefährdungen – Ergebnisse der Verhaltensteratologie. In: Petermann F, Niebank K & Scheithauer H (Hrsg.). Risiken in der frühkindlichen Entwicklung. Göttingen: Hogrefe.

Steinhausen HC, Willms J et al. (1993). Long-term psychopathological and cognitive outcome of children with fetal alcohol syndrome. J Am Acad Child Adolesc Psychiatry 32(5): 990–4.

Steinhausen HC, Willms J et al. (1994). Correlates of psychopathology and intelligence in children with fetal alcohol syndrome. J Child Psychol Psychiatry 35(2): 323–31.

Stevens L, Zhang W et al. (2003). EFA supplementation in children with inattention, hyperactivity, and other disruptive behaviors. Lipids 38(10): 1007–21.

Streissguth AP, Bookstein FL et al. (1996). A dose-response study of the enduring effects of prenatal alcohol exposure: birth to 14 years. In: Spohr HL & Steinhausen HC (Eds.). Alcohol, pregnancy, and the developing child. Cambridge: Cambridge University Press.

Voigt RG, Llorente AM et al. (2001). A randomized, double-blind, placebo-controlled trial of docosahexaenoic acid supplementation in children with attention-deficit/hyperactivity disorder. J Pediatr 139(2): 189–96.

Waylen A, Ford T, Goodman R, Samara M, Wolke D (2009). Can early intake of dietary omega-3 predict childhood externalizing behaviour? Acta Paediatrica (im Druck).

11 Psychosoziale Faktoren

Manfred Döpfner und Hans-Christoph Steinhausen

Die Erforschung der Ursachen von ADHS hat sich in den letzten Jahrzehnten auf biologische Faktoren konzentriert. Dabei konnte überzeugend gezeigt werden, dass genetische Faktoren den größten Einzelfaktor bei der Entwicklung von ADHS darstellen, wenngleich die bisher in molekulargenetischen Studien identifizierten Gene insgesamt nur einen geringen Anteil der Variationen des Phänotyps ADHS aufklären. Auch bei der Interpretation von Zwillingsstudien, welche die Grundlage der Heritabilitätsschätzungen sind, muss berücksichtigt werden, dass die Interaktion zwischen genetischer Disposition und gemeinsamen Umwelterfahrungen der beiden Zwillinge als Effekt der Genetik interpretiert werden, sodass Zwillingsstudien eher zu einer Überschätzung des genetischen Einflusses neigen (vgl. Nigg 2006). Eine hohe Erblichkeit bedeutet daher nicht notwendigerweise, dass Umwelteinflüsse irrelevant sind, sondern nur, dass Umweltfaktoren zu einem hohen Ausmaß nicht unabhängig von der genetischen Disposition, sondern über Gen-Umwelt-Interaktionen an der Entwicklung der ADHS beteiligt sind (siehe Kapitel 9).

In diesem Zusammenhang muss zwischen (echten) Genotyp-Umwelt-Interaktionen und Genotyp-Umwelt-Korrelationen unterschieden werden. Genotyp-Umwelt-Interaktionen liegen dann vor, wenn zwei Kinder auf die gleiche Umweltbedingung aufgrund verschiedener genetischer Ausstattung unterschiedlich reagieren. Genotyp-Umwelt-Korrelationen können passiv, evozierend oder aktiv sein. Passive Genotyp-Umwelt-Korrelationen entstehen dadurch, dass die Eltern Eigenschaften nicht nur genetisch, sondern auch sozial „vererben". Eltern mit ADHS vererben somit also nicht nur das genetische Risiko, sie zeigen beispielsweise auch gehäuft hyperkinetisches, mitunter schwer vorhersagbares Verhalten in der Erziehung und können so zu einer Erhöhung des Risikos des Kindes beitragen, ADHS zu entwickeln.

Evozierende Genotyp-Umwelt-Korrelationen treten dann auf, wenn das Kind eine bestimmte Reaktion der Umwelt evoziert, beispielsweise wenn es durch seine genetisch bedingten hyperaktiven Verhaltenstendenzen in höherem Maße negative Reaktionen der Umwelt auslöst und diese wiederum die ADHS-Symptomatik steigern. Tatsächlich richten Mütter von Kindern mit ADHS häufiger Aufforderungen an diese, äußern sich häufiger in negativer Weise und zeigen sich weniger responsiv gegenüber ihren Kindern. Das Verhalten der Mütter scheint daher zumindest teilweise eher eine Reaktion auf die hyperkinetische Störung als deren Ursache zu sein. Aktive Genotyp-Umwelt-Korrelationen kommen dadurch zustande, dass sich das Kind mit einer bestimmten genetischen Ausstattung aktiv bestimmte Umwelt-Nischen aussucht. So mag ein besonders aktives Kind Interesse an anderen besonders aktiven Kindern haben, die ihrerseits die ADHS-Symptomatik des Kindes erhöhen können. Unabhängig von derartigen Gen-Umwelt-Interaktionen und -Korrelationen weisen auch die vorliegenden Zwillingsstudien darauf hin, dass etwa 20 % der Varianz der Merkmalsausprägung durch individuell-spezifische, nicht-geteilte Umwelteinflüsse, d. h. nicht-genetisch bedingte biologische Besonderheiten oder soziale Faktoren, erklärbar sind (siehe Kapitel 9). Allerdings erscheint dabei der Anteil der biologischen Einflüsse (z. B. Toxine, zentralnervöse Schädigungen, Nahrung) nicht unerheblich zu sein.

Trotz der hohen Wertigkeit neurobiologischer Faktoren für die Verursachung von ADHS erklären diese jeweils also nur Teilbereiche und müssen psychosoziale Faktoren als ergänzende Ursachenelemente berücksichtigen. Letzteren kommt aber wahrscheinlich eine eher untergeordnete Funktion im Sinne von eher modulierenden als primär ursächlichen Faktoren zu. Nach Sandberg & Gerralda (1996) stützen schwerpunktmäßig drei Argumente die Notwendigkeit, psychosoziale Aspekte bei der Modellbildung für die Verursachung von ADHS zu berücksichtigen:

- Die Symptomatik variiert in ihrer Ausprägung in Abhängigkeit vom psychosozialen Kontext im Sinne von situativen Verhaltensunterschieden,
- ADHS wird durch zahlreiche Faktoren des jeweiligen sozialen und familiären Kontextes aufrecht erhalten und
- speziell in der häufigen Komorbidität von ADHS mit den Störungen des Sozialverhaltens werden Merkmale der sozialen Benachteiligung und ungünstiger familiärer Umwelten wirksam.

Im Rahmen psychosozialer Faktoren sind vor allem sozioökonomische und familiäre Bedingungen und dabei speziell Auffälligkeiten der Eltern-Kind-Interaktion, der Zusammenhang von psychosozialen Faktoren und Verlauf, die Rolle des Fernsehkonsums sowie die Bedeutung von Deprivation und Traumatisierung zu diskutieren.

11.1 Sozioökonomische Faktoren

Die Befunde der Forschung zum Zusammenhang von ADHS und Sozialschicht sind nicht einheitlich. In zahlreichen Ländern wurden höhere Prävalenzraten für ADHS in Familien mit niedrigerem sozioökonomischen Status belegt, u. a. in den Vereinigten Staaten und Canada, in Australien, Schweden, Kolumbien und Japan (Szatmari et al. 1985; Bird et al. 1988; Vellez et al. 1989; Sugawara et al. 1999; Gimpel & Kuhn 2000; Graetz et al. 2001; Kadesjo & Gillberg 2001; Pineda et al. 2003). Scahill und Mitarbeiter (1999) fanden, dass Kinder mit ADHS mit höherer Wahrscheinlichkeit aus Familien mit geringem Familieneinkommen und mit höheren familiären Belastungen stammen. Biederman und Mitarbeiter (2002) zeigten, dass widrige familiäre Bedingungen generell und geringer sozioökonomischer Status, psychische Auffälligkeiten der Mutter sowie familiäre Konflikte im Besonderen das Risiko für ADHS unabhängig von anderen Risikofaktoren erhöhen.

Eine geringere Zahl internationaler Studien fand aber auch keinen Zusammenhang von ADHS und Sozialschicht (z. B. McGee et al. 1985; Campbell et al. 1986a, b; Taylor et al. 1991). Wahrscheinlich sind spezifischere, mit der Sozialschicht noch ungenügend erklärte Faktoren bedeutsam. So konnten engere Zusammenhänge mit ungünstigen familiären Bedingungen wie unvollständigen und instabilen Familien, überbelegten Wohnungen, sowie mit Kriminalität, psychischen Störungen und schweren Partnerbeziehungsstörungen der Eltern nachgewiesen werden (z. B. Gillberg & Rasmussen 1982; Taylor et al. 1991; Biederman et al. 1995; Scahill et al. 1999). Allerdings gehen ungünstige familiäre Bedingungen stärker mit aggressiven und dissozialen Verhaltensauffälligkeiten einher als mit hyperkinetischen Störungen (McGee et al. 1985; Taylor et al. 1986).

II Ätiologie und Pathophysiologie

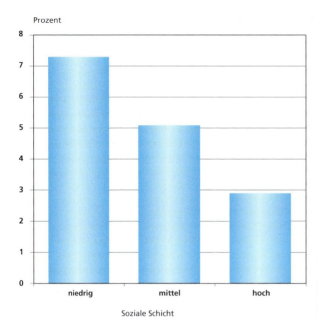

Abb. 11.1: Prävalenz von ADHS-Symptomen bei Kindern und Jugendlichen in Deutschland in Abhängigkeit von der sozialen Schicht (nach Döpfner et al. 2008b)

In Deutschland konnte der Effekt des sozioökonomischen Status auf die Prävalenz von ADHS im Rahmen der Studie zur Kindergesundheit des Robert Koch-Instituts (KIGGS) belegt werden. In einer bundesweit repräsentativen Teilstudie (Bella-Studie; Döpfner et al. 2008b) wurden bei rund 2.500 Kinder und Jugendlichen im Alter von 7 bis 17 Jahren die Elternurteile zur ADHS-Symptomatik mit dem Fremdbeurteilungsbogen für Aufmerksamkeitsdefizit-/Hyperaktivitätsstörung (FBB-ADHS; Döpfner et al. 2008a) erhoben. Wie Abb. 11.1 zeigt, gab es einen deutlichen Zusammenhang zwischen sozioökonomischem Status und ADHS-Prävalenz. Der Anteil der Kinder aus sozial schwächeren Schichten, die laut Elternurteil im Fragebogen die Kriterien für ADHS (nach DSM-IV) erfüllten, lag mit über 7 % mehr als doppelt so hoch wie der entsprechende Anteil aus Familien mit hohem sozioökonomischen Status. Außerdem konnte in dieser Studie auch gezeigt werden, dass in den Großstädten mit mehr als 500.000 Einwohnern der Anteil der Kinder mit ADHS-Symptomatik mit 7 % ebenfalls mehr als doppelt so hoch wie der Anteil der Kinder aus ländlicher Umgebung liegt.

11.2 Eltern-Kind-Interaktionen und intrafamiliäre Beziehungsstörungen

Zahlreiche Befunde belegen, dass ADHS auch in einem Zusammenhang mit speziellen Eltern-Kind-Beziehungsmustern stehen. Dabei spielen die sog. erzwingenden Interaktionen eine besondere Rolle. Mütter von Kindern mit ADHS stellen häufiger Aufforderungen an diese, äußern sich häufiger in negativer Weise und verhalten sich weniger responsiv gegenüber ihren Kindern (Cunningham & Barkley 1979; Danforth et al. 1991; DuPaul et al. 2001; Johnston 1996; Keown & Woodward 2002; Mash & Johnston 1982). Diese Befunde stehen in Übereinstimmung mit dem Konzept der gegenseitig erzwingenden (coercive) Interaktionen, das Patterson (1982) ursprünglich für Kinder mit aggressiven Verhaltensauffälligkeiten beschrieben hat. Das Muster der erzwingenden Interaktionen scheint jedoch zumindest teilweise eine Funktion der Aufgabe (Tallmadge & Barkley 1983) und des Alters der Kinder (Barkley et al. 1985) zu sein. Dieses von Barkley (1981) auf Kinder mit ADHS übertragene Konzept wird in Abb. 11.2 dargestellt (vgl. Döpfner et al. 2007).

Nach diesem Modell lassen sich die Interaktionsstörungen durch inkonsistente Erziehung und mangelnde Kontrolle verbunden mit mangelnder Wärme in der Eltern-Kind-Beziehung sowie verminderter Aufmerksamkeit für angemessene, kooperative und kompetente Verhaltensansätze der Kinder charakterisieren. Dabei werden Aufforderungen und Grenzsetzungen der Eltern, aber auch von anderen erwachsenen Bezugspersonen (Erzieherin, Lehrern), möglicherweise aufgrund einer genetisch oder durch andere Faktoren bedingten initialen Unaufmerksamkeit, Impulsivität und Hyperaktivität vom Kind häufig nicht beachtet. Meist wiederholen Eltern ihre Aufforderungen dann mehrfach. Die Wahrscheinlichkeit, dass die Kinder der Aufforderung wiederum nicht nachkommen, ist erhöht. Kommt es aber einmal dazu, dass das Kind eine Aufforderung befolgt, dann beachten die Eltern dieses Verhalten nicht, entweder weil sie meinen, das folgsame Verhalten ihres Kindes sei schließlich mehr als selbstverständlich oder weil sie einfach endlich das tun wollen, was durch die Auseinandersetzungen mit dem Kind liegen geblieben ist. Auffälliges, nämlich expansives Verhalten des Kindes, hat jedenfalls vermehrte – wenn auch negativ getönte – Aufmerksamkeit zur Folge, während angemessene Handlungen kaum beachtet werden.

Die Spirale des familiären Konfliktes dreht sich aber noch weiter: Die Eltern beginnen zu drohen und das Kind reagiert wieder nicht: Schließlich sind die Eltern ratlos und geben entweder nach oder sie reagieren impulsiv aggressiv. In der Bilanz überwiegen die negativen gegenüber positiven Eltern-Kind-Interaktionen. Solche gegenseitig erzwingenden Interaktionen stellen möglicherweise eine gemeinsame Endstrecke bei der Entwicklung von hyperkinetischen und oppositionellen Auffälligkeiten dar und sind vermutlich für die Aufrechterhaltung der Problematik im wesentlichen Ausmaß mitverantwortlich. Sie führen schließlich dazu, dass mangelnde Regelbefolgung, hyperaktiv-impulsives und unaufmerksames, aber auch oppositionelles und aggressives Verhalten des Kindes eher noch zunehmen, weil das Kind durch das Nachgeben der Eltern letztendlich für sein unaufmerksames, unruhiges impulsives und oppositionelles Verhalten negativ verstärkt wird oder weil es durch das Vorbild der Eltern erfährt, dass aggressiv-erzwingendes Verhalten letztendlich erfolgreich ist. Diese Interaktionsmuster treten jedoch nicht nur in der Familie, sondern häufig auch im Kindergarten und in der Schule auf und sind möglicherweise auch für die hohe Komorbidität von ADHS-Symptomen mit oppositionell-aggressivem Verhalten verantwortlich.

Ferner vermindern sich diese negativen Mutter-Kind-Beziehungen im Rahmen einer erfolgreichen Stimulanzienbehandlung, wobei allerdings die zuvor zahlreichen negativen Interaktionen nunmehr nicht durch positive Interaktionen ersetzt werden, sondern es primär nur zu einer Reduktion des negativen Austausches kommt und die Interaktion insgesamt abnimmt (Barkley et al. 1985). Das Verhalten der Mütter scheint daher eher eine Reaktion auf die hyperkinetische Störung als deren Ursache zu sein. Längsschnittstudien zeigen ferner, dass überwiegend negative Eltern-Kind-Interaktionen im Vorschulalter mit der Stabilität disruptiver Auffälligkeiten korrelieren (Campbell 2002).

II Ätiologie und Pathophysiologie

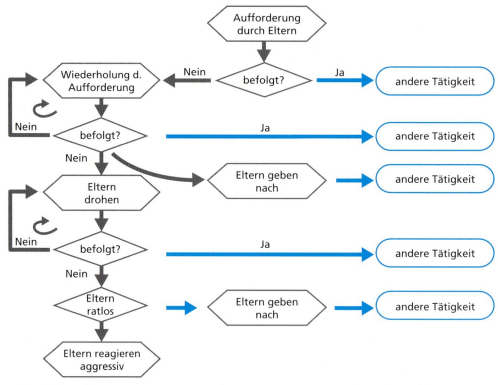

Abb. 11.2: Modell gegenseitig erzwingender Interaktionen modifiziert nach Barkley (1981; aus Döpfner 2007)

Weitere Studien zu intrafamiliären Beziehungsstörungen liefern Hinweise auf die Wertigkeit psychosozialer Faktoren für die Entwicklung von ADHS. Pressman et al. (2006) untersuchten die Effekte der familiären Umgebungen auf die Ausprägung der ADHS-Symptomatik bei Geschwisterpaaren mit ADHS. Eltern von Kindern mit ADHS beurteilten im Vergleich zu einer unauffälligen Kontrollgruppe ihre Familien als konfliktreicher, weniger leistungsfähig und schlechter organisiert. Familiäre Konflikte waren statistisch signifikant mit der Beeinträchtigung durch die ADHS-Symptomatik assoziiert und erklärten bis zu 40 % der Varianz der ADHS-Symptomatik. Die Kausalitätsrichtung, also die Frage ob ADHS zu familiärer Belastung oder die familiäre Belastung zu ADHS führt, konnte jedoch auch in dieser Studie nicht geklärt werden. Allerdings fanden Keown & Woodward (2002) bei Vorschulkindern mit ADHS auch dann noch einen Zusammenhang zwischen Erziehungsverhalten und ADHS, wenn oppositionelles Verhalten und andere konfundierende Variablen kontrolliert wurden.

Hinweise auf den Einfluss psychosozialer Faktoren auf die Ausprägung und den Verlauf von ADHS-Symptomen geben schließlich auch Therapiestudien zur Wirksamkeit psychosozialer Interventionen (siehe Kapitel 29), die sehr klar zeigen, dass durch Elterntrainings und durch Interventionen in der Schule nicht nur oppositionelles Verhalten, sondern in etwa gleichem Umfang auch ADHS-Symptome vermindert werden können. Darüber hinaus konnte auch bei

Kindern mit ADHS-Symptomen nicht nur gezeigt werden, dass durch Elterntrainings das Erziehungsverhalten der Eltern verändert wird, sondern dass diese Veränderungen im Erziehungsverhalten die beobachteten Verminderungen in der ADHS-Symptomatik der Kinder erklären (Hanisch et al. 2009).

11.3 Psychosoziale Belastungen und Verlauf

Neben den epidemiologischen Querschnittstudien weisen auch Längsschnittstudien darauf hin, dass überwiegend negative Eltern-Kind-Interaktionen im Vorschulalter mit der Stabilität hyperkinetischer Auffälligkeiten korrelieren (vgl. Campbell 2002). Auch in anderen Altersgruppen konnte der Einfluss psychosozialer Bedingungen und ungünstiger Eltern-Kind-Interaktionen auf den Verlauf der Störung und auf die Entwicklung sekundärer Verhaltensprobleme belegt werden (Barkley et al. 1991; Biederman et al. 1996; Millberger et al. 1997; van den Oord & Rowe 1997; Weiss & Hechtman 1993).

Dass auch bei diesen Verlaufsstudien der Einfluss psychosozialer Bedingungen nicht nur isoliert betrachtet werden darf, sondern Interaktionen mit anderen Bedingungen, z. B. genetischen Faktoren zu berücksichtigen sind, zeigt die Studie von Laucht und Mitarbeitern (2007), die im Rahmen der Mannheimer Längsschnittstudie bei Adoleszenten im Alter von 15 Jahren eine Interaktion zwischen bestimmten Polymorphismen des Dopamin-Transporter-Gen (DAT1) und widrigen familiären Bedingungen auf die Ausprägung von Unaufmerksamkeit und Hyperaktivität-Impulsivität fanden. Vor allem bei einem bestimmten Polymorphismus hatten ungünstige psychosoziale Bedingungen einen deutlichen Einfluss auf die Ausprägung der ADHS-Symptomatik im Alter von 15 Jahren.

11.4 Fernsehkonsum

Der Einfluss eines exzessiven Fernsehkonsums auf die Fähigkeit zur Konzentration und Ausdauer wird in der Öffentlichkeit immer wieder vermutet. Wissenschaftlich gut gesichert ist, dass das Betrachten aggressiver Fernsehinhalte mit der Entwicklung von aggressivem Verhalten bei Kindern assoziiert ist, während der Einfluss von Medien auf ADHS-Symptome bislang wenig untersucht wurde. Christakis et al. (2004) analysierten nationale Longitudinaldaten in den USA und konnten zeigen, dass die Dauer des Fernsehens im Alter von 1 Jahr und von 3 Jahren mit der von der Mutter beurteilten Aufmerksamkeitsschwäche im Alter von 7 Jahren assoziiert ist. Eine Vielzahl von anderen potenziellen Einflussfaktoren wurde dabei kontrolliert (u. a. Depression der Mutter, Bildungsniveau Mutter, Ausmaß an Anregung in der Familie, Gestationsalter, Alkohol- und Tabak-Konsum während der Schwangerschaft). Für ein Kind, das in diesem Alter drei Stunden fernsieht, würde nach dieser Studie das Risiko, Unaufmerksamkeitssymptome zu entwickeln, um 30 % zunehmen.

Mögliche Gen-Umwelt-Interaktionen (also z. B., dass Kinder mit einer genetischen Disposition zu ADHS auch besonders häufig fernsehen) wurden bei dieser korrelativen Analyse allerdings nicht berücksichtigt. Geist & Gibson (2000) führten jedoch eine experimentelle Manipulation des Fernsehkonsums bei vier- bis fünfjährigen Kindern durch, die sie per Zufall 30 Minuten verschiedenen Fernsehbedingungen zuordneten – 30 Minuten Fernsehen mit langsamer bzw. 30 Minuten Fernsehen mit schneller Schnittfolge oder 30 Minuten ohne Fernsehen. Die Kinder in der Bedingung des Fernsehens mit schneller Schnittfolge wechselten in einer nachfolgenden Freispielphase häufiger das Spiel und blieben bei jeder Aktivität für eine kürzere

II Ätiologie und Pathophysiologie

Zeit als Kinder in der Kontrollbedingung. Diese Studie belegt nicht, dass Fernsehen ADHS-Symptome mit klinischer Wertigkeit verursacht, sie zeigt aber, dass Fernsehkonsum zumindest auf unmittelbar nachfolgendes Verhalten einen Einfluss haben kann.

11.5 ADHS und Deprivationen sowie Traumatisierungen

Sowohl Befunde der tierexperimentellen Forschung als auch neuere Verlaufsstudien zu den Folgen schwerer Bindungsstörungen in der frühen Kindheit liefern Hinweise auf die Wertigkeit von *Deprivationsbedingungen* für die Entwicklung von ADHS. Bereits vor Jahrzehnten konnte in Versuchen an Rhesusaffen unter Deprivationsbedingungen, d. h. dem Aufwachsen ohne Mutterperson modellhaft nachgewiesen werden, dass in dem resultierenden Verhaltensmuster der Bindungsstörung Symptome von dranghafter motorischer Unruhe und Aufmerksamkeitsstörungen enthalten sind. Analog ist die Erkenntnis seit Jahrzehnten gut etabliert, dass auch beim heranwachsenden Kind entsprechende Bedingungen der massiven emotionalen Entbehrung zu bleibenden Verhaltensmustern führen, die phänotypisch beträchtliche Überschneidungen mit ADHS aufweisen. In der Genetik wird in diesem Zusammenhang dann auch von sog. Phänokopien gesprochen. Offensichtlich können unterschiedliche ursächliche Bedingungen – also sowohl neurobiologische als auch psychosoziale Risikofaktoren – im Sinne des Prinzips der entwicklungspsychopathologischen Äquifinalität zu sehr ähnlichen Verhaltensmustern führen.

Im Rahmen der rumänischen Adoptionsstudie konnten Kreppner et al. (2001) bei vierjährigen Kindern, die in Rumänien unter massiv deprivierenden Heimbedingungen aufgewachsen waren und in Großbritannien nach dem Fall des eisernen Vorhangs adoptiert worden waren, zeigen, dass die Dauer der frühkindlichen Deprivation einen Einfluss auf die Unaufmerksamkeit und Überaktivität der Kinder im Alter von vier Jahren und dabei unabhängig von ihrem Geburtsgewicht, früherer Fehlernährung oder ihrer kognitiven Beeinträchtigung hatte. Dieser Befund konnte im weiteren Verlauf auch für das Alter von 6 und 11 Jahren bestätigt werden (Stevens et al. 2008). Im Alter von 6 und 11 Jahren konnte der Grad der institutionellen Deprivation stärkere Defizite bei den exekutiven Funktionen erklären, die ein Mediator für Unaufmerksamkeit und Überaktivität der Kinder waren (Colvert 2008). Obwohl die Mehrzahl der Kinder mit ADHS keine derartig massiven Deprivationserfahrungen hat, wird mit diesen Studien ein möglicher Pfad von früher Deprivation zu ADHS skizziert.

Diese Hypothese wird auch durch Studien der Arbeitsgruppe um Braun in Magdeburg untermauert, die am Tiermodell der Strauchratte untersucht, in welcher Weise frühkindliche emotionale Erfahrungen die Gehirnorganisation und Gehirnreifung beeinflussen. In einer Reihe von Studien konnte diese Gruppe nachweisen, dass die Unterbrechung des Eltern-Kind-Kontaktes in den ersten Lebenstagen der Ratte zu langfristigen spezifischen synaptischen Veränderungen im limbischen System führt. Braun et al. (2003) konnten zeigen, dass die neonatale stressinduzierende Separation von den Eltern Unaufmerksamkeit und Hyperaktivität bei den Rattenkindern induziert. Diese Verhaltensänderungen waren von einer Reihe morphologischer und neurochemischer Veränderungen im präfrontalen Kortex und im limbischen System begleitet (u. a. erhöhte Dendritendichte und veränderte Dichte dopaminerger afferenter Fasern; Braun et al. 2000; Helmeke et al. 2001; Gos et al. 2006).

In einem weiteren Experiment wurde den Rattenjungen zusätzlicher Stress zugefügt, indem die Tiere für eine Stunde pro Tag über die ersten drei postnatalen Wochen hinweg von den Elterntieren separiert wurden (Zehle et al. 2007). Die Trennung führte auch in diesem Experiment zu reduzierter Aufmerksamkeit und erhöhter Aktivität der Jungtiere. Diese Verhaltensänderungen gingen mit Veränderungen an den Synapsen im dorsalen anterioren Cingulum einher. Nach dem 21. Tag wurden gestresste und nicht gestresste Tiere mit Methylphenidat (MPH) behandelt. Diese Intervention führte zur Rückbildung der stressinduzierten Veränderungen im anterioren Cingulum. Darüber hinaus konnte in einer weiteren Studie gezeigt werden, dass eine einmalige Applikation von MPH das hyperaktive Verhalten dieser Tiere normalisierte (Zehle et al. 2005).

Am Tiermodell konnte somit durch diese Studien gezeigt werden, dass der durch Trennung induzierte Stress in der Kindheit Verhaltensweisen auslöst, die ADHS-Symptomen beim Menschen ähneln. Diese Verhaltensänderungen gingen mit neuronalen Veränderungen in Regionen einhergehen, die für ADHS beim Menschen relevant sind. Diese neuronalen Veränderungen und die Verhaltensänderungen waren durch Behandlung mit Methylphenidat reversibel. Psychosoziale Ereignisse können somit neuronale Veränderungen bewirken, die Verhaltensauffälligkeiten auslösen, welche wiederum – in diesem Fall durch pharmakologische Interventionen – reversibel sind. Eine Intensivierung der Forschung sowohl am Tiermodell als auch beim Menschen erscheint besonderes interessant und auch notwendig, um diese empirischen Hinweise weiter zu überprüfen.

Insgesamt verdichten sich also die empirischen Hinweise, dass psychosoziale Bedingungen wahrscheinlich nicht einen Hauptfaktor für die Entwicklung von ADHS darstellen, wohl aber die Stärke und den Verlauf der Symptomatik sowie die Entwicklung komorbider Symptome wesentlich beeinflussen können. In der Zusammenschau spricht somit wenig für ein sog. systemisches Modell, in dem hyperaktives Verhalten einseitig durch die soziale Umgebung des Kindes definiert wird. Dieses Modell ist trotz seiner Popularität speziell unter Psychiatern auch bei anderen psychischen Störungen erstaunlich wenig empirisch gestützt. Ein transaktionales Modell mit Wechselwirkungen von biologisch-organismischen Bedingungen und Umwelt sowie dem Faktor der Zeit als Repräsentantin der Entwicklungsdimension dürfte unter allen Konzeptionen die psychosozialen Faktoren am relativ besten aufnehmen. Diese Überlegungen werden im folgenden Kapitel 12 über integrative Modelle wieder aufgenommen.

Literatur

Barkley RA, Fischer M, Edelbrock C & Smallish L (1991). The adolescent outcome of hyperactive children diagnosed by research criteria– III. Mother-child interactions, family conflicts and maternal psychopathology. J Child Psychol Psychiatry 32: 233–255.

Barkley RA, Karlsson J, Pollard S & Murphy JV (1985). Developmental changes in mother-child interactions of hyperactive boys: Effects of two dose levels of Ritalin. J Child Psychhol Psychiatry 26: 705–715.

Biedermann J, Milberger S, Faraone SV, Kiely K, Guite J, Mick E, Ablon S, Warburton R & Reed E (1995). Family-environment risk factors for attention-deficit hyperactivity disorder. A test of Rutter's indicators of adversity. Arch Gen Psychiatry 52: 464–470.

Biederman J, Faraone S, Milberger S, Curtis S, Chen L, Marrs A et al (1996). Predictors of persistence and remission of ADHD into adolescence: results from a four-year prospective follow-up study. J Am Acad Child Adolesc Psychiatry 35: 343–351.

Biederman J, Faraone SV & Monuteaux MC (2002). Differential effect of environmental adversity by gender: Rutter's index of adversity in a group of boys and girls with and

II Ätiologie und Pathophysiologie

without ADHD. Am J Psychiatry 159: 1556–1562.
Bird HR, Canino G, Rubio-Stepic M, Gould MS, Ribera J, Sesman M, Woodbury M, Huertas-Goldman S, Pagan A, Sanchez-Lacay A & Moscos M (1988). Estimates of the prevalence of childhood maladjustment in a community survey in Puerto Rico. Arch Gen Psychiatry 45: 1120–1126.
Braun K, Lange E, Metzger M & Poeggel G (2000). Maternal separation followed by early social deprivation affects the development of monoaminergic fiber systems in the medial prefrontal cortex of Octodon degus. Neuroscience 95: 309–318.
Braun K, Kremz P, Wetzel W, Wagner T & Poeggel G (2003). Influence of parental deprivation on the behavioral development in Octodon degus: Modulation by maternal vocalizations. Dev Psychobiol 42: 237–245.
Campbell SB, Breaux AM, Ewing LJ & Szumowski EK (1986a). Correlates and predictors of hyperactivity and aggression: a longitudinal study of parent-referred problem preschoolers. J Abnorm Child Psychol 14: 217–234.
Campbell SB, Ewing LJ, Breaux AM & Szumowski EK (1986b). Parent-referred problem three-year-olds: follow-up at school entry. J Child Psychol Psychiatry 27: 473–88.
Campbell SB (2002). Behavior problems in preschool children, 2nd ed. New York: Guilford Press.
Christakis DA, Zimmerman FJ, DiGiuseppe DL & McCarty CA (2004). Early television exposure and subsequent attentional problems in children. Pediatrics 113: 708–713.
Colvert E, Rutter M, Kreppner J, Beckett C, Castle J, Groothues C et al (2008). Do Theory of Mind and Executive Function Deficits Underlie the Adverse Outcomes Associated with Profound Early Deprivation? Findings from the English and Romanian Adoptees Study. J Abnorm Child Psychol. (Epub ahead of print).
Cunningham CE & Barkley RA (1979). The interactions of normal and hyperactive children with their mothers in free play and structured tasks. Child Devel 50: 217–224.
Danforth JS, Barkley RA & Stokes TF (1991). Observations of parent-child interactions with hyperactive children: Research and clinical implications. Clin Psychol Rev 11: 707–727.
Döpfner M, Schürmann S & Frölich J (2007). Therapieprogramm für Kinder mit hyperkinetischem und oppositionellem Problemverhalten (THOP), 4. Aufl. Weinheim: Beltz, Psychologie Verlags Union.
Döpfner M, Görtz-Dorten A & Lehmkuhl G (2008a). Diagnostik-System für Psychische Störungen im Kindes- und Jugendalter nach ICD-10 und DSM-IV, DISYPS-II. Bern: Huber.
Döpfner M, Breuer D, Ravens-Sieberer U & Bella Study Group (2008b). How often meet children ICD-10/DSM-IV criteria of Attention Deficit-/Hyperactivity Disorder (ADHD) and Hyperkinetic Disorder (HD)? Parent based prevalence rates in a national sample. Eur Child Adolesc Psychiatry (accepted for publication).
DuPaul GJ, McGoey KE, Eckert TL & VanBrakle J (2001). Preschool children with attention-deficit/hyperactivity disorder: Impairments in behavioral, social, and school functioning. J Am Acad Child Adolesc Psychiatry 40: 508–515.
Geist EA & Gibson M (2000). The effect of network and public television programs on four and five year olds ability to attend to educational tasks. J Instructional Psychol 27: 250–261.
Gillberg C & Rasmussen P (1982). Perceptual, motor and attentional deficits in seven-year-old children: background factors. Develop Med Child Neurol 24: 752–770.
Gimpel GA & Kuhn BR (2000). Maternal report of attention deficit hyperactivity disorder symptoms in preschool children. Child Care Health Dev 26: 163–176; discussion 176–169.
Gos T, Becker K, Bock J, Malecki U, Bogerts B, Poeggel G & Braun K (2006). Early neonatal and postweaning social emotional deprivation interferes with the maturation of serotonergic and tyrosine hydroxylase-immunoreactive afferent fiber systems in the rodent nucleus accumbens, hippocampus and amygdala. Neuroscience 140: 811–821.
Graetz BW, Sawyer MG, Hazell PL, Arney F & Baghurst P (2001). Validity of DSM-IVADHD subtypes in a nationally representative sample of Australian children and adolescents. J Am Acad Child Adolesc Psychiatry 40: 1410–1417.
Hanisch C, Meyer N, Plück J, Hautmann C & Döpfner M (2009). Parenting mediates treatment effects in parent training on externalizing problem behaviour of pre-school children. (Under review).
Helmeke C, Ovtscharoff W Jr, Poeggel G & Braun K (2001). Juvenile emotional experience alters synaptic inputs on pyramidal neurons in the anterior cingulate cortex. Cereb Cortex 11: 717–727.
Johnston C (1996). Parent characteristics and parent-child interactions in families of non-

problem children and ADHD children with higher and lower levels of oppositional-defiant behavior. J Abnorm Child Psychol 24: 85–104.
Kadesjo B & Gillberg C (2001). The comorbidity of ADHD in the general population of Swedish school-age children. J Child Psychol Psychiatry 42: 487–492.
Keown LJ & Woodward LJ (2002). Early parent-child relations and family functioning of preschool boys with pervasive hyperactivity. J Abnorm Child Psychol 30: 541–553.
Kreppner JM, O'Connor TG & Rutter M (2001). Can inattention/overactivity be an institutional deprivation syndrome? J Abnorm Child Psychol 29: 513–528.
Laucht M, Skowronek MH, Becker K, Schmidt MH, Esser G, Schulze TG et al (2007). Interacting effects of the dopamine transporter gene and psychosocial adversity on attention-deficit/hyperactivity disorder symptoms among 15-year-olds from a high-risk community sample. Arch Gen Psychiatry 64: 585–590.
Mash EJ & Johnston C (1982). A comparison of the mother-child interactions of younger and older hyperactive and normal children. Child Develop 53: 1371–1381.
McGee R, Williams S & Silva PA (1984). Behavioral and developmental characteristics of aggressive, hyperactive, and aggressive-hyperactive boys. J Am Acad Child Adolesc Psychiatry 23: 270–279.
McGee R, Williams S & Silva PH (1985). Factor structure and correlates of ratings of inattention, hyperactivity, and antisocial behavior in a large sample of 9-year-old children from the general population. J Cons Clin Psychol 53: 480–490.
Milberger S, Biederman J, Faraone SV, Guite J & Tsuang MT (1997). Pregnancy, delivery and infancy complications and attention deficit hyperactivity disorder: issues of gene-environment interaction. Biol Psychiatry 41: 65–75.
Nigg JT (2006). What causes ADHD? Understanding what goes wrong and why. New York: Guilford Press.
Patterson GR (1982). Coercive family process. Eugene, OR: Castalia.
Pineda DA, Lopera F, Palacio JD, Ramirez D & Henao GC (2003). Prevalence estimations of attention-deficit/hyperactivity disorder: differential diagnoses and comorbidities in a Colombian sample. Int J Neurosc 113: 49–71.
Pressman LJ, Loo SK, Carpenter EM, Asarnow JR, Lynn D, McCracken JT et al. (2006). Relationship of family environment and parental psychiatric diagnosis to impairment in ADHD. J Am Acad Child Adolesc Psychiatry 45: 346–354.
Sandberg S & Gerralda ME (1996). Psychosocial contributions. In: Sandberg S (Ed.). Hyperactivity Disorders of Childhood. Cambridge: Cambridge University Press.
Scahill L, Schwab-Stone M, Merikangas KR, Leckman JF, Zhang H & Kasl S (1999). Psychosocial and clinical correlates of ADHD in a community sample of school-age children. J Am Acad Child Adolesc Psychiatry 38: 976–984.
Stevens SE, Sonuga-Barke EJ, Kreppner JM, Beckett C, Castle J, Colvert E et al. (2008). Inattention/overactivity following early severe institutional deprivation: presentation and associations in early adolescence. J Abnorm Child Psychol 36: 385–398.
Sugawara M, Mukai T, Kitamura T, Toda MA, Shima S, Tomoda A, Koizumi T, Watanabe K & Ando A (1999). Psychiatric disorders among Japanese children. J Am Acad Child Adolesc Psychiatry 38: 444–452.
Szatmari P, Offord DR & Boyle MH (1989). Attention hyperactivity disorder: findings from the Ontario Child Health Study. J Child Psychol Psychiatry 30: 205–217.
Tallmadge J & Barkley RA (1983). The interactions of hyperactive and normal boys with their mothers and fathers. J Abnorm Child Psychol 11: 565–579.
Taylor E, Everitt B, Thorley G, Schachar R, Rutter M & Wieselberg HM (1986). Conduct disorder and hyperactivity: II. A cluster analytic approach to the identification of a behavioural syndrome. Brit J Psychiat 149: 768–777.
Taylor E, Sandberg S, Thorley G & Giles S (1991). The epidemiology of childhood hyperactivity. Oxford: Oxford University Press.
van den Oord EJ & Rowe DC (1997). Continuity and change in children's social maladjustment: a developmental behavior genetic study. Dev Psychol 33: 319–332.
Velez CN, Johnson J & Cohen P (1989). A longitudinal analysis of selected risk factors for childhood psychopathology. J Am Acad Child Adolesc Psychiatry 28: 861–864.
Weiss G & Hechtman LT (1993). Hyperactive children grown up: ADHD in children, adolescents, and adults, 2nd ed. New York: Guilford Press.
Zehle S, Bock J, Jezierski G, Gruss M & Braun K (2007). Methylphenidate treatment recovers stress-induced elevated dendritic spine densities in the rodent dorsal anterior cingulate cortex. Develop Neurobiol 67: 1891–1900.

II Ätiologie und Pathophysiologie

Zehle S, Braun K & Bock J (2005). Methylphenidate treatment can partly reverse early stress related changes of behavior, brain activity and dendritic spine morphology. Dev Psychoiol 47: 455.

12 Integrative ätiologische Modelle

Manfred Döpfner, Aribert Rothenberger und Hans-Christoph Steinhausen

Die in den vorausgegangenen Kapiteln zur Ätiologie aufgeführten Risikoelemente sind jeweils als isolierte Faktoren betrachtet und in der Regel auch in dieser Form in der Forschung identifiziert worden. Die empirische Zusammenführung der Einzelelemente zu einem überzeugenden integrativen Modell steht zu einem großen Teil noch aus. Gleichwohl existieren *theoretische Entwicklungsmodelle*, welche die weitere Forschung auf dem Weg zu einem empirisch validierten multidimensionalen Modell leiten könnten. Grundsätzlich lassen sich vier alternative Entwicklungsmodelle denken:

- In einem rein *biologisch-konstitutionellen Modell* stellt ADHS das Ergebnis der biologischen Ausstattung dar. Dieses Modell würde vornehmlich an den Befunden der Neurobiologie und speziell der Genetik orientiert sein und in diesem Determinismus nicht einmal der Tatsache Rechnung tragen, dass genetische Faktoren in der Regel ihre Verhaltenswirksamkeit nur über Interaktionen mit anderen biologischen und Umweltfaktoren entfalten. Von daher gilt ein solches Modell als wissenschaftlich überholt.
- Das rein *soziale System-Modell* stellt das extreme Gegenmodell zum biologisch-konstitutionellen Modell dar, wobei es ADHS ausschließlich aus Bedingungen der sozialen Umwelt definiert. Dieses Modell entspricht den empirischen Fakten ebenso wenig, indem es die neurobiologischen Faktoren wie auch die Mediatorfunktion sozialer Faktoren ignoriert. Gleichwohl ist das soziale System-Modell für einige, in der Regel wenig evidenzbasierte Therapieorientierungen und auch für Kritiker bestimmend, die ADHS den Stellenwert einer Diagnose oder psychiatrischen Störung absprechen.
- Das *interaktive Modell* betrachtet, wie bei anderen Störungen auch, die Entstehung von ADHS in der Wechselwirkung von Anlage und Umwelt. In dieser allgemeinen Fassung ist dieses Modell jedoch nicht hinlänglich prozessorientiert und nur ein sehr allgemein gehaltener Rahmen zur Erfassung des Entwicklungsprozesses.
- Mit dem *transaktionalen Modell* wird dieser Entwicklungskontext am besten repräsentiert, indem Vorläufersymptome der ADHS (z. B. Regulationsstörungen, Temperamentsmerkmale) zunächst als die Expression biologischer und psychosozialer Risiken verstanden werden, die sich als grundlegende Defizite von Kognition (z. B. Aufmerksamkeit), Motorik (z. B. mangelnde neuronale Inhibition) sowie Emotion-Motivation (z. B. schwieriges Temperament) zeigen und im Verlauf der Entwicklung zum klinischen Bild der ADHS führen können.

Diesem Prinzip eines transaktionalen Modells entspricht zum Beispiel das Modell der *Entwicklungspfade*, das von Loeber (1990) ursprünglich für die theoretische Ableitung der Störungen des Sozialverhaltens entwickelt wurde und in dem ADHS einen wichtigen Stellenwert einnimmt (siehe Abb. 12.1). Dabei werden die verschie-

II Ätiologie und Pathophysiologie

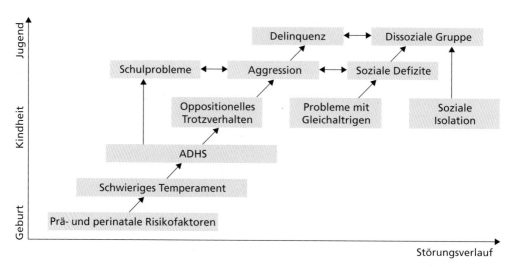

Abb. 12.1: Entwicklungspsychopathologische Pfade nach Loeber (1990)

denen Problembereiche und Störungen im Entwicklungsprozess zwar auf der Verhaltensebene aufeinander bezogen, stellen aber nur eine der möglichen empirischen Orientierungen dar, ohne dass andere Pfade ausgeschlossen werden können. Insbesondere fehlen in Loebers Modell die so wichtigen konzeptuellen Pfade vor der Manifestation des sichtbaren Verhaltens, wobei die neurobiologische Ebene bei ADHS besonders bedeutsam ist (z. B. hinsichtlich Epigenetik und Endophänotypen).

Hingegen ist das in Abb. 12.2 dargestellte *integrative klinische Entstehungs-Modell* von ADHS (vgl. Döpfner et al. 2000, 2009) in seinem theoretischen Konzept eher interaktiv als transaktional. Es beschreibt die Risikofaktoren mit den resultierenden Prozessen auf den jeweils beteiligten Ebenen. In dieser bisher noch um eine exakte Zeitachse reduzierten Form (denn Hirnentwicklungsprozesse sind hier implizit mitgedacht) integriert dieses Mehrebenenmodell zwar nur bedingt den Entwicklungsprozess auf der Verhaltensebene, der für ein klinisch-transaktionales Modell erforderlich wäre, erlaubt dafür aber als heuristisches Modell auch die Ableitung wichtiger Schritte der klinischen Abklärung. Die jeweils auf die einzelnen Risikofaktoren abstellenden diagnostischen Schritte haben damit auch einen handlungsleitenden Charakter für die klinische Praxis.

Dieses Modell berücksichtigt als primär kausale Elemente *genetische Faktoren* und *epigenetische Vorgänge* bei der Hirnentwicklung, *Schädigungen des Zentralnervensystems* durch metabolische Störungen, Traumen etc. inklusive zentralnervöser Einflüsse von Toxinen bzw. Nahrungsmittelbestandteilen sowie *psychosoziale Faktoren*. Als vermittelnde Elemente werden *neurobiologische* (neuroanatomische, neurochemische und neurophysiologische) und *neuropsychologische* Auffälligkeiten und *Prozesse* angesehen, die schließlich auf der *Verhaltensebene* ADHS sowie koexistierende Störungen und Auffälligkeiten auslösen. Die neurobiologischen und neuropsychologischen Mediatoren lassen sich als sog. Endophänotypen verstehen, d. h. Brücken zwischen Genetik und Verhalten, die gene-

12 Integrative ätiologische Modelle

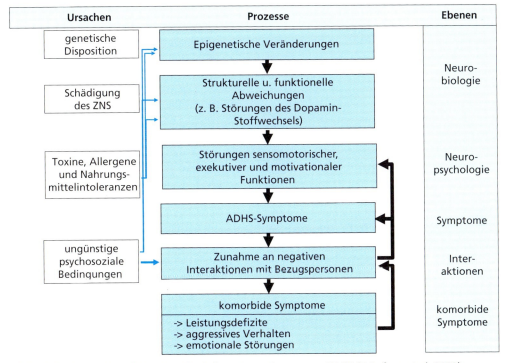

Abb. 12.2: Integratives klinisches Modell zur Entstehung von ADHS (Döpfner et al. 2009)

tische und epigenetische Auswirkungen auf das Verhalten unmittelbar reflektieren.

Zunächst ist davon auszugehen, dass *genetische Faktoren* den stärksten ursächlichen Einfluss auf die Entwicklung der Störung haben. In einer Meta-Analyse von 20 unabhängigen Zwillingsstudien konnten Faraone et al. (2005) eine Heritabilität, d. h. den durch genetische Variation bestimmten Anteil der Varianz der ADHS-Symptome, von 76 % bestimmen. Die Evidenz für die ätiologische Bedeutung von verschiedenen Genpolymorphismen, die vor allem den dopaminergen und den serotonergen Stoffwechsel beeinflussen, wird ausführlich in Kapitel 9 diskutiert. Der Zusammenhang von derartigen Veränderungen auf der Ebene des Genotyps mit ADHS-typischem Verhalten ist jedoch noch weit von einer befriedigenden Aufklärung entfernt.

Hingegen ist die Bedeutung von *erworbenen Hirnschädigungen* deutlich geringer. Allerdings zeigen neuere Studien ein erhöhtes Risiko für ADHS bei geringem Geburtsgewicht (Linnet 2003; Mick et al. 2002b; Milberger et al. 1997b) und bei Hirnschädigungen nach der Geburt (Max et al. 1998). Bei 23 % der Kinder mit sehr geringem Geburtsgewicht wird im Alter von zwölf Jahren die Diagnose ADHS etwa viermal häufiger als bei Kindern mit normalem Geburtsgewicht gestellt (Botting et al. 1997). Die Rolle von *Toxinen* einschließlich *Nahrungsmittelintoleranzen* bei der Entwicklung von ADHS wird hinsichtlich der empirischen Forschungslage ausführlich in Kapitel 10 dargestellt. Ihr potenzieller Stellenwert wird in dem vorgeschlagenen klinischen Ätiologiemodell ebenfalls berücksichtigt.

II Ätiologie und Pathophysiologie

Insgesamt scheinen bei einer Betrachtung der *Prozesse* genetische Faktoren den Hauptanteil bei der Verursachung von ADHS auszumachen, während erworbene biologische Faktoren und psychosoziale Faktoren eher eine untergeordnete Rolle spielen. Dabei ist jedoch zu berücksichtigen, dass diese primären Faktoren nicht unabhängig voneinander additiv wirken, sondern dass Interaktionen zwischen ihnen vermutlich sehr bedeutsam sind. Auf die *Interaktionen* zwischen psychosozialen und genetischen Faktoren wird ebenfalls in Kapitel 9 hingewiesen. So zeigt beispielsweise die Studie von Laucht et al. (2007), dass widrige familiäre Bedingungen nur bei einem spezifischen Dopamin-Transporter (DAT-1)-Polymorphismus einen deutlichen Effekt auf die ADHS-Symptomatik haben.

Die Interaktion zwischen erworbenen biologischen Risiken und psychosozialen Risikofaktoren illustriert auch die Studie von Tully und Mitarbeitern (2004). Diese Autoren fanden einen moderierenden Effekt der mütterlichen Wärme auf die Assoziation von geringem Geburtsgewicht und ADHS in einer Stichprobe von mehr als 2.000 Zwillingen. Die Hälfte dieser fünfjährigen Kinder hatte ein Geburtsgewicht von unter 2.500 g. Das erhöhte Risiko von Kindern mit geringem Geburtsgewicht zur Entwicklung von ADHS (im Urteil der Eltern und der Lehrer) wurde bei Kindern mit geringem Geburtsgewicht und hoher mütterlicher Wärme durch die mütterliche Wärme reduziert. Allerdings muss berücksichtigt werden, dass diese Studie nicht longitudinal angelegt war und die Kausalitätsrichtung nicht eindeutig geklärt werden konnte. Laucht et al. (2001) konnten allerdings im Rahmen der Mannheimer Längsschnittstudie zeigen, dass die Responsivität der Mutter auf ihr drei Monate altes Baby den negativen Effekt von geringem Geburtsgewicht auf die Aufmerksamkeitsprobleme der Kinder im Alter von 2, 4 und 6 Jahren kompensieren kann.

Über diese traditionelle Betrachtung der von „stabilen" Genen ausgehenden Gen-Umwelt-Interaktion hinaus muss bei der Modellbildung zukünftig auch die „dynamische" Genetik und sog. Epigenetik berücksichtigt werden, wenn von Risiken und Vulnerabilitäten gesprochen wird. Bei der *Epigenetik* handelt es sich um erbliche, langfristig wirksame, aber reversible Veränderungen der Genomfunktion. Diese sind unabhängig von der festgelegten DNA-Sequenz, d. h. die mit der DNA-Sequenz verbundene übliche Genexpression kann z. B. durch Methylierung, Histon-Modifizierung oder RNA-Interferenz beeinflusst werden (z. B. infolge von Alkohol- oder Nikotinmissbrauch) und führt möglicherweise so zu Gen-Umwelt-Interaktionen (Mill & Petronis 2008).

Ob die weitere Erforschung solcher Zusammenhänge wirklich zu besseren präventiven und therapeutischen Interventionen bei ADHS führen wird, bleibt abzuwarten. Zumindest kann die Dynamik epigenetischer Vorgänge evtl. erklären, wieso man bei monozygoten Zwillingen keine hundertprozentige Konkordanz für ADHS findet, warum Jungen häufiger von ADHS betroffen sind als Mädchen und weshalb ADHS sich unterschiedlich manifestiert, wenn die gleichen Risikogene jeweils von dem Vater oder der Mutter stammen (Mill & Petronis 2008).

Diese gestuften primären Ursachen wirken sich auch auf weitere neurobiologische sowie neuropsychologische Prozesse aus. So sind auf der neurobiologischen Ebene bei Kindern mit ADHS zahlreiche *strukturelle und funktionelle cerebrale Auffälligkeiten* nachweisbar, die in den Kapiteln 5 (Neuroanatomie), 6 (Neurophysiologie) und 7 (Neurochemie) detailliert beschrieben werden. Verschiedene vorliegende theoretische Modelle haben bereits versucht, die dabei wirksam werdenden neurobiologischen Prozesse in integrativen Ansätzen zu berücksichtigen. Im Modell von Castellanos

& Tannock (2002) werden hypothetisch verschiedene Ebenen mit neurobiologischen Konstrukten (z. B. die Dysregulation von Katecholaminen oder hirnelektrischer Aktivität) und psychologischen Konstrukten (z. B. Defizite von Inhibition und Arbeitsgedächtnis) zwischen primär ursächlichen Genpolymorphismen (z. B. DAT1) und den verschiedenen klinischen Phänotypen (z. B. ADHS kombinierter Typ) als Brücken bildende sog. Endophänotypen berücksichtigt.

Verschiedene *neurochemisch orientierte Modelle* rücken bei ADHS das Lernen bzw. Umlernen von Verhaltensweisen in das Zentrum der Betrachtung. So haben Sagvolden et al. (2005) die Probleme beim Verstärkerlernen sowie der Verhaltenslöschung beschrieben und dabei den Zusammenhang mit den verschiedenen katecholaminergen Systemen aufgezeigt.

Das unlängst von Tripp & Wickens (2008) entwickelte Modell beschränkt sich auf ein Dopamin-Transfer-Defizit als die wesentliche neurobiologische Ursache für ADHS und wird entsprechend kritisiert (Williams 2008). Dennoch ist diese Überlegung hilfreich und experimentell testbar. Die Autoren gehen davon aus, dass neuronale Mechanismen, die der positiven Verstärkung zugrunde liegen (Belohnungssystem), bei ADHS verändert sind und dadurch die in Studien belegte veränderte Sensitivität gegenüber positiver Verstärkung bei Kindern mit ADHS erklären.

Tatsächlich haben *neuropsychologische Studien* in der Mehrzahl eine höhere Präferenz unmittelbarer Verstärkung gegenüber verzögerter Verstärkung belegt (vgl. Kapitel 8) und ließen sich die ADHS-typischen Symptome durch Veränderungen der Verstärkerbedingungen manipulieren (Lumann et al. 2005, 2008; Aase & Sagvolden 2006; Neef et al. 2005). Wird eine Verstärkung antizipiert (d. h. hat das Kind gelernt, dass auf ein bestimmtes Verhalten eine Belohnung erfolgt), dann feuern Dopamin-Zellen (in der Substantia nigra und der ventralen tegmentalen Area) bereits bevor die Verstärkung erfolgt. Diese antizipatorische Aktivierung der Dopamin-Zellen ist gemäß der Theorie bei Menschen mit ADHS reduziert und löst damit das veränderte Verhalten gegenüber verzögerten oder nicht kontinuierlichen Verstärkungen aus. Derartige verzögerte und diskontinuierliche Verstärkungsprozesse sind jedoch in sozialen Interaktionen und bei der Bewältigung schulischer und beruflicher Anforderungen die Regel. Durch genetische Prozesse, biologische Schädigungen des ZNS oder durch psychosoziale Erfahrungen ausgelöste Veränderungen im dopaminergen System könnten auf diese Weise die veränderten Reaktionen auf verzögerte und diskontinuierliche Verstärkerprozesse bewirken und damit ADHS-typische Verhaltensweisen unterstützen.

Auf der *neuropsychologischen Ebene* lassen sich Störungen der Selbstregulation in verschiedenen Funktionsbereichen finden, die in Kapitel 8 diskutiert werden. Aktuell wird davon ausgegangen, dass vor allem einerseits Störungen der Hemmung oder der Verzögerung von reaktiven Handlungen und der exekutiven Funktionen sowie andererseits motivationale Störungen im Zusammenhang mit verstärkergelenkten Lernvorgängen zentrale neuropsychologische Komponenten bei der Entwicklung von ADHS sind. Die Theorie hat auf dieser Ebene auch zur Formulierung eines „Inhibitions-Modells" (Barkley 1997) sowie eines sog. „Zwei-Pfade-Modells" (Sonuga-Barke 2003) geführt, wie in Kapitel 8 dargestellt wird.

Für eine Wechselwirkung von frühen psychosozialen Belastungen und neurobiologischen Veränderungen sprechen auch die Forschungsergebnisse der Arbeitsgruppe von Braun, die im Tiermodell zeigen konnte, dass *frühe psychosoziale Belastungen* durch Trennung von der Mutter mit Veränderungen der neuronalen Entwicklung und mit ADHS-ähnlichen Symptomen von Hyperaktivität und Unaufmerksamkeit einhergehen (Braun et al. 2000; Helmeke et al. 2001; Gos et al. 2006, Zehle et al. 2007). Diese Zusammenhänge werden in Kapitel 11 dargestellt. Dort werden auch die Ergebnisse der „Romanian Adoptee-Study" zusammengefasst, die Effekte massiver frühkindlicher *Deprivation* auf die Entwicklung von ADHS-Symptomen belegt (z. B. Stevens et al. 2008). Somit liegen sowohl aus Tierversuchen als auch Beobachtungen am Menschen Hinweise vor, dass auch durch frühkindliche Trennungs- bzw. Deprivationserfahrungen neurobiologische Veränderungen ausgelöst werden können, mit denen ADHS-Symptome einhergehen.

Die *klinische Symptomatik* von ADHS kann somit als eine Resultante dieser primär kausalen neurobiologischen Faktorenkette mit Moderation durch psychosoziale Faktoren betrachtet werden. *Psychosoziale Faktoren* können die Ausprägung der Symptomatik, die Entwicklung komorbider Störungen und den Verlauf der Symptomatik im Sinne eines Vulnerabilitäts-Stress-Modells bei neurobiologisch vulnerablen Personen beeinflussen. Der Schweregrad der ADHS-Symptomatik und der längerfristige Verlauf sowie die Komorbidität mit anderen Störungen gehen mit ungünstigen psychosozialen Bedingungen einher. Ähnliche Pfade lassen sich teilweise auch zu den zahlreichen komorbiden Störungen denken, wenngleich der direkte Einfluss psychosozialer Faktoren – z. B. bei den häufig assoziierten Störungen des Sozialverhaltens – in Vermittlung über gestörte Interaktionen und Beziehungen vergleichsweise stärker als bei ADHS ausgebildet sein dürfte.

Dieses skizzierte Mehrebenenmodell ist bei relativ bescheidenen theoretischen Grundannahmen geeignet, die zahlreichen Einflussfaktoren abzubilden, die für die Entstehung von ADHS schwerpunktmäßig bedeutsam sind und zugleich eine Beziehung zum klinischen Handeln bei der Untersuchung und Behandlung von Patienten und ihren Familien haben.

Literatur

Aase H & Sagvolden T (2006). Infrequent, but not frequent, reinforcers produce more variable responding and deficient sustained attention in young children with attention-deficit/hyperactivity disorder (ADHD). J Child Psychol Psychiatry 47: 457–471.

Barkley RA (1997). Behavioral inhibition, sustained attention, and executive functions: constructing a unifying theory of ADHD. Psychol Bull 121: 65–94

Braun K, Lange E, Metzger M & Poeggel G (2000). Maternal separation followed by early social deprivation affects the development of monoaminergic fiber systems in the medial prefrontal cortex of Octodon degus. Neuroscience 95: 309–318.

Castellanos FX & Tannock R (2002). Neuroscience of attention-deficit/hyperactivity disorder: the search for endophenotypes. Nature Reviews 3: 617–628.

Döpfner M, Frölich J & Lehmkuhl G (2000). Hyperkinetische Störungen. Leitfaden Kinder und Jugendpsychotherapie, Band 1. Göttingen: Hogrefe.

Döpfner M, Frölich J & Lehmkuhl G (2009). Aufmerksamkeitsdefizit/Hyperaktivitätsstörungen (ADHS). Leitfaden Kinder und Jugendpsychotherapie, Band 1, 2. Aufl. Göttingen: Hogrefe.

Faraone SV, Perlis RH, Doyle AE, Smoller JW, Goralnick JJ, Holmgren MA & Sklar P (2005). Molecular genetics of attention-deficit/hyperactivity disorder. Biol Psychiatry 57: 1313–1323.

Gos T, Becker K, Bock J, Malecki U, Bogerts B, Poeggel G & Braun K (2006). Early neonatal and postweaning social emotional deprivation interferes with the maturation of serotonergic and tyrosine hydroxylase-immunoreactive afferent fiber systems in the rodent nucleus accumbens, hippocampus and amygdala. Neuroscience 140: 811–821.

Helmeke C, Ovtscharoff W Jr, Poeggel G & Braun K (2001). Juvenile emotional experience alters synaptic inputs on pyramidal neurons in the anterior cingulate cortex. Cereb Cortex 11: 717–727.

Laucht M, Esser G & Schmidt MH (2001). Differential development of infants at risk for psychopathology: the moderating role of early maternal responsivity. Dev Med Child Neurol 43: 292–300.

Laucht M, Skowronek MH, Becker K, Schmidt MH, Esser G, Schulze TG et al. (2007). Interacting effects of the dopamine transporter gene and psychosocial adversity on attention-deficit/hyperactivity disorder symptoms among 15-year-olds from a high-risk community sample. Arch Gen Psychiatry 64: 585–590.

Linnet KM, Dalsgaard S, Obel C, Wisborg K, Henriksen TB, Rodriguez A, Kotimaa A, Moilanen I, Thomsen PH, Olsen J & Jarvelin MR (2003). Maternal lifestyle factors in pregnancy risk of attention deficit hyperactivity disorder and associated behaviors: review of the current evidence. Am J Psychiat 160: 1028–1040.

Loeber R (1990). Development and risk factors of juvenile antisocial behavior and delinquency. Clin Psychol Rev 10: 1–41.

Luman M, Oosterlaan J & Sergeant JA (2005). The impact of reinforcement contingencies on AD/HD: A review and theoretical appraisal. Clin Psychol Rev 25: 183–213.

Luman M, Oosterlaan J, Knol DLK & Sergeant JA (2008). Decision-making in ADHD: sensitive to frequency but blind to the magnitude of penalty? J Child Psychol Psychiatry 49: 712–722.

Max JE, Arndt S, Castillo CS, Bokura H, Robin DA, Lindgren SD, Smith WL Jr, Sato Y & Mattheis PJ (1998). Attention-deficit hyperactivity symptomatology after traumatic brain injury: a prospective study. J Am Acad Child Adolesc Psychiatry 37: 841–847.

Mick E, Biederman J, Faraone SV, Sayer J & Kleinman S (2002a). Case-control study of attention-deficit hyperactivity disorder and maternal smoking, alcohol use, and drug use during pregnancy. J Am Acad Child Adolesc Psychiatry 41: 378–385.

Mick E, Biederman J, Prince J, Fischer MJ & Faraone SV (2002b). Impact of low birth weight on attention-deficit hyperactivity disorder. J Devel Behav Pediat 23: 16–22.

Milberger S, Biederman J, Faraone SV, Chen L & Jones J (1997a). ADHD is associated with early initiation of cigarette smoking in children and adolescents. J Am Acad Child Adolesc Psychiatry 36: 37–44.

Milberger S, Biederman J, Faraone SV, Guite J & Tsuang MT (1997b). Pregnancy, delivery and infancy complications and attention deficit hyperactivity disorder: issues of gene-environment interaction. Biol Psychiatry 41: 65–75.

Mill J & Petronis A (2008). Pre- and peri-natal environmental risks for attention-deficit hyperactivity disorder (ADHD): the potential role of epigenetic processes in mediating susceptibility. J Child Psychol Psychiatry (in press).

Neef NA, Marckel J, Ferreri SJ, Bicard DF, Endo S, Aman MG et al. (2005). Behavioral assessment of impulsivity: A comparison of children with and without attention deficit hyperactivity disorder. J Appl Behav Anal 38: 23–37.

Sagvolden T, Johannsen EB, Aase H & Russell VA (2005). A dynamic developmental theory of attention-deficit/hyperactivity disorder (ADHD) predominantly hyperactive/impulsive and combined subtypes. Behav Brain Sci 28: 397–419.

Sonuga-Barke EJ (2003). Psychological heterogeneity in ADHD – a dual pathway model of behaviour and cognition. Behav Brain Res 120: 29–36

Stevens SE, Sonuga-Barke EJ, Kreppner JM et al. (2008). Inattention/overactivity following early severe institutional deprivation: presentation and associations in early adolescence. J Abnorm Child Psychol 36: J 385–J 398.

Tripp G & Wickens JR (2008). Research review: dopamine transfer deficit: a neurobiological theory of altered reinforcement mechanisms in ADHD. J Child Psychol Psychiatry 49(7): 691–704.

Tully LA, Arseneault L, Caspi A, Moffitt TE & Morgan J (2004). Does maternal warmth moderate the effects of birth weight on twins' attention-deficit/hyperactivity disorder (ADHD) symptoms and low IQ? J Consult Clin Psychol 72: 218–226.

Williams J (2008). Working toward a neurobiological account of ADHD: commentary on Gail Tripp and Jef Wicken's Dopamine Transfer Deficit. J Child Psychol Psychiatry 49: 705–711.

Zehle S, Bock J, Jezierski G, Gruss M & Braun K (2007). Methylphenidate treatment recovers stress-induced elevated dendritic spine densities in the rodent dorsal anterior cingulate cortex. Develop Neuroiol 67: 1891–1900.

III Klinik

13 Klinischer Verlauf

Hans-Christoph Steinhausen und Esther Sobanski

Wenngleich es bei einem Teil der von ADHS betroffenen Kinder und Jugendlichen zu einer Remission von Symptomen oder der gesamten Störung kommt, ist ADHS grundsätzlich eine im frühen Kindesalter manifeste und chronische Störung, die auch im Erwachsenenalter fortbestehen kann. In diesem Kapitel wird die Entwicklungspsychopathologie der ADHS von den möglichen Frühsymptomen bzw. Vorstufen im frühen Kindesalter über die typische Symptomatik in der mittleren Kindheit über die Veränderungen im Jugendalter bis in das Erwachsenenalter dargestellt. Dabei liegt der Fokus auf der Kernsymptomatik, während die komorbiden Störungen und assoziierten Probleme separat dargestellt werden (vgl. Kapitel 14).

13.1 Säuglings- und Kleinkindalter

Mit der Suche nach frühen Auffälligkeiten im Verhalten von Kindern mit ADHS verbindet sich vor allem die Frage nach Besonderheiten des *Temperamentes* und möglichen *Regulationsstörungen* im Säuglingsalter. Unter Temperament wird dabei der individuell variierende, bereits beim Säugling vorliegende Verhaltensstil in Reaktion auf die Umwelt verstanden, der wahrscheinlich erblich oder zumindest konstitutionell ist und über die Entwicklungsperioden von zumindest Kindheit und Jugend relativ stabil bleibt (Rothbart and Bates 1998). Das Temperament bezieht sich auf Persönlichkeits- und Verhaltensanteile wie Aktivitätsniveau, Grad und Intensität der Energie bei einer Reaktion, Dauer der Aufmerksamkeitsspanne, Stimmungslage, Adaptabilität auf Wechsel und Rhythmizität biologischer Funktionen wie Schlaf und Essen.

Selbstregulation bzw. Selbstkontrolle ist bereits im Säuglingsalter z. B. hinsichtlich biologischer Funktionen wie Nahrungsaufnahme und Schlaf eine zentrale Entwicklungsaufgabe und erweitert sich beim Kleinkind z. B. in Richtung Impulskontrolle, um soziale Kompetenz zu entwickeln (Sroufe 1983). Die Entwicklung der Selbstregulation ist bedeutsam in die frühen Beziehungsmuster eingebettet. Das Verhalten der Bezugspersonen kann über die direkte Beziehung oder die Strukturierung der Umwelt die Entwicklung der Selbstregulation des Kleinkindes fördern oder behindern. Dabei hat das kindliche Temperament als biologische Prädisposition etwa in Form der Fähigkeit zur Modulation der Aktivation, des affektiven Ausdrucks oder des Verhaltenstempos wiederum Auswirkungen auf die Fähigkeit zur Selbstregulation, speziell wenn Konflikte mit den Bezugspersonen vorliegen (Rothbart & Bates 1998).

Temperamentsmerkmale werden hypothetisch als frühe Expression von Bedingungselementen für die Entwicklung von ADHS betrachtet (Barkley 2006). Dabei haben vor allem das Konstrukt des schwierigen Temperamentes und des Aktivitätsniveaus als einer Dimension des Temperamentes besondere Beachtung gefunden. Das Konzept des *schwierigen Temperaments* geht auf die frühen Arbeiten der Pioniere der Temperamentsforschung zurück (Thomas et al. 1968) und beschreibt ein allgemeines Muster einer negativen emotionalen Aktivation des Säuglings mit extremem Schreien, Widerstand gegen Veränderungen in der Tagesroutine und unregelmäßigen Schlaf- und Fütterungsmustern. Bei einem Teil der Kinder mit einem späteren ADHS sind derartige frühe Verhaltensmuster des schwierigen Temperaments z. B. retrospektiv im Vorschulalter (Campbell 1982) oder auch prospektiv bei Nachuntersuchungen im Schulalter (Bates et al. 1991) gefunden worden. Diese Zusammenhänge sind jedoch in einigen Studien generell für externalisierende Störungen und nicht nur für ADHS beobachtet worden, wobei die Zusammenhänge eher von moderatem Ausmaß sind (Caspi et al. 1995; Shaw et al. 1998). Andererseits liegen aus prospektiven Studien zur Prädiktivität des Temperaments auch negative Befunde vor (Jacobvitz & Sroufe 1987; Olson et al. 1990; Carlson et al. 1995).

Angesichts der inkonsistenten Beziehungen besteht offensichtlich keine lineare Beziehung zwischen schwierigem Temperament und späteren Defiziten der Impulskontrolle. Am ehesten dürften derartige Schwierigkeiten ein Frühsymptom für oppositionelles Trotzverhalten (OTV) im Kontext einer gestörten Mutter-Kind-Beziehung darstellen. Das Konzept des schwierigen Temperaments hat zudem nicht deterministischen Charakter, sondern hängt nach der Annahme des Konzeptes der Güte der Anpassung von den Fähigkeiten der Umwelt ab, sich an das Temperament des Kindes zu adaptieren und damit auch das kindliche Temperament zu modifizieren (Lerner et al. 1989; Rothbart & Bates 1998). Wahrscheinlich spielen im Sinne einer Ergänzungsreihe weitere Faktoren wie z. B. perinatale Risikofaktoren eine Rolle.

Das *Aktivitätsniveau* wird als eine spezielle Temperamentsdimension betrachtet. Verschiedene Untersuchungen haben verdeutlicht, dass besonders aktive Kleinkinder vermehrt in Konfliktsituationen mit ihrer Umwelt geraten (Billman & McDevitt 1980; Buss et al. 1980) und später eher externalisierende Störungen entwickeln (Hagekull 1994; Rothbart et al. 1994). Die Zusammenhänge mit späterer Hyperaktivität sind jedoch erneut von eher moderatem Ausmaß. In jüngster Zeit ist ferner angenommen worden, dass bestimmte *Exekutivfunktionen* wie Aufmerksamkeit und bemühte Kontrolle (effortful control) teilweise in Temperamentsbedingungen ihren Ursprung finden. Tatsächlich lassen sich schon beim Säugling individuelle Unterschiede in der reaktiven Aufmerksamkeit finden. Die Selbstregulation der Aufmerksamkeit und der bemühten Kontrolle *entwickelt sich* im Verlauf der zweiten Hälfte des ersten Lebensjahres. Defizite der Inhibition auf dieser frühen Stufe der Entwicklung haben offensichtlich Beziehungen zu externalisierenden Problemen in der Adoleszenz (Olson et al. 1999).

13.2 Vorschulalter

Ab dem Vorschulalter steigt die Zahl von Zuweisungen von Kindern mit Verdacht auf ADHS an, zumal nach Schätzungen von Barkley (1996) die Hälfte aller hyperaktiven Kinder im Alter von drei Jahren bereits bedeutsame Verhaltensauffälligkeiten zeigen. Wie in Kapitel 2 dargestellt, können ab dem Vorschulalter die DSM-IV-Kriterien mit Modifikationen zur Anwendung kom-

men. Gleichwohl kann die Abgrenzung gegenüber einer noch alterstypischen Lebhaftigkeit im Einzelfall schwierig sein.
Sowohl epidemiologische Studien im Feld als auch klinische Studien belegen, dass Symptome von ADHS und oppositionell-trotzigem Verhalten in diesem Altersabschnitt häufig sind. In einer repräsentativen Studie an 2- und 3-Jährigen in den Niederlanden (Koot 1993) zeigten mehr als die Hälfte der Kinder Verhaltensweisen wie nicht „still sitzen können", „sich nicht konzentrieren können", Ungehorsam und Wutanfälle. Die Häufigkeiten waren bei Kindern, die zur Untersuchung und Behandlung zugewiesen wurden nur geringfügig höher als bei Kindern ohne Zuweisung. Besonders hohe Frequenzen wurden von den Eltern für Ungehorsam und „nicht still sitzen können" berichtet. Ferner fanden sich auch in einer neueren repräsentativen norwegischen Studie bei Kleinkindern im Alter von 18 und 30 Monaten Frequenzen für Symptome von ADHS und OTV zwischen 0,9 und 7,1 %, wobei junges mütterliches Alter, geringe soziale Unterstützung und mütterliche depressive Verstimmung die besten Prädiktoren für Verhaltensauffälligkeiten waren (Mathiesen & Sanson 2000).
Eine kleine Anzahl klinischer Studien ergänzen die Befunde aus Felduntersuchungen. Das klinische Erscheinungsbild zeigt typischerweise eine Verbindung von ADHS und OTV, wie Tab. 13.1 entnommen werden kann (Greenhill 1998; DuPaul et al. 2001). Campbell et al. (Campbell 1994; Campbell et al. 1994) untersuchten eine Gruppe von Jungen im Alter von vier Jahren mit ADHS und ausgeprägten Erziehungsproblemen und fanden eine hohe Rate von OTV- und aggressiven Symptomen. Während im Alter von sechs Jahren die Probleme noch bei 47 bzw. 28 % auf der Basis von einem bzw. zwei Informanten persistierten, lagen im Alter von neun Jahren bei 19 % eine ADHS und bei 28 % ein OTV bzw. eine Störung des Sozialverhaltens vor. Im Verlauf des Schulalters hatten also die meisten Jungen ihre Probleme verloren, während etwa ein Drittel weiterhin Symptome hatten. Die besten Prädiktoren für Persistenz der Probleme waren der Schweregrad der Symptome zu Beginn der Untersuchung, familiäre Belastungen sowie ungünstige elterliche Erziehungspraktiken, was auf eine Interaktion von genetischer Vulnerabilität und Umweltfaktoren hinweist. Da einige Merkmale wie die im Continuous Performance Test erhobene Aufmerksamkeit im Alter von sechs Jahren oder das unfokussierte Spiel und die hohe Aktivität im Alter von vier Jahren keine Prädiktoren für eine persistierende ADHS waren, spiegelt sich in der Studie die Schwierigkeit wider, klare die ADHS markierende Merkmale bei jungen Kindern zu identifizieren (Campbell 2002).

Tab. 13.1: Symptome der ADHS mit OTV im Vorschulalter

• Motorische Unruhe	• Geringer Gehorsam
• Zerstört Objekte	• Energisches und oft destruktives Spiel
• Aggressiv	• Fordernd, widersprechend, lärmend
• Unersättliche Neugierde	• Unterbricht andere
• Furchtlos	• Extreme Wutanfälle

Zwei weitere neuere Studien haben ADHS speziell an Vorschulkindern in klinischen Stichproben untersucht. Lavigne et al. (1996) fanden bei Kindern in pädiatrischen Praxen in Chicago eine Prävalenzrate von 2 % für AHDS und von 8 % für OTV und Speltz et al. (1999) bei Kindern mit OTV in 52 % der Fälle eine komorbide ADHS. Bei der Nachuntersuchung nach zwei Jahren hatten in der Studie von Speltz et al. (1999) 76 % der Kinder die Diagnosen ADHS, OTV oder beide, wobei die Komorbidität von OTV/ADHS am ehesten in ADHS übergegangen und ein reines OTV remittiert war. Insgesamt lassen sich aus den verschiedenen Studien im Vorschulalter die folgenden Schlussfolgerungen ableiten:

- Obwohl die einzelnen Symptome von ADHS und OTV bei jungen Kindern häufig und teilweise entwicklungsnormativ sind, können klinische Ausprägungen diagnostiziert werden. Diese Kinder stellen eine Hochrisikogruppe für Schulversagen dar.
- Eine reine ADHS ist seltener, während ein reines OTV häufig ist. Symptome von Hyperaktivität können im Übergang zur mittleren Kindheit persistieren. Hohe Symptomausprägung und ungünstige familiäre Umfeldbedingungen tragen zur Persistenz der Probleme bedeutsam bei.
- Die Komorbidität von ADHS und OTV ist im Vorschulalter häufig und ist ebenso wie die später beobachtbare Komorbidität von ADHS und Störungen des Sozialverhaltens prognostisch ungünstig.
- Über das Auftreten dieser beiden Störungen bei Mädchen im Vorschulalter liegen nur wenige Erkenntnisse vor und die Verlaufsbefunde wurden bisher nur an relativ kleinen Stichproben ermittelt. Breiter und länger angelegte klinische Verlaufsstudien sind dringend erforderlich, um ein besseres Verständnis für die Entwicklungspsychopathologie von ADHS zu erhalten.

13.3 Mittlere Kindheit

Mit den steigenden Anforderungen an Aufmerksamkeit und ruhiges, selbstkontrolliertes Arbeiten kommt die Mehrheit der Kinder mit ADHS im Schulalter, sofern sie nicht schon in Kindergarten und Vorschule auffällig geworden ist, in schwere Konflikte. Nunmehr führt die Diskrepanz von Leistungserwartungen der Schule und Leistungsvermögen im Sinne gestörter Leistungsvoraussetzungen des Schulkindes sowie problemverstärkende spezifische *Lernstörungen* (speziell Lese-Rechtschreibstörung) bei vielen Kindern mit ADHS zur Inanspruchnahme professioneller Hilfen. Die Mehrzahl der Zuweisungen zu Fachleuten erfolgt in den Grundschuljahren und dabei speziell ab der zweiten und dritten Schulklasse. Auf den Lebensabschnitt der mittleren Kindheit beziehen sich die meisten Inhalte des vorliegenden Buches.

Das klinische Bild erfüllt nun die diagnostischen Kriterien, wie sie in den beiden Klassifikationssystemen DSM-IV und ICD-10 beschrieben sind (vgl. Kapitel 2). Da das Schulkind mit ADHS bereits eine mehrjährige Entwicklungsgeschichte mit seiner Symptomatik hinter sich hat, ist in der Regel von einer durch zusätzliche Reaktionen und Komplikationen gekennzeichneten Situation auszugehen. Wie Abb. 13.1 entnommen werden kann, tritt nunmehr mit individueller Variation eine Vielzahl von zusätzlichen Symptomen und Problemen im Verlauf hinzu, welche die Persönlichkeit des Kindes mit ADHS und seine Lebensqualität nachhaltig beeinflussen (Hechtman 2000). Zahlreiche dieser Probleme haben die Form von komorbiden Störungen, auf die in Kapitel 14 detailliert eingegangen wird.

Aus der Kombination der definierenden Kernsymptome von ADHS und den typischen Komorbiditäten resultiert eine auf mehreren Ebenen angesiedelte *Funktionsbeeinträchtigung*, wie in Abb. 13.2 dargestellt. Von einer derartigen Beeinträchtigung sind die Person bzw. das Selbst sowie alle wichtigen Lebensbereiche des Kindes, d. h. die Familie, die Schule und die soziale Umwelt, betroffen. Insgesamt nehmen die Konflikte mit Eltern und Geschwistern, Gleichaltrigen und im Freizeitbereich beträchtlich zu und bringen das Kind mit ADHS in zahlreiche und stetig wiederkehrende Probleme mit zunehmender sozialer

III Klinik

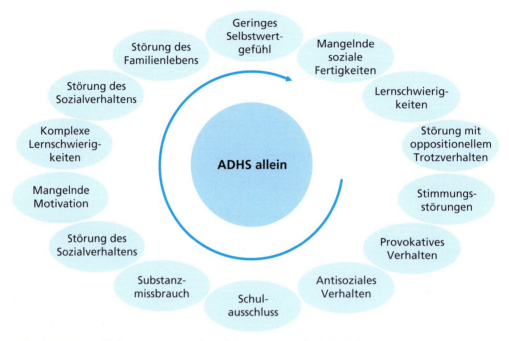

Abb. 13.1: Die Vielfalt von Folge- und Begleitsymptomen bei ADHS

Ausgrenzung. Insofern ist die Lebensqualität der betroffenen Kinder nachhaltig von ihrer Grundstörung betroffen. Die Nachfrage nach professioneller Hilfe in Form von Diagnostik und Therapie steigt wegen der zunehmenden Probleme in diesem Lebensabschnitt an und die Mehrheit aller behandelten Kinder mit ADHS hat nunmehr auch Erfahrungen mit spezifischer Psychopharmakotherapie.

13.4 Jugendalter

Während bei einem Teil der Kinder mit ADHS im Jugendalter eine vollständige Remission der Symptomatik beobachtet werden kann, haben zahlreiche Jugendliche weiterhin anhaltende Probleme mit ihrer ADHS. Die für diesen Altersabschnitt typischen Symptome sind in Tab. 13.2 zusammengestellt. Dabei kann häufig eine relative Verschiebung der Symptome beobachtet werden. Die typische, für die Umwelt sichtbare und belastende Hyperaktivität geht eher in ein Gefühl der inneren Unruhe über. Besonders deutlich werden nunmehr die ausgeprägten *Planungs- und Organisationsdefizite*, die sich auf die Leistungen in Schule und Arbeit ungünstig auswirken. In der Wahrnehmung ihrer Eltern sind es jedoch nicht die Kernsymptome der ADHS, sondern vielmehr die zahlreichen *Probleme auf der Beziehungsebene* in der Schule, unter Gleichaltrigen und im Umgang mit Autoritäten, welche ihnen Sorge bereiten. Tatsächlich kommt es bei der Übernahme der altersspezifischen und normativen Ent-

13 Klinischer Verlauf

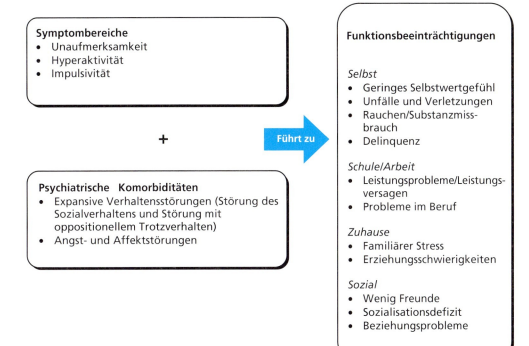

Abb. 13.2: Symptome, Komorbiditäten und Funktionsbeeinträchtigungen bei ADHS

Tab. 13.2: Symptome der ADHS im Jugendalter

• Fortdauernde Unaufmerksamkeit
• Abnehmende Hyperaktivität
• Planungs- und Organisationsdefizite
• Assoziierte Probleme – Dissoziales und delinquentes Verhalten – Emotionale Probleme – Substanzmissbrauch – Unfälle

wicklungsaufgaben der Identitätsfindung, der Ablösung von den elterlichen Bezugspersonen und der Neudefinition sozialer Beziehungen für den Jugendlichen mit ADHS vermehrt zu heftigen *Auseinandersetzungen mit Autoritäten*, zu *risikoreichen Aktivitäten* einschließlich ungeschützter sexueller Kontakte mit der Folge von Schwangerschaften oder Geschlechtskrankheiten, zu *Unfällen* mit der Gefahr von nachhaltigen Beschädigungen sowohl in personeller als auch in materieller Hinsicht und zu speziellen *Krisen der Selbstwertentwicklung* (Robin 1998; Barkley 2006).

Komorbide Störungen, speziell dissoziale Entwicklungen und Substanzmissbrauch können erhebliche Probleme schaffen. Dabei darf jedoch nicht übersehen werden, dass viele dieser Probleme altersspezifisch akzentuiert sind. Die klinisch beobachtbare Beziehung zum Substanzmissbrauch stellt beispielsweise eine alterstypische Entwicklung dar, wobei nordamerikanische Studien eher eine niedrigere Prävalenz von derartigen Störungen bei Jugendlichen mit ADHS im Vergleich zu Altersgleichen ohne ADHS beobachtet haben. Dabei kann speziell die Behandlung mit Stimulanzien nicht für die-

157

III Klinik

se Verknüpfung von ADHS und Substanzmissbrauch, sondern muss die meist vorhandene Störung des Sozialverhaltens ursächlich für derartige Entwicklungen verantwortlich gemacht werden (Barkley et al. 2003).

13.5 Erwachsenenalter

In den verschiedenen Verlaufsstudien zu ADHS hat sich sehr bald herausgestellt, dass ein beträchtlicher Teil der betroffenen Kinder und Jugendlichen keine Remission der ADHS oder aber bedeutsame Residualsymptome zeigen. Bei etwa der Hälfte der Betroffenen persistieren verschiedene Symptome und assoziierte Probleme, sodass die weitere Biografie durch vielfältige Belastungen in Beruf, Partnerschaft und Freizeit gekennzeichnet ist. Entsprechend den Ergebnissen aus zwei epidemiologischen Untersuchungen, die in den USA und weltweit (Europa, Libanon, Mexiko, Kolumbien) durchgeführt wurden, beträgt die Prävalenz der ADHS des Erwachsenenalters unter Zugrundelegung von DSM-IV-Kriterien 4,4 % bzw. 3,4 ± 0,4 % (Kessler et al. 2006; Fayyad et al. 2007)

Wenngleich die zugehörige Forschungsliteratur nur einen kleinen Bruchteil der in mehreren Jahrzehnten angehäuften Forschungsliteratur zu ADHS im Kindes- und Jugendalter ausmacht, liegen in der Zwischenzeit eine Reihe von Monografien und Übersichtsarbeiten vor, in denen die speziellen Aspekte von ADHS im Erwachsenenalter detailliert dargestellt werden (vgl. Nadeau 1995; Wender 1995; Toone & van der Linden 1997; Biederman 1998; Wilens & Dodson 2004; Krause & Krause 2005). Die folgende Beschreibung der klinischen Symptomatik ist zunächst an den drei Kernmerkmalen der Hyperaktivität, Aufmerksamkeitsstörung und Impulsivität orientiert und widmet sich anschließend der Skizzierung von weiteren Problembereichen. Die Kernprobleme des Erwachsenen mit ADHS sind in Tab. 13.3 zusammengefasst.

Tab. 13.3: Symptome der ADHS im Erwachsenenalter

• Aufmerksamkeitsdefizit
• Innere Unruhe/feinmotorische Hyperaktivität
• Störung der Impulskontrolle
• Affektive Dysregulation
• Störung der Alltags-/Selbstorganisation

• Assoziierte Probleme
  – Berufliche Instabilität
  – Partnerbeziehungsstörungen
  – Verkehrsunfälle

Bei einem Teil der Kinder mit ADHS kommt es während der Adoleszenz zu einem Rückgang der grobmotorischen *Hyperaktivität*, die häufig in eine innere Unruhe und Unfähigkeit zur Entspannung übergeht. Sofern eine klinisch relevante Hyperaktivität im Erwachsenenalter fortbesteht, so zeigt sich diese als Unfähigkeit, längerfristig still zu sitzen bzw. als Dysphorie bei Inaktivität, hohes Bedürfnis nach sportlicher Betätigung, feinmotorische Unruhe und Zappeligkeit und als Vermeidung von Tätigkeiten mit wenig Stimulation. Eine ausgeprägte grobmotorische Unruhe wie im Kindesalter ist bei Erwachsenen mit ADHS nur noch in Ausnahmefällen zu beobachten. Berufe und Beschäftigungen mit einem hohen Ausmaß sitzender und monotoner Betätigung stellen oft eine Überforderung dar. Hingegen können Berufe mit hoher Mobilität und rasch wechselnden situativen Anforderungen – wie z. B. Vertreter oder auch Berufskraftfahrer – dem hohen Aktivitätsbedürfnis sehr entgegenkommen. Im Vordergrund der klinischen Symptomatik der ADHS des Erwachsenenalters stehen häufig die *Aufmerksamkeitsstörungen*. Auch in dieser Hinsicht kommen Erwachsene mit ADHS oft besser in Berufsnischen zurecht, in denen niedrige Anforderungen an ihre begrenzte Aufmerksamkeitskapazität gestellt werden. An ihren Leistungen in Lehrzeit, Ausbildung oder Studium wird deutlich, dass Sie unter erheblichen Konzentrationsproblemen leiden, So müssen sie bei monotonen Aktivitäten und beim Lernen häufiger Pausen einlegen, brechen bei langweiligen Aufgaben schneller ab und sind sehr schnell durch äußere Reize ablenkbar. Häufig bestehen auch Probleme des Kurzzeitgedächtnisses einschließlich Vergessen von Terminen, Verabredungen und Aufträgen und ständigem Verlegen oder Verlieren von Gegenständen des alltäglichen Gebrauchs.

Aufgrund des höheren Grades an Autonomie nehmen mit dem Erwachsenenalter die Möglichkeiten für die Manifestationen sowie Konsequenzen von *Impulsivität* im Rahmen einer ADHS deutlich zu. Die Betroffenen handeln häufig aus dem Moment heraus, ohne Entscheidungen systematisch zu treffen und Handlungen sorgfältig zu planen und weisen Beeinträchtigungen in ihren sozialen Interaktionen im Sinne einer mangelnden Feinabstimmung und von ungesteuertem Verhalten auf. Dieses Defizit der Verhaltensorganisation und -steuerung durchzieht typischerweise alle Lebensbereiche, d. h. den beruflichen und privaten Alltag. In der Folge werden Arbeiten übernommen und wieder aufgekündigt, Beziehungen äußerst spontan aufgenommen wie auch wieder abgebrochen und wichtige Entscheidungen für die über den Tag hinausreichende Organisation des eigenen Lebens ungenügend reflektiert und geplant. Hieraus resultiert als charakteristisches klinisches Symptom der ADHS des Erwachsenenalters eine weitreichende *Desorganisation* des Alltags mit fehlender Struktur, bisweilen chaotischer Unordnung, Rückständen bei der Aufarbeitung beruflicher Vorgaben sowie Verzettelung bei der zeitgleichen Verfolgung mehrerer Ziele.

Ähnlich wie bei der ADHS des Kindesalters sind neben den Kardinalsymptomen auch *Sekundärsymptome und psychosoziale Beeinträchtigungen* bedeutsam. Häufig bestehen Symptome einer *affektiven Dysregulation* im Sinne von explosiven Wutdurchbrüchen, chronischer Irritation, Unzufriedenheit oder Langeweile, gereizt-dysphorischer Stimmung, kurzen depressiven Stimmungseinbrüchen und verminderter Stresstoleranz. Die schon seit der Kindheit vorhandenen *Lernstörungen* können weiterhin als Probleme bei Lesen, Schreiben und Rechnen persistieren, wobei viele Erwachsene mit Teilleistungsstörungen berufliche Nischen finden, in denen die damit verbundenen Probleme nicht mehr zum Tragen kommen. Auf die zahlreichen komorbiden Störungen bei Erwachsenen mit ADHS geht Kapitel 14 ein. Spezifische Aspekte der Untersuchung werden in den Kapiteln 17 und 19 dargestellt, während die besonderen therapeutischen Gesichtspunkte in den Kapiteln 28 und 30 berücksichtigt werden.

Sowohl Langzeit-, als auch Querschnittsuntersuchungen, in denen psychosoziale Funktionsstörungen erfasst wurden, weisen erhebliche Beeinträchtigungen der beruflichen Leistungsfähigkeit und zwischenmenschlicher Beziehungen bei Erwachsenen mit ADHS nach. Es finden sich im Vergleich zu gesunden Kontrollpersonen höhere Raten an Arbeitslosigkeit, weniger Vollzeittätigkeiten, schlechtere Bewertungen durch Arbeitgeber sowie häufigere Stellenwechsel und Kündigungen (Mannuzza et al. 1993; Biederman et al. 2006). Gesundheitsökonomische Studien weisen auf ein deutlich niedrigeres Haushaltseinkommen und häufigere Fehlzeiten am Arbeitsplatz im Vergleich zu Kontrollpersonen hin (Secnik et al. 2005). Sofern stabile Partnerschaften bestehen, sind diese durch Aufmerksamkeitsstörung und Desorganisiertheit sowie insbesondere durch die heftigen, impulsiven Affektdurchbrüche oft hoch be-

III Klinik

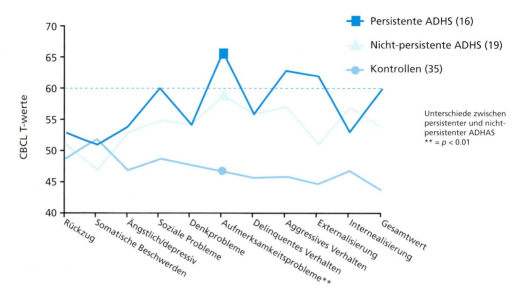

Abb. 13.3: Verhaltensprofil in der Child Behavior Checklist (CBCL) von Kindern mit persistenter und nicht-persistenter ADHS und Kontrollen. T-Werte oberhalb von 60 (gestrichelte Linie) sind im klinisch verdächtigen Bereich. (Steinhausen et al. 2003)

lastet und gespannt, wobei das belastende Moment häufig verkannt und eventuell inadäquat als Partnerbeziehungsstörung diagnostiziert und behandelt wird. Verschiedene Studienergebnisse erbringen eine deutlich erhöhte Scheidungsrate bei Erwachsenen mit ADHS im Vergleich zu gesunden Kontrollpersonen sowie Hinweise auf eine erhöhte Rate alleinerziehender Eltern (Biederman et al. 1993; Sobanski et al. 2007).

Neuere Untersuchungen verweisen ferner auch auf Einschränkungen der Fahrtüchtigkeit bei Erwachsenen mit ADHS mit einer bis zu vierfach erhöhten Unfallhäufigkeit und bis zu vierfach häufigeren Führerscheinentzügen im Vergleich zu gesunden Kontrollpersonen. Ebenso finden sich auch Belege für riskantes Fahrverhalten mit Führen eines Kraftfahrzeugs unter Alkohol- und Drogeneinfluss, Fahren ohne Sicherheitsgurt sowie Fahren mir überhöhter Geschwindigkeit (Woodward et al. 2000; Barkley et al. 2002b; Sobanski et al. im Druck).

13.6 Verlauf

Aus den epidemiologischen Daten zu ADHS aus Feldstudien wird klar ersichtlich, dass die *Prävalenzraten* vom Kindes- zum Jugendalter abnehmen (vgl. Kapitel 3). Zur Entwicklung der Symptomatik in klinischen Stichproben liegen sowohl Daten aus kurzfristig angelegten Untersuchungen als auch aus einigen Langzeitstudien mit Nachuntersuchung von Patienten vor. Demnach ist die Stabilität der diagnostischen Kriterien bei jungen Kindern im Alter von 4–6 Jahren über drei weitere Jahre hoch (Lahey et al. 2004) während sie in der Frühadoleszenz beträchtlich absinkt (Steinhausen et al. 2003). Gleichwohl zeigen die in Abb. 13.3 dargestellten Daten der Untersuchung von Steinhausen et al. (2003), dass mit der Abnahme von Kindern, die weiterhin die diagnostischen Kriterien erfüllen, nicht notwendigerweise eine Normalisierung auf der Verhaltensebene verbunden ist. Die altersabhängige Remission ist ferner von deren Definition abhängig, wie

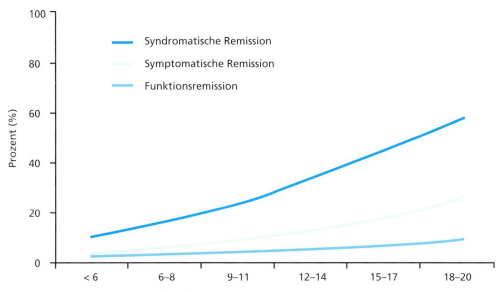

Abb. 13.4: Remission der ADHS in Abhängigkeit von der Definitionsebene (Biderman et al. 2000)

Biderman et al. (2000) aufgezeigt haben. Abbildung 13.4 kann entnommen werden, dass bei einer Definition auf der Syndromebene, d. h. der Erfüllung aller diagnostischen Kriterien die Remission hoch ist, während sie auf der Ebene der Symptome deutlich geringer ausfällt und auf der Ebene der psychosozialen Funktionstüchtigkeit sehr gering ist.

Das Wissen über die Entwicklung von Kindern mit ADHS wird wesentlich von Erkenntnissen aus Langzeitstudien bestimmt. Dabei stammen die Befunde zum Langzeitverlauf von ADHS ausschließlich aus der zweiten Hälfte des 20. Jahrhunderts und sind vornehmlich im angelsächsischen Sprachraum durchgeführt worden. Die vorliegenden Studien lassen sich in Nachuntersuchungen im Jugendalter mit eher mittelfristigem Verlauf und Studien mit langfristiger Nachuntersuchung im jungen Erwachsenenalter einteilen und werden in den folgenden Abschnitten zusammengefasst.

13.6.1 Verlauf im Jugendalter

Studien zum Verlauf von ADHS im Jugendalter ermöglichen naturgemäß noch keine abschließende Beurteilung des langfristigen Verlaufs. Sie sollten daher nur relativ knapp zusammenfassend dargestellt werden. In Tab. 13.4 sind die wichtigsten Studienmerkmale und Ergebnisse vereinigt. Diese basieren durchgängig auf Daten, die an hinlänglich großen Stichproben prospektiv erhoben wurden, wobei die Altersstreuung sowohl die frühe wie auch die späte Adoleszenz umspannt, und die Verlaufsdauer im Mittel zwischen vier und acht Jahren variiert. Selbst bei diesen Zeiträumen sind zum Teil schon beträchtliche Schwundraten zu verzeichnen. Sämtliche Befunde sind in Kontrollgruppenplänen abgesichert.

Die Ergebnisse machen deutlich, dass bei einer beträchtlichen Anzahl von Kindern mit ADHS mit einer Persistenz der Störung im Jugendalter gerechnet werden muss. Die entsprechenden Zahlen variieren zwischen

III Klinik

Tab. 13.4: Verlaufsstudien zu ADHS in der Adoleszenz

Studie	Alter (J) bei NU			Verlaufs- dauer	Schwund- rate	KG	Verlaufs- diagnose		Andere Ergebnisse/ Kommentare
	N	M	VB	J	%		ADHS %	SSV %	
Weiss et al. (1971)	91	13	10–18	5	12	Normale			Schlechtes Selbstwertgefühl, mehr Schulleistungsstörungen, mehr diss. Störungen als KG. Mehrheitlich ablenkbar, impulsiv und emotional unreif, jedoch weniger hyperaktiv
Satterfield et al. (1982)	110	17	14–21	8	27	Normale			Mehr Straftaten (50 vs. 10 %) als KG
Lambert et al. (1987)	59	14		5	28	Normale	43		Schlechte Testleistungen hinsichtlich IQ, Schulleistungen, kognitiver Entwicklung, nicht: Aufmerksamkeit. Mehr Störungen des Sozialverhaltens
Barkley et al. (1990, 1991, 1993), Fischer et al. (1990)	123	15		8–10	22	Normale	72	44	60 % Störungen mit oppositionellem Verhalten; Im Vgl. zur KG: mehr Schulleistungsstörungen, syndromspezifisches Verhalten, mehr Lernstörungen; mehr Familienkonflikte, mehr Interaktionsstörungen mit Müttern; mehr Verkehrsstrafen
Hart et al. (1995)	106	13	11–16	4	3		77		Abnahme bei Merkmalen der Hyperaktivtät/Impulsivität, nicht der Aufmerksamkeitsstörung, unabhängig von der Therapie
Taylor et al. (1996)	98		16–18	9	12	Klinische/ normale Kontrollen	20[a] 29[b] 10[c] 14[d]	13[a] 29[b] 3[c] 19[d]	Pervasiv hyperaktives Verhalten zu Beginn des Schulalters ist ein Risikofaktor für die weitere Entwicklung. Bei Nachuntersuchungen haben 33 bzw. 40 % eine DSM-III-R bzw. ICD-10-Diagnose für eine psychische Störung
Biederman et al. (1996)	128		10–21	4	9		85		Prädiktoren für Persistenz sind familiäre Belastung mit HKS, psychosoziale Belastungen und komorbide Störungen

KG = Kontrollgruppe; NU = Nachuntersuchung; SSV = Störung des Sozialverhaltens; VB = Variationsbreite;
[a] Hyperaktive (DSM-III-R-Verlaufsdiagnose); [b] Hyperaktiv-Dissoziale (DSM-III-R-Verlaufsdiagnose);
[c] Hyperaktive (ICD-10-Verlaufsdiagnose); [d] Hyperaktiv-Dissoziale (ICD-10-Verlaufsdiagnose)

43 und 72 %. Ein zweites gravierendes Problem betrifft die hohe Rate von zusätzlichen Störungen des Sozialverhaltens (SSV) bzw. der weniger stark ausgeprägten Störungen des Sozialverhaltens mit oppositionellem Verhalten, das als jüngere diagnostische Kategorie erst in den neuesten Studien Berücksichtigung finden konnte. Diese Störungen mit oppositionellem Verhalten beeinträchtigen die Mütter der Jugendlichen und sind für die erhöhte Rate von Familienkonflikten verantwortlich. Noch relativ unberücksichtigt geblieben sind möglicherweise koexistierende emotionale Störungen. Hinweise auf derartige Möglichkeiten ergeben sich aus den beobachteten Selbstwertproblemen, über die jugendliche Patienten mit ADHS häufig berichten. Hinsichtlich Substanzmissbrauch haben sich konsistent in mehreren Studien allenfalls erhöhte Raten für Konsum von Tabak, Marihuana und Alkohol, nicht jedoch für sog. harte Drogen ergeben, wobei der Konsum dieser Substanzen eher bei Jugendlichen mit ADHS und komorbider Störung des Sozialverhaltens beobachtet wurde (Barkley 2006).

Neben den in Tab. 13.4 zusammengefassten Studien, die sich auf Kohorten mit der Primärdiagnose einer ADHS stützen, liegen auch aus anderen prospektiven Studien Hinweise auf den Verlauf hyperkinetischer Störungen im Jugendalter vor. So fanden Akerman et al. (1977), dass lerngestörte Kinder mit ADHS im Vergleich zu normalen Kontrollen und ausschließlich Lerngestörten ebenfalls deutlich mehr oppositionelles und delinquentes Verhalten und ein geringeres Selbstwertgefühl im Alter von 14 Jahren zeigten. Ferner waren sie unruhiger, impulsiver, unreifer und unaufmerksamer und zeigten schlechtere Schulleistungen als die normalen Kontrollgruppen. Im Vierjahresverlauf von Kindern, die wegen Sprach- und Sprechstörungen zugewiesen wurden, beobachteten Cantwell & Baker (1989) bei Kindern, die ursprünglich auch die Diagnose einer ADHS erhalten hatten, in 80 % der Fälle eine Persistenz dieser Störung.

Aus einer frühen Studie von August und Mitarbeitern (1983) konnte ferner bereits abgeleitet werden, dass vor allem Kinder mit ADHS und zusätzlichen Störungen des Sozialverhaltens später als Jugendliche antisoziales Verhalten zeigen. Hier dokumentiert sich erneut die ungünstige Prognose von Störungen des Sozialverhaltens, die auch in der prospektiven Längsschnittstudie einer größeren Geburtskohorte von Moffitt (1990) nachgewiesen wurde. Im Alter von 13 Jahren zeigte eine Gruppe von Kindern mit ADHS und Delinquenz ungünstigere Familienverhältnisse, niedrigere Verbalintelligenz und Leseleistungen sowie ausgeprägtere und früher einsetzende Delinquenzkarrieren als Kinder, die eine reine ADHS aufwiesen. Selbst die ausschließlich Delinquenten wiesen in den untersuchten Parametern vor dem Delinquenzbeginn mit 13 Jahren relativ wenige Auffälligkeiten auf. Andererseits kann einer Studie von Mannuzza et al. (2004) entnommen werden, dass selbst bei geringer Ausprägung einer SSV in Verbindung mit ADHS das Risiko für eine SSV im Jugendalter erhöht ist. An der gleichen Stichprobe stellten die Autoren fest, dass antisoziales Verhalten im Verlauf eher bei einer situationsübergreifenden ADHS als bei einer ADHS auftritt, die auf die Schule oder den häuslichen Bereich beschränkt ist (Mannuzza et al. 2002).

Im Rahmen der Nachuntersuchung der Londoner Gruppen von Kindern mit reiner Hyperaktivität, mit gemischter Hyperaktivität und Störungen des Sozialverhaltens sowie mit reiner Störung des Sozialverhaltens (SSV) haben Danckaerts et al. (2000) eher unterschiedliche Verläufe im Jugendalter aufgezeigt. Hier war die soziale Anpassung bei den Hyperaktiven besonders schlecht und die Hyperaktivität ein starker Prädiktor für Beziehungsprobleme der Jugendlichen. In der Nachuntersuchung der Mädchen der Londoner Gruppen war auch bei Kontrolle der SSV die Hyperaktivität ein Risikofaktor für Schulleistungs- und Beziehungsprobleme, während die Beziehungen zu den Eltern als weniger problematisch erlebt wurden (Young et al. 2005). Die psychosoziale Funktionstüchtigkeit dieser weiblichen Jugendlichen war stärker eingeschränkt, aber weder Hyperaktivität noch SSV waren in dieser auf Selbstberichten beruhenden Studie ein Risikofaktor für antisoziales Verhalten, Substanzmissbrauch und ein vermindertes Selbstwertgefühl im Jugendalter. Mit der stärkeren sozialen Funktionsbeeinträchtigung der weiblichen Jugendlichen liegt hiermit einer der wenigen Hinweise auf geschlechtspezifische Verläufe von ADHS vor.

Insgesamt ist der Verlauf von Mädchen mit ADHS bisher relativ wenig erfasst worden. In einer kleinen Studie über den Verlauf von zwölf Mädchen mit ADHS konnte kein schlechteres Verlaufsergebnis als bei Jungen beobachtet werden, sodass die These einer bei Mädchen möglicherweise höheren Schwelle für die Ausprägung dieser Störung aus diesen Daten nicht belegt werden konnte (Mannuzza & Gittelman 1984). Eine neuere umfangreichere 5-Jahres-Verlaufsstudie an 140 Mädchen im Alter von 11–18 Jahren zeigte, dass auf mehreren Ebenen von Symptomen und Funktionstüchtigkeit Defizite von mittlerer bis hoher Effektstärke gegenüber normalen Kontrollen bestanden, wobei nur wenige Unterschiede zwischen dem unaufmerksamen gegenüber dem kombinierten Untertyp von ADHS bestanden (Hinshaw et al. 2006).

Schließlich ergab die Nachuntersuchung einer Gruppe schwedischer Kinder, die im Alter von sieben Jahren mit einer ADHS und einer komorbiden motorischen Koordinationsstörung diagnostiziert worden waren und nicht mit Stimulanzien behandelt worden waren, eine im Vergleich zu Kontrollen deutlich schlechtere psychosoziale Entwicklung mit persistierenden ADHS-Symptomen, antisozialen Persönlichkeitsstörungen, Alkoholmissbrauch, Delikten, Lesestörungen und niedrigem Bildungsniveau (Rasmussen & Gillberg 2000).

Bei der Suche nach Prädiktoren des Verlaufs von ADHS im Jugendalter ist kein besonders starker einzelner Faktor isoliert worden. Nach Barkley (2006) ergibt sich aus der Analyse der Verlaufsbefunde die folgende Kombination von Merkmalen mit jeweils isoliert relativ geringer Vorhersagekraft:

- Niedrigere Sozialschicht ist mit dem Schweregrad der ADHS und einem ungünstigen Verlauf verbunden. Ebenso wirkt sich ein niedrigeres Intelligenzniveau speziell auf den Schulverlauf ungünstig aus.
- Die Stärke an frühen Problemen mit Gleichaltrigen sagt spätere Beziehungsprobleme im Jugend- und Erwachsenenalter voraus.
- Das Ausmaß einer koexistenten SSV in der Kindheit prädiziert einen ungünstigeren Verlauf hinsichtlich der psychosozialen Anpassung, der Schullaufbahn sowie der Sozialbeziehungen und erhöht das Risiko für Substanzmissbrauch sowie SSV im Jugendalter.
- Eine elterliche Belastung mit ADHS und speziell mit komorbiden antisozialen Störungen sowie Substanzmissbrauch geht mit einem erhöhten Risiko für psychische Probleme und Schwierigkeiten bei den Jugendlichen einher.
- Frühe feindselige Eltern-Kind-Interaktionen sind mit späteren Konflikten zwischen Eltern und Jugendlichen und deren aggressivem Verhalten verbunden.
- Der Schweregrad der ADHS hat nur zum Leistungsvermögen in der Schule eine Beziehung.

Zusammengefasst zeigen Studien über den Verlauf von ADHS im Jugendalter, dass die in der Kindheit beginnenden Probleme mehrheitlich persistieren und häufig durch Schulschwierigkeiten, Störungen des Sozialverhaltens sowie Probleme der Persönlichkeitsentwicklung noch zusätzlich kompliziert werden. Die z. T. noch relativ fragmentarischen Erkenntnisse über die Auswirkungen der Behandlung mit Stimulanzien lassen keine deutlichen Hinweise auf spezifische Effekte erkennen. Wenngleich die Verläufe durch Stimulanzientherapie nicht deutlich besser als ohne entsprechende Behandlung sind, so spricht immerhin das geringere Ausmaß an Selbstwertproblemen aufgrund geringerer Konflikte mit der Umwelt unter langfristiger Stimulanzientherapie eher für einen entsprechenden Einsatz (Hechtman 1985). Inwieweit die Stimulanzientherapie im Sinne eines protektiven Effektes auch das Ausmaß von Substanzmissbrauch mindert, kann auf der Basis der vorliegenden Verlaufsstudien nicht sicher beurteilt werden.

13.6.2 Verlauf im Erwachsenenalter

Die Beurteilung der langfristigen Verläufe von ADHS im Erwachsenenalter kann sich auf die Ergebnisse von mehreren nordamerikanischen prospektiven Langzeitstudien stützen. Die zentralen Kennzeichen und Ergebnisse von drei dieser Studien sind in Tab. 13.5 zusammengefasst. Die Stichprobencharakteristika machen deutlich, dass die an sich breit angelegte Montreal-Studie bei sehr lang angelegten Verlaufszeiträumen durch einen nicht unbeträchtlichen Stichprobenschwund in ihren Feststellungen eventuell relativiert werden muss. Die Iowa-Stichprobe ist aufgrund ihres geringen Umfanges in der Bedeutung eingeschränkt. Hingegen überzeugen die New York-Studie und die Milwaukee-Studie durch relativ umfangreiche Stichproben, lange Verlaufszeiträume und relativ niedrige Schwundraten.

Die generell hohe Persistenz der ADHS hängt stark von der Störungsdefinition ab. Eine Meta-Analyse der Verlaufsstudien zeigte, dass bei einer strengen Definition mit Erfüllung aller diagnostischen Kriterien für ADHS etwa 15 % der ursprünglich eingeschlossenen Kinder mit ADHS im Alter von 25 Jahren noch eine persistierende ADHS haben. Wenn hingegen die Definition des DSM-IV für partielle Remission angelegt wird, so ist die Persistenzrate sehr viel höher und liegt bei etwa 65 % (Faraone et al. 2006).

Die New York-Studie hat ferner bei den nachuntersuchten Patienten höhere Raten von Substanzmissbrauch als bei der Kontrollgruppe festgestellt und damit Feststellungen der Arbeitsgruppe aus Montreal revidiert, die zu einem früheren Zeitpunkt kein erhöhtes Substanzmissbrauchsrisiko beobachtet hatte (Hechtman et al. 1976) Auch in einer weiteren Verlaufsstudie an einer anderen New Yorker Stichprobe konnte die erhöhte Rate von Substanzmissbrauch repliziert werden, dem wiederum die Entwicklung von dissozialen Störungen vorausgegangen war (Mannuzza et al. 1991). Auch in der Milwaukee-Studie wurde nur bei komorbider SSV eine erhöhte Rate von Substanzmissbrauch beobachtet, die mit dissozialen Persönlichkeitsstörungen im Erwachsenenalter assoziiert war (Barkley et al. 2004; Barkley et al. 2006).

Ferner wurde in der Milwaukee-Studie festgestellt, dass die psychiatrische Morbidität bei den Erwachsenen mit ADHS gegenüber den Kontrollen bedeutsam erhöht war, wobei dies in erster Linie für depressive Episoden und Cluster-B-Persönlichkeitsstörungen (Histrionisch, Antisozial, Borderline) sowie für passiv-aggressive Persönlichkeitsstörungen galt (Fischer et al. 2002). Hingegen ergaben sich in der New York-Studie keine Hinweise auf das Vorliegen von an-

III Klinik

Tab. 13.5: Verlaufsstudien zu ADHS im Erwachsenenalter

Studie	Alter (J) bei NU			Verlaufs-dauer	Schwundrate	KG	Verlaufsdiagnose			*Andere Ergebnisse/ Kommentare*
	N	M	VB	J	%	%	ADHS %	SSV %	SM	
Montreal Studie (Weiss & Hechtman 1986)	91 75 64	13 19 25	11–17 17–24 21–33	5 10 15	12 27 38	Normale Normale Normale	67[1]	23		Im Vgl. zur KG: schlechtere Schullaufbahn, niedrigere Leistungen in kognitiven Tests, schlechterer beruflicher Status, mehr Gerichtszuweisungen, mehr Drogeneinnahme, mehr Suizidversuche, geringere Sozialfertigkeiten, niedrigeres Selbstwertgefühl, mehr Symptome und psychiat. Diagnosen
Iowa Studie (Loney et al. 1983)	22	22	21–23	k. A.	37	Brüder		45		Im Vgl. zur KG: gleiche Rate von Alkohol- und Drogeneinnahme, häufiger Haftstrafen
New York Studie (Gittelman et al. 1985; Mannuzza et al. 1989, 1990; Klein & Mannuzza 1991)	101 91	18 26	16–23 24–33	9 17	2 12	Normale Nromale	31 8	27 18	16 16	Vgl. zur KG: erhöhte Raten für psychiat. Diagnosen, Haftstrafen, schwere und wiederholte Straffälligkeit
Milwaukee Studie (Barkley et al. 2002; Fisher et al. 2002; Barkley et al. 2004; Barkley et al. 2006)	147	21	19–25	13+	7	Normale	5 (S) 46 (E)	21	43	Selbstberichte führen möglicherweise zur Unterschätzung von persistierender ADHS. Bei 14 % liegt eine Borderline-Persönlichkeitsstörung vor. Erhöhtes Risiko für andere Persönlichkeitsstörungen und Major Depression. Vermehrt dissoziale Handlungen und Haftstrafen speziell im Zusammenhang mit Drogenbesitz, -gebrauch und -verkauf. Vermehrt berufliche und soziale Probleme, frühe Elternschaft und Geschlechtskrankheiten

[1] Mindestens eines der drei Kernsymptome Unruhe, Impulsivität, Aufmerksamkeitsstörung; AP = Antisoziale Persönlichkeit; SM = Substanzmissbrauch; S = Selbstbericht; E = Elternbericht
Legende: siehe Tab. 13.4

deren Störungen, insbesondere von Affekt- oder Angststörungen. Die drei häufigsten Diagnosen ADHS, Störungen des Sozialverhaltens und Substanzmissbrauch traten in der Milwaukee-Studie häufig koexistierend auf. Bei Kindern mit persistierender ADHS entwickelten sich sehr viel wahrscheinlicher antisoziale Störungen als bei Kindern, deren ADHS remittierte, und Substanzmissbrauch war immer die Folge einer antisozialen Persönlichkeitsstörung. Im Vergleich zwischen dem Ausgang der Adoleszenz und dem Erwachsenenalter ist das Muster der Verlaufsdiagnosen in allen Studien sehr ähnlich, wenngleich im Erwachsenenalter insbesondere die Rate von ADHS abnimmt. In Entsprechung zu diesen Befunden wurden auch im 10-Jahresverlauf einer weiteren Gruppe von nordamerikanischen Patienten, die bei Studienbeginn 6–18 Jahre alt waren, im jungen Erwachsenenalter im Vergleich zu Kontrollen deutlich erhöhte Lebenszeitprävalenzen für schwerwiegende psychische Störungen (vornehmlich Affektstörungen), Angststörungen, antisoziale Störungen, Entwicklungsstörungen und Substanzmissbrauch beobachtet (Biederman et al. 2006).

Parallel zu der erhöhten Prävalenz dissozialer Persönlichkeitsentwicklung finden sich in allen drei Longitudinalstudien aus Nordamerika Hinweise auf vermehrte Delikte, Gerichtsverhandlungen und Haftstrafen, wobei z. T. schwere und wiederholte Delikte festgestellt wurden. Diese Tendenz war in der Montreal-Studie hinsichtlich selbstberichteter Delikte nicht vorhanden, wobei neben Fragen nach der Wertigkeit von Reliabilität und Epochenunterschieden auch soziokulturelle Unterschiede zwischen Kanada und den USA bedeutsam sein könnten. Die Reliabilität der Angaben in der Montreal-Studie muss als geringer eingestuft werden, weil keine offiziellen Strafregisterdaten wie in der New York-Studie, sondern Angaben der Patienten ausgewertet wurden. Epochenunterschiede könnten insofern bedeutsam sein, als die Montreal-Kohorte früher erfasst wurde. Soziokulturelle Unterschiede könnten schließlich auf eine allgemein höhere Verbrechensrate in den USA im Vergleich zu Kanada abstellen, über die allerdings keine Vergleichsdaten vorliegen.

Deutlich erhöhte Raten für Delinquenz und Haftstrafen hatten bereits Satterfield und Mitarbeiter (1982) auf der Basis von offiziellen Registern in Los Angeles bei Jugendlichen mit ADHS und komorbiden Störungen des Sozialverhaltens in einem mittleren Alter von 17 Jahren im Vergleich zu einer Kontrollgruppe festgestellt. Eine weitere Nachuntersuchung der Kohorte nach 30 Jahren ermittelte eine Fortsetzung der Delinquenz und Kriminalität im weiteren Verlauf, wobei eine intensive 3–6-jährige multimodale Therapie keine besseren Resultate als ausschließliche Pharmakotherapie erbrachte (Satterfield et al. 2007). Die persistierenden Beeinträchtigungen von jungen Männern mit ADHS werden auch aus der Stabilität neuropsychologischer Defizite im Sinne von Minderleistungen der Exekutivfunktionen ersichtlich, die bei der Mehrheit einer Bostoner Patientengruppe im 7-Jahresverlauf beobachtet wurde (Biederman et al. 2007). Eine Meta-Analyse von 33 kontrollierten neuropsychologischen Untersuchungen an Erwachsenen mit ADHS erbrachte ebenfalls die gleichen neuropsychologischen Defizite wie bei der ADHS des Kindesalters in den Bereichen von Impulskontrolle und Verhaltensinhibition sowie Aufmerksamkeit und verbalem Kurzzeitgedächtnis (Hervey et al. 2004).

Bei der Suche nach prognostischen Faktoren muss analog wie bei den Ergebnissen zum Verlauf im Jugendalter festgestellt werden, dass einzelne Faktoren nur einen relativ geringen Beitrag zur Aufklärung leisten und die wenigen Befunde zur Prädiktion nicht frei von Widersprüchen sind (Barkley 2006). Wahrscheinlich kann die Kombination von kognitiven Merkmalen

III Klinik

(Intelligenz), emotionaler Stabilität (Aggressivität, ausgeprägte Emotionalität, niedrige Frustrationstoleranz), Familienmerkmalen (psychische Gesundheit, Sozialschicht, emotionales Klima) und Erziehungsverhalten den Verlauf im Erwachsenenalter am ehesten vorhersagen (Weiss & Hechtman 1993). Der großen amerikanischen Komorbiditätsstudie mit allerdings retrospektiver Datenerhebung (National Comorbidity Survey Replication [NCS-R]) kann entnommen werden, dass lediglich der Schweregrad der ADHS und der Behandlungsstatus die Persistenz von ADHS im Erwachsenenalter vorhersagt (Kessler et al. 2005).

13.7 Schlussfolgerungen

Betrachtet man ADHS über die Lebensspanne als eine häufig chronisch verlaufende Störung mit zahlreichen Entwicklungsbeeinträchtigungen und psychosozialen Adaptationsproblemen, so müssen in einer zusammenfassenden Sicht und in Übereinstimmung mit Barkley (2006) die folgenden Schwerpunkte zum klinischen Verlauf herausgestellt werden:

- Die frühen Vorläufer einer ADHS sind ein schwieriges Temperament sowie Probleme in der Selbstregulation. Die Kernsymptome sind im Vorschulalter in der Regel bereits zu beobachten, wenngleich sie meist stark durch Merkmale einer OTV überlagert sind und die Diagnose klinisch häufig noch nicht gestellt wird.
- Im Verlauf von Kindheit und Jugend stellt die Beeinträchtigung der Schullaufbahn mit niedrigen Leistungen, Klassenwiederholungen und Schulverweis aufgrund von Leistungs- und Verhaltensproblemen das größte Risiko für die Entwicklung der von ADHS betroffenen Patienten dar.

- Das zweitgrößte Risiko resultiert aus komorbiden externalisierenden Störungen (OTV und SSV), die im Erwachsenenalter in antisoziale Persönlichkeitsstörungen mit einer erhöhten Anfälligkeit für Substanzmissbrauchsstörungen übergehen können. Schon im Jugendalter steigt die Gefahr von Regel- und Gesetzesübertretungen z. B. im Straßenverkehr an.
- Als drittes Risiko sind die zahlreichen Beziehungsstörungen zu nennen, die speziell im Kindes- und Jugendalter zu einer ausgeprägten sozialen Zurückweisung durch die Gleichaltrigen führen. Die risikoreichen sexuellen Kontakte im Jugend- und jungen Erwachsenenalter mit der Folge von Schwangerschaft und Geschlechtskrankheiten sind ebenfalls als Folge dieser Probleme bei der Etablierung sozialer Beziehungen zu betrachten.
- Als Erwachsene haben Patienten mit ADHS im Vergleich zu Gesunden eher schlechtere Bildungsabschlüsse, ein geringeres berufliches Leistungsvermögen und neben verschiedenen möglichen komorbiden Störungen auch Probleme der sozialen Anpassung einschließlich gehäufter Partnerbeziehungsstörungen. Sie bedürfen auch in diesem Lebensabschnitt kompetenter fachlicher Betreuung und Unterstützung.

Literatur

Akerman P, Dykman R et al. (1977). Teenage status of hyperactive and non-hyperactive learning disabled boys. Am J Orthopsychiat 47: 577–596.

August GJ, Stewart MA et al. (1983). A four-year follow-up of hyperactive boys with and without conduct disorder. Br J Psychiatry 143: 192–8.

Barkley RA (1996). Attention-deficit hyperactivity disorder. In: Mash E & Barkley RA (Eds.). Child Psychopathology. New York: Guilford Press, pp. 63–112.

Barkley RA (2006). Attention Deficit Hyperactivity Disorder. A handbook for diagnosis and treatment. New York: Guildford Press.

Barkley RA, Fischer M et al. (2002a). The persistence of attention-deficit/hyperactivity disorder into young adulthood as a function of reporting source and definition of disorder. J Abnorm Psychol 111(2): 279–89.

Barkley RA, Murphy KR et al. (2002b). Driving in young adults with attention deficit hyperactivity disorder: knowledge, performance, adverse outcomes, and the role of executive functioning. J Int Neuropsychol Soc 8(5): 655–72.

Barkley RA, Fischer M et al. (2003). Does the treatment of attention-deficit/hyperactivity disorder with stimulants contribute to drug use/abuse? A 13-year prospective study. Pediatrics 111(1): 97–109.

Barkley RA, Fischer M et al. (2004). Young adult follow-up of hyperactive children: antisocial activities and drug use. J Child Psychol Psychiatry 45(2): 195–211.

Barkley RA, Fischer M et al. (2006). Young adult outcome of hyperactive children: adaptive functioning in major life activities. J Am Acad Child Adolesc Psychiatry 45(2): 192–202.

Bates JE, Bayles K et al. (1991). Origins of externalizing behavior problems at eight years of age. In: Pepler D & Rubin K (Eds.). Development and Treatment of Childhood Aggression. Hillsdale, NJ: Erlbaum, pp. 93–120.

Biederman J (1998). Attention-deficit/hyperactivity disorder: a life-span perspective. J Clin Psychiatry 59 (Suppl. 7): 4–16.

Biederman J, Faraone SV et al. (1993). Patterns of psychiatric comorbidity, cognition, and psychosocial functioning in adults with attention deficit hyperactivity disorder. Am J Psychiatry 150(12): 1792–8.

Biederman J, Mick E et al. (2000). Age-dependent decline of symptoms of attention deficit hyperactivity disorder: impact of remission definition and symptom type. Am J Psychiatry. 157: 816–8.

Biederman J, Monuteaux MC et al. (2006). Young adult outcome of attention deficit hyperactivity disorder: a controlled 10-year follow-up study. Psychol Med 36(2): 167–79.

Biederman J, Petty CR et al. (2007). Stability of executive function deficits into young adult years: a prospective longitudinal follow-up study of grown up males with ADHD. Acta Psychiatr Scand 116(2): 129–36.

Billman J & McDevitt SC (1980). Convergence of parent and observer ratings of temperament with observations of peer interaction in nursery school. Child Development 51: 395–400.

Buss DM, Block JH et al. (1980). Preschool activity level: personality correlates and developmental implications. Child Dev 51: 401–408.

Campbell SB (1982). Peer relations in young children with behaviour problems. In: Rubin KH & Ross HS (Eds.). Peer Relationships and Social Skills in Childhood. New York: Springer, pp. 323–353.

Campbell SB (1994). Hard-to-manage preschool boys: Externalizing behavior, social competence, and family context at two-year follow-up. J Abnormal Child Psychol 22: 147–166.

Campbell SB (2002). Behavior Problems in Preschool Children. New York: Guildford Press.

Campbell SB, Pierce EW et al. (1994). Hard-to-manage preschool boys: symptomatic behavior across contexts and time. Child Dev 65(3): 836–51.

Cantwell DP & Baker L (1989). Stability and natural history of DSM-III childhood diagnoses. J Am Acad Child Adolesc Psychiatry 28(5): 691–700.

Carlson EA, Jacobvitz D et al. (1995). A developmental investigation of inattentiveness and hyperactivity. Child Dev 66(1): 37–54.

Caspi A, Henry B et al. (1995). Temperamental origins of child and adolescent behavior problems: from age three to age fifteen. Child Dev 66(1): 55–68.

Danckaerts M, Heptinstall E et al. (2000). A natural history of hyperactivity and conduct problems: self-reported outcome. Eur Child Adolesc Psychiatry 9(1): 26–38.

DuPaul GJ, McGoey KE et al. (2001). Preschool children with attention-deficit/hyperactivity disorder: impairments in behavioral, social, and school functioning. J Am Acad Child Adolesc Psychiatry 40(5): 508–15.

Faraone SV, Biederman J et al. (2006). The age-dependent decline of attention deficit hyperactivity disorder: a meta-analysis of follow-up studies. Psychol Med 36(2): 159–65.

Fayyad J, De Graaf R et al. (2007). Cross-national prevalence and correlates of adult attention-deficit hyperactivity disorder. Br J Psychiatry 190: 402–9.

Fischer M, Barkley RA et al. (2002). Young adult follow-up of hyperactive children: self-reported psychiatric disorders, comorbidity, and the role of childhood conduct problems and teen CD. J Abnorm Child Psychol 30(5): 463–75.

Greenhill LL (1998). Diagnosing attention-deficit/hyperactivity disorder in children. J Clin Psychiatry 59 Suppl 7: 31–41.

Hagekull B (1994). Infant temperament and early childhood functioning: possible relations to the five-factor model. In: Halvorsen CJ & Martin RP (Eds.). The Developing Structure of Temperament and Personality. Hillsdale, NJ: Erlbaum, pp. 227–240.

Hechtman L (1985). Adolescent outcome of hyperactive children treated with stimulants in childhood: a review. Psychopharmacol Bull 21(2): 178–91.

Hechtman L (2000). Assessment and diagnosis of attention-deficit/hyperactivity disorder. Child Adolesc Psychiatr Clin N Am 9(3): 481–98.

Hechtman L, Weiss G et al. (1976). Hyperactives as young adults: preliminary report. Can Med Assoc J 115(7): 625–30.

Hervey AS, Epstein JN et al. (2004). Neuropsychology of adults with attention-deficit/hyperactivity disorder: a meta-analytic review. Neuropsychology 18(3): 485–503.

Hinshaw SP, Owens EB et al. (2006). Prospective follow-up of girls with attention-deficit/hyperactivity disorder into adolescence: Evidence for continuing cross-domain impairment. J Consult Clin Psychol 74(3): 489–99.

Jacobvitz D & Sroufe LA (1987). The early caregiver-child relationship and attention-deficit disorder with hyperactivity in kindergarten: a prospective study. Child Dev 58(6): 1496–504.

Kessler RC, Adler LA et al. (2005). Patterns and predictors of attention-deficit/hyperactivity disorder persistence into adulthood: results from the national comorbidity survey replication. Biol Psychiatry 57(11): 1442–51.

Kessler RC, Adler L et al. (2006). The prevalence and correlates of adult ADHD in the United States: results from the National Comorbidity Survey Replication. Am J Psychiatry 163(4): 716–23.

Koot HM (1993). Problem behavior in Dutch preschoolers. Rotterdam: Erasmus University.

Krause J & Krause KH (2005). ADHS im Erwachsenenalter. Stuttgart: Schattauer.

Lahey BB, Pelham WE et al. (2004). Three-year predictive validity of DSM-IV attention deficit hyperactivity disorder in children diagnosed at 4–6 years of age. Am J Psychiatry 161(11): 2014–20.

Lavigne JV, Gibbons RD et al. (1996). Prevalence rates and correlates of psychiatric disorders among preschool children. J Am Acad Child Adolesc Psychiatry 35(2): 204–14.

Lerner JV, Nitz K et al. (1989). On the functional significance of temperament and mental individuality: a developmental contextual view of the concept of goodness of fit. In: Kohnstamm GA, Bates JE & Rothbart M (Eds.). Temperament in Childhood. New York: Wiley, pp. 509–522.

Mannuzza S & Gittelman R (1984). The adolescent outcome of hyperactive girls. Psychiatry Res 13(1): 19–29.

Mannuzza S, Klein RG et al. (1991). Hyperactive boys almost grown up. V. Replication of psychiatric status. Arch Gen Psychiatry 48(1): 77–83.

Mannuzza S, Klein RG et al. (1993). Adult outcome of hyperactive boys. Educational achievement, occupational rank, and psychiatric status. Arch Gen Psychiatry 50(7): 565–76.

Mannuzza S, Klein RG et al. (2002). Young adult outcome of children with „situational" hyperactivity: a prospective, controlled follow-up study. J Abnorm Child Psychol 30(2): 191–8.

Mannuzza S, Klein RG et al. (2004). Significance of childhood conduct problems to later development of conduct disorder among children with ADHD: a prospective follow-up study. J Abnorm Child Psychol 32(5): 565–73.

Mathiesen KS & Sanson A (2000). Dimensions of early childhood behavior problems: stability and predictors of change from 18 to 30 months. J Abnorm Child Psychol 28(1): 15–31.

Moffitt TE (1990). Juvenile delinquency and attention deficit disorder: boys' developmental trajectories from age 3 to age 15. Child Dev 61(3): 893–910.

Nadeau KG (1995). Life management skills for the adult with ADD. In: Nadeau KG (Ed.). A comprehensive guide to attention deficit disorder in adults. Research, diagnosis, and treatment. New York: Brunner/Mazel.

Olson SL, Bates JE et al. (1990). Early antecedents of childhood impulsivity: the role of parent-child interaction, cognitive competence, and temperament. J Abnorm Child Psychol 18(3): 317–34.

Olson SL, Schilling EM et al. (1999). Measurement of impulsivity: construct coherence, longitudinal stability, and relationship with externalizing problems in middle childhood and adolescence. J Abnorm Child Psychol 27(2): 151–65.

Rasmussen P & Gillberg C (2000). Natural outcome of ADHD with developmental coordination disorder at age 22 years: a controlled, longitudinal, community-based study. J Am Acad Child Adolesc Psychiatry 39(11): 1424–31.

Robin AL (1998). ADHD in adolescents. Diagnosis and treatment. New York: Guilford Press.

Rothbart MK, Ahadi SA et al. (1994). Temperament and social behavior in childhood. Merill-Palmer Quarterly 40: 21–39.

Rothbart MK & Bates JE (1998). Temperament. In: Damon W & Eisenberg N (Eds.). Handbook of Child Psychology, Social, Emotional, and Personality Development. New York: Wiley, p. 3.

Satterfield JH, Faller KJ et al. (2007). A 30-year prospective follow-up study of hyperactive boys with conduct problems: adult criminality. J Am Acad Child Adolesc Psychiatry 46(5): 601–10.

Satterfield JH, Hoppe CM et al. (1982). A prospective study of delinquency in 110 adolescent boys with attention deficit disorder and 88 normal adolescent boys. Am J Psychiatry 139(6): 795–8.

Secnik K, Swenson A et al. (2005). Comorbidities and costs of adults with attention-deficit hyperactivity disorder. Pharmacoeconomics 23(1): 93–102.

Shaw DS, Winslow EB et al. (1998). The development of early externalizing problems among children from low-income families: a transformational perspective. J Abnorm Child Psychol 26(2): 95–107.

Sobanski E, Bruggemann D et al. (2007). Psychiatric comorbidity and functional impairment in a clinically referred sample of adults with attention-deficit/hyperactivity disorder (ADHD). Eur Arch Psychiatry Clin Neurosci 257(7): 371–7.

Sobanski E, Sabljic D et al. (in press). Driving-related risks and impact of methylphenidate treatment on driving in adults with ADHD. J Neural Transm 115(2): 347–56.

Speltz ML, McClellan J et al. (1999). Preschool boys with oppositional defiant disorder: clinical presentation and diagnostic change. J Am Acad Child Adolesc Psychiatry 38(7): 838–45.

Sroufe LA (1983). Infant-caregiver attachment and patterns of adaptation in preschool: the roots of maladaptation and competence. In: Perlmutter M (Ed.). Minnesota Symposia on Child Psychology. Hillsdale, New York: Erlbaum, 16: pp. 41–81.

Steinhausen HC, Drechsler R et al. (2003). Clinical course of attention-deficit/hyperactivity disorder from childhood toward early adolescence. J Am Acad Child Adolesc Psychiatry 42(9): 1085–92.

Thomas A, Chess S et al. (1968). Temperament and Behavior Disorders in Children. New York: New York University Press.

Toone BK & van der Linden GJ (1997). Attention deficit hyperactivity disorder or hyperkinetic disorder in adults. Br J Psychiatry 170: 489–91.

Weiss G & Hechtman LT (1993). Hyperactive children grown-up. New York: Guilford Press.

Wender P (1995). Attention deficit hyperactivity disorder in adults. New York, Oxford: Oxford University Press.

Wilens T & Dodson W (2004). A Clinical Perspective of Attention-Deficit/Hyperactivity Disorder Into Adulthood. J Clin Psychiatry 65(10): 1301–1313.

Woodward LJ, Fergusson DM et al. (2000). Driving outcomes of young people with attentional difficulties in adolescence. J Am Acad Child Adolesc Psychiatry 39(5): 627–34.

Young S, Heptinstall E et al. (2005). The adolescent outcome of hyperactive girls: self-report of psychosocial status. J Child Psychol Psychiatry 46(3): 255–62.

14 Komorbiditäten und assoziierte Probleme

Hans-Christoph Steinhausen

14.1 Einleitung

Der Begriff der Komorbidität wurde 1970 von dem amerikanischen Epidemiologen Alvin Feinstein geprägt und bezieht sich auf das Vorliegen von mehr als einer Krankheit oder Störung bei einer Person in einem definierten Zeitrahmen. Seine Verwendung in der Psychopathologie ist problematisch, weil Komorbidität nur im Kontext gut validierter Krankheitseinheiten mit einigermaßen gut verstandener Pathologie und Ätiologie sinnvoll ist. Für die in der Psychopathologie auch diskutierte dimensionale Klassifikation (vgl. Kapitel 2) ist der Begriff völlig unangemessen, weil Krankheiten (morbi) kategoriale Klassen darstellen. In der Psychopathologie wäre aus diesen Überlegungen der Begriff der Koexistenz oder der Kovariation angemessener (Lilienfeld 2003). Diese korrekte Terminologie hat sich in der zeitgenössischen Diskussion jedoch nicht durchsetzen können, sodass auch in diesem Kapitel von Komorbidität die Rede sein wird.

Für Komorbidität sind zahlreiche *Konzepte* entwickelt worden. Sie reichen von der Assoziation von Krankheiten, der Komanifestation von Symptomen über die spezielle Berücksichtigung komorbider Störungen in Klassifikationssystemen bis zu hierarchischen Regelsystemen. Unter den die Komorbidität begründenden Einheiten sind psychische Störungen untereinander, psychische Störungen in Verbindung mit somatischen Störungen und psychosozialen Beeinträchtigungen sowie multiple Verbindungen zu berücksichtigen. In zeitlicher Hinsicht können Komorbiditäten simultan oder auch sukzessiv über die Lebenszeit konzipiert werden. In der Psychopathologie ist schließlich die homotypische Komorbidität (z. B. Depression und Dysthymie) von der heterotypischen Komorbidität (Störung des Sozialverhaltens und Depression) abgrenzbar (Wittchen 1996).

Das Vorliegen von Komorbiditäten hat zahlreiche *Folgen*. Zunächst sind im Sinne eines statistischen Effektes Patienten mit komorbiden Störungen in der Behandlung überrepräsentiert. Dieses Phänomen wird nach seinem Erstbeschreiber als Berkson's Verzerrungseffekt bezeichnet. Ferner weisen die betroffenen Patienten stärkere Funktionsbeeinträchtigungen (z. B. mehr Schulprobleme) auf, sind die Verläufe bei komorbiden Störungen komplizierter (z. B. mehr Suizidversuche bei komorbiden psychischen Störungen) und sind schließlich als klinische Konsequenz Patienten mit komorbiden Störungen aufgrund dieser Bedingungen überrepräsentiert, was als klinischer Selektionseffekt bezeichnet wird.

Für das Vorliegen von psychopathologischen Komorbiditäten lässt sich eine Reihe von theoretischen *Gründen* diskutieren. Dies ist in einer sehr sorgfältigen Übersichtsarbeit von Angold, Costello & Erkanli (1999) geschehen. Zunächst lässt sich fragen, ob das Auftreten von Komorbiditäten in der Psychopathologie lediglich ein methodologisches Artefakt darstellt. Die Prüfung dieser Frage hat ergeben, dass Komorbiditäten nicht das Ergebnis eines Selektionseffektes sind, sondern auch in unausgelesenen Bevölkerungsstichproben vorkommen. Sie sind ferner kein Effekt von Erwartungen des Beurteilers im Sinne des Halo-Effektes – mit Ausstrahlung einer Symptombeurteilung (z. B. Angst) auf eine andere (z. B. Depression) – oder von der Art der Informationsgewinnung abhängig, zumal sie auch in der Bewertung von Symptomen durch verschiedene Informanten beobachtet werden. Ebenso sind sie nicht das Ergebnis verschiedener Informationsquellen oder einzelner Verhaltensmerkmale, die aus der Kodierung multipler Symptome resultieren.

Andererseits ist einzuräumen, dass speziell das aktuelle nordamerikanische Klassifikationssystem DSM-IV zumindest teilweise Komorbiditäten als diagnostisches Artefakt begünstigt. So schlagen sich z. B. die ungenügenden konzeptionellen Grenzziehungen etwa bei Angst- und affektiven Störungen möglicherweise in erhöhten Komorbiditätsraten nieder oder kann eine heterotypische Komorbidität über gemeinsame unspezifische Symptome wie etwa Schlafstörungen bei Angst und Depression gestiftet werden.

Homotypische Komorbidität kann entstehen, wenn einzelne diagnostische Kategorien nicht valide sind, wie sich bei der Störung mit Überängstlichkeit zeigte, die im DSM-III enthalten war, dann aber aus diesem Grund bei der Revision des Klassifikationssystems wieder entfernt wurde. Aktuelle diagnostische Grenzen können bei der homotypischen Komorbidität von oppositionell-trotzigem Verhalten und einer Störung des Sozialverhaltens die Entwicklungskontinuität einzelner Symptome verdecken und die sukzessive homotypische Komorbidität z. B. von Depression und Dysthymie kann tatsächlich Zeichen einer homotypischen Kontinuität sein.

Auf der Suche nach den Ursachen für *heterotypische* Komorbidität stellt sich zunächst die Frage, ob diese Kombination lediglich einen ausgeprägteren Schweregrad repräsentiert. Dieses Konzept ist empirisch wenig gestützt. Ferner lässt sich fragen, ob die eine Störung – z. B. in der Verbindung von Depression und Störung des Sozialverhaltens – die Manifestation der anderen ist oder ob beide eine gemeinsame oder korrelierte Ursache haben. Die Evidenz für diese Annahme ist nach Angold et al. (1999) widersprüchlich. Schließlich stellt sich die Frage, ob bestimmte Komorbiditäten einen validen Subtypus einer Störung darstellen. Diese Frage kann – wie zu zeigen sein wird – für bestimmte Komorbiditäten bei ADHS positiv beantwortet werden.

14.2 Ergebnisse der epidemiologischen Forschung

Komorbiditäten sind sowohl in der Feldforschung als auch in klinischen Untersuchungen aus den oben genannten Gründen ein häufiges Phänomen. In ihrer Meta-Analyse haben Angold et al. (1999) nachgewiesen, dass in den großen *Feldstudien* die Kombination von ADHS mit Störung des Sozialverhaltens mit einem Chancenverhältnis (Odds ratio) von fast 11 die häufigste kinder- und jugendpsychiatrische Komorbidität darstellt. Auch für die Kombination mit Depression ist das Chancenverhältnis von 5,5 deutlich erhöht. Das gleiche gilt mit einem Chancenverhältnis von 3 auch für die Verbindung von ADHS mit Angst. In der vom Verfasser geleiteten Zurich Epidemiological Study of Child and Adolescent Psychopathology (ZESCAP) betrug die Prävalenzrate für ADHS auf der Basis von DSM-III-R-Kriterien 5,3 %. Bei 47 % dieser Fälle lag eine Komorbidität vor, wobei es sich vornehmlich um Verbindungen von ADHS mit Störungen des Sozialverhaltens oder Angst handelte (Steinhausen et al. 1998).

In ihren epidemiologischen Untersuchungen in einer schwedischen Mittelstadt haben Kadesjö & Gillberg (2001) den Kreis der untersuchten Störungen über die klinisch-psychiatrischen Syndrome hinaus

III Klinik

auch auf die Entwicklungsstörungen ausgedehnt. Die Verbindung von ADHS mit einer entwicklungsbezogenen motorischen Koordinationsstörung betrug 47 %, mit einer Lese-Rechtschreibstörung 40 % und mit einer geistigen Behinderung 13 %. Bei den klinisch-psychiatrischen Störungen dominierten in der umfangreichen nordamerikanischen Multimodal Treatment of ADHD Study (MTA) unter den Komorbiditäten die Störung mit oppositionellem Trotzverhalten mit 40 % vor den Angststörungen mit 34 %, den Störungen des Sozialverhaltens mit 14 %, den Tic-Störungen mit 11 % und den affektiven Störungen mit 4 % (The MTA Cooperative Group 1999).

Nimmt man die zahlreichen klinischen Beobachtungen zur Komorbidität von ADHS und weiteren psychischen Störungen zusammen, so ergibt sich die Feststellung, dass in der überwiegenden Mehrheit der Fälle – bis zu 85 % – eine weitere Störung und bei bis zu 60 % der Fälle sogar multiple Komorbiditäten vorliegen. In der *klinischen Praxis* sind:

- *Sehr häufig*: externalisierende Störungen, d. h. Störungen mit oppositionellem Trotzverhalten und Störungen des Sozialverhaltens.
- *Häufig*: Angststörungen, spezifische Lernstörungen (Lese-Rechtschreibstörung und Rechenstörung) sowie entwicklungsbezogene motorische Koordinationsstörungen.
- *Seltener*: Depression und Tic-Störungen.
- *Selten*: Geistige Behinderung und Autismus.

Komorbiditäten sind demgemäß in der klinischen Praxis der Standardfall der Versorgung, die besondere Herausforderungen an differenzierende diagnostische Abklärungen und spezifische Therapiemaßnahmen stellen.

14.3 Subtypen

Die Frage, inwieweit bestimmte Komorbiditäten einen validen Subtypus einer Störung bilden, ist nicht nur aus klassifikatorischer Sicht von Interesse, weil damit die klinische Heterogenität auf der Ebene der Phänomene reduziert wird. Vielmehr ließe sich bei einer Identifikation spezieller Risikofaktoren auch die ätiologische Heterogenität reduzieren und darauf aufbauend möglicherweise die therapeutische Beeinflussbarkeit einer Störung einschließlich spezieller Präventionsstrategien verändern. Insofern hat die Identifikation von Subtypen komorbider Störungen eine hohe Relevanz.

Für die Etablierung eines Subtypus sind über die empirische Sicherung des Phänomens der Komorbidität hinaus spezifische Fragen der *Validität* zu stellen. Diese sind ursprünglich von Robins & Guze (1970) formuliert, von Rutter (1978) später modifiziert und speziell für ADHS erneut von Jensen, Martin & Cantwell (1997) aufgegriffen und in einer systematischen Literatur-Analyse überprüft worden. Diese acht Fragen zur Validität eines Subtypus lauten:

- Handelt es sich um eine umschrieben klinische Symptomatik?
- Liegen umschriebene demografische Faktoren vor?
- Liegen spezielle psychosoziale Faktoren vor?
- Liegen spezielle biologische Faktoren vor?
- Liegen spezielle familiär-genetische Faktoren vor?
- Liegen spezielle familiäre Umweltfaktoren vor?
- Ist der Verlauf charakteristisch?
- Gibt es spezifische Behandlungsergebnisse?

Diese Fragen sind bisher nur für zwei Subtypen einer ADHS-Komorbidität, nämlich die Verbindung mit den Störungen des So-

Tab. 14.1: Empirische Evidenz für die Validität der beiden Subtypen von ADHS mit komorbiden Störungen (ADHS/SSV und ADHS/EMOT)

Merkmal Syndrom	ADHS/SSV	ADHS/EMOT
1. Umschriebenes klinisches Syndrom	Häufig, Schweregrad ausgeprägter	Bei ca. 25 % der Diagnosen
2. Umschriebene demografische Faktoren	Häufiger beim männlichen Geschlecht	Nicht vorhanden
3. Spezielle psychosoziale Faktoren	Funktiontüchtigkeit ? (Schule, Dissozialität)	Erhöhte Belastung
4. Spezielle biologische Faktoren	Evtl. neuropsychologische Defizite	Unbekannt
5. Spezielle familiär-genetische Faktoren	Evtl. vorhanden	Gemeinsame Vulnerabilität für ADHS
6. Spezielle familiäre Umweltfaktoren	Negative Interaktionen als Faktor für Persistenz	Dito
7. Charakteristischer Verlauf	Ungünstiger	Unbekannt
8. Spezifische Behandlungsergebnisse	Keine Unterschiede in Wirksamkeit von Medikamenten	Stimulanzien weniger effektiv bei ADHS/ANX; Antidepressiva evtl. effektiver bei ADHS/DEP

SSV = Störung des Sozialverhaltens, EMOT = Emotionale Störung, ANX = Angststörungen, DEP = Depression

zialverhaltens und – vergleichsweise weniger überzeugend – für die Angststörungen positiv beantwortet worden. Die entsprechenden empirischen Befunde der Forschungsliteratur sind in Tab. 14.1 zusammengestellt.

14.4 Ergebnisse der genetischen Forschung

Das klinische Phänomen der Komorbidität hat auch in den verschiedenen Ansätzen der genetischen Forschung seinen Niederschlag gefunden und Hinweise auf die Beteiligung genetischer Faktoren erbracht, wie im Folgenden ausschnittsweise dargestellt werden soll.

In der historisch ältesten Form der genetischen Forschung, den formalgenetischen *Familienstudien*, sind zahlreiche systematische Untersuchungen zu ADHS durchgeführt worden. Speziell wurde die Verbindung mit Affektstörungen erfasst. Faraone (2000) hat diese Untersuchungen dahingehend zusammengefasst, dass ADHS und die Majore Depressive Störung (MDS) gemeinsame familiäre Vulnerabilitäten haben, wobei MDS ein Marker für die phänotypische Heterogenität im Sinne einer unspezifischen Manifestation der familiären Prädisposition von ADHS zu sein scheint. Auch die Kombination von ADHS mit der Bipolaren Störung (BPS) und den Störungen des Sozialverhaltens (SSV) stellt auf der Basis familiengenetischer Studien einen familiären Subtyp von ADHD dar, wobei BPS und SSV Marker im Sinne einer genetischen Heterogenität darstellen.

Verhaltensgenetische Studien auf der Basis von Zwillingsdaten haben mit der statistischen Methode der latent class analysis gezeigt, dass es mehrere genetisch unabhängige Formen von ADHS mit unterschiedlichem Schweregrad der Symptomausprägung und verschiedenen Komorbiditätsmustern gibt (Todd 2000). Andere Untersuchungen mit verhaltensgenetischem

III Klinik

Ansatz haben zu der Schlussfolgerung geführt, dass die Komorbidität von ADHS mit oppositionellem Trotzverhalten (OTV) bzw. SSV wahrscheinlich auf einer gemeinsamen genetischen Basis beruht und entweder auf direktem oder indirektem Weg durch Gen-Umwelt-Korrelationen oder Interaktionen bedingt ist. In dieser Studie wurde vermutet, dass die Kovariation der beiden Störungen wahrscheinlich durch eine gemeinsame Zahl von Genen gesteuert wird, wobei OTV/SSV auch von zusätzlichen Genen beeinflusst wird (Nadder et al. 2002).

Eine weitere verhaltensgenetische Studie konnte zudem feststellen, dass ADHS den größten Teil seiner genetischen Ursachen neben OTV/SSV auch mit Störungen der Exekutivfunktionen teilt und vorläufige Hinweise auf zusätzliche genetische Einflüsse vorliegen, die OTV, SSV und Exekutivfunktionen zugrunde liegen und von AHDS unabhängig sind (Coolidge, Thede & Young 2000). Schließlich konnte für die Komorbidität von ADHS und Lese-Rechtschreibschwäche (LRS) gezeigt werden, dass diese mit dem Subtyp der ADHS variiert: In den Untersuchungen von Willcut, Pennington & DeFries (2000) war die LRS beim kombinierten Typ der ADHS in 18 %, beim unaufmerksamen Typ in 26 % und bei allen Subtypen zusammen in 37 % der Fälle zu beobachten. Entsprechend variierte die Erblichkeit (H2g) von LRS bei ADHS auch in Abhängigkeit vom Subtyp und betrug beim unaufmerksamen Typ 0.42–0.47, während sie beim hyperaktiv-impulsiven Typ nur 0.20–0.22 erreichte.

Schließlich haben *molekulargenetische Untersuchungen* in jüngster Zeit aufzeigen können, dass einzelne Gen-Loci oder Kandidatengene im Sinne eines sogenannten pleiotropen Effektes Auswirkungen auf verschiedene Störungen haben können. Dieses Phänomen ist beispielsweise für den Gen-Locus 6p22 und die Komorbidität ADHS und LRS (Willcutt et al. 2002) sowie für 16p3 und die Komorbidität ADHS und Autismus (Smalley et al. 2002) nachgewiesen worden. Ferner liegen Befunde über eine Assoziation eines Allels des Dopamin-D2-Rezeptor-Gens (DRD-2) und ADHS mit komorbidem Tourette-Syndrom (Comings, Wu & Chiu 1996) und des MAOA-Gens mit ADHS und komorbiden Störungen des Sozialverhaltens vor (Lawson et al. 2003).

14.5 Komorbiditäten in der Klinik

Für die klinische Praxis sind zunächst im Kindesalter die folgenden Komorbiditäten bei ADHS zu diskutieren: externalisierende Störungen (OTV und SSV), emotionale Störungen (Angst- und depressive Störungen), bipolare Störungen, spezifische Lernstörungen (speziell Lese-Rechtschreibschwäche), Tic-Störungen, die entwicklungsbezogene motorische Koordinationsstörung sowie Autismus. Im Jugend- und vor allem im Erwachsenenalter erweitert sich das Spektrum auf Persönlichkeitsstörungen, Substanzmissbrauch und affektive Störungen.

14.5.1 Komorbiditäten im Kindesalter

Für die *externalisierenden Störungen* in Verbindung mit ADHS wurde bereits dargelegt, dass sie die Kriterien für einen validen Subtyp erfüllen. Entsprechend werden sie in der ICD-10 auch bereits unter der Bezeichnung Hyperkinetische Störung des Sozialverhaltens klassifiziert. Ferner wurde auf die gemeinsame genetische Basis der beiden Komponenten hingewiesen, die sich in verhaltensgenetischen Studien gezeigt hat. Damit ist der Anteil an relevanten Umweltfaktoren in der Verursachung dieser Komorbidität noch ungenügend bezeichnet. Speziell in der Ätiologie der SSV spielen Umweltfaktoren eine bedeutsame Rolle. Hier muss man beim aktuellen Stand des Wissens davon ausgehen, dass vor allem die Komponente des nicht-aggressiven dissozialen Verhaltens sehr stark von Umweltfaktoren determiniert wird, während aggressives Verhalten stärker durch genetische Faktoren beeinflusst wird (Burke, Loeber & Birmaher 2002; Hill 2002).

In einer entwicklungspsychopathologischen Betrachtung reflektiert die Komponente der SSV in der Komorbidität von ADHS und SSV daher auch stärker die psychosozialen Belastungen, die speziell aus ungünstigen familiären Verhältnissen und sozialer Benachteiligung stammen. Entsprechend ist ADHS ein Vulnerabilitätsmerkmal für die Entwicklung einer SSV, sofern intrafamiliäre Belastungen z. B. in Form von Partnerkonflikten als Mediator wirksam werden. Zugleich stellt die SSV einen Risikofaktor für den Verlauf dar, indem sie wiederum unter der Mediator-Funktion von intrafamiliären Belastungen die ADHS-Symptome stabilisiert. Störungen des Sozialverhaltens sind vornehmlich mit dem kombinierten Typ oder dem hyperaktiv-impulsiven Typ der ADHS verbunden (Newcorn et al. 2001).

Für die Behandlung von ADHS in Verbindung mit einer externalisierenden Störung gibt es derzeit keine systematischen Therapiestudien oder spezielle Leitlinien. Aus klinisch-praktischer Sicht ist die Kombination von Psychopharmakotherapie speziell mit Stimulanzien in Verbindung mit verhaltenstherapeutischen Interventionen indiziert. In der MTA-Studie war wie bei der einfachen AHDS auch bei der komorbiden Störung mit SSV diese Kombination oder die Stimulanzienbehandlung allein wirksamer als die ausschließliche Verhaltenstherapie oder die Standardbehandlung in der Praxis, die mit weniger aufwändiger Titration und Begleitung auch stark von der Stimulanzienbehandlung geprägt war (Newcorn et al. 2001).

Die Komorbidität von ADHS mit *emotionalen Störungen* bildet, wie oben dargelegt, einen weiteren Subtyp dar, der allerdings derzeit noch in keinem der beiden großen Klassifikationssysteme hinlänglich berücksichtigt wird. Dabei ist in Entsprechung zu den allgemein höheren Prävalenzraten für Angststörungen gegenüber Affektstörungen im Kindes- und Jugendalter auch die Komorbidität von ADHS und Angststörungen häufiger als die mit Depression (Kadesjo & Gillberg 2001; Pliszka 1998). Dabei wird davon ausgegangen, dass ADHS und Angststörungen gemeinsame psychosoziale Risikofaktoren haben oder die Angststörung in der Folge von ADHS entstehen kann. Eine gemeinsame genetische Ursache ist hingegen nicht bekannt. Eine komorbide Depression wird bei Mädchen mit ADHS möglicherweise spezifischer familiär determiniert als bei Jungen (Mick et al. 2003). Aufgrund der gemeinsamen familiären Vulnerabilität von ADHS und Depression muss in der klinischen Untersuchung von Kindern und Jugendlichen die Familienanamnese entsprechend fokussiert werden.

Auch für die Behandlung der komorbiden Störung von ADHS und emotionalen Störungen gibt es derzeit noch keine systematischen Therapiestudien. Hingegen gibt es erste spezielle Leitlinien. Der von Pliszka et al. (2000) entwickelte Texas Medication Algorithm sieht auf einer ersten Behandlungsstufe die Monotherapie mit Stimulanzien vor und empfiehlt bei fehlender Wirkung auf die depressiven Symptome die Augmentierung mit einer antidepressiven Medikation. Sollte auf dieser zweiten Stufe keine Wirkung auf die ADHS-Symptome zu beobachten sein, werden der Start mit der antidepressiven Medikation und die spätere Ergänzung durch ein anderes Stimulanz empfohlen.

In der umfangreichen MTA-Studie war bei der Komorbidität von ADHS und Angststörungen die Verhaltenstherapie gleich wirksam wie die Stimulanzienbehandlung

(Jensen et al. 2001). In der klinischen Praxis empfiehlt sich die Umsetzung eines multi-modalen Ansatzes mit Psychoedukation, Psychopharmakotherapie und verhaltensorientierter Psychotherapie. Unter den Psychopharmaka hat sich Atomoxetin als wirksam sowohl auf die Symptome von ADHS als auch der Angststörungen erwiesen (Sumner, APA presentation 2005) (Banaschewski et al. 2006).

Die Frage, inwieweit die Komorbidität von ADHS und *bipolaren Störungen* ein häufiges und dabei oft übersehenes Ereignis darstellt, wird in jüngster Zeit kontrovers diskutiert. Initiiert wurde die Debatte von Biederman (1998) mit seiner Feststellung, dass ein großer Teil der Kinder mit bipolarer Störung auch nach Entfernung der überlappenden Symptome Aufmerksamkeitsdefizit, Hyperaktivität und Impulsivität eine komorbide ADHS hätten. Gleichwohl ist die epidemiologische Basis für diese Behauptung relativ schmal. In dem Oregon Adolescent Depression Project hatten bei einer Lebenszeitprävalenz von 0,6 % für eine BPS nur 11 % eine komorbide ADHS (Lewinsohn, Klein & Seeley 1995). Auch in der Great Smokey Mountain Study war bei einer Punktprävalenz von 0,4 % für eine BPS die Komorbidität von Manie und ADHS mit 7 % der Fälle sehr gering (Costello et al. 1996).

Klinisch wäre ferner zu erwarten gewesen, dass bei der häufigen Behandlung von ADHS mit Stimulanzien oder auch mit Trizyklika die Auslösung von manischen Episoden beschrieben worden sein musste, was tatsächlich aber nicht erfolgt ist (Klein, Pine & Klein 1998). Auch in den bisher publizierten Verlaufsstudien zu ADHS ist bisher kein Fall berichtet worden, bei dem sich bei einer Nachuntersuchung eine BPS fand (vgl. Kapitel 13). Insofern darf aus diesen verschiedenen Evidenzen gefolgert werden, dass die Komorbidität von ADHS und BPS klinisch ein seltenes Ereignis ist.

Inwieweit zwischen den beiden Störungen eine theoretische Beziehung besteht, ist weitgehend offen. So mögen zwar gemeinsame familiäre Risikofaktoren vorliegen; jedoch sind die entsprechenden Untersuchungen durch überlappende diagnostische Kriterien konfundiert. Hinweise auf gemeinsame genetische Ursachen fehlen. Ebenso sind die Ergebnisse neuropharmakologischer, neuropsychologischer und bildgebender Untersuchungen nicht geeignet, spezifische Verbindungen zwischen den beiden Störungen aufzuzeigen (Kent & Craddock 2003).

Gleichwohl stellt sich für die Klinik die wichtige Frage der differentialdiagnostischen Unterscheidung der beiden Störungen. Auf der Basis einer systematischen empirischen Analyse haben Geller et al. (2002) die in Tab. 14.2 dargestellten fünf bzw. sechs für eine BPS charakteristischen sowie unspezifischen Symptome definiert. Wie zu erwarten, leisten die überlappenden Symptomkriterien keinen Beitrag zur Differenzierung der beiden Störungen.

Unter den spezifischen Lernstörungen bzw. Entwicklungsstörungen ist vor allem die *Lese-Rechtschreibstörung* und seltener die Dyskalkulie komorbid bei ADHS zu beobachten. Diese spezifischen Lernstörungen sind von den direkt aus der Aufmerksamkeitsstörung resultierenden unspezifischen Lernstörungen abzugrenzen. Trotz der Tatsache, dass die LRS in klinischen Stichproben mit beträchtlicher Variation bei ADHS zu beobachten ist, liegen keine ausreichenden Evidenzen vor, um bei dieser Komorbidität einen validen Subtyp anzunehmen. Wahrscheinlich liegen beiden Störungen unterschiedliche genetische Ursachen zugrunde. Klinisch werden durch die Kombination von ADHS und LRS die schulischen Probleme in den Bereichen von Leistung und Lernen verstärkt.

Für die Komorbidität von ADHS und spezifischen Lernstörungen können angesichts fehlender Therapiestudien und allgemeiner

Tab. 14.2: Spezifische und unspezifische differentialdiagnostische Symptome der bipolaren Störung im Kindes- und Jugendalter (nach Geller et al. 2002)

Spezifisch	Unspezifisch
Gehobene Stimmung	Irritabilität
Größenideen	Hohes Sprechtempo
Ideenflucht	Ablenkbarkeit
Vermindertes Schlafbedürfnis	Hyperaktivität
Gesteigerte Sexualität (Schnelle Phasenumkehr = rapid cycling)	

Leitlinien nur die Prinzipien einer evidenzbasierten Therapie aufgeführt werden. Während die Leitlinien für die ADHS-Behandlung ohne spezifische Modifikation Anwendung finden sollten, bedürfen die spezifischen Lernstörungen ergänzender Behandlung. Diese sind auf die spezifischen Defizite ausgerichtet und werden nicht als unspezifische Psychotherapie oder Basistrainings, sondern als spezifisch-pädagogische Förderung und Übungsbehandlung mit z. B. einem Stufenaufbau des wortgetreuen Lesens und Schreibens bei der LRS durchgeführt. Ergänzend haben Elternarbeit in Form von Anleitung für Übungen, Hilfestellungen für die Familie in Form von Psychoedukation und Hilfen im schulischen Alltag eine stützende Funktion im Konzept der Behandlung (Warnke 2001).

Auch die Komorbidität von ADHS und *Tic-Störungen* erfüllt nicht die Kriterien der Validität eines Subtyps. Grundsätzlich steigt mit dem Schweregrad einer Tic-Störung die Wahrscheinlichkeit für komorbide Verhaltensauffälligkeiten (Nolan et al. 1996; Pierre et al. 1999). Bei der Komorbidität von ADHS und dem Tourette-Syndrom ist ein höheres Ausmaß von externalisierenden und internalisierenden Verhaltensauffälligkeiten sowie eine schlechtere soziale Anpassung als bei einfachen Tic-Störungen sowie bei gesunden Kontrollen beobachtet worden. Die Verhaltensauffälligkeiten sind dabei in erster Linie auf die ADHS-Komponente zurückzuführen (Carter et al. 2000).

Generell stellen Tic-Störungen bei ADHS keine Kontraindikation für den Einsatz von Stimulanzien dar (Palumbo et al. 2004). Nur selten kommt es zu einer Verstärkung von Tics unter Stimulanzien, die durch Dosisanpassung kontrolliert werden kann. Bei Einsatz von Atomoxetin kann eine Reduktion der Symptome in beiden Störungsbereichen erwartet werden (Banaschewski et al. 2006). Der gleichzeitige Einsatz von Stimulanzien bzw. von Atomoxetin und der für Tic-Störungen gebräuchlichen Antipsychotika (Neuroleptika) ist ebenso möglich. Primär sollte die stärker beeinträchtigende Störung zuerst behandelt werden (Roessner et al. 2007).

Bei der Behandlung der Tic-Störungen mit Antipsychotika sind die Benzamide (Tiaprid, Sulpirid) die Mittel der ersten Wahl. Ferner kommen die atypischen Antipsychotika (z. B. Risperidon, Olanzapin, Ziprasidon), klassische Antipsychotika (Pimozide, Haloperidol) und Noradrenergika (Clonidin, Guanfacin, Atomoxetin) zum Einsatz (Roessner, Banaschewski & Rothenberger 2004). Außer der Pharmakotherapie sind verhaltenstherapeutische Interventionen wirksam. Dabei ist die Methode der Reaktionsumkehr empirisch hinlänglich gestützt (vgl. Döpfner 1999). Sie enthält die folgenden Komponenten:

- *Selbstwahrnehmung* zur Sensibilisierung für die Tics und deren Beeinflussung durch innere und äußere Reize
- *Entspannungsverfahren* zur Stressreduktion
- *Training inkompatibler Reaktionen* durch Entwicklung einer Gegenreaktion zu den Tics
- *Kontingenzmanagement* in Form von positiver Verstärkung der einzelnen Behandlungsschritte und der Symptomreduktion
- *Generalisierungstraining* zur Übertragung der Behandlungsergebnisse in das natürliche Umfeld

Die Methode der Reaktionsumkehr ist eher bei geringem Schweregrad, niedriger Anzahl und noch fehlender Chronizität der Tics indiziert, während schwere, multiple und chronische Tics eine medikamentöse Behandlung benötigen. Bei komorbider ADHS und Tic-Störung bildet sich die Tic-Störung in der Regel früher zurück.

Ferner liegt klinisch bei ADHS häufig eine assoziierte *entwicklungsbezogene motorische Koordinationsstörung* vor, die in der epidemiologischen Feldstudie von Kadesjö & Gillberg (1999) bei nahezu der Hälfte der untersuchten Population gefunden wurde. Da derartige Koordinationsstörungen gehäuft mit spezifischen Lernstörungen auftreten (Kadesjo & Gillberg 1999) und darüber hinaus auch mit Störungen der Wahrnehmung speziell in der visuellen Modalität verbunden sind (vgl. die Meta-Analyse von Wilson & McKenzie 1998), stellt sich die Frage nach der Wiederbelebung des Konstruktes der Minimalen Cerebralen Dysfunktion (MCD), das eben diese Symptomkonfiguration enthielt und vom Verfasser auch weiter unter dem Begriff der Hirnfunktionsstörung als nosologisch sinnvolle Kategorie fortgeführt wurde (Steinhausen 2006).

Schließlich liegt bei einer Untergruppe von Kindern mit ADHS eine *autistische Symptomatik* vor (Clark et al. 1999; Geurts et al. 2004; Freitag 2007; Santosh & Mijovic 2004). Diese ist möglicherweise auf Probleme der sozialen Wahrnehmung zurückzuführen, die wiederum speziell auf komorbiden SSV beruhen können. Tatsächlich sind die differentialdiagnostischen Unterschiede zwischen Autismus und ADHS im Bereich der sozialen Interaktion geringer als beispielsweise hinsichtlich der stereotypen oder kommunikativen Auffälligkeiten, die diagnosebestimmend für Autismus sind. Sicher erfüllt die partielle Überschneidung klinischer Symptome von ADHS und Autismus nicht die Kriterien für einen validen Subtypus. Vielmehr müssen ggf. Doppeldiagnosen gestellt werden.

14.5.2 Komorbiditäten im Jugend- und Erwachsenenalter

Auch in späteren Entwicklungsabschnitten jenseits der Kindheit ist die Kombination von ADHS mit komorbiden Störungen eher die Regel als die Ausnahme. Zahlreiche internationale und deutsche Studien haben die erhöhte Lebenszeitprävalenz für komorbide Störungen bei ADHS mit Raten bis zu nahezu 90 % belegt, wobei affektive Störungen, Substanzmissbrauchsstörungen und Essstörungen besonders häufig auftreten (Kessler et al. 2006; Kooij et al. 2004; Spencer et al. 2005; Jacobs & Peterman 2007; Sobanski et al. 2007).

Die SSV des Kindes- und Jugendalters finden nicht nur in der Bezeichnung sondern auch in den klinischen Verläufen ihre Fortsetzung in der *antisozialen Persönlichkeitsstörung* des Erwachsenenalters. Gleichwohl kommt es bei der Mehrzahl der von ADHS und SSV betroffenen Kinder und Jugendlichen zu einer Rückbildung der dissozialen Symptomatik und nur bei höchstens 25 % zu Delinquenz und Antisozialität im Erwachsenenalter (Barkley et al. 2004; Weiss & Hechtman 1993; Mannuzza et al. 1989;

Rösler et. al 2007). Häufiger ist die Komorbidität mit SSV bereits in der Kindheit vorhanden, während die spätere Manifestation ab Jugend- und Erwachsenenalter in Form der antisozialen Persönlichkeit eher seltener ist. In Gefängnispopulationen sind erhöhte Raten von ADHS bei Inhaftierten beobachtet worden, wobei eher jüngere Straffällige betroffen sind (Rösler et al. 2007).

Die Beziehung von ADHS zu einer weiteren Persönlichkeitsstörung, der sog. *Borderline Persönlichkeitsstörung* (emotional-instabilen Persönlichkeitsstörung) ist eher unter der Perspektive der Differentialdiagnose als der Komorbidität zu sehen. Aufmerksamkeitsdefizit und Hyperaktivität sind klar der ADHS zuzuordnen, während es in den Bereichen von Impulsivität, Affektivität und Beziehungsgestaltung zahlreiche Parallelen gibt. Selbstverletzende Verhalten, suizidales Verhalten und Identitätsstörung sind hingegen eher für die Borderline Persönlichkeitsstörung charakteristisch.

Zahlreiche Verlaufsuntersuchungen belegen das erhöhte Risiko für die Entwicklung von *Substanzmissbrauch* bei ADHS, wobei speziell die Komorbidität mit einer SSV für diesen Zusammenhang verantwortlich ist (Gittelman et al. 1985; Mannuzza 1989; Barkley 2004). Hingegen zeigen weitere Studien, dass die Behandlung mit Stimulanzien das Risiko für die Entwicklung von Substanzmissbrauch nicht erhöht, sondern sogar vermindert (Barkley et al. 2003; Wilens et al. 2003; Huss & Lehmkuhl 2002). Kinder mit ADHS beginnen früher mit dem Tabakkonsum und rauchen mehr als ihre nicht betroffenen Altersgenossen (Becker & Schmidt 2007). Alkoholmissbrauch und -abhängigkeit sind in klinischen Populationen von Erwachsenen mit ADHS gehäuft beobachtet worden, wie umgekehrt bei Abhängigkeitserkrankungen eine hohe Komorbidität mit ADHS besteht (Wodarz et al. 2004). Auch bei illegalen Drogen ist der Anteil abhängiger Erwachsener mit ADHS erhöht. Kontrollierte Studien zur Behandlung der Komorbidität von ADHS und Substanzmissbrauch liegen noch nicht vor. Symptome von ADHS und uni- sowie bipolaren *affektiven Störungen* überschneiden sich in den Bereichen des Aufmerksamkeitsdefizits mit Symptomen der Depression und bei Hyperaktivität und Impulsivität mit Symptomen der Manie. Verschiedene Untersuchungen bei Erwachsenen konnten jedoch zeigen, dass die Komorbidität dieser Störungen nicht als Artefakt der Symptomüberlappungen zu betrachten ist. Die Angaben zur Komorbidität mit affektiven Störungen bei ADHS schwanken mit 10–78 % für unipolare Depression (major depression) und 3–14 % für bipolare affektive Störung beträchtlich. Umgekehrt tritt bei unipolaren Depressionen in 7,6 % eine ADHS auf. Bei bipolaren affektiven Störungen beträgt die Rate 6 % in Form einer persistierenden ADHS und 9,5 % als Lebenszeitdiagnose. Patienten mit ADHS und bipolarer Störung haben einen früheren Krankheitsbeginn sowie einen insgesamt schwereren Verlauf der bipolaren Störung (Scherk 2007).

14.3 Schlussfolgerungen

Das Thema der Komorbidität ist allgemein für die Psychopathologie und speziell für ADHS sowohl aus theoretischer als auch aus klinisch-praktischer Perspektive bedeutsam. Diese Feststellung stützt sich auf die folgenden Kernaussagen dieses Kapitels.

- Patienten mit komorbiden Störungen sind generell in der Versorgung überrepräsentiert und laufen Gefahr, einen ungünstigeren Krankheitsverlauf zu nehmen und eine stärkere Beeinträchtigung ihrer Lebensqualität zu erfahren. Diese Feststellungen gelten auch für Patienten mit ADHS und komorbiden Störungen.
- Die Komorbidität bei ADHS stellt kein methodisches Artefakt der Forschung

dar, wie sich aus der umfangreichen theoretischen und empirischen Literatur ableiten lässt. Einige der klinisch beobachtbaren Kombinationen von Störungen erfüllen die Kriterien für einen validen Subtyp. Dies gilt jeweils für ADHS mit Störungen des Sozialverhaltens bzw. mit emotionalen Störungen.

- Die Erforschung der Komorbidität bei ADHS führt zur Reduktion der Heterogenität von Störungen. So trägt die Etablierung von Subtypen zur Reduktion der klassifikatorischen Heterogenität bei und reduziert die genetische Erforschung der Komorbidität die ätiologische Heterogenität.
- Diese Schritte der Forschung sind wichtige Voraussetzungen für die Entwicklung von spezifischen Untersuchungsmethoden und therapeutischen Strategien. Trotz des noch ungenügenden Erkenntnisstandes hinsichtlich spezifischer Interventionen bei einigen Komorbiditäten in Verbindung mit ADHS zeichnen sich erste Konzepte einer differenziellen Pharmakotherapie ab.
- Patienten mit ADHS und komorbiden Störungen stellen für die klinische Versorgung eine besondere Herausforderung dar. Komorbide Störungen sind die Regel und bedürfen einer besonders aufwändigen Abklärung und Therapie.

Unter dem Aspekt der *Komorbidität* zeigen Verlaufsstudien, dass begleitende *Störungen des Sozialverhaltens* die Prognose der ADHS erheblich verschlechtern. Sowohl Verlaufsstudien mit Beginn im Kindesalter als auch Erhebungen bei inhaftierten Erwachsenen lassen eine relativ hohe Quote von antisozialen Persönlichkeiten mit Delinquenz als Folge von ADHS erwarten. Ebenso muss aufgrund verschiedener Studien mit beträchtlichen Raten von *Substanzmissbrauch* gerechnet werden. Diese Störungen verursachen neben der Grundstörung sowie den anderen beobachtbaren Komorbiditäten beträchtliche persönliche, wirtschaftliche und gesellschaftliche Kosten.

Literatur

Angold A, Costello EJ & Erkanli A (1999). Comorbidity. J Child Psychol Psychiatry 40(1): 57–87.

Banaschewski T, Coghill D, Santosh P, Zuddas A, Asherson P, Buitelaar J, Danckaerts M, Döpfner M, Faraone S, Rothenberger A, Sergeant J, Steinhausen HC, Sonuga-Barke E & Taylor E (2006). Long-Acting Medications for the Hyperkinetic Disorders: A Systematic Review and European Treatment Guideline. Eur Child Adolesc Psychiatry 15: 476–495.

Barkley RA, Fischer M, Smallish L & Fletcher K (2003). Does the treatment of attention-deficit/hyperactivity disorder with stimulants contribute to drug use/abuse? A 13-year prospective study. Pediatrics 111: 97–109.

Barkley RA, Fischer M, Smallish L & Fletcher K (2004). Young adult follow-up of hyperactive children: antisocial activities and drug use. J Child Psychol Psychiatry 45: 195–211.

Becker K & Schmidt MH (2007). ADHS und Substanzmissbrauch, einschließlich Nikotin. In: Freitag CM & Retz W (Hrsg.). ADHS und komorbide Erkrankungen. Stuttgart: Kohlhammer, S. 142–154.

Burke JD, Loeber R & Birmaher B (2002). Oppositional defiant disorder and conduct disorder: a review of the past 10 years, part II. J Am Acad Child Adolesc Psychiatry 41(11): 1275–1293.

Carter AS, O'Donnell DA, Schultz RT, Scahill L, Leckman JF & Pauls DL (2000). Social and emotional adjustment in children affected with Gilles de la Tourette's syndrome: associations with ADHD and family functioning. Attention Deficit Hyperactivity Disorder. J Child Psychol Psychiatry 41(2): 215–223.

Clark T, Feehan C, Tinline C & Vostanis P (1999). Autistic symptoms in children with attention deficit-hyperactivity disorder. Eur Child Adolesc Psychiatry 8: 50–55.

Comings DE, Wu S, Chiu C et al. (1996). Polygenic inheritance of Tourette syndrome, stuttering, attention deficit hyperactivity, conduct and oppositional defiant disorder: the additive and subtractive effect of the three dopaminergic genes-DRD2, D beta H, and DAT1. Am J Med Genet 67: 264–288.

Coolidge FL, Thede LL & Young SE (2000). Heritability and the comorbidity of attention

deficit hyperactivity disorder with behavioral disorders and executive function deficits: a preliminary investigation. Dev Neuropsychol 17(3): 273–287.
Costello EJ, Angold A, Burns BJ, Erkanli A, Stangl DK & Tweed DL (1996). The Great Smoky Mountains Study of Youth. Functional impairment and serious emotional disturbance. Arch Gen Psychiatry 53(12): 1137–1143.
Döpfner M. (1999). Tics. In: Steinhausen HC & Von Aster M (Hrsg.). Verhaltenstherapie und Verhaltensmedizin bei Kindern und Jugendlichen, 2. Aufl. Weinheim: Psychologie Verlags Union.
Faraone SV (2000). Genetics of childhood disorders: XX. ADHD, Part 4: is ADHD genetically heterogeneous? J Am Acad Child Adolesc Psychiatry 39(11): 1455–1457.
Freitag CM (2007). The genetics of autistic disorders and its clinical relevance: a review of the literature. Mol Psychiatry 12: 2–22.
Geller B, Zimerman B, Williams M, Delbello MP, Bolhofner K, Craney JL, Frazier J, Beringer L & Nickelsburg MJ (2002). DSM-IV mania symptoms in a prepubertal and early adolescent bipolar disorder phenotype compared to attention-deficit hyperactive and normal controls, J Child Adolesc Psychopharmacology 12: 11–25.
Geurts HM, Verte S, Oosterlaan J, Roeyers H, Hartman CA, Mulder EJ, Berckelear-Onnes IA & Sergeant JA (2004). Can the Children's Communication Checklist differentiate between children with autism, children with ADHD, and normal controls? J Child Psychol Psychiatry 45: 1437–1453.
Gittelman R, Mannuzza S, Shenker R & Bonagura N (1985). Hyperactive boys almost grown up. I. Psychiatric status. Arch Gen Psychiatry 42: 937–947.
Hill J (2002). Biological, psychological and social processes in the conduct disorders. J Child Psychol Psychiatry 43(1): 133–164.
Huss M & Lehmkuhl U (2002). Methylphenidate and substance abuse: a review of pharmacology, animal, and clinical studies. J Attention Disord 6 (Suppl. 1): 65–71.
Jacobs C & Petermann F (2007). Aufmerksamkeitsstörungen bei Kindern: Langzeiteffekte des neuropsychologischen Gruppenprogrammes ATTENTIONER. Kindheit und Entwicklung 16: 40–49.
Jensen PS, Martin D & Cantwell DP (1997). Comorbidity in ADHD: implications for research, practice, and DSM-V. J Am Acad Child Adolesc Psychiatry 36(8): 1065–1079.
Jensen PS, Hinshaw SP, Kraemer HC, Lenora N, Newcorn JH, Abikoff HB, March JS, Arnold LE, Cantwell DP, Conners CK, Elliott GR, Greenhill LL, Hechtman L, Hoza B, Pelham WE, Severe JB, Swanson JM, Wells KC, Wigal T & Vitiello B (2001). ADHD comorbidity findings from the MTA study: comparing comorbid subgroups. J Am Acad Child Adolesc Psychiatry 40(2): 147–158.
Kadesjo B & Gillberg C (1999). Developmental coordination disorder in Swedish 7-year-old children. J Am Acad Child Adolesc Psychiatry 38(7): 820–828.
Kadesjo B & Gillberg C (2001). The comorbidity of ADHD in the general population of Swedish school-age children. J Child Psychol Psychiatry 42(4): 487–492.
Kent L & Craddock N (2003). Is there a relationship between attention deficit hyperactivity disorder and bipolar disorder? J Affect Disord 73(3): 211–221.
Kessler RC, Adler L, Barkley R, Biederman J, Conners CK, Demler O, Faraone SV, Greenhill LL, Howes MJ, Secnik K, Spencer T, Ustun TB, Walter EE & Zaslavsky AM (2006). The prevalence and correlates of adult ADHD in the United State: results from the National Comorbidity Survey Replication. Am J Psychiatry 163: 716–723.
Klein RG, Pine DS & Klein DF (1998). Resolved: mania is mistaken for ADHD in prepubertal children. J Am Acad Child Adolesc Psychiatry 37(10): 1093–1096.
Kooij JJ, Burger H, Boonstra AM, Van der Linden PD, Kalma LE & Buitelaar JK (2004). Efficacy and safety of methylphenidate in 45 adults with attention-deficit hyperactivity disorder. A randomized placebo-controlled double-blind cross-over trial. Psychol Med 34: 973–982.
Lewinsohn PM, Klein DN & Seeley JR (1995). Bipolar disorders in a community sample of older adolescents: prevalence, phenomenology, comorbidity, and course. J Am Acad Child Adolesc Psychiatry 34(4): 454–463.
Lawson DC, Turic D, Langley K, Pay HM, Govan CF, Norton N, Hamshere ML, Owen MJ, O'Donovan MC & Thapar A (2003). Association analysis of monoamine oxidase a and attention deficit hyperactivity disorder. Am J Med Genet 116 (Suppl. 1): 84–9.
Lilienfeld SO (2003). Comorbidity between and within childhood externalizing and internalizing disorders: reflections and directions. J Abnorm Child Psychol 31(3): 285–291.
Mannuzza S, Klein RG, Bessler A, Malloy P, LaPadula M (1998). Adult psychiatric status of

hyperactive boys grown up. Am J Psychiatry 155: 493–498.

Mick E, Biederman J, Faraone SV, Murray K & Wozniak J (2003). Defining a developmental subtype of bipolar disorder in a sample of nonreferred adults by age at onset. J Child Adolesc Psychopharmacology 13: 453–462.

Multimodal Treatment Study of Children with ADHD. A 14-month randomized clinical trial of treatment strategies for attention-deficit/hyperactivity disorder. (The MTA Cooperative Group1999). Arch Gen Psychiatry 56(12): 1073–1086.

Murphy K & Barkley RA (1996). Attention deficit hyperactivity disorder adults: comorbidities and adaptive impairments. Compr Psychiatry 37(6): 393–401.

Nadder TS, Rutter M, Silberg JL, Maes HH & Eaves LJ (2002). Genetic effects on the variation and covariation of attention deficit-hyperactivity disorder (ADHD) and oppositional-defiant disorder/conduct disorder (Odd/CD) symptomatologies across informant and occasion of measurement. Psychol Med 32(1): 39–53.

Newcorn JH, Halperin JM, Jensen PS, Abikoff HB, Arnold LE, Cantwell DP, Conners CK, Elliott GR, Epstein JN, Greenhill LL, Hechtman L, Hinshaw SP, Hoza B, Kraemer HC, Pelham WE, Severe JB, Swanson JM, Wells KC, Wigal T & Vitiello B (2001). Symptom profiles in children with ADHD: effects of comorbidity and gender. J Am Acad Child Adolesc Psychiatry 40(2): 137–146.

Nolan EE, Sverd J, Gadow KD, Sprafkin J & Ezor SN (1996). Associated psychopathology in children with both ADHD and chronic tic disorder. J Am Acad Child Adolesc Psychiatry 35(12): 1622–1630.

Palumbo D, Spencer T, Lynch J, Co-Chien H & Faraone SV (2004). Emergence of tics in children with ADHD: impact of once-daily OROS methylphenidate therapy. J Child Adolesc Psychopharmacology 14(2): 185–194.

Pierre CB, Nolan EE, Gadow KD, Sverd J & Sprafkin J (1999). Comparison of internalizing and externalizing symptoms in children with attention-deficit hyperactivity disorder with and without comorbid tic disorder. J Dev Behav Pediatr 20(3): 170–176.

Pliszka SR (1998). Comorbidity of attention deficit hyperactivity disorder with psychiatric disorder: an overview. J Clin Psychiatry 59 (Suppl. 7): 50–58.

Pliszka SR, Greenhill LL, Crismon ML, Sedillo A, Carlson C, Conners CK, McCracken JT, Swanson JM, Hughes CW, Llana ME, Lopez M & Toprac MG (2000). The Texas Children's Medication Algorithm Project: Report of the Texas Consensus Conference Panel on Medication Treatment of Childhood Attention-Deficit/Hyperactivity Disorder. Part I. Attention-Deficit/Hyperactivity Disorder. J Am Acad Child Adolesc Psychiatry 39(7): 908–919.

Robins E & Guze SB (1970). Establishment of diagnostic validity in psychiatric illness: its application to schizophrenia. Am J Psychiatry 126(7): 983–987.

Roesler M, Retz W, Retz-Junginger P, Hengesch G, Schneider M, Supprian T, Schwitzgebel P, Pinhard K, Dovi-Akue N, Wender P & Thome J (2004). Prevalence of attention deficit hyperactivity disorder in male young adult prison inmates. Eur Arch Psychiatr Clin Neurosci 254: 365–371.

Roessner V, Banaschewski T & Rothenberger A (2004). Therapie der Tic-Störungen. Zeitschrift für Kinder- und Jugendpsychiatrie 32: 245–263.

Roessner V, Becker A, Banaschewski T & Rothenberger A (2007). Psychopathological Profile in Children with Chronic Tic Disorder and Co-existing ADHD: Additive Effects. J Abnorm Child Psychology 35: 79–85.

Rutter M (1978). Diagnostic validity in child psychiatry. Adv in Biol Psychiatry 2: 2–22.

Santosh PJ & Mijovic A (2004). Social impairment in Hyperkinetic Disorder – relationship to psychopathology and environmental stressors. Eur Child Adolesc Psychiatry 13: 141–150.

Scherk H (2007). ADHS und affektive Erkrankungen im Erwachsenenalter. In: Freitag CM & Retz W (Hrsg.). ADHS und komorbide Erkrankungen. Stuttgart: Kohlhammer, S. 119–129.

Smalley SL, Kustanovich V, Minassian SL, Stone JL, Ogdie MN, McGough JJ, McCracken JT, MacPhie IL, Francks C, Fisher SE, Cantor RM, Monaco AP & Nelson SF (2002). Genetic linkage of attention-deficit/hyperactivity disorder on chromosome 16p13, in a region implicated in autism. Am J Hum Genet 71: 959–963.

Sobanski E, Brüggemann D, Alm B, Kern S, Deschner M, Schubert T, Philipsen A & Rietschel M (2007). Psychiatric comorbidity and functional impairment in a clinically referred sample of adults with attention-deficit/hyperactivity disorder (ADHD). Eur Arch Psychiatr Clin Neurosci 257: 371–377.

Spencer TJ, Biederman J, Madras BK, Faraone SV, Dougherty DD, Bonab AA & Fischman AJ

(2005). In vivo neuroreceptor imaging in attention-deficit/hyperactivity disorder: a focus on the dopamine transporter. Biol Psychiatry 57: 1293–1300.

Steinhausen HC (2006). Psychiatrische Störungen bei Kindern und Jugendlichen. Lehrbuch der Kinder- und Jugendpsychiatrie und -psychotherapie, 6. Aufl. München: Elsevier Urban & Fischer.

Steinhausen HC, Metzke CW, Meier M & Kannenberg R (1998). Prevalence of child and adolescent psychiatric disorders: the Zurich Epidemiological Study. Acta Psychiatrica Scandinavica 98(4): 262–271.

Todd RD (2000). Genetics of childhood disorders: XXI. ADHD, part 5: a behavioral genetic perspective. J Am Acad Child Adolesc Psychiatry 39(12): 1571–1573.

Warnke A (2001). Lese-Rechtschreibstörung. In: Steinhausen HC (Hrsg.). Entwicklungsstörungen im Kindes- und Jugendalter. Ein interdisziplinäres Handbuch. Stuttgart: Kohlhammer.

Weiss G & Hechtman LT (1993). Hyperactive Children grown up. New York: Guilford Press.

Willcutt EG, Pennington BF & DeFries JC (2000). Twin study of the etiology of comorbidity between reading disability and attention-deficit/hyperactivity disorder. Am J Med Genet 96(3): 293–301.

Willcutt EG, Pennington BF, Smith SD, Cardon LR, Gayan J, Knopik VS, Olson RK & DeFries JC (2002). Quantitative trait locus for reading disability on chromosome 6p is pleiotropic for attention-deficit/hyperactivity disorder. Am J Med Genet 114(3): 260–268.

Wilens TE, Faraone SV, Biederman J & Gunawardene S (2003). Does stimulant therapy of attention-deficit/hyperactivity disorder beget later substance abuse? A meta-analytic review of the literature. Pediatrics 111: 179–185.

Wilson PH & McKenzie BE (1998). Information processing deficits associated with developmental coordination disorder: a meta-analysis of research findings. J Child Psychol Psychiatry 39(6): 829–840.

Wittchen HU (1996). Critical issues in the evaluation of comorbidity of psychiatric disorders. Br J Psychiatry 168 (Suppl. 30): 9–16.

Wodarz N, Lange K, Laufkötter R & Johann M (2004). ADHD and alcohol dependence: a common genetic predisposition? Psychiatrische Praxis 31: 111–113.

15 Schlafverhalten und Schlafstörungen

Aribert Rothenberger

15.1 Problemlage

In der Wissenschaftsgeschichte der ADHS (Rothenberger & Neumärker 2005) kommt die Bedeutung des Schlafes, und damit etwa ein Drittel des Lebens der Betroffenen, erst spät in den Blick der Forscher. So schrieben Kramer & Pollnow noch 1932 hinsichtlich der Kinder mit „hyperkinetischer Erkrankung": „Selten bemerkt man eine Erschwerung des Einschlafens. In keinem der Fälle wird über ausgesprochene Schlafstörungen und über eine eigentliche nächtliche Unruhe berichtet. Vielmehr pflegt der Nachtschlaf durchaus unauffällig zu sein; allerdings sind die Kinder häufig zum Nachmittagsschlaf nicht zu bringen" (S. 23). Dagegen bemerkten Laufer & Denhoff (1957) später, die Eltern hyperkinetischer Kinder seien über die nächtlichen Verhaltensprobleme derart verzweifelt, dass ihnen die Probleme während des Tages eher erträglich erschienen. Es brauchte aber noch eine gute weitere Dekade, ehe Small et al. (1971) die erste empirische Arbeit über Schlafprobleme und EEG-Schlafmuster bei hyperkinetischen Kindern vorlegten.

Bald danach wurden Schlafprobleme (u. a. „bewegt sich sehr viel im Schlaf") sogar als diagnostisches Kriterium in das psychiatrische Klassifikationsschema DSM-III (APA 1980) aufgenommen. Allerdings finden sich in neueren Versionen (z. B. DSM-IV, aber auch ICD-10) keine solchen diagnostischen Hinweise mehr und selbst in neueren Büchern zu ADHS sind Kapitel zu „ADHS und Schlaf" eher selten, meist kurz gehalten und weitgehend auf die Verhaltensebene begrenzt (z. B. Brown & Modestino 2000; Krause & Krause 2009, S. 41, 171–174). Andererseits zeigte sich in den letzten drei bis fünf Jahren ein wachsendes klinisches und wissenschaftliches Interesse an dem Thema, welches sich in experimentellen Arbeiten, narrativen Übersichten und Meta-Analysen widerspiegelt, sodass nunmehr detailliertere Kenntnisse zur Pathophysiologie und klinische Erfahrungen vorliegen, die mehr und mehr den Patienten zugute kommen könnten.

15.2 Epidemiologie

Eine aktuelle australische Studie an einer Inanspruchnahmepopulation von Kindern mit ADHS berichtete über Schlafprobleme bei 73 %, die sich durchaus auf die Lebensqualität von Kind und Familie auswirken (Sung et al. 2008). Kinder mit ADHS weisen häufiger von den Eltern wahrgenommene Schlafprobleme auf als gesunde Kinder: Eine lange Einschlafdauer besteht bei 56 % vs. 23 %, häufiges nächtliches Erwachen bei 39 % vs. 20 % und Morgenmüdigkeit bei 55 % vs. 27 %. Diese Probleme werden oft schon in der Säuglingszeit als sog. Regulationsstörungen sichtbar (52 % vs. 21 %) und können damit bei manchen dieser Kinder (25 %) als ein Vorläufersymptom für ADHS gesehen werden (Barkley 1990; Kostanecka et al. 2000). Bei diesen Berichten ist allerdings nicht immer klar, ob es sich bei den Schlafstörungen um ADHS-eigene Probleme handelt, ob sie durch eine koexistierende Psychopathologie hervorgerufen werden oder ob sie unabhängig von beiden sind, sodass diagnostische bzw. therapeutische Schlussfolgerungen unklar bleiben. Von daher sind Studien mit einer entsprechenden Aufklärung sehr wichtig.

15.3 Schlafstudien ohne Interventionen

Empirische Untersuchungen über den Zusammenhang zwischen Schlafverhalten und ADHS haben zum größeren Teil *subjektive Einschätzungen des Schlafverhaltens* von hyperaktiven Kindern zum Inhalt (Cohen-Zion & Ancoli-Israel 2004). Meist wurden Fragebögen oder Schlafprotokolle verwendet, die von den Eltern der Kinder oder vom Klinikpersonal ausgefüllt wurden. Mit den Eltern wurden auch (halb-)strukturierte Interviews zum Schlafverhalten durchgeführt. Während das Schlafverhalten durch Elternfragebogen sowie Interviews von Kindern retrospektiv über einen definierten Zeitraum erfasst wird, ist das Führen von Schlafprotokollen prospektiv ausgerichtet. Eltern oder Klinikpersonal beobachten in genau definierten zeitlichen Abständen das Schlafverhalten von Kindern und halten es schriftlich fest.

Untersuchungen des Schlafverhaltens von Kindern mit ADHS gemäß DSM-III- und DSM-III-R-Kriterien weisen auf einen engen Zusammenhang zwischen ADHS-Symptomatik und von Eltern wahrgenommenen Schlafstörungen hin. Eltern von Kindern mit ADHS berichten etwa 2-mal so häufig über deren Schlafschwierigkeiten als Eltern von gesunden Kindern (Kostanecka et al. 2000). Während die Eltern häufiges nächtliches Aufwachen, mangelnde Schlafqualität, Schwierigkeiten beim Aufstehen und Tagesmüdigkeit registrieren (Owens et al. 2008), lassen sich mit den genannten Methoden keine Unterschiede hinsichtlich der Gesamtschlafzeit sowie Schlaflatenz zwischen hyperaktiven Kindern und Gesunden feststellen. Aufgrund der methodischen Vorgaben ist jedoch nicht zu beurteilen, ob die Kinder mit ADHS nach dem häufigen nächtlichen Aufwachen länger wach waren und damit möglicherweise doch eine insgesamt reduzierte Schlafdauer aufwiesen. Diesbezüglich konnte jüngst von Owens et al. (2008) in einer Aktigrafiestudie belegt werden, dass ADHS-Kinder zwar weniger Schlafunterbrechungen aufweisen, dafür diese aber länger anhalten und so zu weniger Schlaf führen. Die retrospektive Befragung der Eltern mittels Fragebogen bzw. Interview umfasst in der Regel einen längeren Zeitraum als die prospektiv ausgerichtete Protokollierung des Schlafs (6–24 Monate vs. 1–5 Wochen), sodass ein direkter methodischer Vergleich nicht möglich ist.

Mit *Aktigrafie* bezeichnet man die kontinuierliche Aufzeichnung der motorischen Aktivität während des Schlafs sowie im Wachen mittels eines kleinen tragbaren Gerätes, des Aktometers. Dieser wird in der Regel am Hand- oder Fußgelenk angebracht und hat sich bei der Messung der motorischen Tag- und Nachtaktivität sowie Diagnostik und Therapieüberprüfung von hyperaktiven, affektiv beeinträchtigten und schlafgestörten Kindern und erwachsenen Patienten bewährt. Die Vorteile der Aktigrafie liegen in der recht einfachen Handhabung, der kontinuierlichen und an sich unbegrenzten Aufzeichnungsmöglichkeit sowie der Möglichkeit, das Schlafverhalten der Patienten in deren gewohnten häuslichen Umgebung kosteneffektiv und weniger störanfällig zu erfassen als unter Schlaflaborbedingungen (Kostanecka et al. 2000).

Die *Polysomnografie* (PSG) stellt eine sehr differenzierte und objektive Methode zur Beurteilung des Schlafverhaltens dar. Sie erfolgt anhand international anerkannter standardisierter Kriterien. Zur Bewertung des Schlafs werden hauptsächlich drei Systeme herangezogen:

- das Elektroenzephalogramm (EEG)
- das Elektrookulogramm (EOG)
- das Elektromyogramm (EMG)

Des Weiteren kommen das Elektrokardiogramm (EKG) sowie Sensoren für die Messung der Atmung und Sauerstoffsättigung zur Anwendung (Kostanecka et al. 2000).

Die PSG hat gezeigt, dass wir nach dem Einschlafen verschiedene Schlafstadien durchlaufen, die man in REM-Schlafphasen (REM = Rapid Eye Movements/d. h. rasche Augenbewegungen) und Non-REM-Schlafphasen (bis hin zum Tiefschlaf) unterteilen kann. Der Abstand zweier REM-Schlafphasen beträgt etwa 90 Minuten; REM-Schlaf wird gegen Morgen häufiger und ist eng mit dem Träumen verbunden.

Die Befunde aus nicht-interventionellen Studien sind uneinheitlich. Insgesamt verweisen die Aktigrafie- und Polysomnoghiedaten darauf, dass es keine eindeutige Beziehung zwischen der Schlafqualität und -quantität und ADHS-Symptomatik gibt. Diese Kinder werden von ihren Eltern aber als unruhige Schläfer erlebt und leiden objektiv unter erhöhter Tagesmüdigkeit (Lecendreux et al. 2000; Golan et al. 2004).

Mittels Polysomnografie erhobene Befunde zur Schlafarchitektur zeigen, dass Kinder mit ADHS häufiger periodische Beinbewegungen während des Schlafes machen (Sadeh et al. 2006) und es keine eindeutigen Unterschiede hinsichtlich der Merkmale des Non-REM-Schlafs gibt. Bei der Mehrheit der Studien wurde aber weniger *REM-Schlaf* bei Kindern mit ADHS festgestellt. Da in den meisten Studien die PSG nur für eine Nacht durchgeführt wurde, ohne dass vorher eine Eingewöhnungsnacht stattfand, kann der „erste Nacht Effekt" zu diesen Ergebnissen beigetragen haben, denn eine kürzlich durchgeführte Studie, bei der die konfundierenden Faktoren (z. B. Komorbidität, Medikation, andere Schlafstörungen) besonders kontrolliert wurden und bei der eine Eingewöhnungsnacht stattfand, kam zu anderen Ergebnissen. In dieser Studie wurde vermehrt REM-Schlaf bei Kindern mit ADHS registriert (Kirov et al. 2004a, b, 2007a, b). Als in dieser Studie nachträglich die Schlafdaten der ersten Nacht untersucht wurden, zeigte sich kein Unterschied des REM-Schlafes zwischen den Gruppen. Obwohl die klinischen Korrelate dieser REM-Veränderungen bei ADHS unbekannt sind, wurde der REM-Schlaf doch mit Lernen und Leistungsvermögen in Verbindung gebracht (Siegel 2001). In einer Studie wurde sogar festgestellt, dass neuropsychologische Defizite, vor allem der exekutiven Funktionen, Aufmerksamkeit, Erinnerung, Sprache und visuo-räumlichen Fähigkeiten geringfügig mit einer Verringerung der REM-Dauer and einer Erhöhung der REM-Latenz verbunden waren (O'Brien et al. 2003). In weiteren Studien müssten daher die Auswirkungen einer REM-Veränderung auf die neurokognitive Leistungsfähigkeit und die allgemeine psychosoziale Funktionstüchtigkeit während des Tages bei ADHS untersucht werden.

Bezüglich der relativen Prävalenz *primärer Schlafstörungen* bei Kindern mit ADHS sind die Befunde uneinheitlich (Cohen-Zion & Ancoli-Israel 2004) und es wurden Stichproben von ADHS-Kindern mit vs. ohne Schlafstörungen selten verglichen (Frölich et al. 2003). Studien, auf der Basis von Elternberichten von Kindern ohne ADHS zeigten, dass Symptome von atmungsbezogenen Schlafstörungen (SDB: Sleep disordered breathing) und periodischen Beinbewegungen (PLMS: periodic limb movements during sleep) mit Symptomen der Hyperaktivität und Unaufmerksamkeit verbunden sind. Subjektive Symptome von SDB wurden bei Kindern mit ADHS ebenfalls häufiger berichtet. Die Ergebnisse aus PSG-Studien sind bisher aber nicht einheitlich. Ebenso wurde mittels subjektiver Berichte eine positive Beziehung zwischen PLMS-Symptomen und Unaufmerksamkeit sowie Hyperaktivität bei klinischer ADHS festgestellt. Wenngleich es einige erste PSG-Befunde in dieser Richtung gibt, haben sie bis jetzt diese Beziehung nicht bestätigt. Dennoch besteht die Möglichkeit, dass periodische Beinbewegungen und damit verbundene nächtliche Arousals (d. h. fragmentierter Schlaf) zu Tagesmüdigkeit, Unaufmerksamkeit und Hyperaktivität der Betroffenen i. S. einer Modulation beitragen können. Alles in allem erbringen diese Ergebnisse aber kein eindeutiges Indiz dafür, dass Schlafstörungen ursächlich für ADHS sind, auch wenn Selbstberichte von chinesischen Jugendlichen eine negative Assoziation zwischen kurzer Schlafdauer und Neigung zu ADHS Symptomen ergaben (Lam & Yang 2008).

Schließlich verweisen die wenigen Studien, in denen *Parasomnien* bei Kindern mit ADHS untersucht wurden darauf, dass Alpträume, Sprechen im Schlaf, Zähneknirschen und Enuresis nocturna bei Kindern mit ADHS häufiger sind als bei gesunden Kindern, wohingegen bezüglich Schlafwandeln uneinheitliche Befunde vorliegen und bezüglich Nachtschreck (Pavor nocturnus) keine Unterschiede festgestellt wurden. Die kausalen Faktoren für die erhöhte Prävalenz von Schlafstörungen bei ADHS sind nicht bekannt. Eine mögliche Erklärung könnte in der Heterogenität der Stichproben liegen, indem diese Schlafstörungen oft assoziiert mit emotionalen Störungen und zentralnervösen Reifungsverzögerungen sind. Inwiefern eine Dysfunktion des noradrengeren Systems, welches am Arousalstatus beteiligt ist, mit der Ätiologie von ADHS-Schlafproblemen verbunden sein könnte, bleibt zu klären, denn eher lassen sich Verbindungen zwischen dopaminergem System und Schlafregulation herstellen, zumal die bei ADHS hypodopaminergen mesolimbischen, mesokortikalen und mesostriatalen Regelkreise (Sagvolden et al. 2005) auch in die Regulierung des Schlaf-Wach-Zyklus eingebunden sind und dies insbesondere für den REM-Schlaf gilt. Ferner sind PLMS und RLS durchaus bei ADHS festzustellen und ebenfalls mit dopaminergen Problemen verbunden (Kirov et al. 2004a, b, 2007a, b; Rothenberger & Kirov 2005).

15.4 Medikamente und Schlaf

Stimulanzien

Die Mehrheit der Studien mit *subjektiven Berichten* zeigt, dass Eltern häufiger über Schlafstörungen bei Kindern mit ADHS und Medikation als bei Kindern mit ADHS und ohne Medikation oder bei gesunden Kindern klagen. Dieser Befund scheint unabhängig von Stimulanzientyp und/oder der Art der Verabreichung zu sein. Aktigrafie- und PSG-Befunde haben diese Ergebnisse allerdings nicht bestätigt (Cohen-Zion & Ancoli-Israel 2004), wenngleich aktuelle Einflüsse auf Schlafbeginn und Schlafdauer berichtet werden (Corkum et al. 2008). *PSG-Studien* haben auf fragliche Unterschiede bei der Schlafkontinuität und -architektur als Funktion der Stimulanziengabe verwiesen. Zum Beispiel zeigten beide PSG-Studien Unterschiede beim REM-Schlaf, aber in gegensätzliche Richtungen. Es ist nicht klar, warum die Studien zu derart unterschiedlichen Ergebnissen kamen; eine Möglichkeit könnten methodische Unterschiede, vor allem unterschiedliche Stimulanziendosierung und/oder -verabreichung (z. B. sofort vs. verzögert freisetzend) oder Schlafprotokolle (d. h. mit oder ohne Eingewöhnungsnacht) sein. Eine klare Interpretation ist derzeit nicht möglich. Schlussendlich gibt es keine eindeutigen Hinweise darauf, dass eine Stimulanziengabe ursächlich zu ausgeprägten Schlafstörungen wie SDB, PLMS oder Enuresis nocturna bei Kindern mit ADHS führt. Am ehesten lassen bereits vorhandene Schlaf-

probleme eine Verstärkung durch Stimulanzien erwarten (Faraone et al. 2009).
Angesichts der Elternberichte, die auf vermehrte Schlafstörungen bei Kindern mit ADHS unter Stimulanziengabe verweisen (siehe insbesondere Wigal et al. 2006 bei Vorschulkindern), sollten weitere Aktigrafie und PSG-Interventionsstudien durchgeführt werden. Vor allem muss in diesen Studien untersucht werden, ob bestimmte Stimulanzien bzw. galenische Zubereitungen die Schlafkontinuität, Schlafarchitektur oder spezifischen Schlafstörungen beeinflussen und wie sich dies auf die Tageswachheit oder Schläfrigkeit auswirkt. Studien an Erwachsenen mit ADHS sprechen zwar auch von späterem Einschlafen und verkürzter Schlafdauer (Pau et al. 2007; Philippsen et al. 2005). Es wird aber von guten MPH-Effekten auf den Nachtschlaf, die nächtliche Unruhe sowie die Vigilanz beim Autofahren berichtet (Sobanski et al. 2008; Boonstra et al. 2007; Reimer et al. 2007).

Nicht-Stimulanzien

Mittlerweile ist klar, dass auch Nicht-Stimulanzien effektiv und sicher zur Behandlung von ADHS eingesetzt werden können (siehe Kapitel 27). Hinsichtlich der Effekte auf den Schlaf zeigen diese Substanzen ähnliche Nebenwirkungen wie die Stimulanzien. Allerdings ergab ein Vergleich von *Methylphenidat* (MPH) und *Atomoxetin* (ATX) einige Vorteile für ATX: Die Kinder konnten schneller einschlafen und machten weniger Probleme beim Zubettgehen, der Nachtschlaf wurde subjektiv als besser erlebt und am Morgen war es für die Eltern leichter, die Kinder in den Tag zu bringen. Dagegen verminderte MPH eher die nächtlichen Wachphasen (Sangal et al. 2006).
Modafinil als ein weiteres Medikament mit ähnlichem klinischem Profil wie MPH, aber anderer Pharmakologie, kann die Symptome von ADHS reduzieren. Seine primäre und zugelassene Indikation ist die Behandlung der Narkolepsie, während der Gebrauch bei ADHS off-label erfolgt. Gerade die Narkolepsie-Indikation und die Tatsache, dass Modafinil speziell die neuronalen Regelkreise der Schlaf-Wach-Zentren im Hypothalamus beeinflusst (vermittelt über das Orexin/Hypocretin Neurotransmitter System) machte Modafinil bei ADHS-bedingter, chronischer, ausgedehnter Tagesmüdigkeit zu einer überlegenswerten medikamentösen Behandlungsoption (Solanto et al. 2007).

Schlussfolgerungen

Die bei Cohen-Zion & Ancoli-Israel (2004) zusammengefassten Befunde verweisen auf das Vorliegen multipler Schlafprobleme bei medizierten und unmedizierten Kindern mit ADHS. Auch wenn aus subjektiven Berichten gewonnene Befunde darauf hindeuten, dass Schlaf bei ADHS verändert sein kann, haben mittels Aktigrafie und PSG erhobene Daten keine eindeutigen und konsistenten Unterschiede bezüglich der Schlafkontinuität oder Schlafarchitektur zwischen Kindern mit und ohne ADHS identifiziert. Ob bei ADHS ein spezifisches Schlafmuster besteht, bleibt vorerst noch unklar, wenngleich die vorliegenden Befunde für eine REM-Schlafstörung sprechen.
Elternberichte zeugen von vermehrten Schlafproblemen bei Kindern, die Stimulanzien erhalten, im Vergleich zu Kindern mit ADHS ohne diese Medikation. Auch weisen Kinder mit ADHS eine erhöhte Tagesmüdigkeit auf, die offenbar den ganzen Tag andauert. Dieses Ergebnis erscheint auf den ersten Blick angesichts der motorischen Überaktivität, die man bei diesen Kindern feststellt, nicht nachvollziehbar. Kinder mit ADHS kompensieren aber möglicherweise ihre Schläfrigkeit (letztere assoziiert mit vermehrt langsamen Wellen im EEG) mit motorischer Überaktivität, um wach zu bleiben. Diese Theorie ist konsistent mit

der unerwarteten Wirksamkeit von Stimulanzien bei Kindern mit ADHS, welche Wachheit steigern können und so das Bedürfnis nach Überaktivität bei diesen Kindern verringern (Lecendreux et al. 2000; Golan et al. 2004).

Ähnliches könnte für Atomoxetin gelten, wobei durch die noradrenerge Aktivierung eine bessere Arousalsituation hergestellt wird, welche durch den im zweiten Schritt erfolgenden dopaminergen Effekt unterstützt wird. Bisher sind dem Autor keine Studien bekannt, die den Einfluss nicht-medikamentöser Interventionen bei ADHS auf den Schlaf der Patienten untersucht haben.

Die Diskrepanz zwischen subjektiven und objektiven Befunden zu ADHS und Schlaf ähnelt dem, was bei Kindern mit Depression festgestellt wurde. Etwa Dreiviertel der Kinder und Jugendlichen mit Depression berichten über subjektiv empfundene Schlafprobleme, die zwar bis zu einem gewissen Grad durch Aktigrafie-, aber nicht durch PSG-Befunde bestätigt wurden (Ivanenko et al. 2004). Bemerkenswert ist die größere Übereinstimmung zwischen subjektiven und objektiven Schlafbefunden bei Erwachsenen und auch bei Jugendlichen mit Depression, aber nicht bei Kindern (Ivanenko et al. 2004). Dieser Befund könnte auch die ähnlichen Daten bei ADHS erklären und dürfte mit der kognitiven Reifung zu tun haben.

Auf der Basis des derzeitigen Wissensstands ergeben sich für die klinische Praxis die folgenden Konsequenzen:

- Bei Kindern mit ADHS-Symptomen sollte unbedingt nach Schlafstörungen und Verhaltensproblemen im Zusammenhang mit dem Zubettgehen bzw. Aufstehen gefragt werden.
- Wenn eine Schlafstörung bei einem Kind vorliegt, sollte eine spezifische Untersuchung durchgeführt werden, unter anderem mit Schlaftagebuch, eventuell mit mehrtägiger Aktigrafie, wenn nötig auch mit Polysomnografie bei Nacht.
- Bei Behandlung der ADHS muss insbesondere die Titrierung der nachmittäglichen/abendlichen Dosis gut auf die Schlafproblematik abgestimmt sein.
- Wenn die Schlafstörungen direkt behandelt werden, können dadurch Unaufmerksamkeit, Hyperaktivität und nächtliche Wachheit verringert werden, falls diese eine Folge der schlechten Schlafqualität oder der durch die Schlafstörungen hervorgerufenen Tagesschläfrigkeit sind.

15.5 Schlafstörungen bei ADHS und deren Behandlung[1]

Einschlafstörungen

Ungefähr ein Drittel der Kinder mit ADHS ohne Medikation leiden unter chronischen Einschlafstörungen (ESS; Van der Heijden et al. 2006, 2007). Es wurde gezeigt, dass Kinder mit ADHS ohne Medikation aber mit ESS einen verzögerten abendlichen Anstieg der Melatoninspiegel aufweisen. Bis heute wurden eine offene Studie und zwei randomisierte, doppeltblinde, Placebo-kontrollierte Studien durchgeführt, um die Wirksamkeit und Verträglichkeit von *Melatonin* bei der Behandlung von ESS bei Kindern mit ADHS zu prüfen. In einer offenen Studie untersuchten Tjon Pian Gi et al. (2003) die Wirkung einer abendlichen Dosis von 3 mg Melatonin auf die Schlaflosigkeit an einer Stichprobe von 24 Kindern mit ADHS. Die Autoren berichten, dass sofort nach Beginn der Melatoninbehandlung die Probanden wesentlich früher einschliefen als zuvor. Der Langzeiteffekt nach drei

---
1 Modifiziert nach Lecendreux & Cortese (2007).

Monaten war mit dem sofortigen Effekt nach einer Woche vergleichbar. Die hauptsächliche Limitierung dieser Studie liegt im Design, da ein Placeboeffekt nicht ausgeschlossen werden kann, zumal die Befunde allein auf subjektiven Berichten basieren.

Die erste randomisierte, doppeltblinde, Placebo-kontrollierte Studie über die Wirksamkeit und Verträglichkeit von Melatonin wurde von Weiss et al. (2006) berichtet. In dieser Studie untersuchten die Autoren die Wirksamkeit von Schlafhygiene verbunden mit einer Melatoninbehandlung an einer Stichprobe von 27 mit Stimulanzien behandelten Kindern mit ADHS im Alter von 6 bis 14 Jahren. Die Probanden erhielten zunächst eine Intervention bezüglich der Schlafhygiene. Jene Kinder, die darauf nicht ansprachen, wurden randomisiert in eine 30-tägige doppelblinde, Placebo-kontrollierte, Crossover-Behandlung mit 5 mg Melatonin aufgenommen. Es wurde festgestellt, dass die Schlafhygiene Einschlafstörungen mit einem Gesamteffekt von 0.67 verringerte. Die Effektstärke von Melatonin lag bei 0.6, die der sequentiellen Kombination bei 1.7. Die Nebenwirkungen waren im Allgemeinen gering. Zwei Limitierungen dieser Studie sollten genannt werden. Zunächst ist angesichts des Studiendesigns die Feststellung unmöglich, ob Melatonin ohne Schlafhygiene wirksam gewesen wäre. Zweitens könnten Patienten mit nicht diagnostizierten primären Schlafstörungen in die Studie aufgenommen worden sein, da vor Studieneinschluss keine Polysomnografie durchgeführt wurde.

Die zweite kontrollierte Studie wurde von Van der Heijden et al. (2007) berichtet. Dies ist die erste randomisierte, Placebo-kontrollierte Studie zur Untersuchung der Wirksamkeit und Verträglichkeit von Melatonin bei Kindern ohne Medikation, bei denen ADHS und ESS eindeutig diagnostiziert waren. Einhundertfünf Kinder mit ADHS (zwischen 6 und 12 Jahren) erhielten Melatonin (3 mg/Tag bei einem Körpergewicht < 40 kg und 6 mg/Tag bei einem Körpergewicht > 40 kg). Nach vierwöchiger Behandlung wurde mittels Aktigrafie nachgewiesen, dass die Einschlafzeit sich unter Melatonin um 26,9 ± 47,8 Minuten verbesserte und sich unter Placebo um 10,5 ± 37,4 Minuten verzögerte. Außerdem erhöhte sich die Gesamtschlafdauer unter Melatonin. Wenngleich damit die Befunde von Weiss et al. (2006) bestätigt wurden, zeigte Melatonin trotz der Schlafverbesserung keine Wirkungen auf das Verhalten, die kognitive Leistung oder die Lebensqualität. Die Anzahl der unerwünschten Nebenwirkungen unterschied sich zwischen Melatonin und Placebo nicht signifikant. Die häufigsten Nebenwirkungen waren Kopfschmerz, Hyperaktivität, Benommenheit und Bauchschmerzen.

Trotz ihrer Limitierungen verweisen diese Studien darauf, dass Melatonin eine wirksame Behandlungsmöglichkeit von ESS bei Kindern mit ADHS sein kann. Da aber Daten über mögliche Langzeitwirkungen z. B. auf das gonadotrophe System und den Beginn der Pubertät nicht vorliegen, bedarf es weiterer Evidenz, bevor eine systematische Gabe von Melatonin zur Behandlung von ESS bei Kindern mit ADHS empfohlen werden kann.

Angesichts der Tatsache, dass ein verzögerter abendlicher Anstieg der endogenen Melatoninspiegel ESS bei Kindern mit ADHS erklären könnte, untersuchten einige Autoren die Wirksamkeit von *Lichttherapie* (LT). In einem offenen Versuch verabreichten Rybak et al. (2006) drei Wochen lang eine morgendliche helle LT an 29 Erwachsene mit ADHS. Sie stellten eine signifikante subjektive wie auch objektive Verbesserung in den ADHS-Bewertungen fest. Bisher ist keine kontrollierte Studie zur Überprüfung der Wirksamkeit von LT bei Patienten mit ADHS durchgeführt worden. Außerdem liegen bis auf einen Fallbericht (Gruber et al. 2007) keine

Studien an Kindern vor. Weitere Forschung auf diesem Gebiet ist daher wünschenswert.

Restless Legs Syndrom

Das Restless Legs Syndrom (RLS) ist eine sensomotorische Störung, die durch einen unwiderstehlichen Drang zur Bewegung der Beine gekennzeichnet und oft mit unangenehmen Gefühlen in den Beinen verbunden ist. Diese Gefühle treten besonders am Abend oder in der Nacht und im Ruhezustand auf und werden durch Bewegungen gelindert. Wenngleich RLS traditionell als eine Störung des mittleren und späteren Lebensalters gilt, haben etliche Fallberichte gezeigt, dass RLS auch in der Kindheit auftreten kann. Kinder können RLS-Symptome aber anders berichten als Erwachsene, teilweise aufgrund der begrenzten Fähigkeit, die RLS-Gefühle in Worte zu fassen. RLS ist eine manchmal übersehene Ursache von Schlaflosigkeit, weil sich erste Zeichen Jahre vor der eindeutigen Ausprägung zeigen können (Picchietti & Stevens 2007).

In einer 2005 durchgeführten Literaturübersicht (Cortese et al. 2005) wurde die verfügbare Evidenz bezüglich der Beziehung zwischen RLS und ADHS beschrieben. Mit RLS verbundene Schlafunterbrechungen können zu Unaufmerksamkeit, Launenhaftigkeit und paradoxer Überaktivität führen. Manifestationen von RLS während des Tages, wie Unruhe und Unaufmerksamkeit, können ADHS-Symptome nachahmen; es könnte RLS aber auch komorbid bei ADHS bestehen. Außerdem wurde festgestellt, dass Kinder mit RLS abends nicht ins Bett gehen wollen, weil sie das Schlafengehen mit dem Auftreten der unangenehmen RLS-Gefühle verbinden. Eltern können diese Weigerung als den Ausdruck einer allgemeinen Trotzhaltung interpretieren und die eigentliche Ursache für das Verhalten des Kindes übersehen (Cortese et al. 2006).

Was die *therapeutischen Strategien* bei Patienten mit RLS und ADHS anbelangt, haben einige Fallberichte die Wirksamkeit von dopaminergen Wirkstoffen (Levodopa/Carbidopa, Pergolid und Ropinirol) bei Kindern gezeigt, welche die Diagnose ADHS und RLS erhielten und zuvor mit Stimulanzien behandelt worden waren, welche nur eine begrenzte Wirksamkeit zeigten oder Nebenwirkungen auslösten (Konofal et al. 2005; Walters et al. 2000). Zum gegenwärtigen Zeitpunkt erlauben allerdings die begrenzte Anzahl von behandelten Patienten und das Fehlen von doppelblind, Placebo-kontrollierten, randomisierten Studien keine evidenzbasierte Behandlungsempfehlung.

Übermäßiger nächtlicher Bewegungsdrang

Konofal et al. (2001) berichteten über ein signifikant höheres Ausmaß an nächtlicher, mittels Infrarotkamera aufgenommener Aktivität bei Kindern mit ADHS verglichen mit Gesunden. In einer Meta-Analyse der Literatur (Cortese et al. 2006) wurde geschlussfolgert, dass die Anzahl von Bewegungen im Schlaf bei Menschen mit ADHS höher ist als bei gesunden Probanden. Von Konofal et al. (2001) und Kooij et al. (2001) wurde berichtet, dass die Gabe von Methylphenidat am späten Nachmittag die nächtliche Aktivität verringert und die Schlafqualität verbessert. Während einige Studien zeigten, dass eine dreifache Gabe von Methylphenidat keinen Einfluss auf den Schlaf hatte (Kent et al. 1995) oder nur eine leichte Abnahme der Schlafdauer verursachte (Pelham et al. 1999), haben andere berichtet, dass eine dritte Methylphenidatdosis den Schlaf verschlechtert (Ahmann et al. 1993; Pelham et al. 1999). Angesichts dieser widersprüchlichen Befunde kann eine Stimulanzienbehandlung am späten Nachmittag als Leitlinie für ADHS-Patienten mit hoher nächtlicher Aktivität nicht empfohlen werden, auch wenn manchmal eine geringe Dosis Methylphenidat vor dem Zubettgehen den Schlaf erleichtern kann.

Atemstörungen während des Schlafs

Die Beziehung zwischen Atemstörungen während des Schlafs (ASS, entspricht SDB) und ADHS ist bisher unklar. Verschiedene Studien haben eine Verbindung von ASS und ADHS-Symptomen nachgewiesen (z. B. Chervin & Archbold 2001; Chervin et al. 2005). Da in einigen dieser Studien keine standardisierten ADHS-Kriterien zugrunde gelegt wurden, ist unklar, ob ASS nur mit ADHS-Symptomen oder auch mit voll ausgeprägter ADHS assoziiert sind. Die Ergebnisse einer Meta-Analyse (Cortese et al. 2006), einschließlich von Studien, in denen die ADHS-Kriterien vollständig berücksichtigt wurden, verweisen darauf, dass leicht ausgeprägte ASS tatsächlich mit einer voll ausgeprägten ADHS assoziiert sein können.

In Bezug auf die Behandlungsstrategien führten Huang et al. (2007) eine offene kontrollierte Studie an 66 Kindern mit ADHS und obstruktiver Schlafapnoe durch. 27 Kinder wurden mit Methylphenidat (MPH) behandelt, 25 erhielten eine Adenotonsillektomie und 14 erhielten keine Behandlung. Die operierte sowie die MPH-Gruppe zeigten eine größere Verbesserung auf der ADHS-Rating-Scale als die nicht behandelte Gruppe. Wenngleich die methodische Anlage der Studie nur eine vorsichtige Bewertung zulässt, sollte bei der Diagnostik von ADHS und Schlaf stets an eine Tonsillenhyperplasie, aber auch an einen evtl. damit verbundenen Bruxismus bzw. an Schnarchen gedacht werden.

Tagesmüdigkeit

Cortese et al (2006) haben eine meta-analytische Übersicht zu Schlaf und Wachheit während des Tages bei Patienten mit ADHS verfasst. Nach der Kontrolle von möglichen anderen Einflüssen (z. B. Depressivität und Angststörungen, oppositionelles Trotzverhalten sowie Medikamente) ergaben sich bei ADHS im Vergleich zu gesunden Kindern eine erhöhte Tagesmüdigkeit, mehr Bewegungen während des Schlafs und ein höherer Apnoe-Hypopnoe-Index. Diese Beobachtung trifft sich mit den Ergebnissen von Schredl et al. (2007) bei Erwachsenen mit ADHS, die eine enge Verbindung von mangelnder morgendlicher Erholtheit nach dem Nachtschlaf und den ADHS-Symptomen berichteten. Hingegen war Schlaflosigkeit während der Nacht eher auf verschiedene Komorbiditäten und depressive Symptome zurückzuführen. Ferner ist auch auf ein hohes Körpergewicht zu achten, welches mit nächtlichen Atemproblemen und damit auch mit Tagesmüdigkeit verbunden sein kann (Cortese et al. 2007, 2008).

Schlussendlich sollte auch noch an eine Narkolepsie (evtl. nicht in voller Ausprägung) gedacht werden, wenn Patienten mit ADHS Probleme haben, sich am Tage wach zu halten. Sie mögen wohl „geistig präsent" sein, wenn sie sich genug bewegen können oder für sie interessante, abwechslungsreiche und wach haltende Aktivitäten stattfinden. Sie werden aber rasch müde und abgelenkt, wenn sie sich ruhig und abwartend beobachtend verhalten oder still etwas lesen sollen (siehe auch Brown & Modestino 2008). Inwieweit sich dabei eine Mischung von mangelnder Motivation und einem circadianen Schlaf-/Arousalproblem abbildet bedarf weiterer Forschung. Für einen wesentlichen Anteil des Arousalproblems spricht die unmittelbare Verbesserung durch die Gabe von Stimulanzien, im Falle der Tagesmüdigkeit besonders auch von Modafinil (s. o.).

Psychiatrische Komorbiditäten und deren assoziierte Schlafprobleme

Psychiatrische Komorbiditäten liegen bei ADHS häufig vor (siehe Kapitel 14). Wenngleich bisher nur begrenzte und zum Teil widersprüchliche Befunde bekannt sind, wurden sowohl subjektive wie auch objektive Schlafveränderungen bei Kindern mit depressiven Störungen (Ivanenko et al. 2005) und Angststörungen (Alfano et al. 2007) berichtet. Befunde zur Verbindung von Schlafproblemen und *Bipolarer Störung* (BPS) sind sehr begrenzt, zum Teil auch weil die Definition und die Gültigkeit einer BPS im Kindesalter noch diskutiert werden. Vorläufige Befunde verweisen allerdings darauf, dass Kinder mit einem Risikoprofil für BPS eine geringere Schlafeffizienz und häufigeres Erwachen, weniger REM-Schlaf und längere Perioden mit langsamen Wellen im EEG als auch signifikant mehr Schlafprobleme einschließlich Einschlafstörungen, unruhigem Schlaf, Alpträumen und morgendlichem Kopfschmerz im Vergleich zu Gesunden aufweisen (Mehl et al. 2006).

Beim *Tourette-Syndrom* verweisen die verfügbaren Daten vor allem auf verlängerte Einschlaflatenz, verringerte Schlafeffizienz und häufigeres Wachsein nach Schlafbeginn sowie vermehrte Epochen mit kurzen Arousal-bedingten Bewegungen, vermehrtes Schlafwandeln, Nachtschreck, Einschlafstörungen und frühes Erwachen (Kostnaecka-Endress et al. 2003; Kirov et al. 2007a, b). Interessanterweise zeigen neuere Befunde von Kirov et al. (2007a), dass Schlafprobleme bei der Koexistenz von ADHS und Tic-Störungen einem additiven Modell folgen. Außerdem deutet die klinische Erfahrung darauf hin, dass der Einsatz von Tiaprid zur Reduzierung der Tics bei vielen Kindern einen positiven Effekt auf die Einschlafstörungen hat, ohne die Tageswachheit zu verringern.

Wenngleich die Belege für die Auswirkung von *Substanzmissbrauch* auf den Schlaf von Kindern und Jugendlichen begrenzt sind, verweisen die verfügbaren Daten doch auf eine Dosis-abhängige Verbindung zwischen Schlafproblemen und dem Gebrauch von illegalen Drogen, Alkohol und Zigaretten (Ivanenko et al. 2004). Schließlich muss man bedenken, dass Kinder mit ADHS auch nächtliche EEG-Auffälligkeiten im Sinne einer *Rolando-Epilepsie* aufweisen können, welche die Symptomatik evtl. modifizieren (Silvestri et al. 2007, Holtmann et al. 2004).

Angesichts des Einflusses von komorbiden Störungen auf den Schlaf, wird empfohlen:

- Bei Patienten mit ADHS insbesondere dann nach psychiatrischen komorbiden Störungen zu fragen, wenn Schlafstörungen berichtet werden, wobei offenbar kein Zusammenhang zwischen Schlafproblemen bei ADHS und komorbidem *oppositionellem Trotzverhalten* besteht (Hvolby et al. 2008).
- Eine angemessene Behandlung der komorbiden Störungen durchzuführen, da diese den Schlaf verbessert.
- Bei einigen Medikamenten zur Behandlung komorbider Störungen (z. B. SSRIs) aber auch an deren negativen Einfluss auf den Schlaf zu denken.

15.6 ADHS als circadiane Rhythmusstörung

Mittlerweile weist die Studienlage eine Reihe von Auffälligkeiten bei ADHS aus, die eine Störung des natürlichen Rhythmus im Tagesverlauf erkennen lassen. Sind es bei Säuglingen und Kleinkindern Dysrhythmien der circadianen Schlafregulation, so fallen bei Kindergarten- und Schulkindern sowie Jugendlichen die Probleme beim morgendlichen Aufwachen, die Neigung zu Tagesmüdigkeit, das verzögerte abendliche Einschlafen sowie die vermehrte Bewegungsaktivität während des Nachtschlafes auf, die sich ins Erwachsenenalter fortsetzen können.

Bestärkt wird diese Überlegung dadurch, dass in einer repräsentativen Fragebogen-Untersuchung von 2.463 taiwanesischen

III Klinik

Schulkindern ein positiver Zusammenhang von ASS und Tagesmüdigkeit sowie gestörter circadianer Rhythmen mit ADHS-Symptomen berichtet wurde (Shur-Fen Gau 2006), in PSG-Studien (Kirov et al. 2004a, b, 2007a, b) bei ADHS häufigere REM-Schlafzyklen und weniger Non-REM zyklisch alternierende Muster (Miano et al. 2006) gefunden wurden, eine verzögerte Schlafphase und verzögerte „dim light melatonin onset" (DLMO) bei ADHS beschrieben wurden (van der Heijden et al. 2005) und ein Zusammenhang zwischen ADHS-Symptomatik und einem Polymorphismus auf einem Gen (Clock gene) gefunden wurde, welches an der Regulierung des circadianen Rhythmus beteiligt ist (Kissling et al. (2008). Zudem zeigten Gruber et al. (2006) in einer Aktigrafie-Studie, dass Kinder mit ADHS, die hinsichtlich des COMT-Gens[2] die Dopamin-hochaktiven Allele (Val-Val oder Val-Met) trugen, eine schlechtere Schlafkontinuität aufwiesen als solche, die kein Val in ihrem Genotyp hatten.

Wenn man die Diskussionen über den Zusammenhang von bipolaren Störungen und/oder ADHS sowie die erhöhte Verhaltensvariabilität von ADHS-Patienten bei neuropsychologischen Leistungen (oft verbunden mit Oszillationen um 20 s Dauer) und oszillatorische Schwächen hinsichtlich hirnelektrischer Aktivität sowie der fMRI-BOLD[3] Antwort hinzunimmt (Rothenberger 2009), so wird immer deutlicher, dass der Aspekt einer circadianen Rhythmusstörung bei ADHS wissenschaftlich intensiver aufgegriffen und geprüft werden muss.

15.7 Ausblick

Probleme mit der Regulation von Schlaf und Wachheit stellen einen wichtigen Alltagsaspekt bei ADHS dar und können sich auf die schulische Leistungsfähigkeit (z. B. exekutive Funktionen), Durchhaltevermögen am Arbeitsplatz, die sozialen Aktivitäten sowie die Kernsymptomatik von ADHS auswirken und schließlich auch die Lebensqualität bestimmen.

Kinder, Jugendliche und Erwachsene mit ADHS weisen eine erhöhte Rate an Schlafstörungen auf und berichten ebenso wie ihre Angehörigen auch darüber. Allerdings ist die Übereinstimmung zwischen elterlichem Bericht und objektiver Schlafuntersuchung (Aktigrafie, PSG) gering. Unterschiede hinsichtlich Schlafstörungen zwischen den verschiedenen ADHS-Subtypen konnten bisher nicht belegt werden. Eher finden sich Sub-Gruppen mit und ohne chronischer Einschlafstörung (van der Heijden et al. 2006).

Damit stellt sich im klinischen Alltag zunehmend die Frage nach einer sorgfältigen Abklärung, um die komplexe Symptomatik zu verstehen sowie adäquat erklären und behandeln zu können.

- Eine Schlaflaboruntersuchung erscheint nur angebracht, wenn Schnarchen mit apnoeischen Schlafepisoden, RLS oder eine bedeutsame Tagesmüdigkeit vorliegen.
- Eine adäquate Behandlung der ADHS sowie Umsetzung einer allgemeinen Schlafhygiene sind meist ausreichend, selten werden eine systematische Verhaltenstherapie und/oder spezielle Schlafmedikation (z. B. Melatonin) benötigt.
- Insbesondere sollten Schlafstörungen bereits erfasst werden, bevor eine Behandlung der ADHS mit Stimulanzien beginnt, da diese Intervention bestehende Schlafstörungen evtl. verstärkt, aber selten neue Schlafstörungen provoziert.

---

2 COMT = Catechol-O-methyltransferase
3 BOLD = Blood Oxygen Level Dependency

Um das Zusammenspiel zwischen physiologischen Merkmalen und Verhalten bei ADHS und Schlaf bzw. Schlafstörung besser zu verstehen und bessere Therapien zu finden, sind großangelegte multizentrische Aktigrafie- und PSG-Studien erforderlich, die auch die unterschiedlichen Behandlungsmaßnahmen bei ADHS (z. B. medikamentös vs. nicht-medikamentös) berücksichtigen sollten. Insbesondere der Einfluss des Nachschlafes auf die Tagsaktivitäten in Schule, Beruf, Familie und mit Freunden ist von Interesse. Dabei wird sicherlich das neue Feld der Schlafgenetik zu berücksichtigen sein.

Literatur

Ahmann PA, Waltonen SJ, Olson KA, Theye FW, Van Erem AJ & LaPlant RJ (1993). Placebo-controlled evaluation of Ritalin side effects. Pediatrics 91: 1101–1106.

Alfano CA, Ginsburg GS & Kingery JN (2007). Sleep-related problems among children and adolescents with anxiety disorders. J Am Acad Child Adolesc Psychiatry 46: 224–232.

Allen RP, Picchietti D, Hening WA, Trenkwalder C, Walters AS & Montplaisir J (2003). Restless legs syndrome: diagnostic criteria, special considerations, and epidemiology. A report from the restless legs syndrome diagnosis and epidemiology workshops at the International Institute of Health. Sleep Med 4: 101–119.

American Psychiatric Association (1980). DSM-III: Diagnostic and statistical manual of mental disorders, 3rd ed. Washington DC: American Psychiatric Association.

Barkley RA (1990). Attention Deficit Hyperactivity Disorder – A handbook for Diagnosis and Treatment. New York: The Guilford Press.

Boonstra AM, Kooij JJ, Oosterlaan J, Sergeant J, Buitelaar JK & Someren EJ von (2007). Hyperactive night and day? Actrigraphy studies in adult ADHD: a baseline comparison and the effect of methylphenidate. Sleep 30: 433–442.

Brown TE & Modestino EJ (2000). Attenion-Deficit Disorders with Sleep/Arousal Disturbances. In: Brown TS (Ed.). Attention-Deficit Disorders and Comorbidities in children, adolescents and adults. Washington DC: American Psychiatric Press, pp. 341–362.

Chervin RD & Archbold KH (2001). Hyperactivity and polysomnographic findings in children evaluated for sleep-disordered breathing. Sleep 24: 313–320.

Chervin RD, Ruzicka DL, Archbold KH & Dillon JE (2005). Snoring predicts hyperactivity four years later. Sleep 28: 885–890.

Cohen-Zion M & Ancoli-Israel S (2004). Sleep in children with attention-deficit hyperactivity disorder (ADHD): a review of naturalistic and stimulant intervention studies. Sleep Med Rev 8: 379–402.

Corkum P, Panton R, Ironside S, Macpherson M & Williams T (2008). Acute impact of immediate release methylphenidate administered three times a day on sleep in children with attention-deficit/hyperactivity disorder. J Pediatr Psychol 33: 368–379.

Cortese S, Konofal E, Lecendreux M, Arnuf I, Mouren MC, Darra F & Dalla Bernardina B (2005). Restless legs syndrome and attention-deficit/hyperactivity disorder: a review of the literature. Sleep 28: 1007–1013.

Cortese S, Konofal E, Yateman N, Mouren MC & Lecendreux M (2006). Sleep and alertness in children with attention-deficit/hyperactivity disorder: a systematic review of the literature. Sleep 29: 504–511.

Cortese S, Maffeis C, Konofal E, Lecendreux M, Comencini E, Angriman M, Vincenzi B, Pajno-Ferrara F, Mouren MC & Dalla Bernardina B (2007). Parent reports of sleep/alertness problems and ADHD symptoms in a sample of obese adolescents. J Psychosom Res 63: 587–590.

Cortese S, Konofal E, Dalla Bernardina B, Mouren MC & Lecendreux M (2008). Does excessive daytime sleepiness contribute to explaining the association between obesity and ADHD symptoms? Med Hypotheses 70: 12–16.

Faraone SV, Glatt SJ, Bukstein OK, Lopez FA, Arnold LE & Findling RL (2009). Effects of Once-Daily Oral and Transdermal Methylphenidate on Sleep Behavior of Children with ADHD. J Atten Disord 12: 308–315.

Frölich J, Lehmkuhl G, Wiater A & Niewerth HJ (2003). Schlafstruktur bei hyperkinetisch-aufmerksamkeitsgestörten Kindern. Ergebnisse einer polysomnographischen Untersuchung. Z Kinder-Jugendpsychiat 31: 111–121.

Golan N, Shahar E, Ravid S & Pillar G (2004). Sleep disorders and daytime sleepiness in children with attention-deficit/hyperactivity disorder. Sleep 27: 261–266.

Gruber R, Grizenko N, Schwartz G, Ben Amor L, Gauthier J, de Guzman R & Joober R

(2006). Sleep and COMT polymorphism in ADHD children: preliminary actigraphy data. J Am Acad Child Adolesc Psychiatry 45: 982–989.

Gruber R, Grizenko N & Joober R (2007). Delayed sleep phase syndrome, ADHD, and bright light therapy. J Clin Psychiatry 68: 337–338.

Holtmann M, Becker K, el-Faddagh M & Schmidt MH (2004). Typical benign epilepsy potentials in childhood (Rolandic spikes)–neurobiological and neuropsychological symptoms and their clinical significance in child and adolescent psychiatry. Z Kinder Jugendpsychiatr Psychother 32:117–29.

Huang YS, Guilleminault C, Li HY, Yang CM, Wu YY & Chen NH (2007). Attention-deficit/hyperactivity disorder with obstructive sleep apnea: a treatment outcome study. Sleep Med 8: 18–30.

Hvolby A, Jorgensen J & Bilenberg N (2008). Actrigraphic and parental reports of sleep difficulties in children with attention-deficit/hyperactivity disorder. Arch Pediatr Adolesc Med 162: 323–329.

Ivanenko A, Crabtree VM & Gozal D (2004). Sleep in children with psychiatric disorders. Pediatr Clin North Am 51: 51–68.

Ivanenko A, Crabtree VM & Gozal D (2005). Sleep and depression in children and adolescents. Sleep Med Rev 9: 115–129.

Jerome L (2001). Can methylphenidate facilitate sleep in children with attention deficit hyperactivity disorder? J Child Adolesc Psychopharmacol 11: 109.

Kent JD, Blader JC, Koplewicz HS, Abikoff H & Foley CA (1995). Effects of late-afternoon methylphenidate administration on behavior and sleep in attention-deficit hyperactivity disorder. Pediatrics 96. 320 325.

Kirov R, Kinkelbur J, Heipke S, Kostanecka-Endress T, Westhoff M, Cohrs S, Rüther E, Hajak G, Banaschewski T & Rothenberger A (2004a). Is there a Specific Polysomnographic Sleep Pattern in Children with ADHD. J Sleep Res 13: 87–93.

Kirov R, Pillar G & Rothenberger A (2004b). REM-sleep changes in children with Attention-Deficit/Hyperactivity Disorder. Methodological and neurobiological considerations. Sleep 27: 1215.

Kirov R, Banaschewski T, Uebel H, Kinkelbur J & Rothenberger A (2007a). REM-Sleep alterations in children with tic disorder and attention-deficit/hyperactivity disorder comorbidity: impact of hypermotor symptoms. Eur Child Adolesc Psychiatry 16 (Suppl. 1): i44–i50.

Kirov R, Kinkelbur J, Banaschweski T & Rothenberge A (2007b). Sleep patterns in children with attention-deficit/hyperactivity disorder, tic disorder, and comorbidity. J Child Psychol Psychiatry 48: 561–570.

Kissling C, Retz W, Wiemann S, Coogan AN, Clement RM, Hünnerkopf R, Conner AC, Freitag CM, Rösler M & Thome J (2008). A polymorphism at the 3'-untranslated region of the CLOCK gene is associated with adult attention-deficit hyperactivity disorder. Am J Med Genet B Neuropsychiatr Genet 147: 333–338.

Konofal E, Lecendreux M, Bouvard MP & Mouren-Simeoni MC (2001). High levels of nocturnal activity in children with attention-deficit hyperactivity disorder: a video analysis. Psychiatry Clin Neurosci 55: 97–103.

Konofal E, Arnulf I, Lecendreux M & Mouren MC (2005). Ropinirole in a child with attention-deficit hyperactivity disorder and restless legs syndrome. Pediatr Neurol 32: 350–351.

Kooij JJ, Middelkoop HA, Van Gils K & Buitlaar J (2001). The effect of stimulants on nocturnal motor activity and sleep quality in adults with ADHD: an open-label case-control study. J Clin Psychiatry 63: 952–956.

Kostanecka T, Woerner W, Hajak G & Rothenberger A (2000). Tag und Nacht in Bewegung – Schlafverhalten hypermotorischer Kinder. Monatsschri Kinderheilkd 148: 1113–1128.

Kostanecka-Endress G, Banaschewski T, Kinkelbur J et al. (2003). Disturbed sleep in children with Tourette syndrome: a polysomnographic study. J Psychosom Res 55: 23–29.

Kramer F & Pollnow H (1932). Über eine hyperkinetische Erkrankung im Kindesalter. Monatsschr Psychiatr Neurol 82: 1–40.

Krause J & Krause KH (2009). ADHS im Erwachsenenalter. Stuttgart: Schattauer.

Lam LT & Yang L (2008). Duration of sleep and ADHD tendency among adolescents in China. J Attn Disord 11: 437–444.

Laufe MW & Denhoff E (1957). Hyperkinetic behavior syndrome in children. J Pediatr 50: 463–474.

Lecendreux M, Konofal E, Bouvard M, Falissard B & Mouren-Siméoni M (2000). Sleep and alertness in children with ADHD. J Child Psychol Psychiatry 41: 803–812.

Lecendreux M & Cortese S (2007). Sleep problems associated with ADHD: a review of current therapeutic options and recommendations for the future. Expert Rev Neurother 7: 1799–1806.

Mehl RC, O'Brien LM, Jones JH, Dreisbach JK, Mervis CB & Gozal D (2006). Correlates of sleep and pediatric bipolar disorder. Sleep 29: 193–197.

Miano S, Donfrancesco R, Bruni O, Ferri R, Galiffa S, Pagani J, Montemitro E, Kheirandish L, Gozal D & Pia Villa M (2006). NREM sleep instability is reduced in children with attention-deficit/hyperactivity disorder. Sleep 39: 797–803.

O'Brien LM, Holbrook CR, Mervis CB, Klaus CJ, Bruner JL, Raffield TJ, Rutherford J, Mehl RC, Wang M, Tuell A, Hume BC & Gozal D (2003). Sleep and neurobehavioral characteristics of 5- to 7-year-old children with parentally reported symptoms of attention-deficit/hyperactivity disorder. Pediatrics 111: 554–563.

Owens J, Sangal RB, Sutton VK, Bakken R, Allen AJ & Kelsey D (2009). Subjective and objective measures of sleep in children with attention-deficit/hyperactivity disorder. Sleep Med (in press).

Pelham WE, Gnagy EM, Chronis AM et al. (1999). A comparison of morning-only and morning/late afternoon Adderall to morning-only, twice-daily, and three times-daily methylphenidate in children with attention-deficit/hyperactivity disorder. Pediatrics 104: 1300–1311.

Picchietti DL & Stevens HE (2007). Early manifestations of restless legs syndrome in childhood and adolescence. Sleep Med 9: 770–781.

Reimer B, D'Ambrosio LA, Coughlin JF, Fried R & Biederman J (2007). Task-induced fatigue and collisions in adult drivers with attention deficit hyperactivity disorder. Traffic Inj Prev 8: 290–299.

Rothenberger A (2009). Brain oscillations forever – neurophysiology in future research of child psychiatric problems. J Child Adolesc Psychiatry 50: 79–86

Rothenberger A & Neumärker KJ (2005). Wissenschaftsgeschichte der ADHS – Kramer-Pollnow im Spiegel der Zeit. Darmstadt: Steinkopff.

Rothenberger A & Kirov R (2005). Changes is sleep-wake behaviour may be more than just an epiphenomenon of ADHD. Behav Brain Sci 28: 439.

Rybak YE, McNeely H, Mackenzie BE, Jain UR & Levitan RD (2006). An open trial of light therapy in adult attention-deficit/hyperactivity disorder. J Clin Psychiatry 67: 1527–1535.

Sadeh A, Pergamin L & Bar-Haim Y (2006). Sleep in children with attention-deficit hyperactivity disorder: a meta-analysis of polysomnographic studies. Sleep Med Rev 10: 381–398.

Sangal RB, Owens J, Allen AJ, Sutton V, Schuh K & Kesley D (2006). Effects of atomoxetine and methylphenidate on sleep in children with ADHD. Sleep 29: 1573–1585.

Schredl M, Alm B & Sobanski E (2007). Sleep quality in adult patients with attention deficit hyperactivity disorder (ADHD). Eur Arch Psychiatry Clin Neurosci 257: 164–168.

Shur-Fen Gau S (2006). Prevalence of sleep problems and their association with inattention/hyperactivity among children aged 6–15 in Taiwan. J Sleep Res 15: 403–414.

Siegel JM (2001). The REM-sleep-memory consolidation hypothesis. Science 294: 1058–1063.

Silvestri R, Gagliano A, Calarese T, Aricò I, Cedro C, Condurso R, Germanò E, Vita G & Tortorella G (2007). Ictal and interictal EEG abnormalities in ADHD children recorded over night by video-polysomnography. Epilepsy Res 75: 130–137.

Small A, Hibi S & Feinberg I (1971). Effects of dextroamphetamine sulfate on EEG sleep patterns of hyperactive children. Arch Gen Psychiatry 25: 369–380.

Sobanski E, Schredl M, Kettler N & Alm B (2008). Sleep in adults with attention deficit hyperactivity disorder (ADHD) before and during treatment with methylphenidate: a controlled polysomnographic study. Sleep 31: 375–381.

Solanto MV, Schachar R & Ickowicz A (2007). The Psychopharmacology of ADHD. In: Fitzgerald M, Bellgrove M & Gill M (Eds.). Handbook of Attention Deficit Hyperactivity Disorder. New York: John Wiley & Sons.

Sung V, Hiscock H, Sciberras E & Efron D (2008). Sleep problems in children with attention-deficit/hyperactivity disorder: prevalence and the effect on the child and family. Arch Pediatr Adolesc Med 162: 336–342.

Tjon Pian Gi CM, Broeren JP, Starreveld JS & Versteegh FG (2003). Melatonin for treatment of sleeping disorders in children with attention deficit/hyperactivity disorder: a preliminary open label study. Euro J Pediatr 162: 554–555.

Van der Heijden KB, Smits MG, Van Someren EJ & Gunning WB (2005). Idiopathic chronic sleep onset insomnia in attention-deficit/hyperactivity disorder: a circadian rhythm sleep disorder. Chronobiol Int 22: 559–570.

Van der Heijden KB, Smits MG & Gunning WG (2006). Sleep hygiene and actigraphically evaluated sleep characteristics in children with

ADHD and chronic sleep onset insomnia. J Sleep Res 15: 55–62.

Van der Heijden KB, Smits MG, Van Someren EJ, Ridderinkhof KR & Gunning WB (2007). Effect of melatonin on sleep, behavior and cognition in ADHD and chronic sleep-onset insomnia. J Am Acad Child Adolesc Psychiatry 46: 233–241.

Walters AS, Mandelbaum DE, Lewin DS, Kugler S, England SJ & Miller M (2000). Dopaminergic therapy in children with restless legs/periodic limb movements in sleep and ADHD. Dopaminergic Therapy Study Group. Pediatr Neurol 22: 182–186.

Weiss MD, Wadell MB, Bomben MM, Rea KJ & Freeman RD (2006). Sleep hygiene and melatonin treatment for children and adolescents with ADHD and initial insomnia. J Am Acad Child Adolesc Psychiatry 45: 512–519.

Wigal T, Greenhill L, Chang S, McGough J, Vitiello B, Skrobala A, Swanson J, Wigal S, Abikoff H, Kollins S, McCracken J, Riddle M, Posner K, Ghuman J, Davies M, Thorp B & Stehli A (2006). Safety and tolerability of methylphenidate in preschool children. J Am Acad Child Adolesc Psychiatry 45: 1294–1303.

IV Untersuchung

16 Untersuchung – Einleitung und Überblick

Hans-Christoph Steinhausen, Aribert Rothenberger und Manfred Döpfner

Die Untersuchung von Patienten mit ADHS auf den Ebenen der Kernsymptome, assoziierter Probleme, komorbider Störungen sowie der weitreichenden Folgen für die psychosoziale Funktionstüchtigkeit und Lebensqualität macht einen umfangreichen mehrdimensionalen Untersuchungsgang in Klinik und Praxis erforderlich. Wie überall in der Medizin und speziell bei der Untersuchung von Kindern, Jugendlichen und Erwachsenen mit psychischen Störungen stellt die detaillierte Abklärung von Symptomen und Funktionsdefiziten einschließlich der Differentialdiagnose die Voraussetzung für die Entwicklung differenzierter Therapiepläne dar.

Die klinische Untersuchung von Patienten mit der Verdachtsdiagnose ADHS ist immer aufwändig und setzt spezielles Fachwissen voraus. Im Kindes- und Jugendalter ist der Kinder- und Jugendmediziner häufig die erste Anlaufstelle, zumal die Versorgungsdichte mit Kinder- und Jugendpsychiatern und klinischen Kinder- und Jugendpsychologen in vielen Regionen ungenügend ist. Eine interdisziplinäre Zusammenarbeit ist angesichts der häufig sehr komplexen Fälle sowohl in der Diagnostik als auch in der Therapie meist empfehlenswert. Bei Erwachsenen ist vorerst die Zahl kompetenter Psychiater noch relativ gering und Hausärzte bedürfen als primäre Anlaufstelle für gesundheitliche Probleme meistens noch einer grundlegenden Schulung über die Diagnostik von ADHS.

Die folgenden Kapitel stellen die verschiedenen Ebenen des mehrdimensionalen Untersuchungsgangs im Einzelnen dar. Dabei wird in einigen Schwerpunktbereichen jeweils die Perspektive für Kinder und Jugendliche getrennt von der für Erwachsene abgehandelt.

In allen Fällen steht das persönliche Gespräch im Vordergrund, sodass die Diagnostik schwerpunktmäßig auf dem Interview mit dem Patienten und seinen wichtigsten Bezugspersonen beruht. Wichtige, das Interview ergänzende Aspekte stammen aus der Verhaltensbeobachtung sowohl in der Untersuchungssituation als auch im natürlichen Umfeld, sofern letzteres unmittelbar realisiert werden kann.

Bereits im Vorfeld des Interviews und auch im Rahmen der erforderlichen Qualitätssicherung kommen Fragebögen und Beurteilungsskalen zum Einsatz, die spezielle Verhaltensaspekte von ADHS und auch von komorbiden Störungen strukturiert und ökonomisch erfassen. Neuropsychologische Tests müssen von kompetenten Experten durchgeführt werden und erlauben die Beurteilung wichtiger Funktionen wie z. B. des Aufmerksamkeitsprofils oder anderer kognitiver Fertigkeiten, die bei ADHS betroffen sind. Ferner tragen die körperliche

IV Untersuchung

Untersuchung und in bescheidenerem Umfang auch Labortests zur Abklärung bei. Schließlich müssen speziell bei Kindern und Jugendlichen, für bestimmte Verhaltensbereiche aber auch bei Erwachsenen, Informationen durch Dritte eingeholt werden.

17 Interview

Hans-Christoph Steinhausen und Michael Rösler

Das klinische Interview mit dem Patienten und seinen wichtigsten Bezugspersonen ist auch bei der Abklärung von ADHS der wichtigste Bestandteil der Untersuchung. Die Fokussierung auf den Patienten variiert mit dem Alter, indem die Eltern bei Patienten im Kindesalter eine wichtige Rolle als Informanten spielen, ab dem Jugendalter der Jugendliche selbst in den Vordergrund rückt und beim erwachsenen Patienten der Partner in die Exploration einbezogen werden sollte. Angaben zur Entwicklung der Symptomatik im Kindes- und Jugendalter und gültige Aussagen zur aktuellen Problematik lassen sich weiterhin oft zuverlässiger im Gespräch mit den Eltern als mit dem erwachsenen Patienten selbst gewinnen (vgl. die Forschungsbefunde von Barkley et al. 2002).

17.1 Interviews zur Diagnostik von ADHS im Kindes- und Jugendalter

Die allgemeinen Ziele sowie die Struktur des *Elterninterviews* sind in Tab. 17.1 dargestellt. Schwerpunkte der Exploration sind wie auch bei der Abklärung anderer psychischer Störungen (vgl. Steinhausen 2006) die Klärung des Vorstellungsanlasses, die Erhebung einer detaillierten Anamnese, die Erfassung der Psychopathologie einschließlich komorbider Symptome und Störungen, die Einschätzung der psychosozialen Funktionstüchtigkeit und die Beurteilung verschiedener Aspekte des Familienlebens. Eine detaillierte Abhandlung der zahlreichen Aspekte der komorbiden Störungen ist in Kapitel 14 vorgenommen. Bei der Exploration des Familienlebens sind nicht nur die Erfassung der Familiengeschichte und der Familienbeziehungen, sondern auch die erzieherische Kompetenz der Eltern, die Auswirkungen der Symptomatik des Kindes auf die Familie und die Bewältigungsmöglichkeiten der Eltern und Geschwister von besonderem Interesse.

Das *Kinderinterview* sollte eher separat durchgeführt werden und spezielle Ziele verfolgen. Dabei ist es günstiger, zunächst auf die Stärken und Fähigkeiten des Kindes und seine Bewältigungsfertigkeiten im Alltag, d. h. in Familie, Schule und unter Gleichaltrigen zu fokussieren. Mit einem auf diese Weise etablierten Rapport lassen sich in einer vertrauensvollen Beziehung zum Untersucher auch die sensibleren Aspekte der Symptomatik sowohl hinsichtlich ADHS als auch zusätzlicher Probleme ansprechen und die für die Behandlungsplanung zentrale Frage der Funktionstüchtigkeit abklären. Das Gespräch mit dem Patienten erlaubt auf jeder Altersstufe zugleich auch die Verhaltensbeobachtung, auf die im nächsten Abschnitt eingegangen wird.

Für eine strukturierte Erfassung der Anamnese und der Psychopathologie liegen verschiedene Verfahren vor, die schwerpunktmäßig für das Kindes- und Jugendalter und in geringerem Ausmaß auch für das Erwachsenenalter entwickelt worden sind. Diese hochstrukturierten Verfahren sind keineswegs ausschließlich Instrumente für die Forschung, wenngleich sie dort meist unverzichtbar sind. Auch in der klinischen Praxis ist ein strukturiertes Vorgehen erforderlich,

Tab. 17.1: Gliederung des Interviews mit Eltern und direkten Bezugspersonen von Kindern und Jugendlichen mit ADHS

• **Vorstellungsgrund**
• **Anamnese** – Schwangerschaft und Geburt (v. a. Nikotin- und Alkoholkonsum der Mutter) – Psychosoziale Entwicklung – Krankheiten
• **Psychopathologie/komorbide Störungen** – ADHS – Störung mit oppositionellem Trotzverhalten, Störung des Sozialverhaltens – Depression, Angststörungen – Spezifische Lernstörungen – Entwicklungsbezogene Koordinationsstörungen – Tic-Störungen – Autistische Störungen – Schlafstörungen
• **Psychosoziales Funktionieren** – Familie – Schule – Gleichaltrige
• **Familienleben** – Familiengeschichte – Familiärer Stress – Erziehungspraktiken – Eltern-Kind-Beziehungen

wenn z. B. die diagnostischen Kriterien detailliert überprüft werden müssen. Ein umfassendes Erhebungsinstrument dieser Art ist das *Explorationsschema für Hyperkinetische und Oppositionelle Verhaltensstörungen (ESHOV)* von Döpfner, Frölich & Lehmkuhl (2000). Es erfasst schwerpunktmäßig:

- die aktuelle hyperkinetische und oppositionelle Problematik in verschiedenen Kontexten (Familie, Kindergarten/Schule, Gleichaltrige),
- die klinische Diagnose anhand der Diagnostischen Checkliste (DCL; s. unten),
- die spezifische medizinische Anamnese,
- die spezifische Familienanamnese,
- die Bedingungen im Kindergarten/in der Schule und unter Gleichaltrigen,
- die Therapie mit Vorbehandlung, Ursachenzuschreibung, Erwartungen, Zielen und Motivation,
- beobachtete Verhaltensauffälligkeiten während der Exploration,
- weitere Diagnostik einschließlich Fragebögen und Testdiagnostik sowie
- die Verlaufskontrolle in verschieden Kontexten des Patienten.

In der in das *ESHOV* integrierten *Diagnostischen Checkliste (DCL)* werden die in der ICD-10 und im DSM-IV definierten diagnostischen Kriterien in direkter Orientierung an den dort vorgenommenen Formulierungen (vgl. Kapitel 2) systematisch überprüft (Döpfner & Lehmkuhl 2006).

Das Elterninterview über Problemsituationen in der Familie (EI-PF) (Döpfner & Rothenberger 2007; Döpfner, Lehmkuhl & Steinhausen 2006) ist ein halbstrukturiertes Interview, mit dem die Eltern hinsichtlich 17 alltäglicher Familiensituationen exploriert werden, die in Familien mit hyperkinetisch/oppositionell auffälligen Kindern häufig zu Problemen führen. Das Interview ist zeitökonomisch durchführbar und erlaubt eine Erfassung von Verhaltensauffälligkeiten in konkreten familiären Situationen sowie die Reaktionen der Eltern auf das Problemverhalten. Es bietet damit eine gute Grundlage für eine weitergehende Beratung und Verhaltenstherapie.

Einen anderen Weg der strukturierten Exploration verfolgt das englische Interview mit dem Titel *Parental Accounts of Symptoms (PACS)*, das statt der direkten Befragung der diagnostischen Kriterien eine systematische Befragung zum Verhalten des Kindes in definierten Situationen vornimmt, die in der letzten Woche vor der Befragung der Bezugsperson stattgefunden haben. Diese für die Beobachtung von ADHS-Symptomen typischen Situationen beziehen sich auf Fernsehen, Lesen, Einzelbeschäftigung, gemeinsames Spiel als eher unstrukturierten Situationen, auf Mahlzeiten, Einkaufen und Familienausflüge als halbstrukturierte Situationen und auf Warten in einer Reihe, Aufgaben im Haushalt, Hausaufgaben sowie die Organisation von Aufgaben als strukturierte Situationen. Der Interviewpartner wird gebeten, diese Situationen zu schildern und wird anschließend zur Aufmerksamkeitsspanne, zum Aktivitätsniveau und zur Unaufmerksamkeit detailliert befragt, wobei eine Intensitätseinschätzung auf einer vorgegebenen Skala vorgenommen wird. Dieses Vorgehen ist von Steinhausen übersetzt und im Band von Döpfner, Lehmkuhl & Steinhausen (2006) dokumentiert worden. Steinhausen (2006) hat dieses Vorgehen für die klinische Praxis noch weiter als *Interview zu ADHS* bearbeitet, indem die einzelnen Befragungsmerkmale auch den diagnostischen Kriterien gemäß DSM-IV zugeordnet werden und das Interview sehr ökonomisch realisiert und dokumentiert werden kann. Dieses Interview ist im Anhang dieses Kapitels dokumentiert.

Die vor allem in der Forschung eingesetzten strukturierten Interviews für psychische Störungen im Kindes- und Jugendalter stammen nahezu ausschließlich aus dem angelsächsischen Sprachraum (z. B. Diagnostic Interview Schedule for Children). Sie sind sämtlich an den operationalisierten diagnostischen Kriterien von DSM-IV und seltener von ICD-10 orientiert und vollstrukturiert. Mehrheitlich sollen sie auch die Befragung durch trainierte, nicht klinisch ausgebildete Interviewer erlauben. Mit dieser Zielvorgabe befriedigen sie meist die Bedürfnisse nach einer flexiblen Interviewstruktur in klinischen Situationen nicht. Die limitierte Verfügbarkeit dieser Verfahren mangels Übersetzung oder Publikation in deutscher Sprache begrenzt ihren Einsatz zusätzlich.

17.2 Interviews zur Diagnostik von ADHS im Erwachsenenalter

Das Wender Reimherr Interview (WRI, amerikanisch Wender Reimherr Adult ADHD Symptom Rating Scale WRAADS, Wender 1995; Rösler et al. 2008b) erfasst mit 28 Merkmalen die psychopathologischen Bereiche:

- Aufmerksamkeitsstörung
- Überaktivität/Rastlosigkeit
- Temperament
- Affektlabilität
- Emotionale Überreagibilität bei Belastungen
- Desorganisation
- Impulsivität und
- Akzessorische Fragen.

Die psychometrischen Eigenschaften einschließlich der Faktorenstruktur wurden in verschiedenen Untersuchungen untersucht und sind in einem Handbuch dokumentiert. Das Verfahren bietet neben sieben Syndromwerten und einem Skalengesamtwert auch die Möglichkeit, eine ADHS-Diagnose nach den Utah Kriterien (Wender 1995) zu stellen, die primär für das Erwachsenenalter elaboriert wurden und in Teilen von der DSM-IV Konzeption abweichen (Rösler et al. 2008a).

IV Untersuchung

Ein weiteres spezifisches, an DSM-IV orientiertes Interview für die ADHS-Diagnostik bei Erwachsenen ist das Conners Adult ADHD Diagnostic Interview (CAADID, Epstein et al. 2001). Ein technisches Manual führt in die Untersuchungstechnik ein und gibt Hilfen für die Interpretation. Das CAADID ist bisher vor allem in Interventionsstudien eingesetzt worden und soll sicherstellen, dass die DSM-IV Kriterien bei Patienten im Erwachsenenalter vorliegen.

Literatur

Barkley RA, Fischer M, Smallish L & Fletcher K (2002). The persistence of attention-deficit/hyperactivity disorder into young adulthood as a function of reporting source and definition of disorder. J Abnorm Psychology 111(2): 279–289.

Döpfner M, Frölich J & Lehmkuhl G (2000). Hyperkinetische Störungen. Göttingen: Hogrefe.

Döpfner M & Lehmkuhl G (2006). DISYPS-KJ, Diagnostik-System für psychische Störungen im Kindes- und Jugendalter nach ICD-10 und DSM-IV, 2. Aufl. Göttingen: Hogrefe.

Döpfner M, Lehmkuhl G & Steinhausen HC (Hrsg.) (2006). Aufmerksamkeitsdefizit- und Hyperaktivitätsstörungen. Band 1 der Reihe Kinder-Diagnostik-System (KIDS). Göttingen: Hogrefe.

Döpfner M & Rothenberger A (2007). Tic disorders and obsessive-compulsive disorders. Kindheit und Entwicklung 2: 75–95.

Epstein J, Johnson DE & Conners CK (2001). Conners' Adult ADHD Diagnostic Interview for DSM-IV (CAADID). New York: MHS.

Rösler M, Retz W, Retz-Junginger P, Stieglitz RD, Kessler H, Reimherr F & Wender P (2008a). ADHS-Diagnose bei Erwachsenen nach DSM-IV, ICD-10 und den UTAH-Kriterien. Nervenarzt 79: 320–327.

Rösler M, Retz-Junginger P, Retz W & Stieglitz RD (2008b). HASE – Homburger ADHS-Skalen für Erwachsene. Hogrefe: Göttingen.

Steinhausen HC (2006). Psychiatrische Störungen bei Kindern und Jugendlichen. Lehrbuch der Kinder- und Jugendpsychiatrie und -psychotherapie, 6. Aufl. München: Elsevier Urban & Fischer.

Wender PH (1995). Attention-deficit hyperactivity disorder in adults. Oxford, New York: Oxford University Press.

Anhang 17.1

Interview zu ADHS

Name: _____ ID-Nr. _____

Geburtsdatum: _____ Datum: _____ männlich ☐ weiblich ☐

Ausgefüllt von: _____

Das Interview geht von Situationen aus, die von der Bezugsperson in der letzten Woche mit dem Kind erlebt wurden. Bei der Exploration der einzelnen Situationen werden spezielle Fragen (nach DSM-IV) zu den Merkmalen Hyperaktivität (HY), Aufmerksamkeitsdefizit (AD) und Impulsivität (IM) gestellt. Einige Situationen sind besser für die Beurteilung von jeweils einem Merkmal, aber nicht von allen Merkmalen geeignet. Die Beurteilung erfolgt über eine dreistufige Skala: 0 (unauffällig) 1 (leicht auffällig) 2 (sicher auffällig).

A. Situationen zur Exploration von Hyperaktivität, Impulsivität und Aufmerksamkeitsdauer

Bitte denken Sie an eine Situation, in der das Kind (Name) in der letzten Woche oder kürzlich... **ferngesehen**... **sich alleine beschäftigt**... **gemeinsam gespielt**... *eine* **Mahlzeit eingenommen**... *mit Ihnen* **eingekauft**... *an einem* **Familienausflug**... *oder an einer* **anderen Aktivität** *teilgenommen hat.*

Situation jeweils im Freiraum... nummerieren! Die entsprechende Situation wird im Folgenden beurteilt.

17 Interview

	Situation							
	1			2			3	
• (HY1) War das Kind dabei zappelig, schaukelte es mit den Beinen?	0	1	2	0	1	2	0	1	2
• (HY2) Blieb das Kind auf seinem Platz sitzen oder lief es umher?	0	1	2	0	1	2	0	1	2
• (HY3) Lief oder kletterte das Kind in umpassender Weise herum?	0	1	2	0	1	2	0	1	2
• (HY4) Hat das Kind dabei Schwierigkeiten, ruhig zu sein?	0	1	2	0	1	2	0	1	2
• (HY5) Kam dabei die allgemeine ausgeprägte Unruhe zum Ausdruck?	0	1	2	0	1	2	0	1	2
• (IM1) Platzte das Kind dabei mit den Antworten heraus, bevor die Frage zu Ende gestellt war?	0	1	2	0	1	2	0	1	2
• (IM2) Konnte das Kind warten, bis es an der Reihe war?	0	1	2	0	1	2	0	1	2
• (IM3) Hat das Kind andere unterbrochen oder gestört?	0	1	2	0	1	2	0	1	2
• (IM4) Hat das Kind während dieser Aktivität übermäßig viel geredet?	0	1	2	0	1	2	0	1	2
• (AD2) Wie lange war das Kind dabei? War es länger als 15 Minuten? ...zwischen 5 und 15 Minuten? .. weniger als 5 Minuten?	0	1	2	0	1	2	0	1	2

B. Spezielle Situationen zur Exploration der Unaufmerksamkeit

*Bitte denken Sie an eine Situation, in der dem Kind (Name)... eine **Aufgabe im Haushalt** (z. B. Tischdecken, Abtrocknen)... eine **Hausaufgabe**... die **Organisation/Vorbereitung einer Aufgabe** (z. B. Hefte und Stifte für Hausaufgaben zusammensuchen)... oder eine **andere Aufgabe** aufgetragen wurde.*

Situation jeweils im Freiraum... nummerieren! Die entsprechende Situation wird im Folgenden beurteilt.

	Situation							
	1			2			3	
• (AD6) Hat das Kind sich verweigert oder nur widerwillig mitgemacht?	0	1	2	0	1	2	0	1	2
• (AD3) Hat das Kind zugehört und den Auftrag verstanden?	0	1	2	0	1	2	0	1	2
• (AD1) Hat das Kind Details beachtet oder Fehler gemacht?	0	1	2	0	1	2	0	1	2
• (AD4) Hat das Kind die Anweisungen befolgt und vollständig ausgeführt?	0	1	2	0	1	2	0	1	2
• (AD5) Hat das Kind die Aufgabe organisiert und beendet?	0	1	2	0	1	2	0	1	2
• (AD7) Hat das Kind die für die Aufgabe/Aktivität benötigten Dinge verloren?	0	1	2	0	1	2	0	1	2
• (AD8) War das Kind bei der Aufgabe abgelenkt?	0	1	2	0	1	2	0	1	2
• (AD9) Was das Kind bei dieser Aktivität vergesslich?	0	1	2	0	1	2	0	1	2

Auswertung

Nach DSM-IV müssen für die unaufmerksame und hyperaktiv-impulsive Untergruppe jeweils 6/9 der Symptome vorliegen. Beim Mischtyp muss eine Kombination von beidem vorliegen.
Es wird empfohlen, bei der Auswertung nur den Schweregrad 2 (sicher auffällig) zu berücksichtigen, um die diagnostischen Kriterien zu erfüllen. Pro einzelnem Kriterium genügt *eine* Situation mit dem Schweregrad 2, um das Kriterium zu erfüllen.
Ferner kann die Sicherheit der diagnostischen Zuordnung dadurch erhöht werden, dass der Informant befragt wird, ob die gewählte Beurteilungsperiode der letzten Woche repräsentativ für das Verhalten des Kindes war. Wenn erforderlich, können einzelne Situationen statt der realen letzen Beobachtung auch als für das Kind eher typische Situationen definiert werden.

18 Verhaltensbeobachtung

Manfred Döpfner

Der Kern der Diagnostik von psychischen Störungen allgemein und von ADHS im Besonderen sind die klinische Exploration des Patienten und seiner Bezugsperson (siehe Kapitel 17). Bei der Exploration von Kindern und Jugendlichen und ihren Bezugspersonen sowie bei der Erfassung psychischer Auffälligkeiten durch Fragebögen wird ein retrospektives Urteil über ein Verhalten in einem bestimmten Zeitraum eingeholt. Damit wird das Verhalten nicht direkt erfasst, sondern die Wahrnehmung dieses Verhaltens durch den Beurteiler wird erhoben, wodurch Wahrnehmungs-, Erinnerungs-, und Urteilsverzerrungen in die Einschätzungen einfließen (Döpfner & Petermann 2008). Verhaltensbeobachtungen sind in der Lage, solche Verzerrungen zu korrigieren. Eine Verhaltensbeobachtung kann vom Untersucher selbst, von Bezugspersonen oder von einem unabhängigen Beobachter durchgeführt werden. Dabei wird das Verhalten in einer umschriebenen Situationen für einen begrenzten Zeitraum beobachtet und kann unmittelbar anhand eines Schemas kodiert oder als Freitext dokumentiert werden.

Verhaltensbeobachtungen sind somit potenziell die Methode, mit der die beste und am ehesten objektive Information über das offen beobachtbare Verhalten eines Menschen gewonnen werden kann. Den spezifischen Vorteilen von Verhaltensbeobachtungen stehen jedoch auch Nachteile gegenüber. Die Nützlichkeit von Verhaltensbeobachtungen steht und fällt mit der *ökologischen Validität* der Verfahren, also der Frage inwiefern das beobachtete Verhalten repräsentativ für das Verhalten in jenem Kontext ist, für den Informationen erhoben werden sollen. Beobachtungen erfassen zumeist nur einen eng umgrenzten Verhaltensausschnitt, mitunter in spezifischen Situationen, die nicht notwendigerweise repräsentativ für den jeweilige Lebensbereich sind, für den das Verhalten erfasst werden soll und das zu beobachtende Verhalten kann durch den Beobachtungsvorgang selbst beeinflusst werden.

Da jede der verschiedenen Erhebungsmethoden – klinische Exploration, Fragebogenerhebung, testpsychologische Untersuchung und Verhaltensbeobachtung – mit spezifischen Vor- und Nachteilen behaftet ist, wird die Kombination dieser Methoden – im Rahmen der multimodalen Verhaltens- und Psychodiagnostik (Döpfner & Petermann 2008) – als die beste Lösung betrachtet. Methoden der Verhaltensbeobachtung können zwar dazu dienen, Verzerrungen zu korrigieren, die in die per Fragebogen oder Interview erhobenen Urteile einfließen, doch muss dabei auch berücksichtigt werden, dass die Wahrnehmung eines Verhaltens durch Bezugspersonen psychologisch bedeutsamer sein kann, als das objektiv beobachtbare Verhalten. Dennoch können Informationen über Diskrepanzen zwischen dem wahrgenommenen Verhalten und dem mit stärker objektiven Beobachtungsmethoden erhobenen Verhalten für die Diagnostik und für weitere Interventionsschritte von Bedeutung sein.

Die Methoden der Verhaltensbeobachtung können nach dem Ort der Verhaltensbeobachtung, nach ihrem Strukturierungsgrad und danach eingeteilt werden, ob das Verhalten einer einzelnen Person oder aber die Interaktionen zwischen mehreren Personen erfasst werden (vgl. Döpfner & Petermann 2008; Wallbott 1994). Verhaltensbeobachtungen können in arrangierten Spiel- und Interaktions-, Untersuchungs- und Testsituationen (analogen Situationen) oder in natürlichen Situationen durchgeführt werden und sie können niedrig oder höher strukturiert sein. Arrangierte Situationen haben meist einen ökonomischen Vorteil, jedoch muss ihre ökologische Validität belegt werden, weil normalerweise über das in der arrangierten Situation beobachtete Verhalten auf das Verhalten unter natürlichen Bedingungen geschlossen wird.

18.1 Verhaltensbeobachtungen in klinischen Situationen

In der klinischen Diagnostik werden in der Regel niedrig strukturierte Verhaltensbeobachtungen in Untersuchungs- und Testsituationen als Teil der psychopathologischen Beurteilung durchgeführt. Der Untersucher beobachtet das Verhalten des Kindes/Jugendlichen während

- der Exploration des Kindes/Jugendlichen,
- der Durchführung von psychologischen Testverfahren oder anderen Untersuchungen (z. B. körperliche Untersuchung),
- einer Spielsituation mit dem Kind oder
- einer gemeinsamen Exploration von Eltern und Kind/Jugendlichen.

Diese Beobachtungen fließen in die klinische Einschätzung und die psychopathologische Beurteilung des Kindes oder Jugendlichen ein. Höher strukturierte systematische Beobachtungen werden in der klinischen Praxis selten durchgeführt. Die Verhaltensbeobachtung während einer diagnostischen Situation ist relativ ökonomisch und leicht durchführbar, sie ist jedoch auch mit mehreren Problemen behaftet. Das größte Problem stellt die Repräsentativität des beobachteten Verhaltens dar (ökologische Validität). Untersuchungssituationen stellen zunächst für Kinder und Jugendliche ausgesprochen untypische Situationen dar; das Verhalten in dieser Situation muss daher nicht zwingend das für andere Lebensbereiche typische Verhalten des Kindes/Jugendlichen widerspiegeln. Daher ist es notwendig, die Verhaltensbeobachtungen mit anderen Informationen abzugleichen und beispielsweise Bezugspersonen direkt zu fragen, ob sie ein in der Untersuchungssituation beobachtetes Verhalten für das Kind als typisch einschätzen oder nicht. Verhaltensbeobachtungen während Spiel- oder Hausaufgabensituationen, die während der Untersuchung durchgeführt werden, können sowohl bezüglich des Verhaltens des Kindes als auch der Interaktionen mit seinen Bezugspersonen sehr aufschlussreich sein.

Da die Symptome einer ADHS nicht unbedingt in der Untersuchungssituation beobachtbar sein müssen, kommt der ökologischen Validität dieser Beobachtungen gerade bei der Abklärung von ADHS besondere Bedeutung zu. In neuen Situationen und in Situationen, in denen das Kind nur mit einer anderen Person zusammen ist, lassen sich hyperkinetische Auffälligkeiten häufig nicht beobachten. Je jünger die Patienten sind und je massiver sie von der Symptomatik betroffen sind, um so eher tritt die Symptomatik allerdings auch in der Untersuchungssituation auf. Dabei sollte beobachtet werden, ob sich die Symptomatik durch die Variation der Situation verändern lässt. Bei vielen Kindern treten in selbstbestimmten Situationen (Spielsituationen) die Probleme kaum zutage, während in fremdbestimmten Situationen (z. B.

IV Untersuchung

bei testpsychologischen Untersuchungen) oder auch in langweiligen Situationen (z. B. während der Exploration der Eltern) diese Auffälligkeiten eher zu beobachten sind. Diese Beobachtungen geben Hinweise auf den Schwere- und Generalisierungsgrad der Symptomatik.

Falls die Eltern die für ADHS spezifischen Verhaltensauffälligkeiten bei der Durchführung der Hausaufgaben beschreiben, ist eine Durchführung der Hausaufgaben in der Untersuchungssituation unter optimalen Rahmenbedingungen indiziert. Damit kann überprüft werden, inwiefern das Kind in der Lage ist, seine Hausaufgaben unter günstigen Randbedingungen zügig und konzentriert zu erledigen und in welchem Ausmaß die von den Eltern geschilderten Verhaltensprobleme sich auch in dieser Situation einstellen. Optimale Rahmenbedingungen werden hergestellt, indem der Untersucher angemessene Verhaltensweisen kontinuierlich positiv verstärkt und für eine erfolgreiche Aufgabenbewältigung in einer gegebenen Zeit eine besondere Belohnung in Aussicht stellt. Der Untersucher vereinbart also mit dem Kind eine Zeit, in dem es seine Aufgaben macht, sowie eine Belohnung, die unmittelbar danach erfolgt, wenn das Kind in der vereinbarten Zeit und mit angemessener Qualität die Aufgaben beendet. Wenn die ADHS-Symptomatik auch unter solchen optimalen Bedingungen auftritt, dann können neben pharmakologischen Interventionen auch Konzentrations- und Selbstinstruktionstrainings indiziert sein. Tritt das Verhalten unter diesen Bedingungen nicht auf, dann liegt ein deutlicher Hinweis dafür vor, dass durch Veränderungen der Rahmenbedingungen (z. B. gezielte positive Verstärkung von aufmerksamen Verhalten) sich die Symptomatik auch im natürlichen Umfeld (Familie, Schule) beeinflussen lässt.

18.1.1 Verfahren zur Verhaltensbeobachtung in analogen Situationen

Zur Verhaltensbeobachtung während testpsychologischer Untersuchungen kann der Bogen *Verhaltensbeobachtung während der Untersuchung* (VEWU; Döpfner & Petermann 2008; siehe Anhang 18.1) eingesetzt werden, der vom Untersucher zum Ende der testpsychologischen Untersuchung beurteilt wird. Dieser Bogen stellt eine Weiterentwicklung des Bogens Verhalten während der Untersuchung VWU (Döpfner et al. 2007) dar. Auf diesem Bogen werden in zehn Items Instruktionsverständnis, Kooperation währen der Testsituation, Interesse an den Testaufgaben, Unsicherheit/Ängstlichkeit, Frustrationstoleranz, motorische Unruhe, Ablenkbarkeit und Konzentration, Impulsivität, Arbeitsgeschwindigkeit und aufmerksamkeitssuchendes/demonstratives Verhalten in jeweils fünffach gestuften Items erfasst. Dieser Verhaltensbeobachtungsbogen ist auch Bestandteil von Band 3 des Kinder-Diagnostik-Systems, KIDS 3 (Döpfner & Steinhausen 2009).

Kühle und Mitarbeiter (2001) haben in einer Studie videogestützte Verhaltensbeobachtung bei 20 Kindern mit gesicherter ADHS-Diagnose und 20 unauffälligen Kontrollkindern untersucht. Dabei wurden jeweils zwei Minuten einer Spielsituation mit der Mutter einer Hausaufgabensituation (Kopfrechnen) u. a. nach Blickkontaktabbrüchen, Gesichtausdrucksstörungen und ungerichteten Bewegungen ausgewertet. Zwar konnte die Mehrzahl der Kinder aufgrund der Verhaltensbeobachtungsdaten der richtigen Gruppe zugeordnet werden, die Klassifikationsgüte erreichte jedoch nicht das Niveau, um aus der kurzen Verhaltensbeobachtung für den Einzelfall eine Diagnose ableiten zu können. Eine mitunter propagierte Dosisoptimierung bei medikamentöser Therapie auf der Basis solcher Verhaltensbeobachtungen in analogen Situationen kann nicht empfohlen werden, da die ökologische Validität des Verfahrens für solche Zwecke vermutlich nicht ausreichend ist. Klinische Erfahrung lassen vermuten, dass es mit dieser Methode gehäuft zu einer Überdosierung kommt.

Ein weiteres Beispiel für ein Verhaltensbeobachtungssystem ist das von Barkley (1991) entwickelte und verwendete RAS-Verfahren (Restricted Academical Situation) zur Erfassung von motorischer Aktivität und Aufmerksamkeitsverhalten innerhalb von 15 Minuten während der Erledigung mathematischer Aufgaben. Das Verhalten des Kindes wird mithilfe von fünf Kategorien kodiert: „nicht bei der Sache", „zappeln", „nicht am Platz", „Vokalisierung", „Spiel mit Objekten". Der Beurteiler kodiert jede 15 bzw. 30 Sekunden, ob eine der fünf Kategorien jeweils auftrat. Mit diesem Verfahren konnte eine gute Übereinstimmung zwischen Beurteilern erzielt werden und Kinder mit ADHS konnten von solchen ohne ADHS gut unterschieden werden (Breen 1989). Das Vorgehen erwies sich jedoch als wenig spezifisch zum Unterscheiden zwischen Kindern mit ADHD und anderen Störungen (vgl. Barkley 1990). Es ergaben sich niedrige, aber signifikante Korrelationen zwischen Beobachtungsergebnissen und Eltern- bzw. Lehrerbeurteilungen, während sich Effekte von Stimulanzienbehandlung mit dieser Methode nicht abbilden ließen (Barkley et al. 1988).

Dieses Verfahren wurde auch im Rahmen einer Studie zur Prävention von expansivem Problemverhalten bei Kindern im Alter von drei bis sechs Jahren auch im deutschen Sprachraum erprobt (Hanisch et al. 2006). Dabei wurden Videoaufnahmen von drei Untertests („Handbewegungen", „Rechen", „Rätsel") der Leistungsdiagnostik mit der Kaufmann Assessment Battery (K-ABC) erhoben. Die Gesamtsequenz und die jeweils ersten fünf Minuten der drei ausgewählten Untertests wurden mit dem Fremdbeurteilungsbogen für Aufmerksamkeitsdefizit-/Hyperaktivitätsstörung (FBB-ADHS; Döpfner et al. 2008) sowie die 10-Sekunden-Intervalle dieser Sequenzen mit dem RAS-System beurteilt. Außerdem wurde mit dem FBB-ADHS auch das Elternurteil und das Urteil der Kindergarten-Erzieherin über die ADHS-Symptomatik des Kindes in der Familie und im Kindergarten erhoben (Kemnitz 2008). Dabei konnten positive Zusammenhänge ($r = .38$ bis $r = .63$) zwischen der durch den FBB-ADHS und die RAS erhobenen ADHS-Symptomatik in der Untersuchungssituation belegt werden. Zwischen der ADHS-Symptomatik im Kindergarten (erfasst durch den von den Erzieherinnen beurteilten FBB-ADHS) und in der Testsituation (erfasst durch RAS und FBB-ADHS beurteilt anhand der Verhaltensbeobachtung) bestehen schwache Zusammenhänge. Die stärksten Korrelationen zwischen den Urteilen von Beurteiler und von Erzieherinnen klären auf der Subskala Unaufmerksamkeit maximal 7,6 % der Varianz auf. Zwischen den Urteilen des Beurteilers in der Testsituation und dem Elternurteil konnten dagegen keine signifikanten Korrelationen errechnet werden. Die Mittelwertvergleiche zeigten, dass die Kinder sich in der Untersuchungssituation weniger auffällig als im „realen" Umfeld verhielten. Diese Ergebnisse weisen insgesamt auf die problematische ökologische Validität solcher analoger Beobachtungssituationen hin.

18.2 Verhaltensbeobachtungen im natürlichen Umfeld

Verhaltensbeobachtungen im natürlichen Umfeld des Kindes/Jugendlichen sind meist ökologisch valider als Verhaltensbeobachtungen in analogen Situationen, obwohl die Anwesenheit eines Beobachters ebenfalls das Verhalten des Kindes/Jugendlichen

IV Untersuchung

beeinflussen kann. Wenn jedoch Eltern oder Erzieher/Lehrer die Verhaltensbeobachtung übernehmen, sind Verzerrungen durch die Anwesenheit eines Beobachters ausgeschaltet. Allerdings muss dann die Verhaltensbeobachtung möglichst einfach gestaltet sein, weil die Bezugspersonen in der Regel nicht nur beobachten, sondern in der Situation auch aktiv sind. Verhaltensbeobachtungen durch Bezugspersonen sind jedoch sehr hilfreich, weil sie genauere Angaben über die Auftretenshäufigkeit von Problemen liefern. Sie sind häufig auch schon Bestandteil therapeutischer Interventionen, weil sich einerseits die Problemwahrnehmung der Bezugspersonen ändern kann (wenn sie beispielsweise feststellen, dass das Problemverhalten doch nicht so häufig auftritt) und weil sich andererseits auch die Häufigkeit oder die Intensität des Problemverhaltens tatsächlich vermindern kann, wenn das Kind erkennt, dass es gezielt beobachtet wird.

Je konkreter die zu beobachtenden Phänomene sind, umso leichter lassen sie sich erfassen. Ereignisse, die nur ein Mal oder wenige Male am Tag stattfinden, lassen sich leichter beobachten und registrieren als Ereignisse, die sehr häufig auftreten, was üblicherweise für ADHS-Symptome zutrifft. In diesem Fall ist es oft hilfreich, diese nur in umschriebenen Situationen und nicht über den ganzen Tag zu beobachten (z. B. Unruhe während der Hausaufgaben). Die Verhaltensbeobachtung kann sich ausschließlich auf die Auftretenshäufigkeit oder Intensität des Problemverhaltens beziehen oder auch auf auslösende und nachfolgende Bedingungen. Durch den Einsatz von Videoaufzeichnungen lassen sich auch komplexere und sehr häufig auftretende Verhaltensweisen analysieren; allerdings sind derartige Aufzeichnungen für den Untersucher auch entsprechend zeitintensiv.

18.2.1 Verfahren zur Verhaltensbeobachtung im natürlichen Umfeld

Im angloamerikanischen Sprachraum wurden mehrere Beobachtungsverfahren hauptsächlich zur Erfassung von ADHS im Klassenzimmer entwickelt und überprüft (Übersicht bei Barkley 1998; Platzman et al. 1992; Pelham et al. 2005). Zu den am häufigsten eingesetzten Verfahren zählen das ADHD Behavior Coding System (Barkley 1990; Barkley et al. 1988), der Hyperactive Behavior Code (Jacob et al. 1978), der Classroom Observation Code (Abikoff et al. 1977), die Behavior Observation of Students in Schools (BOSS; Shapiro 1996), und der ADHD School Observation Code (ADHD SOC; Gadow et al. 1996). DuPaul & Stoner (2003) entwickelten einen School Hybrid Observation Code for Kids (SHOCK), der mehrerer Systeme miteinander verbindet. Jedes dieser Beobachtungssysteme verlangt vom Beobachter, Verhalten in verschiedenen Kategorien nach einem Intervall von meist 15 bis 30 Sekunden zu kodieren. Platzmann et al. (1992) arbeiten in ihrer Übersicht heraus, dass die Verhaltensbeobachtungen im Klassenzimmer Kinder mit ADHS von Kontrollkindern besser zu unterscheiden vermag als analoge Beobachtungsverfahren in klinischer Umgebung. Generell wurden drei Verhaltenskategorien gefunden, die konsistent diese beiden Gruppen voneinander unterschieden: passt nicht auf (off task behavior), exzessive motorische Unruhe und negative verbale Äußerungen.

Die Swanson, Kotkin, Agler, M-Flynn und Pelham-Skala (SKAMP) wurde von Swanson (1992) entwickelt, um Zielverhaltensweisen von Schülern mit ADHS im Unterricht zu spezifizieren, die durch verhaltenstherapeutische Techniken beeinflusst werden sollen. SKAMP soll das Verhalten von Schülern in zeitlich begrenzten Unterrichtssituationen (30–45 Minuten) und Verhaltensänderungen über den Tag hinweg sensibel erfassen (vgl. Swanson et al. 2002a). Diese Skala kann somit als Fragebogenverfahren und auch als Beobachtungsverfahren eingesetzt werden und wird bereits in Kapitel 19 dargestellt. Mittlerweile ist diese Skala zu einem Standard für Studien geworden, in denen die Wirkdauer von Psychostimulanzien oder auch anderer Substanzen über den Tag hinweg (Tagesprofil) in simulierten Schulsituationen (laboratory schools) – auch in Deutschland durchgeführten Studien (Döpfner et al. 2004) – geprüft wird. Das Verfahren wurde für den deutschen Sprachraum adaptiert und hat als Fragebogen zur Verhaltensbeurteilung im Unterricht (FVU) als Bestandteil des Kinder-Diagnostik-Systems für Aufmerksamkeitsdefizit-/Hyperaktivitätsstörungen (KIDS1) mittlerweile in die klinische Praxis Eingang gefunden (Döpfner et al. 2006). Der FVU umfasst zehn Items, von denen die ersten sechs Items Aufmerksamkeitsprobleme und die folgenden vier Items mangelnde Regelbeachtung beschreiben. Als Verfahren der Verhaltensbeobachtung wurde der FVU in simulierten Schulsituationen zur Beurteilung des Verhaltens von Schülern während diese in einer Gruppe standardisierte Aufgaben bearbeiten. Breuer et al. (2009) untersuchten die psychometrische Qualität dieses Verfahrens nicht nur in solchen analogen Situationen, sondern auch in realen Unterrichtssituationen und konnten einen hinreichende Beurteilerübereinstimmung sowie konvergente und divergente Validität feststellen.

Einfachere Verhaltensbeobachtungen in natürlichen Umgebungen sind individualisierte Verfahren, bei denen die zu beobachtenden Verhaltensweisen im Einzelfall spezifisch festgelegt und anhand eines einfachen Schemas von den Eltern oder den Lehrern beurteilt werden. Je nach Anwendung sind diese Verfahren eher eine retrospektive Befragung (z. B. wenn die Mutter am Ende des Tages ein Verhalten beurteilt) oder eine konkrete Verhaltensbeobachtung (z. B. wenn die Mutter unmittelbar nach Hausaufgabensituationen ein Verhalten beurteilt). Zwei häufig eingesetzte Verfahren der individualisierten Verhaltensbeobachtung sind der Problembeurteilungsbogen und das Problemtagebuch (Döpfner & Petermann 2008). Der *Problembeurteilungsbogen (PROBO)* dient der wöchentlichen Beurteilung von umschriebenem Problemverhalten durch Bezugspersonen (Eltern, Erzieher, Lehrer). Die einzelnen Problemverhaltensweisen müssen möglichst konkret spezifiziert werden. Das *Problemtagebuch (PROTA)* sollte dann eingesetzt werden, wenn nicht nur Häufigkeits- oder Intensitätsbeurteilungen, sondern auch Beschreibungen der auslösenden Situationen und der nachfolgenden Bedingungen erhoben werden sollen. Das Problemtagebuch kann zur Verhaltensbeobachtung durch Eltern oder andere Bezugspersonen oder bei älteren Kindern und vor allem bei Jugendlichen auch zur Selbstbeobachtung eingesetzt werden.

Verhaltensbeobachtungen sind somit nicht nur für die Forschung von großem Interesse, sondern sie können auch in der klinischen Praxis zur Verbesserung der Diagnostik und Verlaufsbeurteilung beitragen.

Literatur

Abikoff H, Gittelmann-Klein R & Klein DF (1977). Validation of a classroom observation code for hyperactive children. J Cons Clin Psychol 45: 772–783.

Barkley RA (1990). Attention deficit and hyperactivity disorder. A Handbook for Diagnosis and Treatment. New York: Guilford Press.

Barkley RA (1991). The ecological validity of laboratory and analogue assessment methods of ADHD symptoms. J Abn Child Psychol 19: 149–178.

Barkley RA, Fischer M, Newby R & Breen M (1988). Development of a multi-method clinical protocol for assessing stimulant drug responses in ADHD children. J Clin Child Psychol 17: 14–24.

Barkley RA, DuPaul GL & McMurray MB (1990). Comprehensive evaluation of attention deficit disorder with and without hyperactivity as defined by research criteria. J Cons Clin Psychol 58: 775–789.

Breen MJ (1989). Cognitive and behavioral differences in ADHD boys and girls. J Child Psychol Psychiat 30: 711–716.

Breuer D, Rettig K & Döpfner M (2009). Die Erfassung von Aufmerksamkeits- und Verhaltensproblemen im Unterricht mit dem Fragebogen zur Verhaltensbeurteilung im Unterricht (FVU). Diagnostica 55: 11–19.

Döpfner M, Schürmann S & Frölich J (2007). Therapieprogramm für Kinder mit hyperkinetischem und oppositionellem Problemverhalten (THOP), 4. Aufl. Weinheim: Beltz, Psychologie Verlags Union.

Döpfner M, Görtz-Dorten A & Lehmkuhl G (2008). Diagnostik-System für Psychische Störungen im Kindes- und Jugendalter nach ICD-10 und DSM-IV, DISYPS-II. Bern: Huber.

Döpfner M & Petermann F (2008). Diagnostik psychischer Störungen im Kindes- und Jugendalter. Leitfaden Kinder- und Jugendpsychotherapie, Band 2, 2. Aufl. Göttingen: Hogrefe.

Döpfner M & Steinhausen HC (2009). Kinder-Diagnostik-System (KIDS), Band 3: Breitbandverfahren der Verhaltens- und Psychodiagnostik. Göttingen: Hogrefe.

DuPaul GJ & Stoner GD (2003). ADHD in the schools: assessment and intervention strategies, 2nd ed. New York: Guilford Press.

Gadow KD, Sprafkin J & Nolan EE (1996). ADHD School observation Code. Stony Brook, NY: Checkmate Plus.

Hanisch C, Plück J, Meyer N, Brix G, Freund-Braier I, Hautmann C & Döpfner M (2006). Kurzzeiteffekte des indizierten Präventionsprogramms für Expansives Problemverhalten (PEP) auf das elterliche Erziehungsverhalten und auf das kindliche Problemverhalten. Z Klin Psychol Psychother 35: 117–126.

Jacob RG, O'Leary KD & Rosenblad C (1978). Formal and informal classroom settings: Effects on hyperactivity. J Abn Child Psychol 6: 47–59.

Kemnitz A (2008). Beobachtung der Verhaltensauffälligkeiten bei expansiv auffälligen Kindergartenkindern während der Leistungsdiagnostik. Dissertation, Medizinische Fakultät der Universität zu Köln.

Kühle HJ, Hoch C, Rautzenberg P & Jansen F (2001). Kurze videounterstützte Verhaltensbeobachtung von Blickkontakt, Gesichtsausdruck und Motorik zur Diagnostik des Aufmerksamkeitsdefizit-/Hyperaktivitätssyndroms. Praxis Kinderpsychol Kinderpsychiat 50: 607–621.

Platzman KA, Stoy MR, Brown RT, Coles CD, Smith IE & Falek A (1992). Review of observational methods in attention deficit hyperactivity disorder (ADHD): Implications for diagnosis. School Psychol Quarterly 7: 155–177.

Pelham WE Jr, Fabiano GA & Massetti GM (2005). Evidence-based assessment of attention deficit hyperactivity disorder in children and adolescents. J Clin Child Adolesc Psychol 34: 449–476.

Shapiro ES (1996). Academic skills problems: Direct assessment and intervention, 2nd ed. New York: Guilford Press.

Wallbott HG (1994). Verhaltensbeobachtung. In: Stieglitz RD & Baumann U (Hrsg.). Psychodiagnostik psychischer Störungen. Stuttgart: Enke, S. 95–106.

Anhang 18.1

Verhaltensbeobachtung während der Untersuchung (VEWU)	
Kind:	Alter:
Untersucher:	Untersuchungsdatum:
durchgeführte Tests:	

1. Instruktionsverständnis

1	Versteht Instruktion sofort.
2	Versteht Instruktion nach einmaliger Wiederholung.
3	Versteht Instruktion nach mehrfacher Wiederholung.
4	Versteht Instruktion nicht vollständig, erst nach Demonstration.
5	Versteht Instruktion auch nach mehrfacher Wiederholung und Demonstration nicht; Test muss abgebrochen werden.

2. Kooperation

1	Befolgt gut und leicht Anweisungen; hält sich daran, ohne dazu gedrängt werden zu müssen.
2	Hält sich an Anweisungen, wenn noch einmal darauf hingewiesen/vorsichtig gedrängt wird.
3	Befolgt Anweisungen erst nach deutlicher Intervention durch den Untersucher.
4	Führt Anweisungen nur teilweise nach erheblicher Intervention aus.
5	Hält sich nicht an Anweisungen, egal wie stark der Untersucher darauf besteht.

3. Interesse an den Aufgaben

1	Ist darauf erpicht, die Aufgaben anzugehen; ist leicht zu stimulieren.
2	Ist meist eifrig dabei, die Aufgaben anzugehen; verliert gelegentlich das Interesse.
3	Ist nur gelegentlich interessiert.
4	Zeigt selten Interesse an den Aufgaben.
5	Zeigt keinerlei Interesse an den Aufgaben.

4. Unsicherheit/Ängstlichkeit

1	Keine Anzeichen von Unsicherheit oder Testängstlichkeit.
2	Anfangs leichte Unsicherheit/Trennungsängstlichkeit; nach Eingewöhnung aber gelöst.
3	Wird bei manchen Aufgaben unsicher oder hat Angst vor Misserfolg; fragt nach, möchte Bestätigung, braucht leichte Unterstützung.
4	Wirkt die ganze Zeit über sehr unsicher, sozial ängstlich oder misserfolgsängstlich; muss ständig gestützt und ermuntert werden.
5	Ist sehr stark verunsichert/ängstlich; Testdurchführung nur in Anwesenheit der Mutter oder gar nicht möglich.

5. Frustrationstoleranz

1	Übliche Reaktion auf Misserfolg; kann akzeptieren, dass Grenzen gesetzt werden.
2	Hat Schwierigkeiten Misserfolge hinzunehmen, wirkt missmutig oder gedrückt, aber erregt sich nicht übermäßig.
3	Stärkere Reaktion auf Frustration weint oder schreit; hört jedoch nach kurzer Zeit damit auf.
4	Übertriebene Reaktion, die über längere Zeit anhält; brüllt, schreit, hat Wutanfälle.
5	Katastrophenreaktion selbst auf leichte Frustration; verweigert völlig.

6. Motorische Unruhe

1	Keine motorische Unruhe.
2	Etwas unruhig; bewegt Hände, Finger und Arme; keine exzessive motorische Aktivität.
3	Unruhig und zappelig; bleibt für eine angemessene Zeit sitzen; windet sich auf dem Stuhl.
4	Hyperaktiv, jedoch zu kontrollieren; hat Probleme, sich hinzusetzen; steht auf; kann jedoch dazu gebracht werden, sich wieder zu setzen.
5	Sehr hyperaktiv; sehr schwer zu kontrollieren; schwer zurückzubringen.

7. Ablenkbarkeit und Konzentration

1	Ist zielgerichtet; kann Interesse an Aufgaben aufrecht halten.
2	Etwas ablenkbar, jedoch zielorientiert; kann Aufgaben bei leichter Steuerung beenden.
3	Ziemlich ablenkbar; beendet Aufgaben nur bei beträchtlicher Steuerung.
4	Außerordentlich ablenkbar; kann nur wenige Sekunden aufmerksam bleiben; unabhängig von der Außensteuerung.
5	Fängt gar nicht erst an oder lässt sich nicht auf etwas ein, daher nicht beurteilbar.

8. Impulsivität

1	Kann Impulse gut kontrollieren; handelt nie impulsiv.
2	Kann Impulse etwas kontrollieren; handelt zeitweise impulsiv (z. B. hört sich Instruktionen nicht zu Ende an).
3	Kann Impulse mäßig kontrollieren; handelt impulsiv (z. B. bei schwereren Aufgaben).
4	Kann Impulse schlecht kontrollieren; handelt oft impulsiv (schaut auch leichte Aufgaben nicht genau an und macht viele Fehler).
5	Ist extrem impulsiv, lässt sich kaum steuern.

9. Arbeitsgeschwindigkeit

1	Langsames Arbeitstempo.
2	Mäßiges Arbeitstempo.
3	Angemessenes Arbeitstempo.
4	Schnelles Arbeitstempo.
5	Überhastetes Arbeitstempo.

10. Aufmerksamkeitsuchendes oder demonstratives Verhalten (z. B. albernes Verhalten, Clownerie, Angeben, Verstecken, provokatives Verhalten)

1	Versucht nie die Aufmerksamkeit mithilfe dieser Verhaltensweisen auf sich zu ziehen.
2	Versucht selten die Aufmerksamkeit mithilfe dieser Verhaltensweisen auf sich zu ziehen.
3	Zeigt gelegentlich solche Verhaltensweisen.
4	Greift oft auf solche Verhaltensweisen zurück.
5	Diese Verhaltensweisen treten beinahe ständig auf; sie sind charakteristisch für das Kind.

Quelle: Döpfner & Petermann (2008)

19 Fragebögen und Beurteilungsskalen

Anja Görtz-Dorten, Manfred Döpfner und Michael Rösler

Fragebögen und Beurteilungsskalen sind ein wichtiger Bestandteil einer umfassenden Diagnostik von ADHS. Sie ergänzen die Informationen aus klinischen und strukturierten Interviews und ermöglichen eine ökonomische Informationssammlung. Daher wird ihr Einsatz auch in den nationalen und internationalen Leitlinien zur Diagnostik und Behandlung von Kindern und Jugendlichen mit ADHS empfohlen (American Academy of Child and Adolescent Psychiatry 2007; Taylor et al. 2004; Döpfner et al. 2007b, 2008b). Im Rahmen einer multimodalen Verhaltensdiagnostik (Döpfner & Petermann 2008) können über Fragebogenverfahren und Beurteilungsskalen verschiedene Perspektiven – die der Eltern, der Erzieher oder Lehrer, die des Patienten und die des klinischen Untersuchers – miteinander kombiniert werden. Eine ausführliche Darstellung der multimodalen Diagnostik bei ADHS im Kindes- und Jugendalter wird im Leitfaden zu Aufmerksamkeitsdefizit-/Hyperaktivitätsstörungen gegeben (Döpfner et al. 2008b).

Eine derartige Erfassung aus verschiedenen Perspektiven ist deshalb hilfreich, weil die Übereinstimmungen zwischen den verschiedenen Beurteilern allenfalls im mittleren Bereich sind. Dieser eher moderate Zusammenhang lässt sich auf verschiedene Faktoren zurückführen: Neben Messfehlern spielen unterschiedliche Urteilsanker der Beurteiler sowie die situationsspezifische Ausprägung von Verhaltensauffälligkeiten eine wichtige Rolle. Unterschiedliche Einschätzungen können also im Wesentlichen darauf zurückgeführt werden, dass das gleiche Verhalten von verschiedenen Beurteilern unterschiedlich gewertet wird oder dass die verschiedenen Beurteiler (z. B. Eltern und Lehrer) das Kind in verschiedenen Situationen erleben und es sich in diesen Situationen tatsächlich unterschiedlich verhält. Die diagnostischen Kriterien von ICD-10 und DSM-IV-TR fordern jedoch für die Diagnose einer ADHS, dass die Symptomatik in verschiedenen Lebensbereichen auftritt.

Die im diagnostischen Prozess eingesetzten Verfahren können sich sowohl auf die ADHS-Kernsymptomatik beziehen (störungsspezifische Diagnostik) als auch ein breites Spektrum von Verhaltensauffälligkeiten erfassen. Eine derartige Breitbanddiagnostik psychischer Störungen ist bei Kindern und Jugendlichen mit Hinweisen auf ADHS deshalb meist notwendig, weil einerseits eine differentialdiagnostische Abgrenzung zu anderen psychischen Störungen indiziert ist und andererseits die Mehrzahl der Kinder mit gesicherter ADHS zusätzlich komorbide Störungen aufweisen, vor allem oppositionell-aggressive Störungen des Sozialverhaltens, emotionale Störungen sowie Tic-Störungen (vgl. Kapitel 14).

19.1 Instrumente für das Kindes- und Jugendalter

19.1.1 Breitbandverfahren

Tabelle 19.1 gibt eine Übersicht über Fragebogenverfahren und klinische Beurteilungsskalen, die ein breites Spektrum psy-

Tab. 19.1: Fragebogenverfahren zur Erfassung eines breiten Spektrums psychischer Auffälligkeiten.

Name	Autoren	Alter	Urteils-Art	Skalen	Zusätzliche Informationen
Klinische Beurteilungsverfahren					
EPSKI	Döpfner et al. (2000)		Klinisches Urteil	keine Skalen, 14 inhaltlich gegliederte Bereiche	Grundlage eines halbstrukturierten klinischen Interviews.
Psychopathologisches Befund-System für Kinder und Jugendliche (CAS-CAP-D)	Döpfner et al. (1999)		Klinisches Urteil	12 Merkmalsbereiche	Grundlage eines halbstrukturierten klinischen Interviews zur umfassenden psychopathologischen Beurteilung
Fragebogenverfahren					
VBV-EL Verhaltensbeurteilungsbogen für Vorschulkinder – Elternfragebogen	Döpfner et al. (1993)	3–6	Elternurteil	Sozial-emotionale Kompetenzen Oppositionell-aggressives Verhalten Aufmerksamkeitsdefizite und Hyperaktivität vs. Spielausdauer Emotionale Auffälligkeiten	53 Items, zusätzlich Symptomliste mit umschriebenen Auffälligkeiten, Gesamtauffälligkeitswert Zusätzlich Kurzform (Berner et al. 1992) und 2. Auflage (2001)
VBV-ER Verhaltensbeurteilungsbogen für Vorschulkinder – Erzieherfragebogen	Döpfner et al. (1993)	3–6	Erzieherurteil	siehe VBV-EL	93 Items, zusätzlich Symptomliste mit umschriebenen Auffälligkeiten, Gesamtauffälligkeitswert Zusätzlich Kurzform (Berner et al. 1992)
CBCL 1½–5 Elternfragebogen für Klein- und Vorschulkinder	Arbeitsgruppe Deutsche Child Behavior Checklist (2000a)	1½–5	Elternurteil	Sozialer Rückzug Körperliche Beschwerden Ängstlich/Depressiv Destruktives Verhalten Aggressives Verhalten Schlafprobleme	Deutsche Fassung der CBCL 1½–5 99 Problem-Items Übergeordnete Skalen: (1) Externalisierende, (2) Internalisierende Auffälligkeiten, (3) Gesamtauffälligkeit noch keine deutsche Normierung
CTRF 1½–5 Fragebogen für ErzieherInnen von Klein- und Vorschulkindern	Arbeitsgruppe Deutsche Child Behavior Checklist (2000b)	1½–5	Erzieherurteil	siehe CBCL 1½–5	Deutsche Fassung der C-TRF 1½–5 99 Problem-Items Übergeordnete Skalen: (1) Externalisierende, (2) Internalisierende Auffälligkeiten, (3) Gesamtauffälligkeit noch keine deutsche Normierung

Name	Autoren	Alter	Urteils-Art	Skalen	Zusätzliche Informationen
CBCL/4-18 Elternfragebogen über das Verhalten von Kindern und Jugendlichen	Arbeitsgruppe Deutsche Child Behavior Checklist (1998a)	4–18	Elternurteil	3 Kompetenz-Skalen (Aktivitäten, Soziale Kompetenzen, Schulische Leistungen) 8 Problem-Skalen (Sozialer Rückzug, Körperliche Beschwerden, Ängstlich/Depressiv, Dissoziales Verhalten, Aggressives Verhalten, Soziale Probleme, Schizoid/Zwanghaft, Aufmerksamkeitsprobleme)	Deutsche Fassung der CBCL (Achenbach, 1991a) Kompetenz-Items und 120 Problem-Items Übergeordnete Skalen siehe CBCL 1½–5 deutsche Normierung; deutsch-schweizer Normierung (Steinhausen et al. 1996)
TRF Lehrerfragebogen über das Verhalten von Kindern und Jugendlichen	Arbeitsgruppe Deutsche Child Behavior Checklist (1993)	6–18	Lehrerurteil	Keine Kompetenz-Skalen 8 Problem-Skalen wie CBCL	Deutsche Fassung der Teacher's Report Form der Child Behavior Checklist (Achenbach 1991b) Itemzahl und übergeordnete Skalen siehe CBCL 1½–5; noch keine deutsche Normierung
YSR Fragebogen für Jugendliche	Arbeitsgruppe Deutsche Child Behavior Checklist (1998b)	11–18	Selbsturteil	2 Kompetenz-Skalen (Aktivitäten, Soziale Kompetenzen) 8 Problem-Skalen wie CBCL	Deutsche Fassung des Youth Self-Report der Child Behavior Checklist (Achenbach 1991c) Itemzahl und übergeordnete Skalen siehe CBCL 1½–5 deutsche Normierung, deutsch-schweizer Normierung (Steinhausen et al. 1999)
SDQ-Eltern Strengths and Difficulties Questionnaire	Steinhausen (2002) Woerner et al. (2002)	4–16	Elternurteil	Problemskalen: emotionale Probleme, externalisierende Verhaltensauffälligkeiten, Hyperaktivität/Unaufmerksamkeit, Probleme mit Gleichaltrigen, Kompetenzskala: Prosoziales Verhalten	Deutsche Fassung des Strenghts and Difficulties Questionnaire (SDQ) deutsche Normwerte für den SDQ können von der Homepage der Kinder- und Jugendpsychiatrie, Universität Göttingen heruntergeladen werden: http://wwwuser.gwdg.de/~ukyk/verweise.html
SDQ-Lehrer	Steinhausen (2002) Woerner et al. (2002)	4–16	Lehrerurteil	Siehe SDQ-Eltern	Siehe SDQ-Eltern
SDQ-Selbst	Steinhausen (2002) Woerner et al. (2002)	11–16	Selbsturteil	Siehe SDQ-Eltern	Siehe SDQ-Eltern

chischer Störungen erfassen. Zur klinischen Exploration und Beurteilung bei Kindern und Jugendlichen kann das Explorationsschema für psychische Störungen im Kindes und Jugendalter (EPSKI) (Döpfner & Petermann 2008) sowie das Psychopathologische Befund-System (CASCAP-D; Döpfner et al. 1999) Anwendung finden. Das Explorationsschema für psychische Störungen im Kindes und Jugendalter (EPSKI) besteht aus 14 Bereichen, in denen unter anderem Vorstellungsanlass und spontan berichtete Problematik, Erwartungen der Eltern an die Untersuchung, eine genaue Beschreibung der aktuellen psychischen Auffälligkeiten des Kindes/Jugendlichen, Interessen, Aktivitäten, Kompetenzen und positive Eigenschaften des Kindes, Entwicklungsstand und schulische Leistungen, familiärer und sozialer Hintergrund und Entwicklungsgeschichte des Patienten erfasst werden.

Das CASCAP-D dient der klinischen Beurteilung einzelner psychopathologischer Merkmale (Symptome) aufgrund eines halbstrukturierten Interviews mit dem Patienten und der begleitenden Bezugsperson sowie aufgrund der Beobachtung des Untersuchers in der Untersuchungssituation und erlaubt eine psychopathologische Beurteilung von insgesamt 98 Einzelsymptomen in 12 Merkmalsbereichen. Außerdem können einzelne Items zu Symptomskalen zusammengefasst werden.

Fragebogenverfahren, die ein breites Spektrum psychischer Störungen bei Kindern und Jugendlichen erfassen, können von Eltern, Erziehern, Lehrern oder auch Kindern (ab dem Alter von etwa elf Jahren) bearbeitet werden. Neben dem Verhaltensbeurteilungsbogen für Vorschulkinder (VBV), der als Eltern Fragebogen und als Erzieherfragebogen vorliegt (Döpfner et al. 1993) hat sich besonders das von Achenbach entwickelte und von der Arbeitsgruppe Deutsche Child Behavior Checklist (1993, 1998a, b, c, d, 2000a, b) ins Deutsche übertragene und überwiegend auch normierte Fragebogensystem als sehr hilfreich erwiesen. Kern dieses Fragebogensystems ist der Elternfragebogen über das Verhalten von Kindern und Jugendlichen, CBCL/4-18 (Arbeitsgruppe Deutsche Child Behavior Checklist 1998a). Parallel dazu wurde der Lehrerfragebogen über das Verhalten von Kindern und Jugendlichen, TRF (Arbeitsgruppe Deutsche Child Behavior Checklist 1993), sowie für Kinder und Jugendliche ab dem Alter von elf Jahren der Fragebogen für Jugendliche, YSR (Arbeitsgruppe Deutsche Child Behavior Checklist 1998b). Diese Verfahren decken ein breites Spektrum an psychischen Störungen ab, die in den acht Problemskalen (Sozialer Rückzug, Körperliche Beschwerden, Ängstlich/Depressiv, Dissoziales Verhalten, Aggressives Verhalten, Soziale Probleme, Schizoid/Zwanghaft, Aufmerksamkeitsprobleme) abgebildet werden. Daneben werden auch soziale Kompetenzen erfasst. Für Kinder im Vorschulalter liegen entsprechend adaptierte Verfahren für das Elternurteil und für das Erzieherurteil vor. Der Strengths and Difficulties Questionnaire (SDQ, Woerner et al. 2002; Steinhausen 2006) ist ein weiteres Breitbandverfahren. Dieser Fragebogen hat wesentlich weniger Merkmale als die CBCL und kann daher gut als Screening eingesetzt werden. Die Merkmale werden zu vier Problemskalen (emotionale Probleme, externalisierende Verhaltensauffälligkeiten, Hyperaktivität/Unaufmerksamkeit, Probleme mit Gleichaltrigen) und einer Kompetenzskala (prosoziales Verhalten) zusammengefasst.

Neben diesen Breitbandverfahren können auch weitere Verfahren zur spezifischen Diagnostik komorbider Störungen eingesetzt werden, wie zum Beispiel einzelne Instrumente aus dem Diagnostiksystem für psychische Störungen im Kindes- und Jugendalter nach ICD-10 und DSM-IV (DISYPS-II; Döpfner et al. 2008a) zur Erfassung von oppositionell-aggressiven Störungen, depressiven Störungen, Angst- und Zwangsstörungen oder Tic-Störungen, die im klinischen Urteil in Diagnose-Checklisten sowie im Fremd- und Selbsturteil anhand von Fragebögen erhoben werden können.

19.1.2 Störungsspezifische Verfahren

Zur genaueren Erfassung der ADHS-Symptomatik liegen mehrere Beurteilungsskalen und Fragebogenverfahren vor. Tabelle 19.2 gibt einen Überblick über diese Instrumente. Zahlreiche Verfahren sind im Band 1 der von Döpfner & Steinhausen herausgegebenen Reihe Kinder-Diagnostik-System (KIDS) detailliert beschrieben und als Kopierdokumente für die klinische Praxis verfügbar gemacht worden (Döpfner, Lehmkuhl & Steinhausen 2006).

Der Explorationsfragebogen für hyperkinetische und oppositionelle Verhaltensstörungen (EF-HOV) kann die klinische Exploration über das halbstrukturierte Explorationsschema für hyperkinetische und oppositionelle Verhaltensstörungen (EF-HOV; siehe Kapitel 17) ergänzen. Dieser Fragebogen orientiert sich, wie auch das entsprechende Interview an den im Leitfaden Aufmerksamkeitsdefizit-/Hyperaktivitätsstörungen (Döpfner et al. 2008a) entwickelten Leitlinien zur Exploration von Eltern, Erziehern und des Patienten. Neben der hyperkinetischen Symptomatik werden oppositionelle und aggressive Störungen differenziert erfragt. EF-HOV ist in acht Explorationsbereiche gegliedert, in denen u. a. die aktuelle hyperkinetische Symptomatik des Kindes/Jugendlichen, spezifische psychische Komorbidität und differentialdiagnostische Abklärung, relative Stärken und Interessen des Kindes oder Jugendlichen und die störungsspezifische Entwicklungsgeschichte exploriert werden.

Zur Abklärung der diagnostischen Kriterien für ADHS können die Diagnose-Checklisten für Aufmerksamkeitsdefizit-/Hyperaktivitätsstörungen (DCL-ADHS) aus dem Diagnostik-System für psychische Störungen im Kindes- und Jugendalter nach ICD-10 und DSM-IV (DISYPS-II) (Döpfner et al. 2008a) eingesetzt werden. Die Diagnose-Checklisten stellen ein einheitlich konzipiertes Instrumentarium zur klinischen Beurteilung psychischer Störungen bei Kindern und Jugendlichen dar, das sowohl Diagnosen nach ICD-10 als auch nach DSM-IV erlaubt. Die Diagnose-Checkliste für Aufmerksamkeitsdefizit-/Hyperaktivitätsstörungen Störungen (DCL-ADHS) enthält die Symptomkriterien nach ICD-10 und DSM-IV für die Diagnose der hyperkinetischen Störung (F90.0/F90.1) nach ICD-10 bzw. der Aufmerksamkeitsdefizit-/Hyperaktivitätsstörung (F90.0/F98.8) nach DSM-IV. Inhaltliche Unterschiede in der Definition der Symptomkriterien zwischen ICD-10 und DSM-IV sind markiert. Die Symptomkriterien sind entsprechend den Vorgaben der Diagnose-Systeme zu den drei Symptomgruppen Aufmerksamkeitsstörungen, Überaktivität und Impulsivität zusammengefasst.

Der Liste der Symptomkriterien sind Entscheidungsbäume angefügt. Bei der Diagnose-Checkliste für Aufmerksamkeitsdefizit-/Hyperaktivitätsstörungen (DCL-ADHS) liegen jeweils zwei Entscheidungsbäume zur Bestimmung von Diagnosen nach ICD-10 bzw. nach DSM-IV vor, da sich beide Diagnose-Systeme für diese Diagnosegruppen zwar kaum in den Symptomkriterien unterscheiden, wohl aber in der Kombination der Symptomkriterien bzw. in den ergänzenden Kriterien voneinander abweichen. An die Symptomkriterien können die beiden Entscheidungsbäume zur Bestimmung der Diagnose nach ICD-10 bzw. nach DSM-IV angefügt werden. Abbildung 19.1 zeigt die DCL-ADHS mit dem Entscheidungsbaum nach ICD-10. Neben der kate-

Tab. 19.2: Störungsspezifische klinische Beurteilungs- und Fragebogenverfahren zur Erfassung von Aufmerksamkeitsdefizit-/Hyperaktivitätsstörungen (ADHS)

Name	Autoren	Alter	Urteils-Art	Skalen	Zusätzliche Informationen
Explorationsfragebogen für hyperkinetische und oppositionelle Verhaltensstörungen (EF-HOV)	Döpfner et al. (2006)	3–17	Elternurteil	keine	halbstrukturierte klinischer Fragebogen; qualitative Auswertung, keine Normen
Diagnosecheckliste für Aufmerksamkeitsdefizit-/Hyperaktivitätsstörungen (DCL-ADHS)	Döpfner et al. (2008a)	3–17	Klinisches Urteil	Aufmerksamkeitsstörungen Überaktivität Impulsivität	strukturierte Checkliste für klinisches Urteil; Bestandteil von DISYPS-II; Diagnosen und Skalenkennwerte: keine Normen
Fremdbeurteilungsbogen für Aufmerksamkeitsdefizit-/Hyperaktivitätsstörungen (FBB-ADHS)	Döpfner et al. (2008a) Görtz-Dorten & Döpfner (2008a)	4–17	Elternurteil Erzieherurteil Lehrerurteil	Aufmerksamkeitsstörungen Überaktivität Impulsivität	Eltern- und Lehrerfragebogen; Bestandteil von DISYPS-II; alters- und geschlechtsspezifische Normen für Elternurteil
Fremdbeurteilungsbogen für Aufmerksamkeitsdefizit-/Hyperaktivitätsstörungen im Vorschulalter (FBB-ADHS-V)	Döpfner et al. (2008a) Breuer & Döpfner (2006)	3–7	Elternurteil Erzieherurteil	Aufmerksamkeitsstörungen Überaktivität Impulsivität	Eltern- und Lehrerfragebogen; Bestandteil von DISYPS-II; geschlechtsspezifische Normen für Eltern- und Erzieherurteil
Selbstbeurteilungsbogen für Aufmerksamkeitsdefizit-/Hyperaktivitätsstörungen (SBB-ADHS)	Döpfner et al. (2008a)	11–17	Selbsturteil	Aufmerksamkeitsstörungen Überaktivität Impulsivität	Parallelform zur FBB-ADHS Bestandteil von DISYPS-II, geschlechtsspezifische Normen
Elternfragebogen über Problemsituationen in der Familie (EF-PF)	Döpfner et al. (2006, 2007a)	?	Elternurteil	Anzahl der Probleme Problemintensität	Parallelform zu EKI; deutsche Fassung des Home Situations Questionnaire; Grobnormierung für 6–10-Jährige
Fragebogen über Verhaltensprobleme bei den Hausaufgaben (FVH)	Döpfner et al. (2006, 2007a)	6–17?	Elternurteil	Anzahl der Probleme Problemhäufigkeit	deutsche Fassung der Homework Problem Checklist; Grobnormierung für 6–10-Jährige
Fragebogen über Verhaltensprobleme im Unterricht (FVU)	Döpfner et al. (2006, 2007a)	6–17?	Lehrerurteil	Aufmerksamkeitsprobleme Mangelnde Regelbeachtung	deutsche Fassung des SKAMP-Fragebogens; keine Normierung
ADHS-Tagesprofilbogen (ADHS-TAP-Eltern)	Döpfner et al. (2007a)	6–17	Elternurteil	Expansive Symptomatik am Morgen am Nachmittag am späten Nachmittag am Abend	zur Erfassung von ADHS-Symptomatik zu verschiedenen Tagesabschnitten
ADHS-Tagesprofilbogen (ADHS-TAP-Lehrer)	Döpfner et al. (2007a)	6–17	Lehrerurteil	Expansive Symptomatik erste Hälfte Schulvormittag zweite Hälfte Schulvormittag	zur Erfassung von ADHS-Symptomatik in der ersten und zweiten Hälfte des Schulvormittags

IV Untersuchung

Name	Autoren	Alter	Urteils-Art	Skalen	Zusätzliche Informationen
Conners-Skalen-Lehrer	Huss et al. (2002)	6–13	Lehrer-urteil	Verhaltensprobleme Impulsivität/Hyperaktivität Unaufmerksamkeit	Fragebögen sind nicht publiziert
Conners-Skalen-Eltern	Huss et al. (2001)	3–17	Eltern-urteil	Verhaltensprobleme Lernschwierigkeiten psychosomatische Beschwerden Impulsivität/Hyperaktivität Angst	Fragebögen sind nicht publiziert

gorialen Klassifikation durch eine Diagnose erlauben die Diagnose-Checklisten auch eine dimensionale Auswertung, indem die Ausprägungsgrade der beurteilten Symptomkriterien summiert und durch die Anzahl der Items dividiert werden.

Bei den standardisierten Fragebogenverfahren eignet sich vor allem der Fremdbeurteilungsbogen für Aufmerksamkeitsdefizit-/Hyperaktivitätsstörungen (FBB-ADHS), der von Eltern und von Lehrern bzw. Erziehern beantwortet werden kann und die Symptome von ADHS entsprechend den Kriterien von ICD-10 und DSM-IV erfasst. Der Fremdbeurteilungsbogen für Aufmerksamkeitsdefizit-/Hyperaktivitätsstörungen (FBB-ADHS) erfasst in 20 Items die 18 Symptomkriterien nach ICD-10 und DSM-IV für die Diagnose der hyperkinetischen Störung (F90.0/F90.1) nach ICD-10 bzw. der Aufmerksamkeitsdefizit-/Hyperaktivitätsstörung (F90.0/F98.8) nach DSM-IV. Im Fremdbeurteilungsbogen werden auf der Rückseite zusätzliche Diagnosekriterien erfasst – die Kriterien für die klinische Bedeutsamkeit (Funktionsbeeinträchtigung), für den Generalisierungsgrad der Symptomatik auf verschiedene Lebensbereiche (Familie, Schule, Freizeit), zum Störungsbeginn und zur Dauer der Symptomatik. Außerdem werden in sechs Items Kompetenzen in den Bereichen Ausdauer, Aufmerksamkeit und Reflexivität erhoben.

Aus den 20 Items zur Erfassung der Symptomkriterien werden entsprechend den Vorgaben der Diagnose-Systeme drei Skalen gebildet: Aufmerksamkeitsstörungen (9 Items), Überaktivität (7 Items) und Impulsivität (4 Items). Zusätzlich werden die Kompetenz-Items zur Skala Ausdauer, Aufmerksamkeit und Reflexivität zusammengefasst. Für diese vier Skalen können Kennwerte ermittelt werden. Zusätzlich kann ein Kennwert für die Gesamtskala Aufmerksamkeitsdefizit-/Hyperaktivitätsstörung berechnet werden, in die alle 20 Items zur Erfassung der Symptomkriterien eingehen. Für den FBB-ADHS liegen Normen für das Elternurteil bei 4–6-jährigen, 7–10-jährigen, 11–13-jährigen und 14–17-jährigen Jungen und Mädchen vor.

Ab dem Alter von elf Jahren kann auch das Urteil des Patienten selbst anhand des Selbstbeurteilungsbogens für Aufmerksamkeitsdefizit-/Hyperaktivitätsstörungen (SBB-ADHS) erhoben werden. Dieser Fragebogen ist parallel zum FBB-ADHS aufgebaut. Für den SBB-ADHS liegen Normen für 11–13-jährige und 14–17-jährige Jungen und Mädchen vor.

In den durchgeführten Faktorenanalysen für den Fremd- als auch für den Selbstbeurteilungsbogen zum Bereich ADHS konnte sowohl die von ICD-10 als auch die von DSM-IV vorgegebene a priori Zuordnung bestätigt werden (vgl. Görtz-Dorten & Döpfner 2009). Für die Störungsskalen des

19 Fragebögen und Beurteilungsskalen

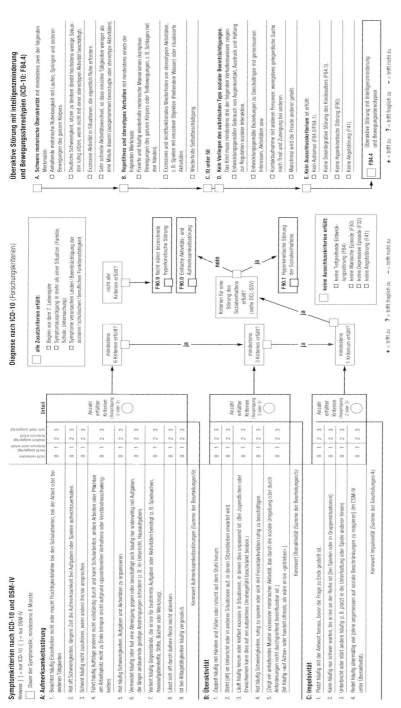

Abb. 19.1: DCL-ADHS mit Entscheidungsbaum nach ICD-10 aus dem Diagnostik-System für psychische Störungen im Kindes- und Jugendalter nach ICD-10 und DSM-IV (DISYPS-II; Döpfner et al. 2008)

223

FBB-ADHS und des SBB-ADHS wurden überwiegend zufriedenstellende bis sehr gute Konsistenzen ermittelt, lediglich die Subskala Impulsivität erreicht im Selbsturteil nur eine nicht ganz zufriedenstellende Konsistenz von $\alpha = .68$. Die Kompetenzskalen wiesen bei beiden Beurteilungsbögen eine zufriedenstellende Konsistenz auf ($\alpha = .86$ und $\alpha = .83$). Die Korrelationen zwischen den einzelnen störungsspezifischen Subskalen (Aufmerksamkeitsstörung, Hyperaktivität, Impulsivität) lagen bei beiden Fragebögen im mittleren Bereich, sodass eine Abgrenzung der Skalen voneinander als gerechtfertigt erscheint. Zwischen der Selbsteinschätzung und der Elterneinschätzung fanden sich nur mittlere Korrelationen. In einer weiteren bundesweit repräsentativen Stichprobe konnten die faktorielle Struktur des FBB-ADHS sowie seine Reliabilität bestätigt werden (Erhart et al. 2008).

Für Vorschulkinder wurde der Fremdbeurteilungsbogen für Aufmerksamkeitsdefizit-/Hyperaktivitätsstörungen im Vorschulalter (FBB-ADHS-V) auf der Basis des FBB-ADHS entwickelt, in dem die Diagnosekriterien nach ICD-10 bzw. DSM-IV für Vorschulkinder adaptiert erhoben werden. Er enthält modifizierte Items des FBB-ADHS und ist spezifisch für die Altersgruppe der Drei- bis Sechsjährigen normiert. Aus den 19 Items zur Erfassung der modifizierten Symptomkriterien werden entsprechend den Vorgaben der Diagnose-Systeme die beiden Skalen Aufmerksamkeitsstörungen (9 Items), und Überaktivität-Impulsivität (9 Items) gebildet. Für diese beiden Skalen können Kennwerte ermittelt werden. Zusätzlich kann ein Kennwert für die Gesamtskala Aufmerksamkeitsdefizit-/Hyperaktivitätsstörung berechnet werden, in die alle 19 Items zur Erfassung der Symptomkriterien eingehen. Für den FBB-ADHS-V liegen Normen für das Eltern- und das Erzieherinnenurteil bei 3–6-jährigen Kindern vor.

Bei der explorativ-faktorenanalytischen Prüfung der 19 Symptom-Items des Elternfragebogens in der Repräsentativstichprobe mittels Hauptkomponentenanalyse und nachfolgender Varimax-Rotation wurden zwei Faktoren extrahiert, wobei der erste Faktor Hyperaktivität und Impulsivität und der der zweite Faktor Aufmerksamkeitsstörungen erfasst. Im Erzieherurteil konnte ebenfalls eine zweifaktorielle Lösung mit gleicher Struktur extrahiert werden. Auch in konfirmatorischen Faktorenanalysen ließen sich sowohl im Elternurteil als auch im Erzieherurteil entsprechende zweifaktorielle Modelle, aber auch ein dreifaktorielles Model mit den drei korrelierten Faktoren Hyperaktivität, Aufmerksamkeitsstörungen und Impulsivität bestätigen (vgl. Breuer & Döpfner 2008). Die internen Konsistenzen der gebildeten Skalen Aufmerksamkeitsstörungen und Hyperaktivität-Impulsivität sowie der aus allen Items bestehenden Gesamtskala ADHS liegen in beiden Beurteilerperspektiven durchweg im befriedigenden bis guten Bereich. Zwischen den Elterneinschätzungen und den Einschätzungen der Erzieherinnen fanden sich wie erwartet allenfalls mittlere Korrelationen ($r = .35$ bis $r = .58$). Eltern beurteilen ihre Kinder etwas auffälliger als Erzieherinnen im Kindergarten.

Der Elternfragebogen über Problemsituationen in der Familie (EF-PF) erlaubt eine Erfassung von Verhaltensauffälligkeiten in konkreten familiären Situationen. Es bietet damit eine gute Grundlage für eine weitergehende Beratung und Verhaltenstherapie. Im Elternfragebogen geben die Eltern für jede der 16 familiären Situationen zunächst an, ob es in diesen Situationen Probleme gibt, wenn das Kind Aufforderungen, Anweisungen oder Regeln befolgen soll. Falls die Situation als problematisch eingestuft wird, beurteilen die Eltern anhand einer neunstufigen Skala wie stark die Problematik ausgeprägt ist. Das Elterninterview über Problemsituationen in der Familie (EI-PF) (siehe Kapitel 17) und der Elternfragebogen über Problemsituationen in der Familie

(EF-PF) sind aufeinander bezogen und enthalten jeweils weitgehend identische Items. Wenn die Eltern vor der Exploration bereits den Elternfragebogen beantwortet haben, dann kann der Untersucher anhand dieser Angaben gezielter und zeitökonomischer explorieren.

Reliabilitäts- und Validitätsanalysen wurden in einer klinischen Stichprobe von Kindern mit der Diagnose einer ADHS und in einer repräsentativen Vergleichsstichprobe durchgeführt (Breuer & Döpfner 1997). Untersuchungen zur faktoriellen Struktur des Fragebogens ergaben keine eindeutigen und gut interpretierbaren Lösungen, daher wurden über alle Items Gesamtwerte gebildet. Die internen Konsistenzen der beiden Skalen Problemintensität und Anzahl der Probleme sind zufrieden stellend. Normen liegen für Jungen und Mädchen im Alter von 6–10 Jahren vor.

Im Fragebogen über Verhaltensprobleme bei den Hausaufgaben (FVH) schätzen die Eltern ein, wie problematisch sie das Verhalten ihres Kindes während der Hausaufgabensituation erleben. Die Durchführung der Hausaufgaben ist meist die problematischste Situation in Familien mit hyperkinetisch auffälligen Kindern. Häufig sind daher Interventionen zur Lösung dieser Problemsituation indiziert. Der Fragebogen bietet hierfür eine gute Grundlage, weil er das Problemverhalten in dieser Situation anhand von 20 Items genau erfragt. Reliabilitäts- und Validitätsanalysen wurden in einer klinischen Stichprobe von Kindern mit der Diagnose einer ADHS und in einer repräsentativen Vergleichsstichprobe durchgeführt. Dabei wurden gute interne Konsistenzen für die beiden Skalen Problemhäufigkeit und Anzahl der Probleme ermittelt. Normen liegen für Jungen und Mädchen im Alter von 6–10 Jahren vor.

Der Fragebogen zur Verhaltensbeurteilung im Unterricht (FVU) ist die deutsche Fassung der erstmals von Swanson (1992) beschriebenen SKAMP-Skala. Dieser Lehrerfragebogen wurde ursprünglich entwickelt, um Zielverhaltensweisen von Schülern mit Aufmerksamkeitsdefizit-/Hyperaktivitätsstörungen (ADHS) im Unterricht zu spezifizieren, die durch verhaltenstherapeutische Techniken beeinflusst werden sollen, weil diese wesentlich zur Beeinträchtigung des Schülers beitragen. Vor allem sollte mit dem SKAMP nicht nur das Verhalten von Schülern über längere Zeiträume (Tage, Wochen oder Monate), sondern auch in zeitlich begrenzten Unterrichtssituationen (30–45 Minuten) erfasst werden können. Der Fragebogen umfasst zehn Items, von denen die ersten sechs Items Aufmerksamkeitsprobleme und die folgenden vier Items mangelnde Regelbeachtung beschreiben. Im deutschen Sprachraum überprüften Breuer et al. (2009) die Reliabilität und Validität des Verfahrens in mehreren Studien. Beide Subskalen erwiesen sich dabei als faktoriell valide und hinreichend intern konsistent ($\alpha > .75$). Zu dem Fragebogen liegen noch keine Normen vor.

Huss et al. (2002) verglichen den Conners-Lehrerfragebogen (39-Item-Version) in einer deutschen Klinik und in einer Normstichprobe. Die 39 Items werden zu drei Skalen (Verhaltensprobleme, Impulsivität/Hyperaktivität und Unaufmerksamkeit) zusammengefasst. In der deutschen Normstichprobe fanden sie zum Teil deutliche Abweichungen von den US-amerikanischen Normen. Der Lehrerfragebogen selbst ist in deutscher Sprache nicht publiziert. Die aktuelle Fassung des Conners-Bogens (Conners-3) ist im deutschen Sprachraum nicht untersucht.

Mit dem Conners Elternfragebogen führten Huss et al. (2001) einen interkulturellen Vergleich in der Version von Conners (1989) mit 48 Items durch. Dabei wurden jedoch nur 24 der 48 Items bei der Berechnung der fünf Skalen (Verhaltensprobleme, Lernschwierigkeiten, psychosomatische Beschwerden, Impulsivität/Hyperaktivität und

IV Untersuchung

Angst) berücksichtigt. Dieses Verfahren stellt also ein Breitbandverfahren dar, das nicht nur die ADHS-Symptomatik im engeren Sinne erfasst. Die Autoren fanden interkulturelle Abweichungen bei der Skala Impulsivität/Hyperaktivität. Die übrigen Skalen ließen sich gut replizieren. Der Elternfragebogen selbst ist in deutscher Sprache jedoch nicht publiziert. Die aktuelle Fassung des Conners-Bogens (Conners-3) ist im deutschen Sprachraum bislang nicht untersucht worden.

19.1.3 Verlaufskontrolle

Zur Verlaufskontrolle der Symptomatik während der Behandlung können sowohl Breitbandverfahren als auch störungsspezifische Verfahren der Eingangsdiagnostik eingesetzt werden, z. B. der Fremdbeurteilungsbogen für Aufmerksamkeitsdefizit-/Hyperaktivitätsstörung (FBB-ADHS) oder der Elternfragebogen über das Verhalten von Kindern und Jugendlichen (CBCL/4-18). Spezifische Verfahren zur Verlaufskontrolle sind die ADHS-klinische Gesamteinschätzung (ADHS-KGE) und der ADHS-Tagesprofilbogen. Die ADHS-KGE enthält Skalen zur globalen klinischen Beurteilung der aktuellen Symptomatik und integriert eine Einschätzung der Veränderung der Symptomatik, wie sie in der Clinical Global Impression Scale CGI (Guy 1991) eingesetzt wird, wobei in Anlehnung an die „multisymptom domain form" nach Pliszka et al. (2000) nicht ein einziges globales Urteil für die Gesamtsymptomatik, sondern mehrere Urteile für einzelne Symptombereiche erhoben werden. Auch diese Skalen zur Verlaufskontrolle sind im Band KIDS 1 (Döpfner, Lehmkuhl & Steinhausen 2006) enthalten.

Der ADHS-Tagesprofilbogen für Eltern (ADHS-TAP-Eltern) dient vor allem der Überprüfung der Effekte medikamentöser Therapie und zielt besonders auf die Erfassung der täglichen Wirkdauer der medikamentösen Therapie ab. Die verfügbaren Methylphenidat-Präparate unterscheiden sich in ihrer Wirkdauer. Die unmittelbar nach der Einnahme Methylphenidat freisetzenden Präparate haben eine Wirkdauer von etwa drei bis sechs Stunden, andere Methylphenidat-Präparate und auch Atomoxetin können eine längere Wirkdauer erzielen. Der ADHS-Tagesprofilbogen für Eltern soll bei der Optimierung der Wirkdauer behilflich sein. Gemeinsam mit dem ADHS-Tagesprofilbogen für Lehrer kann der Verlauf der ADHS-Symptomatik über den gesamten Schultag hinweg erfasst werden. Der Eltern-Bogen besteht aus zwei Teilen. In insgesamt sechs Items werden Symptome von ADHS und aggressiv-oppositionelles Verhalten sowie eine Gesamtbeurteilung der Verhaltensproblematik des Kindes erhoben. Die Stärke dieser Auffälligkeiten werden für vier Tagesabschnitte anhand von vierstufigen Antwortskalen beurteilt: morgens, nachmittags bis ca. 16.00 Uhr, später Nachmittag bis ca. 19.00 Uhr und abends, einschließlich zu Bett gehen. Die Beurteilung dieser Probleme zu den einzelnen Tagesabschnitten erfolgt retrospektiv für die vorangegangene Woche. Der zweite Teil erfasst anhand von elf Items potenzielle unerwünschte Wirkungen einer medikamentösen Therapie. Dieser zweite Teil ist in Anlehnung an die Pittsburgh Side-Effects Rating Scale entwickelt. Der Fragebogen wird gegenwärtig auf seine psychometrischen Eigenschaften hin untersucht.

Der ADHS-Tagesprofilbogen für Lehrer ist parallel zum Elternfragebogen aufgebaut, erfasst aber die einzelnen Auffälligkeiten nur für die erste und die zweite Hälfte des Schulvormittags sowie die von den Lehrern beurteilbaren potenziellen Nebenwirkungen medikamentöser Therapie. Auch dieser Fragebogen wird gegenwärtig auf seine psychometrischen Eigenschaften hin untersucht.

Tab. 19.3: Empfehlung für den praktischen Einsatz von Fragebogenverfahren und Beurteilungsskalen bei ADHS im Kindes- und Jugendalter

Eingangsdiagnostik der ADHS
a) zur Unterstützung der Klinische Exploration und Beurteilung
• EF-HOV: Elternfragebogen für hyperkinetische und oppositionelle Verhaltensstörungen
• DCL-ADHS: Diagnose-Checkliste für Aufmerksamkeitsdefizit-/Hyperaktivitätsstörungen
b) Fragebogen
• FBB-ADHS: Fremdbeurteilungsbogen für Aufmerksamkeitsdefizit-/Hyperaktivitätsstörungen (oder FBB-ADHS-V im Vorschulalter) (Eltern- und Lehrer-/Erzieherurteil)
• ab 11 Jahre: SBB-HKS: Selbstbeurteilungsbogen für Aufmerksamkeitsdefizit-/Hyperaktivitätsstörungen
Diagnostik komorbider Störungen
a) bei Vorschulkindern
• VBV-EL: Verhaltensbeurteilungsbogen für Vorschulkinder – Elternfragebogen
• VBV-ER: Verhaltensbeurteilungsbogen für Vorschulkinder – Erzieherfragebogen
b) bei Schulkindern
• CBCL/4-18: Elternfragebogen über das Verhalten von Kindern und Jugendlichen
• TRF: Lehrerfragebogen über das Verhalten von Kindern und Jugendlichen
• YSR: Fragebogen für Jugendliche (ab 11 Jahre)
Weiterführende Diagnostik für Psychoedukation, Beratung und Verhaltenstherapie
• EF-PF: Elternfragebogen über Problemsituationen in der Familie
• FVH: Fragebogen über Verhaltensprobleme bei den Hausaufgaben
• LFVU: Lehrerfragebogen zur Verhaltensbeurteilung im Unterricht
Weiterführende Diagnostik für medikamentöse Therapie und Verlaufskontrolle
• Tagesprofil für Eltern (TAP-ADHS-Eltern) und Lehrer (TAP-ADHS-Lehrer)
• FBB-ADHS: Fremdbeurteilungsbogen für Aufmerksamkeitsdefizit-/Hyperaktivitätsstörungen (oder FBB-ADHS-V im Vorschulalter) (Eltern- und Lehrer-/Erzieherurteil)

19.1.4 Ausblick

Der Einsatz von Fragebogenverfahren und klinischen Beurteilungsskalen kann die Diagnostik von ADHS und von komorbiden Störungen sowie die differentialdiagnostische Abgrenzung erheblich vereinfachen und verbessern. Die Erfassung mehrerer Perspektiven – der des klinischen Untersuchers, der Eltern, Erzieher, Lehrer und nicht zuletzt des Patienten selbst (ab dem Alter von etwa elf Jahren) – ist für eine umfassende Diagnostik von ADHS von herausragender Bedeutung. Daneben lässt sich mithilfe dieser Instrumente die Verlaufskontrolle deutlich verbessern. Tabelle 19.3 gibt eine Empfehlung für den Einsatz der verschiedenen Verfahren für die einzelnen diagnostischen Fragestellungen. Für einige zentrale Verfahren liegen bereits psychometrische Analysen sowie Normierungen an umfassenden Stichproben vor, die ihre Anwendung in der klinischen Routine begründen. Für andere Verfahren stehen solche umfassenden Studien noch aus.

19.2 Instrumente für das Erwachsenenalter

19.2.1 Methodische Situation

Die diagnostische Situation bei Erwachsenen unterscheidet sich nicht grundsätzlich

IV Untersuchung

von der bei Kindern und Jugendlichen. Dennoch gibt es einige Besonderheiten, die angesprochen werden sollten. Dabei muss zunächst erwähnt werden, dass die Kriterien zur Diagnose der ADHS nach DSM-IV, die eine zentrale Bedeutung bei der Diagnostik mit Beurteilungsskalen besitzen, primär für das Kindesalter von 6 bis 16 Jahren entwickelt und erprobt worden sind. Es gibt bisher keine Validierungsstudien, in denen deren Eignung für Erwachsene überprüft wurde. Man geht in der Forschung intuitiv davon aus, dass dies tatsächlich der Fall ist.

Trotzdem ist es nicht sinnvoll, die hier interessierenden 18 psychopathologischen Merkmale unverändert zu übernehmen, denn einige betreffen ausschließlich kindliche Lebenssituationen. Ein Beispiel ist das Merkmal B aus dem Bereich Hyperaktivität: „Verlässt häufig seinen Platz im Klassenzimmer". Es leuchtet ein, dass in ADHS Skalen für Erwachsene besser abgestimmte Beschreibungen für die Symptomatik gefunden werden müssen. Im Gegensatz zum Kindes- und Jugendalter stimmt die Einschätzung der ADHS-Symptome durch die betroffenen Erwachsenen und durch das persönliche Umfeld oder durch Experten aber relativ gut überein (Rösler et al. 2004). Daraus darf die Schlussfolgerung gezogen werden, dass die Methode der Selbstbeurteilung für diagnostische Zwecke bei Erwachsenen fast genauso gut verwendet werden kann wie die der Fremdbeurteilung.

Nach der internationalen Literatur (Rösler et al. 2006) gibt es derzeit eine kaum noch überschaubare Zahl von Instrumenten zur Erfassung der ADHS-Psychopathologie. In dem gegebenen Rahmen können nur die Verfahren erwähnt werden, die allgemeine Akzeptanz gefunden haben und in Forschungsprojekten immer wieder eingesetzt werden. Bis auf wenige Ausnahmen bedienen sich diese Skalen der englischen Sprache. Nur ausnahmsweise gibt es autorisierte deutsche Übersetzungen dieser Instrumente. Validierungsuntersuchungen mit deutschsprachigen Populationen fehlen weitgehend. Eigene deutsche Skalenentwicklungen, wie etwa die von Engel et al. (www.psywifo.klinikum.uni-muenchen.de/eng/research) sind im Bereich der Diagnostik von Erwachsenen nur in Ansätzen erkennbar.

19.2.2 Instrumente zur retrospektiven Einschätzung von ADHS in der Kindheit

Eine besondere Problematik bei der Diagnostik von ADHS ist dann gegeben, wenn bei einem Erwachsenen die Diagnose erstmals gestellt werden soll, ohne dass kinderpsychiatrische Vorbefunde vorhanden sind. Gemäß den diagnostischen Kriterien nach DSM-IV oder ICD-10 muss die Symptomatik spätestens im 6. Lebensjahr nachweisbar sein. Wenn es gelingt, nahe Angehörige zu befragen, ist diese diagnostische Aufgabe relativ leicht zu lösen. Wenn keine Fremdanamnese erhoben werden kann, bleibt nur die systematische Befragung des Betroffenen.

Die Wender-Utah Rating Scale (WURS; Wender 1995) wurde speziell zu diesem Zweck entwickelt. Mit 61 Fragen, die sich auf das Alter von 8 bis 10 Jahren beziehen, wird der Versuch unternommen die kindliche ADHS Psychopathologie zu rekonstruieren. Es steht eine amerikanische Kurzfassung mit 25 Merkmalen zur Verfügung, deren psychometrische Eigenschaften evaluiert wurden. Ein Cut-off-Wert von 36 Punkten gilt als verdächtig für ADHS (Ward et al. 1993). Es existiert eine deutsche Version der Skala mit 21 ADHS-Symptomen und vier Kontrollmerkmalen (Retz-Junginger et al. 2002, 2003). Dabei haben Studien zur Validität ergeben, dass Werte ab 30 Punkten die Verdachtsdiagnose auf das Vorliegen von ADHS-Sympto-

Tab. 19.4: Die wichtigsten Selbst- und Fremdbeurteilungskalen zur ADHS-Diagnostik des Erwachsenenalters

Skala	Skalentyp – Merkmale	Psychometrie
Adult ADHD Rating Scales CAARS Conners et al. (1999)	Je drei Selbstbeurteilungs- und Fremdbeurteilungskalen als Screening-, Kurz- und Langform Englisch Bearbeitungszeit: 10–20 Min.	Handbuch verfügbar mit psychometrischen Daten zu Reliabilität, Validität, innere Konsistenz; Amerikanische Populationsdaten, verschiedene psychopathologische Werte, DSM-IV-Diagnose
ADHD Current Symptoms Scales Barkley & Murphy (1998)	Eine Selbstbeurteilungskala und eine Fremdbeurteilungskala mit den 18 DSM-IV-Merkmalen, Quantifizierung der Items 0–3 Englisch Bearbeitungszeit: 15 Min.	Zusätzliche Merkmale zur Beurteilung funktioneller Behinderungen, Berücksichtigung komorbider Störungen Alters- und geschlechtsspezifische amerikanische Normen DSM-IV-Diagnose möglich
Adult Self Report Scale ASRS Adler et al. 2006	Selbstbeurteilungskala 18 DSM-IV-Merkmale Quantifizierung 0–4, Englisch und andere Sprachen Bearbeitungszeit: 10 Min.	DSM-IV-Diagnose Amerikanische Validierungsstudie offizielles WHO Instrument
ADHD-RS DuPaul et al. 1998	Fremdbeurteilungskala 18 DSM-IV-Merkmale Quantifizierung 0–3 Englisch Bearbeitungszeit: 10 Min.	DSM-IV-Diagnose Amerikanische Validierung Handbuch verfügbar mit Angaben zur Reliabilität und Validität
Brown ADD Rating Scale Brown 1996	Fremdbeurteilungskala 40 Items Skalierung 0–3 Englisch Bearbeitung: 15 Min.	Cut-off für ADD 50 Punkte, verschiedene Psychopathologieskalen, amerikanische Normierung, Sensitivität, Spezifität, Reliabilität
ADHS Selbstbeurteilungsskala ADHS-SB ADHS Diagnostische Checkliste für Experten ADHS-DC Rösler et al. 2004, 2008	Eine Selbstbeurteilungskala und eine Fremdbeurteilungskala 18 DSM-IV Merkmale Quantifizierung 0–3 Deutsch Bearbeitungszeit: 10 Min.	DSM-IV Diagnose Drei Syndromwerte, deutsche Normierungsstichprobe, psychometrische Eigenschaften evaluiert, Reliabilität, Validität

men in der Kindheit rechtfertigen (Retz-Junginger et al. 2006). Die WURS erfasst die ADHS-Kernsymptomatik mit Unaufmerksamkeit, Impulsivität und Hyperaktivität, wie sie in DSM-IV vertreten wird. Indessen geht die WURS über dieses Konzept hinaus und umfasst auch emotionale Symptome und einige Symptome, die dem Bereich der Störungen des Sozialverhaltens zugeordnet werden können. Die WURS orientiert sich insofern mehr an den Utah-Kriterien zur Diagnose der adulten ADHS als an den DSM-IV Konzepten, was mit dem Umstand in Zusammenhang steht, dass der Ursprung der UTAH- bzw. WURS-Konzepte historisch vor der Einführung der Aufmerksamkeitsstörungen durch DSM-III (1980) oder DSM-III-R (1987) liegt.

Eine weitere Skala zur retrospektiven Erfassung kindlicher ADHS-Symptome nach DSM-IV stammt von Barkley & Murphy

IV Untersuchung

(1998). Bei der Childhood Symptoms Scale werden die bekannten 18 Symptome hinsichtlich Unaufmerksamkeit, Impulsivität und Hyperaktivität registriert und auf einer Likert-Skala von 0 bis 3 quantifiziert. Das Verfahren erhebt auch Symptome aus dem Bereich anderer disruptiver Störungen wie oppositionelles Verhalten oder Störungen des Sozialverhaltens. Verschiedene Aspekte der Alltagsfunktionalität werden zusätzlich angesprochen.

19.2.3 Selbstbeurteilungsverfahren zur Erfassung der aktuellen ADHS-Symptomatik

Viele Selbstbeurteilungsskalen für Erwachsene fokussieren auf die Erfassung der oben erwähnten 18 DSM-IV-Symptome (vgl. Tab. 19.4). Dies ist auch bei der primär im deutschen Sprachraum entstandenen ADHS-Selbstbeurteilungsskala (ADHS-SB, Rösler et al. 2004, 2008b) der Fall. Die psychopathologischen Merkmale werden von 0 bis 3 graduiert. Ein ähnliches Verfahren ist die Current Symptom Scale (ADHD-CSS, Barkley & Murphy 1998), die aus den USA kommt, ebenso wie die Adult-Self-Report-Scale (ASRS), die auf Initiative der WHO entwickelt wurde. Sie liegt in mehreren Sprachen vor und stützt sich wiederum auf die 18 DSM-IV-Merkmale, die von 0 bis 4 skaliert werden können (Adler et al. 2006).

Weit verbreitet und vielfach akzeptiert sind die Conners Adult ADHD Rating Scales (CAARS, Conners et al. 1999), von denen es drei Versionen gibt. Die Screening Version besitzt 30 Items, die Kurzfassung kommt mit 26 Merkmalen aus, während die Langform auf 66 Merkmalen fußt. Besonders die Langversion enthält neben den 18 DSM-IV-Merkmalen noch weitere Items, die sich auf affektive Labilität, niedriges Selbstvertrauen und weitere kognitive Besonderheiten erstrecken.

19.2.4 Fremdbeurteilungsverfahren und Expertenbeurteilungen für ADHS

Die amerikanische ADHD Rating Scale (ADHD-RS, DuPaul et al 1998) ist vor allem in pharmakologischen Interventionsstudien eingesetzt worden. Die Skala enthält die 18 DSM-IV-Symptome, die von 0–3 skaliert sind. Es liegt ein Handbuch mit den wichtigsten Gütekriterien vor. Vergleichbar konzipiert ist die ADHD Current Symptoms Scale Other Report Form (ADHD-CSS-ORF, Barkley & Murphy 1998). Den gleichen konstruktiven Gesichtspunkten verpflichtet ist die ADHS-Diagnostische Checkliste (ADHS-DC, Rösler et al. 2008b). Sie wurde primär an deutschen Stichproben validiert und psychometrisch evaluiert. Grundlage der Symptomerfassung sind die DSM-IV-Merkmale, die je nach Verwendungszweck dichotom nach vorhanden oder nicht vorhanden oder quantitativ von 0 bis 3 skaliert werden können. Zentrale Gütekriterien wie Reliabilität und Validität sind bestimmt worden und können einem Handbuch entnommen werden.

Neben den Conners Selbstbeurteilungsskalen sind auch Fremdbeurteilungsverfahren vom gleichen Autor entwickelt worden. Die Conners Adult ADHD Rating Scales-Observer Version (CAARS-OV, Conners et al. 1999) liegen in drei Versionen als Langform, als Kurzversion und als Screeningverfahren vor. Ähnlich wie bei den Selbstbeurteilungsverfahren dieses Autors werden nicht nur die DSM-IV-Merkmalsbereiche Unaufmerksamkeit, Hyperaktivität und Impulsivität berücksichtigt, sondern auch affektive Labilität, niedriges Selbstvertrauen und zusätzliche kognitive Störungen abgebildet.

Die Brown ADHD Scale für Erwachsene (Brown ADD, Brown 1996) weicht in der psychopathologischen Konzeption der zu beschreibenden ADHS-Symptomatik von dem DSM-IV Konzept insofern ab, als bei dieser 40 Merkmale umfassenden Skala die Aspekte Unaufmerksamkeit, Arbeitsorganisation, Aufrechterhaltung von Aktivität, Umgang mit affektiven Interferenzen und der Aspekt Arbeitsgedächtnis ganz im Vordergrund stehen. Charakteristisch ist, dass der Aspekt der Überaktivität ausgeblendet wird und auch der Bereich Impulsivität keine zentrale Bedeutung besitzt.

19.2.5 Andere Skalen und Ausblick

Die Symptomatik der ADHS geht im Erwachsenenalter vielfach mit sozialen Problemen einher, die besondere Beachtung verdienen. Ein Beispiel sind spezifische Schwierigkeiten am Arbeitsplatz. Zur Dokumentation derartiger Schwierigkeiten dient die Work Performance Rating Scale (Barkley & Murphy 1998).
Wegen der komplexen Problematik komorbider Störungen bietet das Adult Interview (AI, Barkley & Murphy 1998) die Möglichkeit, besonders häufige komorbide Störungen zu dokumentieren. Erfasst werden Angst- und Emotionsstörungen, Dysthymie, Depressionen und bipolare Störungen. Die komorbiden Störungen in verschiedenen Lebensabschnitten und Probleme im Lebensalltag in den Feldern Familie, Beruf, Freizeit und Legalbewährung können auch mit einer einfach zu handhabenden Checkliste bewertet werden (Rösler at al. 2008). Ein Überblick über weitere Möglichkeiten der Erfassung komorbider Störungen und funktioneller Defizite im Alltag findet sich bei Stieglitz & Rösler (2006).
Generell geht die Entwicklung in der Skalenanwendung bei ADHS des Erwachsenenalters dahin, wichtige Aspekte der Alltagsbewältigung und der Lebensqualität zu erfassen und in die Interventionsbemühungen als Zielfelder einzubeziehen. Beispiele für derartige Fortentwicklungen sind die Adult Attention-Deficit/Hyperactivity Disorder Quality of Life Scale (AAQOL, Matza et al. 2007; Adler et al. 2008) oder die Quality of Life Enjoyment and Satisfaction Questionnaire-Short Form (Q-LES-QSF, Mick et al. 2008).

Literatur

Adler LA, Spencer T, Faraone SA, Kessler R, Howes MJ, Biederman J & Sechnik K (2006). Validity of Pilot Adult ADHS Self-Report Scale (ASRS) to Rate Adult ADHD Symptoms. Ann Clin Psychiatry 18: 145–148.

Adler LA, Spencer TJ, Levine LR, Ramsey JL, Tamura R, Kelsey K, Ball SG, Allen AJ & Biederman J (2008). Functional Outcomes in the Treatment of Adults with ADHD. J Atten Disord 11: 720–727.

American Academy of Child and Adolescent Psychiatry (2007). Practice Parameter for the Assessment and Treatment of Children and Adolescents With Attention-Deficit/Hyperactivity Disorder. J Am Acad Child Adolesc Psychiatry 46: 894–921.

Arbeitsgruppe Deutsche Child Behavior Checklist (1993). Lehrerfragebogen über das Verhalten von Kindern und Jugendlichen; deutsche Bearbeitung der Teacher's Report Form der Child Behavior Checklist (TRF). Einführung und Anleitung zur Handauswertung, bearbeitet von Döpfner M & Melchers P. Köln: Arbeitsgruppe Kinder-, Jugend- und Familiendiagnostik (KJFD).

Arbeitsgruppe Deutsche Child Behavior Checklist (1998a). Elternfragebogen über das Verhalten von Kindern und Jugendlichen; deutsche Bearbeitung der Child Behavior Checklist (CBCL/4-18). Einführung und Anleitung zur Handauswertung. 2. Aufl. mit deutschen Normen, bearbeitet von Döpfner M, Plück J, Bölte S, Lenz K, Melchers P & Heim K. Köln: Arbeitsgruppe Kinder-, Jugend- und Familiendiagnostik (KJFD).

Arbeitsgruppe Deutsche Child Behavior Checklist (1998b). Fragebogen für Jugendliche; deutsche Bearbeitung der Youth Self-Report Form der Child Behavior Checklist (YSR). Einführung und Anleitung zur Handauswertung. 2. Aufl. mit deutschen Normen, bearbeitet von Döpfner M, Plück J, Bölte S, Lenz K, Melchers P & Heim K. Köln: Arbeitsgruppe Kinder-, Jugend- und Familiendiagnostik (KJFD).

Arbeitsgruppe Deutsche Child Behavior Checklist (1998c). Fragebogen für junge Erwachsene (YASR). Köln: Arbeitsgruppe Kinder-, Jugend- und Familiendiagnostik (KJFD).

Arbeitsgruppe Deutsche Child Behavior Checklist (1998d). Elternfragebogen über das Verhalten junger Erwachsener (YABCL). Köln: Arbeitsgruppe Kinder-, Jugend- und Familiendiagnostik (KJFD).

Arbeitsgruppe Deutsche Child Behavior Checklist (2000a). Elternfragebogen für Klein- und Vorschulkinder (CBCL/1½-5). Köln: Arbeitsgruppe Kinder-, Jugend- und Familiendiagnostik (KJFD).

Arbeitsgruppe Deutsche Child Behavior Checklist (2000b). Fragebogen für ErzieherInnen von Klein- und Vorschulkindern (C-TRF/1½-5). Köln: Arbeitsgruppe Kinder-, Jugend- und Familiendiagnostik (KJFD).

Barkley RA & Murphy KR (1998). Attention-Deficit Hyperactivity Disorder. A Clinical Workbook. New York: Guilford.

Breuer D & Döpfner M (1997). Die Erfassung von problematischen Situationen in der Familie. Praxis der Kinderpsychologie und Kinderpsychiatrie 46: 583–596.

Breuer D & Döpfner M (2006). Aufmerksamkeitsdefizit-/Hyperaktivitätsstörungen bei Drei- bis Sechsjährigen in der ärztlichen Praxis – eine bundesweite Befragung. Zeitschrift für Kinder- und Jugendpsychiatrie und Psychotherapie 34: 357–365.

Breuer D & Döpfner M (2008). Entwicklung eines Fragebogens zur Erfassung von Aufmerksamkeitsdefizit-/Hyperaktivitätsstörungen (ADHS) bei Vorschulkindern im Eltern- und im Erzieherurteil. Zeitschrift für Entwicklungspsychologie und Pädagogische Psychologie 40: 40–48.

Breuer D, Rettig K & Döpfner M (2009). Die Erfassung von Aufmerksamkeits- und Verhaltensproblemen im Unterricht mit dem Fragebogen zur Verhaltensbeurteilung im Unterricht (FVU). Diagnostica 55: 11–19.

Brown TE (1996). Brown Attention-Deficit Disorder Scales (ADD). New York: The Psychological Assessment Resources.

Conners CK (1989). Conners' Rating Scales Manual. New York: Multi Health Systems.

Conners CK, Ehrhard D & Sparrow D (1999). CAARS Adult ADHD Rating Scales. New York: MHS.

Döpfner M, Berner W, Fleischmann T & Schmidt MH (1993). Verhaltensbeurteilungsbogen für Vorschulkinder (VBV). Weinheim: Beltz.

Döpfner M, Berner W, Flechtner H, Lehmkuhl G & Steinhausen HC (1999). Psychopathologisches Befund-System für Kinder und Jugendliche (CASCAP-D). Befundbogen, Glossar und Explorationsleitfaden. Göttingen: Hogrefe.

Döpfner M, Lehmkuhl G & Steinhausen HC (2006). Kinder-Diagnostik-System (KIDS), Band 1: Aufmerksamkeitsdefizit- und Hyperaktivitätsstörungen (ADHS). Göttingen: Hogrefe.

Döpfner M, Schürmann S & Frölich J (2007a). Therapieprogramm für Kinder mit hyperkinetischem und oppositionellem Problemverhalten (THOP), 4. Aufl. Weinheim: Beltz, Psychologie Verlags Union.

Döpfner M, Lehmkuhl G, Schepker R & Frölich J (2007b). Hyperkinetische Störungen (F90). In: Deutsche Gesellschaft für Kinder- und Jugendpsychiatrie, Psychosomatik und Psychotherapie, Bundesarbeitsgemeinschaft Leitender Klinikärzte für Kinder- und Jugendpsychiatrie, Psychosomatik und Psychotherapie & Berufsverband der Ärzte für Kinder- und Jugendpsychiatrie, Psychosomatik und Psychotherapie (Hrsg.). Leitlinien zur Diagnostik und Therapie von psychischen Störungen im Säuglings-, Kindes- und Jugendalter, 3. Aufl. Köln: Deutscher Ärzte Verlag, S. 239–254.

Döpfner M & Petermann F (2008). Diagnostik psychischer Störungen im Kindes- und Jugendalter. Leitfaden Kinder- und Jugendpsychotherapie, Band 2, 2. Aufl. Göttingen: Hogrefe.

Döpfner M, Görtz-Dorten A & Lehmkuhl G (2008a). Diagnostik-System für Psychische Störungen im Kindes- und Jugendalter nach ICD-10 und DSM-IV, DISYPS-II. Bern: Huber.

Döpfner M, Frölich J & Lehmkuhl G (2008b). Aufmerksamkeitsdefizit-/Hyperaktivitätsstörungen (ADHS). Leitfaden Kinder- und Jugendpsychotherapie, Band 1, 2. Aufl. Göttingen: Hogrefe.

DuPaul G, Power T, Anastopoulos A & Reid R (1998). ADHD Rating Scale, IV. Checklist, norms, and clinical interpretation. New York: Guilford.

Erhart M, Döpfner M, Ravens-Sieberer U & Bella Study Group (2008). Psychometric properties of two ADHD questionnaires. Comparing the Conners' ADHD Index and an ADHD Symptom Checklist (FBB-HKS) in the general population of German children and adolescents – results from the BELLA study. Eur Child Adolesc Psychiat 17 (Suppl. 1): 106–115.

Görtz-Dorten A & Döpfner M (2009). Aufmerksamkeitsdefizit-/Hyperaktivitätsstörungen von Kindern und Jugendlichen im Elternurteil – eine Analyse an einer Feldstichprobe mit dem Diagnostiksystem DISYPS-II. Z Kinder- u Jugendpsychiat (im Druck).

Guy AB (1991). Clinical Global Impressions Rating Scale (DHHS Publication ADM 91-

B8). In: ECDEU Assessment Manual for Psychopharmacology, Revised. Washington, DC: US Government Printing Office, pp. 217–222.

Huss M, Iseler A & Lehmkuhl U (2001). Interkultureller Vergleich der Conners-Skalen: Lässt sich die US-amerikanische Faktorenstruktur an einer deutschen Klinikstichprobe replizieren? Zeitschrift für Kinder- und Jugendpsychiatrie und Psychotherapie 29: 16–24.

Huss M, Stadler C, Salbach H, Mayer P, Ahle M & Lehmkuhl U (2002). ADHS im Lehrerurteil. Ein Vergleich von Klinik- und Normstichprobe anhand der Conners-Skalen. Kindheit und Entwicklung 11: 90–97.

Matza LS, Johnston JA, Faries DE, Malley KG & Brod M (2007). Responsiveness of the Adult Attention-Deficit/Hyperactivity Disorder Quality of Life Scale (AAQol). Qual Life Res 16: 1511–1520.

Mick E, Faraone SV, Spencer TJ, Zhang HF & Biederman J (2008). Assessing the Validity of the Quality of Life Enjoyment and Satisfaction Questionnaire Short Form in Adults with ADHD. J Att Disord 11: 504–509.

Pliszka SR, Greenhill LL, Crismon ML, Sedillo A, Carlson C, Conners CK, McCracken JT, Swanson JM, Hughes CW, Llana ME, Lopez M & Toprac MG (2000). The Texas Children's Medication Algorithm Project: Report of the Texas Consensus Conference Panel on Medication Treatment of Childhood Attention-Deficit/Hyperactivity Disorder. Part II: Tactics. Attention-Deficit/Hyperactivity Disorder. J Am Acad Child Adolesc Psychiatry 39(7): 920–927.

Retz-Junginger P, Retz W, Blocher D et al. (2002). Wender Utah rating scale. The shortversion for the assessment of the attention-deficit hyperactivity disorder. Nervenarzt 73: 830–838.

Retz-Junginger P, Retz W, Blocher D, Stieglitz RD, Supprian T, Wender PH & Rösler M (2003). Reliability and validity of the German short version of the Wender-Utah Rating Scale for the retrospective assessment of attention-deficit/hyperactivity disorder. Nervenarzt 74: 987–993.

Retz-Junginger P, Retz W, Schneider M, Schwitzgebel P, Steinbach E, Hengesch G & Rösler M (2007). Der Einfluss des Geschlechts auf die Selbstbeschreibung kindlicher ADHS-Symptome. Nervenarzt 78: 1046–1051.

Rösler M, Retz W, Retz-Junginger P, Thome J, Supprian T, Nissen T, Stieglitz RD, Blocher D, Hengesch G & Trott GE (2004). Tools for the Diagnosis of Attention-Deficit/Hyperactivity Disorder in Adults. Self-Rating Behaviour Questionnaire and Diagnostic Checklist. Nervenarzt 75: 888–895.

Rösler M, Retz W, Thome J, Schneider M, Stieglitz RD & Falkai P (2006). Psychopathological rating scales for the diagnostic use in adult Attention-Deficit/Hyperactivity Disorder (ADHD). Eur Arch Psychiat Clin Neurosci 265 (Suppl. 1): 3–11.

Rösler M, Retz W, Retz-Junginger P, Stieglitz RD, Kessler H, Reimherr F & Wender P (2008a). ADHS-Diagnose bei Erwachsenen nach DSM-IV, ICD-10 und den UTAH-Kriterien. Nervenarzt 79: 320–327.

Rösler M, Retz-Junginger P, Retz W & Stieglitz RD (2008b). HASE – Homburger ADHS-Skalen für Erwachsene. Göttingen: Hogrefe.

Steinhausen HC (2002). Psychische Störungen bei Kindern und Jugendlichen. Lehrbuch der Kinder- und Jugendpsychiatrie, 5. Aufl. München: Urban & Fischer.

Stieglitz RD & Rösler M (2006). Diagnostik der Aufmerksamkeitsdefizit-/Hyperaktivitätsstörung (ADHS) im Erwachsenenalter. Zeitschrift für Psychiatrie, Psychologie und Psychotherapie 54: 87–98.

Swanson JM (1992). School based assessment and interventions for ADD students. Irvine: K. C. Publishing.

Taylor E, Döpfner M, Sergeant J, Asherson P, Banaschewski T, Buitelaar J, Coghill D, Danckaerts M, Rothenberger A, Sonuga-Barke E, Steinhausen HC & Zuddas A (2004). Clinical guidelines for hyperkinetic disorder – first upgrade. Eur Child Adolesc Psychiatry 13 (Suppl. 1): I/7–I/30.

Ward MF, Wender PH & Reimherr FW (1993). The Wender Utah Rating Scale: An Aid in the Retrospective Diagnosis of Childhood Attention Deficit Hyperactivity Disorder. Am J Psychiatry 150: 885–890.

Wender PH (1995). Attention-deficit hyperactivity disorder in adults. Oxford, New York: Oxford University Press.

Woerner W, Becker A, Friedrich C, Rothenberger A, Klasen H & Goodman R (2002). Normierung und Evaluation der deutschen Elternversion des Strengths and Difficulties Questionnaire (SDQ). Ergebnisse einer repräsentativen Felderhebung . Zeitschrift für Kinder- und Jugendpsychiatrie und Psychotherapie 30: 105–112.

20 Psychologische Tests

Renate Drechsler

20.1 Stellenwert der testpsychologischen Diagnostik

Testpsychologische Untersuchungen werden in verschiedenen Leitlinienempfehlungen zur ADHS-Diagnose als Zusatzdiagnostik empfohlen (z. B. Döpfner et al. 2007; Ebert et al. 2003; Taylor et al. 2004; Pliszka 2007). Der Vorteil einer psychometrischen Diagnostik liegt dabei nicht in ihrem Beitrag zur Diagnosestellung: Auch wenn sich Kinder mit ADHS im Alltag höchst auffällig verhalten, schneidet trotzdem ein Teil von ihnen in Testverfahren zu Aufmerksamkeit und Exekutivfunktionen klinisch unauffällig oder sogar mit guten Ergebnissen ab. Anders als bei domänenspezifischen kognitiven Beeinträchtigungen, wie etwa bei Sprachentwicklungsstörungen, stehen bei ADHS oft domänenübergreifende Regulationsstörungen im Vordergrund, die von der jeweiligen Untersuchungssituation und von motivationalen Faktoren stark beeinflusst werden können. Daher gelingt es einigen Kindern mit ADHS in der klar strukturierten und stimulierenden Testsituation besser als im Alltag, sich kurzfristig der Aufgabenbearbeitung zuzuwenden. Allerdings kann ein Kind mit ADHS auch ausgeprägte Beeinträchtigungen oder Diskrepanzen im neuropsychologischen Testprofil aufweisen, die man anhand der von Eltern oder Lehrer beschriebenen Verhaltensauffälligkeiten nicht erwarten würde. Angaben von Eltern zu Schweregrad und Ausprägung von ADHS-Symptomen im Alltag, z. B. in klinischen Interviews oder Fragebögen, zeichnen oft ein viel ausgeprägteres Störungsbild als sich aus Testergebnissen ablesen lässt und zeigen in der Regel nur geringe Übereinstimmungen mit dem tatsächlichen Testprofil (Naglieri et al. 2005; Willcutt et al. 2005). Gerade weil die Diagnose „ADHS" ein weites Spektrum an kognitiven Beeinträchtigungen umfassen kann, aber nicht muss, und das Alltagsverhalten von Kindern mit ADHS wenig Rückschlüsse auf das kognitive Leistungsvermögen zulässt, ist die Untersuchung mit neuropsychologischen Verfahren relevant: Die psychometrischen Tests zeigen an, wo im Einzelfall Stärken und Schwächen vorliegen und wo möglicherweise ein spezifischer Förderbedarf besteht. Bei der Interpretation der Testergebnisse sollte man jedoch berücksichtigen, dass Auffälligkeiten in Tests zu Exekutivfunktionen und Aufmerksamkeit auch bei anderen Störungsbildern vorkommen können und daher kein eindeutiger Beleg für die Diagnose „ADHS" sind. Testverfahren, die spezifisch ein Störungsbild „ADHS" erfassen, gibt es nicht: Psychometrische Tests erfassen Minderleistungen in neuropsychologisch umschriebenen Funktionsbereichen, ermöglichen aber per se keine Aussagen über die zugrunde liegende Ätiologie.

Folgende Ziele können bei einer testpsychologischen Diagnostik im Vordergrund stehen:

- Beschreibung des kognitiven Leistungsprofils und des Testverhaltens in einer umschriebenen Testsituation als Zusatz-

Tab. 20.1: Kognitive Funktionsbereiche, die bei ADHS am häufigsten beeinträchtigt sein können, und Beispiele für Testverfahren

Funktionsbereich	Testverfahren (Beispiele)
Arbeitsgedächtnis	Zahlennachsprechen vorwärts und rückwärts (HAWIK IV oder HAWIK III), Buchstaben-Zahlenfolge (HAWIK IV)
Inhibition/Impulskontrolle	Go/NoGo (KITAP, TAP)
Kontrolle von Interferenz/Konflikt	Stroop Test (Bäumler), Ablenkbarkeit (KITAP)
Verschiebung des Aufmerksamkeitsfokus/ Kognitive Flexibilität	Flexibilität (KITAP), Reaktionswechsel (TAP)
Daueraufmerksamkeit/Impulskontrolle	CPT, Daueraufmerksamkeit (KITAP, TAP)
Verarbeitungsgeschwindigkeit	Alertness (TAP, KITAP), Durchstreichtests
Eventuell weitere Exekutive Funktionen (z. B. Planen, Strategieanwendung, Ideenproduktion, Fehlerkontrolle)	Turm von London, Regensburger Wortflüssigkeitstest

untersuchung im Rahmen einer therapieorientierten Diagnosestellung
- Abklärung des kognitiven Leistungsprofils in Hinblick auf mögliche Differentialdiagnosen (z. B. Lernstörung, spezifische andere kognitive Störungsschwerpunkte), die das Verhalten des Kindes besser erklären könnten als die Diagnose ADHS
- Beschreibung von Leistungsprofil und Testverhalten bei Schulschwierigkeiten
- Beschreibung von Leistungsprofil und Testverhalten als Klärungshilfe, wenn Unklarheiten oder Widersprüche bei der Einschätzung des Kindes bestehen, z. B. zwischen Aussagen von Elternteilen oder zwischen Eltern und Lehrern
- Kontrolle der Wirksamkeit von Medikamenten. Dass die Medikation neuropsychologische Testleistungen spezifisch verändern kann, wurde in einer Reihe von Studien nachgewiesen (Konrad et al. 2004; Gimpel et al. 2005; Tucha et al. 2006a; Gardner et al. 2008)
- Abklärung von komorbiden Leistungsstörungen wie Lese-Rechtschreib-Schwäche
- Verlaufsuntersuchungen

20.2 Psychometrische Untersuchung und Verfahren

Eine psychometrische Untersuchung bei ADHS sollte hypothesengeleitet und ökonomisch erfolgen. Den Schwerpunkt bilden daher Testverfahren zur Erfassung von Funktionsbereichen, in denen aktuellen neuropsychologischen ADHS-Theorien zufolge Beeinträchtigungen vorliegen können (vgl. Kapitel 8, psychologische Modelle). Daraus leitet sich ab, Verfahren zur Untersuchung des Arbeitsgedächtnisses, der inhibitorischen Kontrolle, der Daueraufmerksamkeit, der kognitiven Flexibilität, der Verarbeitungsgeschwindigkeit und Schwankungen der Reaktionsgeschwindigkeit sowie eventuell zusätzliche Verfahren zur Untersuchung exekutiver Leistungen einzubeziehen. Eine Auflistung mit Testbeispielen findet sich in Tab. 20.1.

Allerdings sind bei der Planung der psychometrischen Untersuchung verschiedene Einschränkungen zu beachten:

- Wenn Hinweise auf Wahrnehmungsstörungen oder Teilleistungsschwächen bestehen, sollte eine umfassende neuropsychologische Abklärung durchgeführt werden. Dazu können unter anderem die Untersuchung von Wahrnehmung, räumlich-visuellen Leistungen, sprachlichen Leistungen, Lern- und Merkfähigkeit, Lese- bzw. Lese-Rechtschreib-Leistungen, Zahlenverarbeitung und Rechnen gehören.

- Nicht für alle Störungsbereiche, die gemäß aktueller Forschungsergebnisse für ADHS relevant sind, liegen normierte und verfügbare Testverfahren vor. In diesem Kapitel wird eine Auswahl von Testverfahren aufgeführt, die anhand deutschsprachiger Stichproben für Kinder normiert wurden. Die Liste erhebt keinen Anspruch auf Vollständigkeit. Für einige Bereiche, etwa die Untersuchung motivationaler Aspekte, gibt es bislang lediglich experimentelle Verfahren, aber keine standardisierten Tests. Sie werden daher nicht in klinische Routineuntersuchungen einbezogen. Zum Teil sind Verfahren bislang nur auf Englisch veröffentlicht und normiert, z. B. der Delay Task im Gordon Diagnostic System, (Gordon 1983), der Wisconsin Card Sorting Test (Heaton et al. 1993) oder der Iowa Gambling Task (Bechara 2007).
- Die klinische Validität vieler Testverfahren ist für Kinder mit ADHS bislang unzureichend überprüft. Nur für einen Teil der Verfahren liegen überhaupt Untersuchungsdaten von Patienten mit ADHS vor. Aber selbst wenn Testverfahren nachweisbar zwischen Gruppen von Kindern mit und ohne ADHS unterscheiden können, mag das auf den Einzelfall bezogen wenig aussagekräftig sein. Auch wenn in Studien die durchschnittliche Leistung der Kinder mit ADHS signifikant unter der von normalen Kontrollkindern liegt, heißt das nicht automatisch, dass auch klinisch auffällige Werte erreicht werden (vgl. z. B. Koschak et al. 2003), zumal der „normale" Streubereich in der Regel sehr groß ist. Beispielsweise könnte der Gruppenmittelwert der Kinder mit ADHS bei Prozentrang 28 liegen, der der Kontrollkinder bei Prozentrang 55. Daraus ließe sich im Einzelfall für den Kliniker jedoch keine Schlussfolgerung ableiten, die eine eindeutige Interpretation seiner Untersuchungsdaten ermöglicht, da beide Mittelwerte im Normbereich liegen.
- Bei der Interpretation der Testergebnisse sollte berücksichtigt werden, dass Kinder mit ADHS möglicherweise weniger durch unterdurchschnittliche Leistungen, sondern eher durch Diskrepanzen innerhalb ihres Leistungsprofils auffallen. So konnte die diagnostische Klassifikation mit dem Continuous Performance Test (CPT) verbessert werden, wenn nicht von Minderleistungen unterhalb eines klinischen Trennwertes (Cut-off), sondern von Diskrepanzwerten zwischen IQ-Wert und Fehlerwert im CPT (d. h. ein Fehlerwert weit unterhalb des bei einem bestimmten IQ-Wert zu erwartenden Wertes) ausgegangen wurde (Dickerson Mayes et al. 2001).
- Es gibt bislang kaum Untersuchungen zur Retest-Reliabilität von Testverfahren bei Patientengruppen mit ADHS. Kinder mit ADHS reagieren je nach Aufgabentyp möglicherweise anders auf eine Testwiederholung als nicht betroffene Kinder: Denkbar ist ebenso ein besonders großer Retest-Gewinn – da die günstigste Strategie beim erneuten Testen bereits bekannt ist – oder aufgrund der Wiederholung ein Interesse- und Motivationsverlust und ein Absinken der Leistung. Grundsätzlich ist zu erwarten, dass Leistungen bei ADHS von einer Testung zur nächsten stärker fluktuieren als bei nicht betroffenen Kindern. Dies sollte bei der Interpretation von wiederholten Testungen berücksichtigt werden.

20.2.1 Intelligenzdiagnostik

Eine umfassende Intelligenzdiagnostik bildet die Grundlage der testpsychologischen Abklärung bei ADHS, z. B. mit dem HAWIK-IV (Hamburg-Wechsler Intelligenztest für Kinder-IV, Petermann & Petermann 2008) oder mit anderen standardisierten Verfahren zur Intelligenzmessung. Das Ziel ist die Abschätzung des kognitiven Leistungsniveaus, auch um eine allgemeine Lernstörung und eine daraus folgende Überforderung auszuschließen oder um Diskrepanzen zwischen kognitivem Niveau und aktuellen Schulleistungen aufzuzeigen. Grundsätzlich können Kinder mit ADHS IQ-Werte im gesamten möglichen Spektrum aufweisen. Vergleicht man aber IQ-Werte von Kindern mit und ohne ADHS in Meta-Analysen, dann liegen Kinder mit ADHS durchschnittlich um neun IQ-Punkte unterhalb ihrer Altersgenossen ohne ADHS (Frazier et al. 2004). Berücksichtigt werden sollte bei der Interpretation von IQ-Tests, dass die Ergebnisse durch stark impulsives Verhalten verzerrt sein können und Leistungen dann nur unzureichend die eigentlichen Fähigkeiten widerspiegeln. Kinder mit klinischer ADHS-Diagnose, die gut-durchschnittliche oder überdurchschnittliche Ergebnisse in IQ-Tests erzielen, schneiden auch in Tests zu Aufmerksamkeit und Exekutivfunktionen meist unauffällig ab (vgl. Mahone et al. 2002).

Ob es im HAWIK-III typische ADHS-Profile gibt, an denen man Kinder mit ADHS erkennen kann, ist umstritten. Einige Studien zeigen signifikante Profilunterschiede bei Kindern mit ADHS mit verminderten Leistungen im Index „Unablenkbarkeit" (der sich aus „Zahlennachsprechen" und „Rechnerisches Denken" zusammensetzt), in „Arbeitsgeschwindigkeit" (aus „Symbolsuche" und „Zahlensymbol-Test") oder nur in „Symbolsuche" bei zugleich unauffälligen Leistungen im Index „Sprachliches Verständnis" (vgl. Mayes & Calhoun 2004).

Noch ausgeprägter sollten Profil-Unterschiede im HAWIK-IV ausfallen, in dem neu ein Arbeitsgedächtnis-Index aus „Zahlennachsprechen" und dem Untertest „Buchstaben-Zahlen-Folgen" gebildet werden kann (vgl. Mayes & Calhoun 2006 zum WISC-IV). Allerdings zeigen aktuelle Studien, dass ein angeblich für Kinder mit ADHS typisches Profil im HAWIK-III mit Minderleistungen in den Bereichen Rechnerisches Denken, Allgemeines Wissen, Zahlensymboltest und Zahlennachsprechen (Snow & Sapp 2000) auch häufig bei Kindern ohne ADHS aber mit leichten Lernstörungen anzutreffen ist und deshalb nicht als spezifisch gelten kann (Ek et al. 2007).

20.2.2 Testsammlungen und -batterien zur Erfassung von Aufmerksamkeit und exekutiven Funktionen

Testsammlungen ermöglichen die Erfassung von verschiedenen Subkomponenten von Aufmerksamkeit und exekutiven Funktionen (zur Beschreibung der neuropsychologischen Funktionsbereiche und Aufgaben siehe Kapitel 8). Die Untertests der hier aufgeführten Testsammlungen verfügen über separate Normierungen und können auch einzeln durchgeführt werden.

Die Testbatterie zur Aufmerksamkeitsprüfung TAP (Zimmermann & Fimm 2001) und die Testbatterie zur Aufmerksamkeitsprüfung für Kinder KITAP (Zimmermann et al. 2002) sind computergestützte Testbatterien. Sie beruhen auf dem Aufmerksamkeitskonzept von van Zomeren & Brouwer (1994). Unterschieden wird zwischen einem Intensitätsaspekt der Aufmerksamkeit (mit den Subkomponenten Aufmerksamkeitsaktivierung oder Alertness, Daueraufmerksamkeit und Vigilanz) und einem Selektivitätsaspekt der Aufmerksamkeit (mit den Subkomponenten selektive Aufmerksamkeit, Wechsel des Aufmerksamkeitsfokus

IV Untersuchung

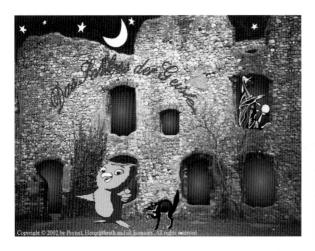

Abb. 20.1: „Das Schloss der Geister". Startbildbild der Testbatterie zur Aufmerksamkeitsprüfung für Kinder KITAP (Zimmermann, Gondan & Fimm 2002) (mit freundlicher Genehmigung von Psytest)

und geteilte Aufmerksamkeit). Die einzelnen Subtests der Batterie sollen diese verschiedenen Subkomponenten der Aufmerksamkeit selektiv erfassen. Die TAP wurde ursprünglich für Erwachsene entwickelt und setzt sich aus neun Untertests (TAP 1.7) und in der aktuellsten Version (TAP 2.1) aus 13 Untertests zusammen (Zimmermann & Fimm 2007). Für viele Untertests der TAP existieren Normen für Kinder- und Jugendliche (ab sechs Jahren).

Die KITAP ist eine Adaptation der TAP für Kinder, die wie ein Computerspiel („Das Schloss der Geister") kindgerecht gestaltet wurde, mit Normen von 6 bis 10 Jahren (s. Abb. 20.1). Sie setzt sich aus folgenden Untertests zusammen: Alertness, Go/NoGo, Daueraufmerksamkeit, Flexibilität, Geteilte Aufmerksamkeit, Ablenkbarkeit, Scanning und Vigilanz. KITAP oder TAP liefern ein umfassendes Leistungsprofil für unterschiedliche Komponenten von Aufmerksamkeit und exekutiven Funktionen. Es liegt eine Reihe von Studien vor, in denen die TAP bei Kindern mit ADHS eingesetzt wurde (z. B. Földényi et al. 2000; Koschack et al. 2003; Tucha et al. 2006b). Normen für Erwachsene und demnächst auch für Kinder ab sechs Jahren stehen für die computergestützte Testbatterie „WAF – Wahrnehmungs- und Aufmerksamkeitsfunktionen" mit Untertests zu sechs Aufmerksamkeitskomponenten (Sturm 2007) zur Verfügung, die ebenfalls auf dem Aufmerksamkeitskonzept von van Zomeren & Brouwer (1994) beruhen.

Aus dem Erwachsenenbereich für Kinder adaptiert ist die Batterie „Test of everyday attention for children" (Tea-ch) (Manly et al. 2006). Es handelt sich um ein Papier- und Bleistift-Verfahren, das sich aus neun Untertests zusammensetzt, die den Funktionsbereichen Selektive Aufmerksamkeit, Aufmerksamkeitskontrolle/Switching und Daueraufmerksamkeit zugerechnet werden. Bei fünf der Untertests werden auditive Stimuli (von CD) vorgegeben. Normen liegen für den Altersbereich ab sechs Jahren vor. Die Tea-ch wurde in verschiedenen Studien bei der Untersuchung von Kindern mit ADHS eingesetzt (Heaton et al. 2001; Gardner et al. 2007). Es gibt aber auch kritische Anmerkungen zu Testkonzeption und Validität der Tea-ch bei ADHS (Wilding 2005).

Testbatterien bieten den Vorteil, dass einzelne Komponenten der Aufmerksamkeit und exekutiver Funktionen getrennt getestet werden und sich so möglicherweise ein differenziertes Leistungsprofil mit Stärken und Schwächen ergibt. Der Spielcharakter der kindgerecht gestalteten Verfahren kann sich motivierend auswirken, was gerade bei jüngeren Kindern Testabbrüche verhindern kann, die sonst mit den nüchtern gestalteten Erwachsenenverfahren Mühe haben. Es ist aber auch zu bedenken, dass sich Leistungseinbrüche, die auf motivationale Schwierigkeiten zurückzuführen sind, bei attraktiven Tests mit Spielcharakter wahrscheinlich weniger deutlich zeigen.

20.2.3 Computergestützte Einzelverfahren zur Messung von Aufmerksamkeit und exekutiven Funktionen

Der allgemeine Vorteil von computergestützten Verfahren gegenüber Papier- und Bleistifttests – neben der objektiven Auswertung – liegt in der Möglichkeit, eine größere Anzahl von Reaktionen unter verschiedenen Aufgabenbedingungen exakt zu messen und so die Verarbeitungsgeschwindigkeit und Reaktionszeitschwankungen über die Zeit hinweg zu erfassen. Der Continuous Performance Test (CPT, z. B. Version von Knye et al. (2003), siehe auch „Daueraufmerksamkeit" aus KITAP) ist das wohl am besten überprüfte Instrument der testpsychologischen Abklärung von ADHS. Der Proband soll über einen längeren Zeitraum, z. B. 10 oder 15 Minuten lang, immer dann auf eine Taste drücken, wenn ein kritischer Reiz (z. B. ein X) oder eine kritische Kombination von Reizen (z. B. wenn auf ein A ein X folgt) auf dem Bildschirm erscheint (vgl. Kapitel 8, Neuropsychologische Modelle, Tab. 8.2). Erfasst werden hierbei die Reaktionsgeschwindigkeit, die falschen positiven Antworten („commission errors") und die Auslassungen („omission errors"). Eine starke Zunahme von Auslassungen im Verlauf der Aufgabenbearbeitung würde für eine beeinträchtigte Daueraufmerksamkeit sprechen, während die falschen positiven Antworten als Anzeichen für beeinträchtigte Impulskontrolle interpretiert werden.

Der Dortmunder Aufmerksamkeitstest (DAT, Lauth 2003) ist an den Matching Familiar Figures Test (MFFT, Kagan 1965) angelehnt. Es werden auf dem Bildschirm eine Bildvorlage und sechs sehr ähnliche Bilder dargeboten, von denen nur eines mit der Vorlage identisch ist. Die Aufgabe lautet, das identische Bild so schnell wie möglich zu finden. Eine erhöhte Fehlerzahl bei rascher Reaktionszeit soll einen impulsiven Verarbeitungsstil anzeigen. Dabei wird angenommen, dass Kinder mit ADHS die Suche nach der richtigen Lösung aus Abneigung gegen Wartezeiten („Delay-Aversion") vorzeitig abbrechen und beliebig antworten, ohne ihre Lösung zu überprüfen. Ein solches Antwortverhalten kann sich zum Beispiel im Schulalltag gravierend auswirken, wenn ein Kind trotz grundsätzlich vorhandenen Wissens vorschnell, fehlerhaft und ohne Selbstkorrekturen arbeitet.

20.2.4 Weitere Testverfahren

In Stroop Tests werden Reize dargeboten, die einander widersprechende Antwortimpulse auslösen. Bei der Bearbeitung der Aufgabe soll der dominante Antwortimpuls zugunsten des weniger dominanten unterdrückt (inhibiert) werden. Dadurch entsteht ein Konflikt. Am bekanntesten ist der Farbe-Wort-Interferenztest (Bäumler 1985, vgl. Stroop 1935). Hier sollen Probanden das Lesen von Farbwörtern (= dominante Tendenz) unterdrücken und stattdessen die Farbe nennen, in der das Wort geschrieben ist. Allerdings ist gerade bei jüngeren Kindern und bei Kindern mit Lese-Rechtschreib-Schwäche daran zu denken, dass das Lesen vielleicht noch nicht genügend automatisiert ist, um die gewünschte Interferenz hervorzubringen.

IV *Untersuchung*

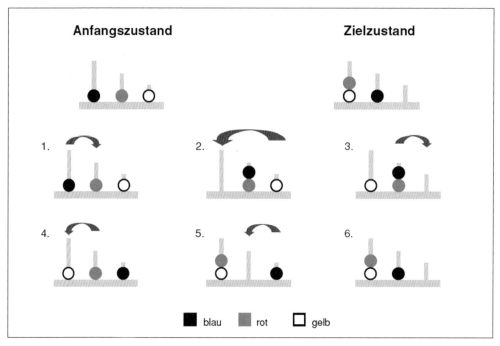

Abb. 20.2: Turm von London, Beispiel eines 5-Zug-Problems (aus: Tucha & Lange 2004, S. 16, mit freundlicher Genehmigung des Hogrefe Verlags).

Durchstreichtests erfordern in der Regel eine stärkere Eigensteuerung und Initiative vom Probanden als die meisten computergestützten Verfahren, die Reize vorgeben, auf die der Proband zu reagieren hat, und liefern daher zusätzliche Informationen. Es stehen zahlreiche Verfahren zur Verfügung (vgl. z. B. Büttner & Schmidt-Atzert 2004). Häufig zur Untersuchung von Kindern mit ADHS eingesetzt werden der D2-Aufmerksamkeits-Belastungstest (Brickenkamp 2002) und der Differentielle Leistungstest-KG (DL-KG) (Kleber et al. 1999), beide mit Normen für Kinder (D2 ab 9 Jahre, DL-KG 7 bis 10 Jahre). Die Probanden sollen selektiv bestimmte Reize durchstreichen. Erfasst werden bei der Auswertung qualitative und quantitative Leistungsvariablen.

Der Turm von London (TOL) soll Planen und Problemlösen erfassen. Drei Kugeln in unterschiedlichen Farben werden auf einem Steckbrett möglichst rasch und mit möglichst wenigen Zügen so umgesteckt, dass eine Zielvorgabe erreicht wird. Dabei muss eine Reihe von Regeln beachtet werden, z. B. sollen die Kugeln immer nacheinander, nie gleichzeitig, umgesteckt werden. Die Anzahl der Züge gibt Hinweise auf Planen und vorausschauendes Denken, die Reaktionszeit und Anzahl der Regelbrüche auf impulsives Verhalten. Es liegt eine deutschsprachige Version von Tucha & Lange (2004) mit Normen für Kinder ab sechs Jahren vor (s. Abb. 20.2).

Der Regensburger Wortflüssigkeitstest RWT (Aschenbrenner et al. 2001) mit Normen für Kinder ab acht Jahren erfasst die Wortflüssigkeit als ein Maß des divergenten Problemlösens und zählt als Generierungsaufgabe zu den exekutiven Funktionen. Es sollen nach vorgegebenen Kriterien innerhalb eines Zeitraums von einer oder zwei Minuten möglichst viele Wörter derselben Kategorie oder mit demselben Anfangsbuchstabe generiert werden.

Es wird davon ausgegangen, dass in der Bedingung der Wortsuche nach Anfangsbuchstaben eine selbstinitiierte, strategische Suche erfolgt, da der Suchraum sehr groß ist und strukturiert werden muss. Deshalb deuten Leistungen bei der Wortsuche nach phonematischem Kriterium auf die Fähigkeit, Inhalte gezielt und strukturiert abrufen zu können.

20.3 Klinische Fallbeispiele

Fall 1

Die 9-jährige Maria wird von ihren Eltern zur Abklärung vorgestellt. Sie schildern das typische Bild einer ADHS vom unaufmerksamen Typ: Maria höre nie richtig zu, führe keine Aufgabe selbstständig und vollständig aus und sei extrem ablenkbar. Die Eltern fragen sich, ob – wie beim älteren Bruder – eine ADHS vorliegen könne. Im Gegensatz dazu steht die Einschätzung der Lehrerin, die Maria als unauffällig und angepasst, wenn auch als sehr zurückgezogen und wenig begabt schildert. Hinweise auf komorbide Störungen, die diese Diskrepanz zwischen den Aussagen erklären könnten, etwa eine Angststörung, gibt es nicht. In der Testsituation wirkt Maria extrem scheu, sitzt ruhig da und spricht oder sieht die Untersucherin kaum an. Da keine Hinweise auf spezielle Teilleistungsstörungen vorliegen, wird eine neuropsychologische Abklärung durchgeführt mit Schwerpunkt auf Verfahren zu Aufmerksamkeit und exekutiven Funktionen. Die testpsychologische Abklärung zeigt, dass Maria in Tests zur Impulskontrolle (Go/NoGo, Ablenkbarkeit KITAP) und Flexibilität (KITAP) sehr schnell reagiert und viele Fehler macht. Auch in einem Test zur Daueraufmerksamkeit (KITAP) erbringt sie stark verminderte Leistungen. Hier sind nicht die Fehler, sondern die Auslassungen massiv erhöht (Auslassungen PR 1), besonders im zweiten Teil des Tests (Minuten 5 bis 10). Auch in einer Planungsaufgabe (Turm von London) sind die Leistungen unterdurchschnittlich: Maria handelt vorschnell, plant nicht im Voraus und begeht Regelbrüche.

Insgesamt sind die Leistungen in sechs von sieben Verfahren zu Aufmerksamkeit und exekutiver Kontrolle klinisch auffällig. Dabei zeigt sich, dass Maria nicht nur Einschränkungen der Daueraufmerksamkeit aufweist, was man anhand der Problemschilderung der Eltern hätte erwarten können, sondern auch ausgeprägte Schwierigkeiten bei der Inhibition von Antworten hat. Dieses Ergebnis steht durchaus im Gegensatz zu ihrem ansonsten gehemmt wirkenden Verhalten. Dies ist nicht ungewöhnlich, denn das gezeigte Alltagsverhalten und das neuropsychologische Profil müssen sich bei ADHS nicht entsprechen. Auch wenn keine Hyperaktivität vorhanden ist, können Kinder mit ADHS Auffälligkeiten der Impulskontrolle zeigen. Hinzu kommt, dass die Klassifikationskriterien nach DSM-IV den Problemen von Mädchen mit ADHS oft nicht gerecht werden (vgl. Ohan et al. 2005). Der IQ von 95 liegt bei Maria im Durchschnittsbereich. Die Testergebnisse stimmen insgesamt mit den Verhaltensbeobachtungen der Eltern überein und stützen die Diagnose ADHS (Subtyp ADS). Es wird daraufhin eine medikamentöse Therapie mit Methylphenidat eingeleitet, unter der sich die Symptomatik deutlich verbessert.

Fall 2

Der achtjährige Kevin wird mit dem Verdacht auf ADHS vorgestellt. Die Eltern schildern sein hyperaktives und impulsives Verhalten, das für alle Beteiligten extrem anstrengend sei. Auch vom Lehrer wird Kevins Verhalten als extrem unruhig, ablenkbar und für andere störend beschrieben. Leistungsprobleme bestünden nicht. Allerdings könnte Kevin mehr leisten, so der Lehrer, wenn er sich nicht selbst ständig von der Aufgabe ablenken würde.

In der testpsychologischen Abklärung arbeitet Kevin zwar begeistert mit, fällt aber durch extreme motorisch Unruhe auf, läuft im Zimmer umher, öffnet Schränke, fasst alles an und redet ständig. Auch bei Kevin werden aufgrund der klinischen Symptomatik Tests zu den Bereichen Aufmerksamkeit und exekutive Funktionen ausgewählt. Seine Leistungen in Untertests der KITAP, dem Turm von London und zwei weiteren Verfahren zu exekutiver Kontrolle aus der Tea-ch sind, mit Ausnahme der Go/NoGo-Aufgabe der KITAP, überdurchschnittlich gut. In der Go/NoGo-Aufgabe sind die Leistungen aufgrund der hohen Fehlerzahl grenzwertig und daher nicht wirklich klinisch auffällig, aber im Vergleich zu den übrigen Leistungen deutlich vermindert. Die Abklärung mit dem HAWIK-III erbringt einen IQ von 128.

Insgesamt sind die Testleistungen von Kevin zwar klinisch unauffällig, was bei Kindern mit ADHS und hoher Intelligenz oft, aber nicht durchgängig beobachtet werden kann. Da alle anderen Erhebungsdaten – d. h. die vom Lehrer und von beiden Eltern ausgefüllten Fremdbeobachtungsskalen, das klinische Elterninterview, die Lehrerbefragung und die direkte Verhaltensbeobachtung des Kindes in unterschiedlichen Situationen aber klar die Kriterien erfüllen, wird klinisch die Diagnose einer ADHS gestellt. Es wird daher eine medikamentöse Therapie mit Methylphenidat begonnen.

20.4 Schlussfolgerungen

Kinder mit ADHS können sehr unterschiedliche neuropsychologische Leistungsspektren aufweisen. Eine testpsychologische Diagnostik liefert daher einen wichtigen Beitrag zum Verständnis von Stärken und Schwierigkeiten eines Kindes mit ADHS. Es liegt heute eine Reihe von deutschsprachigen normierten Testverfahren vor, die sich zur Diagnostik von Aufmerksamkeit und exekutiven Funktionen eignen. Da nur ein Teil der Kinder mit ADHS auffällige neuropsychologische Testleistungen in diesen Bereichen zeigt, können die Testergebnisse allerdings nicht primär zur Diagnosestellung herangezogen werden und sollten daher nur gezielt zur Abklärung klinisch relevanter Auffälligkeiten im Alltag eingesetzt werden. Bei Verdacht auf eine komorbide Lern- oder Teilleistungsstörung sollte eine umfassendere neuropsychologische Abklärung durchgeführt werden, bei der auch weitere Leistungsbereiche wie sprachliche und räumlich-visuelle Fähigkeiten oder Zahlenverarbeitung erfasst werden.

Literatur

Aschenbrenner S, Tucha O & Lange KW (2001). Regensburger Wortflüssigkeits-Test RWT. Göttingen: Hogrefe.

Bäumler G (1985). Farbe-Wort-Interferenztest FWIT. Göttingen: Hogrefe.

Bechara A (2007). Iowa Gambling Task. Lutz, FL: PAR.

Brickenkamp R (2002). d2 Aufmerksamkeits-Belastungs-Test. Göttingen: Hogrefe.

Büttner G & Schmidt-Atzert L (2004). Diagnostik von Konzentration und Aufmerksamkeit. Göttingen: Hogrefe.

Dickerson Mayes S, Calhoun SL & Crowell EW (2001). Clinical validity and interpretation of the Gordon Diagnostic System in ADHD assessments. Child Neuropsychol 7: 32–41.

Döpfner M, Lehmkuhl G, Schepker R & Frölich J (Hrsg.) (2007). Deutsche Gesellschaft für Kinder- und Jugendpsychiatrie und Psychotherapie: Leitlinien zur Diagnostik und Therapie von psychischen Störungen im Säuglings-, Kindes- und Jugendalter: Hyperkinetische Störungen, 3. Aufl. Köln: Deutscher Ärzte Verlag, S. 239–254.

Ebert D, Krause J & Roth-Sackenheim C (2003). ADHS im Erwachsenenalter – Leitlinien auf der Basis eines Expertenkonsensus mit Unterstützung der DGPP. Nervenarzt 74: 939–46.

Ek U, Fernell E, Westerlund J, Holmberg K, Olsson PO & Gillberg C (2007). Cognitive strengths and deficits in schoolchildren with ADHD. Acta Paediatr 96: 756–61.

Földényi M, Imhof K & Steinhausen HC (2000). Klinische Validität der computerunterstützten TAP bei Kindern mit Aufmerksamkeits-/Hyperaktivitätsstörungen. Zeitschrift für Neuropsychologie 11: 154–167.

Frazier TW, Demaree HA & Youngstrom EA (2004). Meta-analysis of intellectual and neuropsychological test performance in attention-deficit/hyperactivity disorder. Neuropsychology 18: 543–55.

Gardner BK, Sheppard DM & Efron D (2008). The Impact of Stimulants on a Clinical Measure of Attention in Children with ADHD. Child Neuropsychol 14: 171–86.

Gimpel GA, Collett BR, Veeder MA, Gifford JA, Sneddon P, Bushman B, Hughes K & Odell JD (2005). Effects of stimulant medication on cognitive performance of children with ADHD. Clin Pediatr (Phila) 44: 405–11.

Gordon M (1983). The Gordon Diagnostic System. DeWitt, NY: Gordon Systems.

Heaton R, Chelune GJ, Talley JL, Kay GG & Curtiss G (1993). Wisconsin Card Sorting Test Manual-Revised and Expanded (WCST). Lutz FL: PAR.

Heaton SC, Reader SK, Preston AS, Fennell EB, Puyana OE, Gill N & Johnson JH (2001). The Test of Everyday Attention for Children (TEA-Ch): patterns of performance in children with ADHD and clinical controls. Child Neuropsychol 7: 251–64.

Kagan J (1965). Reflection-impulsivity and reading ability in primary grade children. Child Dev 36: 609–628.

Kleber EW, Kleber G & Hans O (1999). Differentieller Leistungstest – DL-KG. Test zur Erfassung des Leistungsverhaltens bei konzentrierter Tätigkeit im Grundschulalter. Göttingen: Hogrefe.

Knye M, Roth N, Westhus M & Heine A (2003). CPT Continuous Performance Test. Göttingen: Hogrefe.

Konrad K, Gunther T, Hanisch C & Herpertz-Dahlmann B (2004). Differential effects of methylphenidate on attentional functions in children with attention-deficit/hyperactivity disorder. J Am Acad Child Adolesc Psychiatry 43: 191–8.

Koschack J, Kunert HJ, Derichs G, Weniger G & Irle E (2003). Impaired and enhanced attentional function in children with attention deficit/hyperactivity disorder. Psychol Med 33: 481–9.

Lauth G (2003). DAT Dortmunder Aufmerksamkeitstest. Göttingen: Hogrefe.

Mahone EM, Hagelthorn KM, Cutting LE, Schuerholz LJ, Pelletier SF, Rawlins C, Singer HS & Denckla MB (2002). Effects of IQ on executive function measures in children with ADHD. Child Neuropsychol 8: 52–65.

Manly T, Robertson IH, Anderson V & Nimmo-Smith I (2006). Test of Everyday Attention for Children (TEA-Ch). Deutsche Bearbeitung Horn R & Jäger RS. Frankfurt: Harcourt.

Mayes SD & Calhoun SL (2004). Similarities and differences in Wechsler Intelligence Scale for Children – Third Edition (WISC-III) profiles: support for subtest analysis in clinical referrals. Clin Neuropsychol 18: 559–72.

Mayes SD & Calhoun SL (2006). WISC-IV and WISC-III profiles in children with ADHD. J Atten Disord 9: 486–93.

Naglieri JA, Goldstein S, Delauder BY & Schwebach A (2005). Relationships between the WISC-III and the Cognitive Assessment System with Conners' rating scales and continuous performance tests. Arch Clin Neuropsychol 20: 385–401.

Ohan JL & Johnston C (2005). Gender appropriateness of symptom criteria for attention-deficit/hyperactivity disorder, oppositional-defiant disorder and conduct disorder. Child Psychiatry and Human development 35: 359–381.

Petermann F & Petermann U (Hrsg.) (2008). Hamburg-Wechsler-Intelligenztest für Kinder-IV (HAWIK-IV). Bern: Huber.

Pliszka S (2007). Practice parameter for the assessment and treatment of children and adolescents with attention-deficit/hyperactivity disorder. J Am Acad Child Adolesc Psychiatry 46: 894–921.

Snow JB & Sapp GL (2000). WISC-III subtest patterns of ADHD and normal samples. Psychol Rep 87: 759–65.

Stroop JR (1935). Studies of interference in serial verbal reactions. J Exp Psychol 50: 38–4.

Sturm W (2007). Wahrnehmungs- und Aufmerksamkeitsfunktionen WAF. Mödling: Schuhfried.

Taylor E, Döpfner M, Sergeant J, Asherson P, Banaschewski T, Buitelaar J, Coghill D, Danckaerts M, Rothenberger A, Sonuga-Barke E, Steinhausen HC & Zuddas A (2004). European clinical guidelines for hyperkinetic disorder – first upgrade. Eur Child Adolesc Psychiatry 13 (Suppl. 1): i7–i30.

Tucha O & Lange KW (2004). Turm von London – Deutsche Version. TL-D. Göttingen: Hogrefe.

Tucha O, Prell S, Mecklinger L, Bormann-Kischkel C, Kubber S, Linder M, Walitza S & Lange KW (2006a). Effects of methylphenidate on multiple components of attention in children with attention deficit hyperactivity disorder. Psychopharmacology (Berl) 185: 315–26.

Tucha O, Walitza S, Mecklinger L, Sontag TA, Kubber S, Linder M & Lange KW (2006b). Attentional functioning in children with ADHD – predominantly hyperactive-impulsive type and children with ADHD – combined type. J Neural Transm 113: 1943–53.

Van Zomeren AH & Brouwer WH (1994). Clinical neuropsychology of attention. New York: Oxford University Press.

Wilding JM (2005). Is attention impaired in ADHD? British Journal of Developmental Psychology 23: 487–505.

Willcutt EG, Doyle AE, Nigg JT, Faraone SV & Pennington BF (2005). Validity of the executive function theory of attention-deficit/hyperactivity disorder: a meta-analytic review. Biol Psychiatry 57: 1336–46.

Zimmermann P & Fimm B (2001). Testbatterie zur Aufmerksamkeitsprüfung TAP 1.7. Herzogenrath: Psytest.

Zimmermann P & Fimm B (2007). Testbatterie zur Aufmerksamkeitsprüfung TAP 2.1. Herzogenrath: Psytest.

Zimmermann P, Gondan M & Fimm B (2002). KITAP Testbatterie zur Aufmerksamkeitsprüfung bei Kindern. Herzogenrath: Psytest.

21 Körperliche Untersuchung

Aribert Rothenberger

In ihrer Stellungnahme zu ADHS von 2007 betont die Bundesärztekammer: „Eine internistische und neurologische Untersuchung sowie der Kontakt zum vorbehandelnden Arzt dienen der Prüfung, ob begleitende körperliche Erkrankungen vorliegen und kann zur Veranlassung weiterführender Untersuchungen führen (z. B. Labordiagnostik, EEG, bildgebende Verfahren). Spezifische körperliche Merkmale einer ADHS existieren nicht." (Vorstand der Bundesärztekammer 2007, S. 17) Damit ist der Stellenwert der körperlichen Untersuchung bei ADHS treffend beschrieben.

21.1 Inspektion

Die systematische Beobachtung der körperlichen Merkmale und Fähigkeiten eines Kindes ist ein essentieller Bestandteil einer vollständigen kinderpsychiatrischen Untersuchung. In erster Linie soll die Achtsamkeit auf folgende Aspekte gerichtet werden:

- Hinweise auf eine körperliche Störung, die definitiv oder wahrscheinlich das zentrale oder periphere Nervensystem betrifft. Dabei ist besonders auf abnorme neurologische Zeichen (z. B. Auffälligkeiten der Hirnnerven), dysmorphe Merkmale, Hautstigmata bei neurokutanen Syndromen, die Motorik (insbesondere Koordination) und die Mimik zu achten.
- Körperliche Hinweise auf Vernachlässigung und Missbrauch. Durch Beobachten, Wiegen und Messen des Kindes sowie Dokumentation der Werte in einer altersangemessenen Wachstumskarte (Perzentilenkurve) können Hinweise auf Verletzungen und Wachstumsstörungen gewonnen werden.
- Körperliche Merkmale der Geschlechtsentwicklung (z. B. Hodenhochstand, Tanner-Stadien) ergänzen die Einschätzung.

Man sollte während Interview und Spielsituationen das Kind auch aus einem medizinischen Blickwinkel beobachten und versuchen, die entsprechenden Fragen zu beantworten. Dies kann bis zu einem gewissen Grad auch ohne manuelle Untersuchung (d. h. Verzicht auf Reflexhammer und Stethoskop) gelingen, denn vieles lässt sich alleine durch eine systematische und aufmerksame Beobachtung der körperlichen Merkmale eines Kindes (einschließlich Mienenspiel, Handbewegungen, Gang und Spielverhalten) feststellen. Deshalb sollte man, wann immer man das Kind beobachtet (sei es im Warteraum, beim Familieninterview oder beim direkten Interview), sich für einige Zeit von den Gedanken über Aufmerksamkeit, Hyperaktivität, Impulsivität und sonstige Befindlichkeit sowie familiäre Beziehungen frei machen und sich stattdessen intensiv auf den körperlichen Zustand des Kindes konzentrieren. Dabei lassen sich die folgenden Fragen abklären:

- Lässt sich ein dysmorphes Syndrom (z. B. ein fetales Alkohol-Syndrom) erkennen?
- Ist die Motorik gut koordiniert? Hat das Kind Abwesenheitszustände? Fällt der Muskeltonus plötzlich zusammen?

IV Untersuchung

- Ist der Gang ataktisch? Werden die Augen gerollt? Ist die Körperhaltung ausgewogen? Gibt es Hinweise auf eine neurologische Störung?
- Sind plötzliche Zuckungen zu beobachten? Stößt das Kind ungewollte Laute aus?
- Ist die Schilddrüse vergrößert?
- Kann man Brandnarben oder blaue Flecken am Körper beobachten?
- Starrt das Kind auf Dinge, verdreht es stetig seinen Körper?
- Nimmt das Kind Blickkontakt auf? Wendet es sich plötzlich in Richtung anscheinend unwichtiger und leiser Geräusche? Gibt es stereotype Bewegungsmuster?
- Gibt es Hinweise auf Sinnesstörungen?

Es ist wichtig, sich diese Fragen gleich zu Anfang der Untersuchung zu stellen, denn je länger man die Kinder sieht, desto mehr gewöhnt man sich an ihr Äußeres und ihr Verhalten, und die eine oder andere körperliche Auffälligkeit wird dann mitunter übersehen.

21.2 Obligatorische körperliche Untersuchung

Nach Möglichkeit sollten alle vorgestellten Kinder körperlich untersucht werden. Müssen im Praxisalltag zeitliche Einschränkungen berücksichtigt werden, so sollten zumindest Kinder mit den nachfolgenden Merkmalen obligatorisch körperlich untersucht werden:

- Eine Anamnese mit zerebralen Anfällen, regressivem Verhalten sowie plötzlich aufgetretenen Sprach-, Bewegungs-, Gefühls- sowie Denkproblemen als Hinweis auf eine mögliche organisch bedingte Störung,
- Familienmitglieder mit Herzproblemen, sodass ein Risikofaktor für eine Medikation des Kindes mit Stimulanzien besteht,
- Entwicklungsstörungen oder geistige Behinderung, die einer weiteren Abklärung bedürfen,
- Zeichen eines auffälligen Gangs oder eine Schmerzsymptomatik als Hinweis auf neurologische oder orthopädische Probleme,
- Unfähigkeit, beide Hände zum Spielen zu benutzen, als Hinweis auf neurologische Koordinationsprobleme,
- äußere Merkmale wie dysmorphe Zeichen oder Über- bzw. Unterernährung,
- Hautzeichen neurokutaner Erkrankungen oder
- andere auffällige Merkmale (z. B. Sprach- oder Sprechstörungen).

21.3 Orientierende neurologische Untersuchung

Obwohl es bei sehr kleinen und besonders unruhigen Kindern manchmal sehr schwierig oder unmöglich ist, sie umfassend neurologisch zu untersuchen, sollte es doch immer das Ziel sein, folgende Aspekte in die orientierende neurologische Untersuchung einzuschließen:

- Kopfumfang, Körperlänge, Körpergewicht, Blutdruck, Herzschlagrate, Hören, Sehen, Riechen, Fühlen, Herzauskultation, orientierende Abdominaluntersuchung,
- Beobachtung von Gehen, Rennen und Hüpfen,
- Beobachtung von Parallelfußstand mit ausgestreckten Armen (Handflächen nach oben) und geschlossenen Augen,
- Prüfung von Augen-, Gesichts- und Zungenbewegungen, Hirnnervenfunktionen, Schilddrüsengröße,
- Prüfung des Muskeltonus in Form von Durchbewegen und Ausschütteln der vier Extremitäten inklusive der Hände

separat (mitunter als Teil eines Spieles durchgeführt),
- Prüfung der Muskelkraft gegen Widerstand, z. B. durch Drehen des Kopfes, Abduktion der Schulter, Strecken und Beugen des Ellenbogens, Abduktion der Finger, Dorsalflexion von Füßen und großen Zehen,
- Prüfung von Muskeleigenreflexen, Bauchhautreflexen, Babinski-Reflex und Sensibilität der Haut sowie
- Prüfung der Koordination: Finger zu Nase, Finger-Daumen-Opposition, rasches Tippen oder „Klavierspielen", Perlen einfädeln oder ähnliches, rasche Pronation-Supination der Hände, Einbeinstand, „Hampelmann", Zehenspitzengang und Liniengang.

Findet man eine Auffälligkeit – dabei sind Asymmetrien leichter zu entdecken als beidseitige Veränderungen –, so bedarf es einer erweiterten körperlichen Untersuchung. In gleicher Weise sollte man vorgehen, wenn man Seh- oder Hörprobleme bemerkt, welche die Abklärung durch einen Spezialisten angeraten sein lassen.

21.4 Untersuchung begleitender Störungen

Bei Kindern mit Verdacht auf ADHS sind verschiedene körperliche Differentialdiagnosen und Begleitstörungen zu bedenken. Besondere Beachtung sollten die folgenden Störungen verdienen:

- *Tic-Störungen*
  Hier muss eine Differenzierung speziell hinsichtlich der Aktivitäts- und Bewegungsabläufe von Tic-Störungen und ADHS vorgenommen werden, die in Tab. 21.1 dargestellt ist.

Tab. 21.1: Phänomenologische Differenzierung von Tic-Störungen und ADHS

TIC-Störung	ADHS
Fragmente normaler Bewegungen	Allgemein erhöhte Aktivität
Umschriebene funktionelle Muskelgruppen	Gesamtes Bewegungssystem
Plötzlich einschießend (unabhängig von Wartesituation)	Allmählich sich steigernd (verstärkt durch Wartesituation)
Fest gefügtes Muster rascher Abläufe	Desorganisiert, Tempowechsel
Schlecht moduliert	Schlecht moduliert
Gleichförmig-wiederholt (häufig in Serie)	Zeitlich unregelmäßig-intermittierend (mit „Verdichtungen")

- *Fetale Alkohol-Spektrum-Störungen*
  Diese Störungen mit unterschiedlicher Ausprägung finden sich bei ca. 2–5 unter 1.000 Geburten und können bis zu 10 % der leicht mental retardierten Kinder betreffen. Körpergröße, Körpergewicht und Kopfumfang sind von Geburt an vermindert. Bei den Kindern mit der schwersten Ausprägung, dem Fetalem Alkohol-Syndrom (FAS) liegt ein charakteristisches Bild im Sinne einer kraniofazialen Dysmorphie vor. Bei vielen Kindern sind diese Zeichen jedoch eher diskret ausgeprägt. ADHS ist bei variierender Psychopathologie die häufigste koexistierende psychische Störung.
- *Entwicklungskoordinationsstörung*
  Über die anamnestischen Informationen einer verzögerten motorischen Entwicklung hinaus sind motorische Koordinationsprüfungen erforderlich. Die Zürcher Neuromotorische Untersuchung nach Largo et al. (2002) bietet ein standardisiertes Vorgehen für Kinder im Alter von 5 bis 18 Jahren einschließlich normenorientierter Bewertung der Befunde.

- *Epilepsien*
  Verschiedene Formen von Epilepsien (z. B. Myoklonusepilepsie, Rolandi-Epilepsie, Absencen) müssen bei spezieller Indikation durch gezielte Anamnese, EEG-Ableitung und spezielle Laboruntersuchungen diagnostisch abgeklärt werden.
- *Genetische Syndrome*
  Bei verschiedenen genetischen Syndromen (Fragiles X-Syndrom, Neurofibromatose 1, Tuberöse Sklerose) ist unter den assoziierten neuropsychiatrischen Auffälligkeiten gehäuft eine ADHS zu beobachten.

21.5 Laboruntersuchungen

Es gibt keinen Befund einer apparativen Untersuchung – auch keinen genetischen Marker, Blut- oder Liquorwert oder MRI-Befund – der zuverlässig die Diagnose einer ADHS erlaubt. Man ist also in der Praxis in besonderer Weise auf die sorgfältige Beobachtung und Verhaltensdiagnostik angewiesen. Allerdings weisen die meisten Kinder mit ADHS einen höheren Anteil an Theta-Wellen (4–7 Hz) im Standard-EEG auf. Die Ableitung eines Elektroenzephalogramms (EEG) ist zur differentialdiagnostischen Abklärung einer Epilepsie oder anderer hirnorganischer Erkrankungen zwingend, sollte aber auch sonst Teil der Diagnostik sein, um die hirnelektrische Entwicklung einschätzen zu können (z. B. verzögert und/oder abweichend bei ADHS).

Ein EKG, eine Schilddrüsendiagnostik sowie bildgebende Verfahren (CCT, MRT) sind nur dann sinnvoll, wenn im EEG und/oder bei der körperlichen Untersuchung Hinweise auf evtl. Probleme zu finden waren und damit eine weitere Abklärung erforderlich erscheint. Dies gilt auch für weitere apparative Diagnostikverfahren (z. B. Elektromyografie bei Polyneuropathie oder Muskelerkrankungen oder eingehende Stoffwechseluntersuchungen). Auch wenn bei einer Untergruppe von Kindern mit ADHS erniedrigte Werte von Eisen/Ferritin sowie auffällige Profile der Fettsäuren gefunden wurden, rechtfertigt dieser Befund noch nicht eine routinemäßige Überprüfung.

Literatur

Bundesärztekammer (2007). Aufmerksamkeitsdefizit-/Hyperaktivitätsstörung (ADHS). Stellungnahme herausgegeben vom Vorstand der Bundesärztekammer auf Empfehlung des wissenschaftlichen Beirats. Köln: Deutscher Ärzteverlag.

Largo R, Fischer JE & Caflisch JA (Hrsg.) (2002). Zürcher Neuromotorik. Zürich: AWE Verlag.

22 Differentialdiagnose

Manfred Döpfner und Hans-Christoph Steinhausen

Die klinische Aufgabe der Differentialdiagnose basiert immer auf der Vorstellung, dass verschiedene Krankheiten oder Störungen teilweise ähnliche Symptome aufweisen können, dass aber prinzipiell eine klare Abgrenzung möglich ist. So mag das Symptom Unruhe nicht nur im Rahmen einer ADHS auftreten, sondern kann auch auf eine geistige Behinderung, eine manische Erkrankung, eine Magersucht oder eine (agitierte) Depression verweisen. Diese Konzeption der Differentialdiagnose sieht Krankheiten und Störungen als kategorial abgrenzbare Einheiten mit einem gewissen Überschneidungsbereich bei einzelnen Symptomen. Bei psychischen Störungen findet diese Betrachtungsweise durchaus ebenfalls Anwendung, wenngleich zusätzliche Überlegungen Berücksichtigung finden müssen.

Einerseits sind im Kindesalter verschiedene Symptome psychischer Störungen lediglich eine Steigerung normaler Entwicklungsphänomene, deren Abgrenzung im Einzelfall nicht immer leicht fällt. Die Differentialdiagnostik hat somit auch immer die Aufgabe zur Abgrenzung zu Normvariationen, wobei die Grenze bei kontinuierlich verteilten Merkmalen nie klar gezogen werden kann. Diese Vorstellung konvergiert mit der Konzeption psychischer Phänomene und Verhaltensweisen als dimensionale Ausprägungen eines in der Bevölkerung variierenden Merkmals (im Sinne des englischen *traits*), das bei psychischen Auffälligkeiten lediglich eine Extremausprägung erfährt (vgl. Kapitel 2). Diese Betrachtungsweise hat für ADHS speziell in der Forschung Eingang gefunden. Mit dieser Konzeption von ADHS als einer Entwicklungsvariante und einer Extremausprägung verschiedener Verhaltensmerkmale muss sich die klassische Differentialdiagnose über die nosologische Abgrenzung zu anderen Krankheiten und Störungen hinaus erweitern. Entsprechend wird in der folgenden Darstellung der Rahmen erweitert.

Eine zusätzliche Problematik erwächst aus der Tatsache, dass eine andere Störung nicht nur als Differentialdiagnose in Erwägung gezogen werden kann – z. B. dass sich die vorliegenden Symptome beispielsweise besser im Rahmen einer Depression als einer ADHS interpretieren lassen – sondern dass diese andere Störung auch als *komorbide Störung* in Frage kommen kann. Wenn also differentialdiagnostisch geklärt ist, dass die Symptome von Unruhe, Impulsivität und Unaufmerksamkeit besser im Rahmen einer ADHS als einer Depression erklärbar sind, stellt sich die zweite Frage der Komorbidität, ob denn nun auch alle Symptome mit dieser einen Diagnose abgedeckt sind oder ob sich genügend Hinweise für eine Diagnose einer weiteren, zusätzlichen Störung – beispielsweise einer Depression – ergeben. Insofern werden im Folgenden nicht nur die differentialdiagnostische Abgrenzung zu anderen Störungen oder Problemen diskutiert, sondern auch Überlegungen zur Komorbidität erneut angeschnitten, die in Kapitel 14 über Komorbidität ausführlicher dargestellt sowie auch an anderer Stelle erörtert worden sind (vgl. Döpfner et al. 2000, 2009). Damit geht die folgende Darstellung auch über die unvollständigen Überlegungen der Klassifikationssysteme ICD-10 (Dilling et al. 1991) und DSM-IV (American Psychiatric Association 1994) hinaus.

Der Entwicklungsaspekt wird bereits im *Vorschulalter* bedeutsam, wenn es um die Abgrenzung des lebhaften Kindes vom Gleichaltrigen mit bereits pathologischer Hyperaktivität geht. Die in den Klassifikationssystemen schwerpunktmäßig auf das Grundschulalter bezogene Konzeption von ADHS hat zu Vorschlägen einer Modifikation der diagnostischen Leitlinien für junge Kinder geführt, die in Kapitel 2 dargestellt wurden und im Prinzip auf Veränderungen speziell bei den Kriterien für Aufmerksamkeit hinauslaufen, zumal diese sich für ältere Kinder speziell auf schulbezogenes Verhalten beziehen. Hingegen bieten diese zur Diskussion gestellten modifizierten Kriterien wenig Hilfestellung für die Abgrenzung von Lebhaftigkeit und Hyperaktivität, die bei jungen Kindern besonders schwer fallen kann.

Bei der Erhebung der Anamnese von Kindern im *Schulalter* müssen zusätzlich zu den klassischen Fragen der Differentialdiagnose auch Bedingungen berücksichtigt werden, die ADHS-Symptome auslösen können, insbesondere:

- *Schulische Überforderung*: ADHS-Symptome – Hyperaktivität, Impulsivität und Unaufmerksamkeit – sind häufig bei Kindern, die eine ihre intellektuellen Fähigkeiten überfordernde Schule besuchen. Die Symptomatik entwickelt sich in diesen Fällen zeitgleich mit der Beschulung. Schulische Überforderung kann nicht nur bei minderbegabten Kindern (wenn sie die Regelschule besuchen) sondern auch bei normal begabten Kindern (wenn sie höhere Schulen besuchen) auftreten. Hinweise auf schulische Überforderung ergeben sich aus den Schul- und Intelligenzleistungen, die in einer ausführlichen testpsychologischen Untersuchung überprüft werden müssen. Die Symptome vermindern sich, wenn das Kind adäquat beschult wird. Allerdings können ADHS und schulische Überforderung auch gleichzeitig auftreten. In diesen Fällen reduzieren sich die ADHS-Symptome nicht vollständig bei angemessener Beschulung.

- *Schulische Unterforderung*: Hyperaktivität meist in Verbindung mit Unaufmerksamkeit im Unterricht kann aber auch dann auftreten, wenn Kinder mit sehr hoher Intelligenz Schulen besuchen, die sie zu wenig anregen. Bei angemessenen Leistungsanforderungen verschwinden dann die Symptome. Eine testpsychologische Untersuchung ist auch in diesen Fällen unabdingbar. Eltern sind allerdings in ihrer Erwartung bisweilen zu korrigieren, dass ADHS generell Ausdruck einer Hochbegabung sei. Tatsächlich wird ADHS auf allen Stufen der Intelligenz beobachtet und schulische Unterforderung als Ursache für ADHS-ähnliche Symptome ist eher selten. Zudem können ADHS und schulische Unterforderung auch gleichzeitig auftreten. Auch in diesen Fällen reduzieren sich die ADHS-Symptome nicht vollständig bei angemessener Beschulung.

- *Chaotische psychosoziale Bedingungen*: Kinder aus stark desorganisiertem und chaotischem psychosozialem Umfeld können ebenfalls durch Schwierigkeiten mit zielgerichtetem Verhalten auffallen. Allerdings vermindern sich die Symptome relativ rasch, wenn sich das Kind längere Zeit in einer besser strukturierten Umgebung befindet. Derartige Umfeldbedingungen müssen jeweils auf die Frage geprüft werden, ob bereits bedeutsame Mangelbedingungen vorliegen, die in der Regel länger anhalten und den Charakter von Deprivationsbedingungen haben. Derartige Bedingungen werfen differentialdiagnostisch die Frage nach dem Vorliegen einer Bindungsstörung auf, die weiter unten diskutiert wird.

22 *Differentialdiagnose*

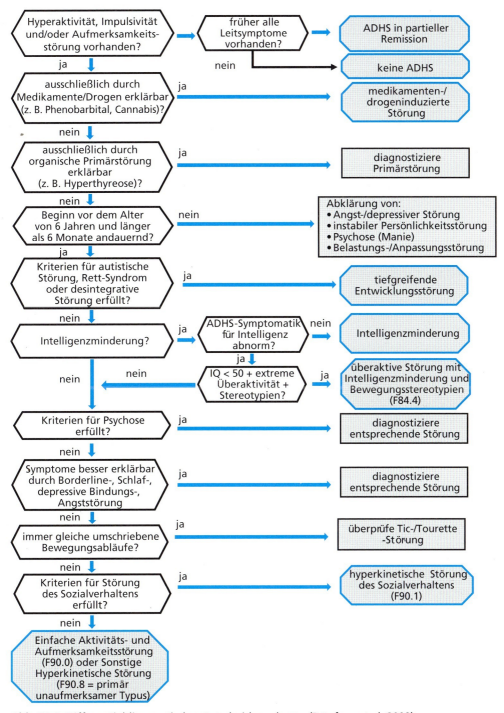

Abb. 22.1: Differentialdiagnostischer Entscheidungsbaum (Döpfner et al. 2009)

In Abb. 22.1 wird ein *Flussdiagramm* zur differentialdiagnostischen Abgrenzung dargestellt. Obwohl eine länger andauernde und situationsübergreifende Hyperaktivität, Impulsivität und Unaufmerksamkeit im Kindesalter meist auf das Vorliegen einer ADHS hindeuten, müssen Hinweise auf andere Störungen als Ursache der Symptomatik zunächst anamnestisch erhoben werden. Weiterführend Untersuchungen (z. B. testpsychologische Untersuchung, körperliche Untersuchung) können notwendig werden, wenn entsprechende Hinweise vorliegen.

- *Partialremission*: Zunächst ist zu prüfen, ob die für eine Diagnose einer hyperkinetischen Störung/Aufmerksamkeitsdefizit-/Hyperaktivitätsstörung notwendigen Symptome vorliegen, wobei für die Diagnose einer ADHS vom unaufmerksamen bzw. hyperaktiv-impulsiven Typus nicht alle drei Symptombereiche (Hyperaktivität, Impulsivität und Unaufmerksamkeit) auffällig sein müssen. Sofern aktuell nicht genügend Symptome für eine Diagnose vorliegen und früher die Kriterien für eine entsprechende Diagnose erfüllt waren, kann eine ADHS in Partialremission vorliegen (die nach DSM-IV auch so diagnostizierbar ist).
- *Medikamenten-/drogeninduzierte Störung*: Bei Kindern, die *Medikamente* einnehmen, muss überprüft werden, ob die Symptomatik auf pharmakologische Wirkungen zurückzuführen ist. Dies gilt insbesondere für Antiasthmatika, Phenobarbital, Antihistaminika, Steroide und Sympathomimetika. Üblicherweise kann in diesem Fall ein enger zeitlicher Zusammenhang zwischen dem Beginn der ADHS-Symptomatik und der Medikamenteneinnahme hergestellt werden und ein Absetzen der Medikation führt zu einem Rückgang der ADHS-ähnlichen Symptomatik. Ist allerdings eine langfristige und kontinuierliche Medikation notwendig (z. B. bei einer antikonvulsiven Therapie), dann kann die differentialdiagnostische Überprüfung einer medikamenteninduzierten Störung schwierig sein. Man wird in diesem Fall versuchen, soweit wie möglich auf eine alternative nebenwirkungsärmere Medikation zu wechseln. Allerdings kann in solchen Fällen ADHS auch als komorbide Störung auftreten, beispielsweise bei Kindern mit Anfallsleiden, die per se ein erhöhtes Risiko besitzen, zusätzlich ADHS zu entwickeln.

  Analog muss bei Jugendlichen die Einnahme von *Drogen* ausgeschlossen werden. Störungen im Zusammenhang mit einem Missbrauch psychotroper Substanzen (z. B. Alkohol, Amphetamine, Cannabis, Halluzinogene, Kokain) zeigen jedoch nicht den für hyperkinetische Störungen typischen frühen Beginn der Symptomatik und den relativ kontinuierlichen Verlauf über das Kindesalter hinweg. Allerdings kommt Drogenkonsum auch als komorbide Problematik bei Jugendlichen mit ADHS gehäuft vor.
- *Organische Primärstörung*: Anamnestisch müssen ferner Hinweise auf eine organische, d. h. insbesondere neurologische *Primärstörung* (z. B. Epilepsie, Schädel-Hirn-Trauma) oder auch eine Hyperthyreose ausgeschlossen werden, die Symptome von ADHS auslösen können.
- *Untypischer Störungsbeginn und -verlauf*: Wenn die Symptome der Unaufmerksamkeit erst *nach dem Alter von sechs Jahren* begonnen haben und die Störung nicht relativ konstant verlaufen ist, liegt meist keine ADHS, sondern wahrscheinlich eher eine *andere psychische Störung* vor. Dabei kann es sich um eine affektive Störung, eine Angststörung, eine dissoziative Störung, eine Persönlichkeitsstörung, eine Belastungs- und Anpassungsstörung oder eine Psychose handeln, die fachärztlich genauer

abgeklärt werden muss. Affektive Störungen und Angststörungen treten allerdings durchaus auch komorbid in Verbindung mit ADHS auf. Das Alter bei Störungsbeginn ist zudem insofern zu relativieren, als Kinder mit weniger stark ausgeprägter ADHS-Symptomatik deutliche Beeinträchtigungen erst nach der Einschulung bei zunehmenden Anforderungen und Belastungen zeigen können.

- Bei einer *Posttraumatischen Belastungsstörung* sind Konzentrationsprobleme häufig, allerdings setzen die Symptome erst nach dem Trauma ein und zeigen nicht die typische Kontinuität ab dem frühen Kindesalter, die für ADHS typisch ist. Die Leitsymptome von ADHS können auch im Rahmen einer *Anpassungsstörung* z. B. in Reaktion auf familiäre Belastungen oder andere Lebensereignisse auftreten. Auch in diesem Fall ist der für ADHS Störung typische frühe Beginn und kontinuierliche Verlauf nicht vorhanden. Kinder mit ADHS Störung leben allerdings auch häufiger unter psychosozial belastenden Bedingungen. Wenn bei andauernder psychosozialer Belastung die Kriterien für ADHS erfüllt sind, sollte diese und nicht eine Anpassungsstörung diagnostiziert werden.

- *Autismus-Spektrum-Störungen*: Autistische Störungen und andere tiefgreifende Entwicklungsstörungen (Asperger Syndrom, Rett-Syndrom oder desintegrative Störung) zeichnen sich durch eine grundlegende qualitative Beeinträchtigung der sozialen Interaktion, der Kommunikation und durch begrenzte, repetitive und stereotype Verhaltensmuster, Interessen und Aktivitäten aus. Bei diesen Störungen sind im Kindesalter häufig auch ADHS-Symptome zu beobachten. In diesen Fällen geben die Klassifikationssysteme vor, die autistische Störung zu diagnostizieren und keine hyperkinetische Störung/ADHS. In der klinischen Praxis geht man aber zunehmend dazu über, bei tiefgreifenden Entwicklungsstörungen auch eine komorbide ADHS zu diagnostizieren, da bei komorbider ADHS-Symptomatik möglicherweise andere bzw. zusätzliche Interventionen notwendig sind.

- *Intelligenzminderung*: Auch bei Kindern mit Intelligenzminderung in Form von Lernbehinderung oder geistiger Behinderung treten Symptome der Aufmerksamkeitsschwäche, aber auch besonders erhöhte Unruhe und Impulsivität auf, für die in der klassischen Psychiatrie der Begriff der *Erethie* Verwendung fand. Prinzipiell kann auch bei diesen Kindern die Diagnose einer ADHS gestellt werden, wenn die Symptome deutlich stärker ausgeprägt sind, als man aufgrund der Intelligenzminderung erwarten würde. Dies ist für den klinischen Beurteiler oft schwer zu entscheiden. Wenn das Kind/der Jugendliche eine Sondereinrichtung besucht (Sonderkindergarten/Sonderschule), dann ist in solchen Fällen das Urteil der Erzieher/Lehrer von besonderer Bedeutung, da diese das Verhalten des Kindes mit dem anderer Kinder mit ähnlicher intellektueller Beeinträchtigung vergleichen können.

  Bei geistig behinderten Kindern (IQ < 50) mit schwerer motorischer Überaktivität und ausgeprägt repetitiven und stereotypen Verhalten wird die Diagnose einer *überaktiven Störung mit Intelligenzminderung und Bewegungsstereotypien* (F84.4) gestellt. Es bestehen allerdings Zweifel, ob es sich bei dieser Störung um eine eigene Krankheitseinheit jenseits der sie definierenden Teilsymptome handelt.

- *Psychische Störungen in der Adoleszenz*: Im Jugendalter muss das Vorliegen einer *Psychose*, insbesondere einer manischen Episode als Teil einer bipolaren Störung oder einer schizophrenen Störung ausgeschlossen werden. Damit ist im Jugendalter die Differentialdiagnose jedoch noch nicht abgeschlossen. Vielmehr muss abgeklärt werden, ob die Symptomatik besser im Rahmen einer *emotional-instabilen (sog. Borderline) Persönlichkeitsstörung*, einer *depressiven Episode oder Dysthymie*, einer *Panikstörung* oder einer *generalisierten Angststörung* bzw. *Schlafstörung* erklärt werden kann. Üblicherweise beginnt die ADHS-Symptomatik in diesen Fällen nicht schon vor dem Alter von sieben Jahren und hat nicht den typischen kontinuierlichen Verlauf. Zudem müssen für die jeweilige Störung typische zusätzliche Symptome vorliegen.

So sind psychomotorische Erregung und Konzentrationsstörungen auch bei depressiven Störungen und bei Angststörungen festzustellen. Diese Symptome lassen sich manchmal nur schwer von der Hyperaktivität und den Aufmerksamkeitsstörungen einer hyperkinetischen Störung unterscheiden. Bei Angststörungen treten die Symptome jedoch in der Regel ausschließlich in den ängstigenden Situationen auf. Außerdem haben Angststörungen wie auch depressive Störungen meist nicht den über Jahre hinweg kontinuierlichen Verlauf wie bei ADHS. Angst- und depressive Störungen treten jedoch auch häufig bei Kindern und Jugendlichen mit ADHS im Verlaufe der Entwicklung als komorbide Störungen auf, vermutlich hauptsächlich als Folge der durch die hyperkinetische Symptomatik ausgelösten Frustrationen und Misserfolge in fast allen Lebensbereichen.

Emotional instabile (Borderline) Persönlichkeitsstörungen treten frühestens im Jugendalter auf und sind durch ein tiefgreifendes Muster von Instabilität in zwischenmenschlichen Beziehungen, im Selbstbild und in den Affekten sowie von deutlicher Impulsivität gekennzeichnet. Jugendliche mit Persönlichkeitsstörungen klagen häufig auch über Unruhe und Angespanntheit und können sich häufig nur kurz auf eine Sache konzentrieren. In solchen Fällen wird eine Borderline Persönlichkeitsstörung diagnostiziert. Wenn jedoch in der Vorgeschichte eindeutige Hinweise auf eine hyperkinetische Störung zu eruieren sind, die vor dem Alter von sechs Jahren bereits begonnen hat, dann kann auch zusätzlich eine hyperkinetische Störung (möglicherweise teilremittiert) vorliegen.

- *Bindungsstörungen*: Speziell bei der Bindungsstörung des Kindesalters mit Enthemmung (ICD-10: F94.2) kommen häufig auch Symptome von Hyperaktivität und Aufmerksamkeitsdefizit vor. In der Regel ist allerdings die Symptomatik nicht so umfassend wie bei ADHS. Zudem muss die Störung ursächlich auf deprivierende Umfeldbedingungen meist in der frühen Kindheit bezogen sein. Auf der anderen Seite zeigen auch Kinder mit ADHS oft ein Aufmerksamkeit suchendes, distanzgemindertes Verhalten, das für Kinder mit Bindungsstörung typisch ist. Wenn sowohl die Kriterien einer Bindungsstörung als auch einer ADHS erfüllt sind, sollten beide Diagnosen gestellt werden.
- *Tics*: Unter Tics werden unwillkürliche, rasche, wiederholte, nicht rhythmische motorische Bewegungen, die umschriebene Muskelgruppen betreffen (motorische Tics) oder vokale Produktionen, die plötzlich einsetzen und keinem offensichtlichen Zweck dienen (vokale Tics) verstanden. Wenn sowohl motorische als auch vokale Tics auftreten, dann liegt eine Tourette-Störung vor. Tics lassen sich von der motorischen Unruhe bei ADHS-Kindern gut abgrenzen, weil motorische Tics immer wieder die gleichen und umschriebenen Bewegungsabläufe beinhalten, während die motorische Unruhe sehr variabel ist und jede Bewegung einbezieht. Allerdings treten Tics ge-

häuft auch als komorbide Störung bei Kindern mit ADHS auf und etwa die Hälfte der Kinder mit Tic-Störungen zeigt Symptome einer ADHS.

- *Störungen des Sozialverhaltens*: In Form von aggressiven und oppositionellen Verhaltensweisen treten diese Störungen ebenfalls häufig komorbid auf. In diesem Fall wird die Diagnose einer *hyperkinetischen Störung des Sozialverhaltens* (F90.1) gestellt. Allerdings können Kinder mit oppositionellen Verhaltensstörungen gegen Pflichten oder schulische Aufgaben Widerstand leisten, die Anstrengung und Aufmerksamkeit verlangen, da sie nicht gewillt sind, sich den Forderungen anderer anzupassen. Die Symptome der Vermeidung schulischer Aufgaben bei Kindern mit ausschließlich oppositionellen Verhaltensstörungen sind von den entsprechenden Symptomen bei Kindern mit einer ausschließlichen ADHS schwer zu unterscheiden. Kinder mit ausschließlich oppositionellen Verhaltensstörungen zeigen aber nicht die anderen typischen Symptome der Aufmerksamkeitsschwäche und der ausgeprägten motorischen Unruhe.

Die Differentialdiagnostik der ADHS kann sehr zeitaufwändig sein und bedarf fachlicher Expertise. Doch auch bei großem diagnostischem Aufwand können differentialdiagnostische Unsicherheiten bestehen bleiben, die sich mitunter erst in der weiteren Verlaufsbeobachtung klären lassen.

Literatur

American Psychiatric Association (1994). Diagnostic and Statistical Manual of Mental Disorders, 4th edition (DSM-IV). Washington, DC: American Psychiatric Association.

Dilling H, Mombour W & Schmidt MH (Hrsg.) (1991). Internationale Klassifikation psychischer Störungen. ICD-10 Kapitel V (F.). Bern: Huber.

Döpfner M, Frölich J & Lehmkuhl G (2000). Hyperkinetische Störungen. Leitfaden Kinder und Jugendpsychotherapie, Band 1. Göttingen: Hogrefe.

Döpfner M, Frölich J & Lehmkuhl G (2009). Aufmerksamkeitsdefizit/Hyperaktivitätsstörungen (ADHS). Leitfaden Kinder und Jugendpsychotherapie, Band 1, 2. Aufl. Göttingen: Hogrefe.

V Therapien

23 Therapien – Einleitung und Überblick

Hans-Christoph Steinhausen, Aribert Rothenberger und Manfred Döpfner

Mit der Behandlung von ADHS verbinden sich verschiedene Ziele. Zunächst sollen die unmittelbaren Symptome der Störung vermindert werden. Angesichts der hohen Rate komorbider Symptome müssen diese in die Behandlung eingeschlossen werden und es sollen weitere Komplikationen vermieden werden. Dabei muss zentral die Wiederherstellung oder Verbesserung der psychosozialen Funktionstüchtigkeit in allen lebenswichtigen Bereichen, d. h. im familiären Umfeld, in Schule, Ausbildung und Beruf sowie den erweiterten sozialen Beziehungen im Vordergrund stehen.

Bei dieser Zielrichtung müssen sowohl der Patient als auch das unmittelbare soziale Umfeld in die Behandlung einbezogen und eine Anpassung des Umfeldes an die Bedürfnisse des Patienten vermittelt werden. Insofern bilden die Bewältigungsstrategien nicht nur beim Patienten, sondern auch bei seinen Familienmitgliedern sowie anderen wichtigen Bezugspersonen in der Schule oder am Arbeitsplatz wichtige Ziele der Behandlung. Angesichts der Chronizität von ADHS in vielen Fällen ist eine umfassende medizinische und psychosoziale Fürsorge und Versorgung zu leisten, während eine grundlegende Heilung nicht möglich ist.

Das therapeutische Angebot ist vielfältig und sollte auch im Einzelfall multimodal im Sinne von Kombinationsbehandlungen eingesetzt werden. Interventionen beziehen sich dabei nicht nur auf den Patienten, sondern auch auf das jeweils bedeutsame Umfeld von wichtigen Bezugspersonen. Wegen ihrer zentralen Bedeutung für die Aufklärung von Patient und psychosozialem Umfeld steht die Psychoedukation am Anfang jeder Behandlung. Weitere zentrale Säulen der Behandlung sind Pharmakotherapie und Verhaltenstherapie, die nicht nur alternativ, sondern bei Indikation auch kombiniert eingesetzt werden können.

Diese Schwerpunkte werden unter dem Leitgedanken der evidenzbasierten Medizin in den folgenden Kapiteln jeweils separat dargestellt. Dabei wird die notwendige Differenzierung der Behandlung für Kinder und Jugendliche einerseits und Erwachsene andererseits berücksichtigt. Zusätzlich zu den Themen Psychoedukation, Pharmakotherapie und Verhaltenstherapie werden das Neurofeedback als eine innovative, wenngleich in der Praxis derzeit noch nicht sehr breit einsetzbare Behandlung sowie Diäten abgehandelt. Letztere haben in der Geschichte der Behandlung von ADHS immer wieder und meist vorübergehend eine gewisse Popularität unter Laien gefunden. Wenngleich die Evidenz für die Wirksamkeit der meisten Diät-Varianten relativ begrenzt ist, können sie wegen der Nachfrage unter Patienten bzw. Angehörigen und wegen der zwar relativ randständigen, gleichwohl aber nicht zu leugnenden potenziellen Bedeutung bestimmter Nahrungsmittelzusätze nicht vollständig ignoriert werden.

Wegen begrenzter bzw. fehlender Evidenz werden andere, nicht verhaltensorientierte Psychotherapien nicht in die Darstellung einbezogen, wenngleich einzuräumen ist, dass sie zwar weniger bei den Primärsymptomen von ADHS, wohl aber bei den komorbiden Störungen in der Praxis einen gewissen Stellenwert haben können. Gleichwohl ist auch hier – etwa bei Angststörungen oder Depression – der Grad der Evidenz für die Wirksamkeit verhaltenstherapeutischer Interventionen in allen Altersstufen bedeutsam höher. Wegen fehlender Evidenz der Wirksamkeit werden auch die bei Kindern mit ADHS in der Praxis populäre Ergotherapie oder die sensumotorische Übungsbehandlung nicht in diesem Handbuch abgehandelt. Schließlich muss auf die Darstellung von sog. Alternativbehandlungen auch zum ausschließlichen Zweck der Information verzichtet werden, zumal überzeugende Wirksamkeitsnachweise durchgehend fehlen.

24 Psychoedukation

Stephanie Schürmann und Manfred Döpfner

24.1 Definition von Psychoedukation

Nach nationalen und europäischen Leitlinien und Leitfäden zur Therapie von Kindern und Jugendlichen mit ADHS (American Academy of Child and Adolescent Psychiatry 2007; Taylor et al. 1998; Döpfner et al. 2000, 2007a, 2009) ist die Grundlage jeder multimodalen Behandlung eine eingehende Beratung und Aufklärung der Eltern sowie des Kindes und Jugendlichen entsprechend seinem Entwicklungsniveau. Diese basalen Interventionen werden heute gerne unter dem Begriff der *Psychoedukation* zusammengefasst. Generell wird als Psychoedukation die Schulung von Menschen bezeichnet, die an einer psychischen Störung leiden.

Bei psychischen Störungen im Kindes- und Jugendalter umfasst die Psychoedukation nicht nur die Schulung der Patienten, sondern vor allem die der Bezugspersonen, in erster Linie der Eltern, aber auch der Lehrer und anderer Bezugspersonen. Je jünger der Patient ist umso mehr tritt die Psychoedukation des Patienten in den Hintergrund. Allerdings sind auch bei Kindern im Kindergartenalter psychoedukative Maßnahmen von Bedeutung, die natürlich dem Alter und Entwicklungsstand angepasst werden müssen. Ziel von Psychoedukation ist es, die Störung besser zu verstehen, um besser mit ihr umgehen zu können, indem die persönlichen Erfahrungen mit der Störung mit dem gegenwärtigen Wissen über die Störung verbunden werden. Auch sollen der Patient und seine Bezugspersonen Ressourcen und Möglichkeiten kennen lernen, um mögliche Rückfälle zu vermeiden und selbst langfristig zur eigenen Gesundheit beizutragen.

Auf der Basis einer ausführlichen Psychoedukation kann entsprechend der nationalen und internationalen Leitlinien eine Pharmakotherapie durchgeführt werden, wenn eine sehr stark ausgeprägte und situationsübergreifende ADHS-Symptomatik vorliegt, die mit einer erheblichen psychosozialen Funktionseinschränkung einhergeht. Wenn eine Pharmakotherapie durchgeführt wird, dann sollte auch die Kindergarten-Erzieherin oder die Klassenlehrerin in die Psychoedukation einbezogen werden. Wenn sich durch die Pharmakotherapie in Kombination mit der Psychoedukation eine hinreichende Verminderung der ADHS-Symptomatik und auch weiterer komorbider Probleme oder Störungen (z. B. negative Eltern-Kind-Beziehung, aggressives Verhalten) erzielen lassen, dann sind weitergehende psychotherapeutische oder andere Interventionen nicht indiziert und die multimodale Therapie beschränkt sich auf die Kombination aus Psychoedukation und Pharmakotherapie. Psychoedukation ist auch Bestandteil jeder verhaltenstherapeutischen Intervention in der Schule und in der Familie sowie jeder verhaltenstherapeutischen Behandlung des Kindes. Verhaltenstherapeutische Interventionen bauen auf der Psychoedukation auf und vertiefen die dort begonnenen Strategien.

Grundlegende Voraussetzung für eine effektive Wissensvermittlung, Beratung und Zusammenarbeit mit dem Patienten, den

Eltern oder anderen Bezugspersonen ist eine gute, tragfähige und vertrauensvolle Beziehung. Zunächst ist es daher wichtig, dass sich der Patient und seine Eltern angenommen und verstanden fühlen, nur dann sind sie für Informationen und weitere Schritte offen.

24.2 Adressaten für Psychoedukation

Psychoedukation kann im Rahmen einer allgemeinen Beratung (z. B. beim Haus-/ Kinderarzt oder in einer Beratungsstelle), einer medikamentösen Therapie, einer Verhaltenstherapie oder einer multimodalen Therapie mit Eltern, Erzieher/Lehrern und dem Kind/Jugendlichen selbst durchgeführt werden. Sie sollte mit den Eltern immer durchgeführt werden; mit dem Kind sollte sie spätestens ab dem Schulalter in altersangemessener Form erfolgen. Erzieher oder Lehrer sollten immer dann in die Psychoedukation einbezogen werden, wenn im Kindergarten beziehungsweise in der Schule behandlungsbedürftige Auffälligkeiten auftreten (was bei ADHS in der Regel der Fall ist) und wenn das Einverständnis der Eltern (und des Jugendlichen) dazu vorliegt. Psychoedukation kann mit den Eltern allein, aber auch zusammen mit dem Kind stattfinden. Es hängt maßgeblich von dem Alter des Kindes und der Beziehung zwischen Kind und Eltern ab, ob ein gemeinsames Gespräch darüber sinnvoll erscheint.

Der Einbezug der Kinder in die Psychoedukation hat vor allem folgende Zwecke: Sie sollen ihre Schwierigkeiten besser verstehen lernen, sie sollen erkennen können, dass auch andere Kinder ähnliche Probleme haben und sie sollen erfahren, was getan werden kann, um ihnen bei der Lösung der Probleme zu helfen. Kinderbücher, Kindergeschichten und kindgerechtes Informationsmaterial können bei der Vermittlung helfen. Besonders Jugendliche sollten maßgeblich in die Psychoedukation einbezogen werden, vor allem um damit die Therapiemotivation aufzubauen, die zu Beginn der Therapie in der Regel meist sehr begrenzt ist. Nur wenn der Jugendliche sich mit seiner Meinung ernst genommen und informiert fühlt, wird er einer möglichen Behandlung zustimmen.

Die Psychoedukation von Erziehern und Lehrern kann nur mit Einverständnis der Erziehungsberechtigten erfolgen und sollte auch erst nach Zustimmung des Kindes (ab Schulalter) und des Jugendlichen durchgeführt werden. Mit den Eltern und dem Kind/Jugendlichen sollte vorher besprochen werden, worüber der Lehrer oder die Erzieherin informiert wird. In der Regel reicht eine telefonische Psychoedukation der Erzieher oder Lehrer aus. Bei der Psychoedukation geht es in diesem Fall vor allem darum, für die Probleme des Kindes oder des Jugendlichen Verständnis zu erzeugen, darüber aufzuklären, dass das Kind bzw. der Jugendliche nicht diese Probleme zeigt, um die Lehrperson zu ärgern, und ggf. auch Möglichkeiten zu erörtern, wie die Bezugsperson den Schüler bei der Lösung der Schwierigkeiten unterstützen kann.

Psychoedukation kann über verschiedene Medien vermittelt werden. Am häufigsten wird Psychoedukation im Rahmen einer Einzelberatung durchgeführt; dieser Kontext wird auch im Folgenden ausführlicher besprochen. Psychoedukation kann aber auch im Kontext einer Gruppenberatung angeboten werden. Elterngruppen eignen sich besonders dazu, Störungsbilder, Ursachen und Behandlungsmöglichkeiten zu diskutieren und konkrete Hilfen zu erarbeiten. Die Eltern erfahren dabei die Unterstützung nicht nur des Therapeuten, sondern auch weiterer Betroffener, die häufig sehr wertvoll ist und den Eltern auch das Gefühl vermittelt, nicht alleine zu sein. Daneben kann Psychoedukation über Selbsthilfebücher, Ratgeber und Filme transpor-

V Therapien

K — Konzeption der Problematik: Erfragen Sie Problemsicht, geben Sie Informationen, entwickeln Sie ein gemeinsames Störungskonzept und einen Behandlungsplan.

A — Aktivierung der Ressourcen: Erarbeiten Sie die Ressourcen und Kompetenzen und stärken Sie positive Beziehungen.

P — Problemlösung: Erfragen Sie Verhaltensprobleme in konkreten Problemsituationen, entwickeln Sie konkrete Interventionen und kontrollieren Sie den Verlauf.

Abb. 24.1: Das KAP-Konzept der Psychoedukation

tiert werden, die häufig auch in der Einzel- oder Gruppenberatung zusätzliche Anwendung finden. Das Internet bietet schließlich zusätzliche Möglichkeiten der Psychoedukation. So vermittelt beispielsweise die Webseite des zentralen ADHS-Netzes wichtige Informationen zum Störungsbild und zum Umgang mit Patienten (www.zentrales-adhs-netz.de).

24.3 Durchführung der Psychoedukation

Psychoedukation erfolgt immer unmittelbar nach Abschluss der Diagnostik und sollte daher vor der möglichen weiteren Behandlung (z. B. mit Verhaltenstherapie oder Pharmakotherapie) stattfinden. Am Ende der Psychoedukation steht die gemeinsame Entscheidung mit Eltern und Kind bzw. Jugendlichen, welche weiteren Schritte erfolgen sollen. Dabei ist der Übergang von Psychoedukation zur spezifischen Verhaltenstherapie fließend.

Obwohl der Name es impliziert, ist Psychoedukation nicht ein einseitiger Vorgang der Informationsübertragung vom Therapeuten auf den Patienten oder seine Bezugspersonen, sondern ein interaktiver Prozess zwischen dem Therapeuten und dem Patienten bzw. seinen Bezugspersonen. Psychoedukation beinhaltet Konzepte der Patientenschulung und des Coachings, d. h. der Anleitung des Patienten und der Bezugspersonen zum Umgang mit der Problematik. Dabei rekurriert Psychoedukation im Wesentlichen auf verhaltenstherapeutische Konzepte. Das in Abb. 24.1 dargestellte Vorgehen in drei Stufen hat sich als günstig und praktikabel erwiesen und lässt sich als KAP-Konzept einprägen.

Stufe 1: K – Konzeption der Problematik

Die erste Stufe des KAP-Konzeptes läuft in zwei Schritten ab:

1. *Problemeinschätzung: Fragen Sie die Beteiligten nach deren Einschätzung der Problematik und ihrer Lösung.*
Eine optimale Psychoedukation der Beteiligten muss an den Vorinformationen, Erwartungen und Einstellungen der Patienten und vor allem ihrer Bezugspersonen ansetzen. Daher ist es hilfreich – meist schon im Rahmen des diagnosti-

schen Prozesses – die Vorstellungen der Beteiligten zu den Ursachen der Problematik (Was denken Sie, woher kommen die geschilderten Probleme?) und ihre Therapieerwartungen (Wer müsste was tun, damit sich etwas verändert?) zu ergründen. Patienten und ihre Bezugspersonen können unterschiedlich stark ausgeprägte Überzeugungen hinsichtlich der Ursachen (Kausalattributionen) der Problematik haben, die der Therapeut kennen sollte und möglicherweise modifizieren muss.

Hinsichtlich der Ursachen der Problematik können die Beteiligten auf die gleichen Vermutungen kommen wie Wissenschaftler – grob gesprochen entweder auf genetische Hypothesen (vom Vater geerbt), auf hirnorganische Störungen (Schwangerschaftskomplikationen, MCD – Minimale Cerebrale Dysfunktion, Hirnstörungen), auf ernährungsbiologische Hypothesen (verträgt bestimmte Speisen nicht) oder auf psychosoziale Ursachen (Erziehungsfehler, Partnerkonflikte). Es ist aber auch möglich, dass keine konkreten Vorstellungen über die Ursachen vorhanden sind und die Erwartung geäußert wird, eben dies vom Therapeuten erfahren zu wollen. Auch Kinder und Jugendliche können mehr oder weniger rudimentär solche Ursachenzuschreibungen entwickelt haben, die es in Erfahrung zu bringen gilt.

Mit der Ursachenzuschreibung sind häufig auch Therapieerwartungen verbunden, die als nächstes erfragt werden: Wer müsste was tun, um die Probleme zu lösen? Patienten und Bezugspersonen können auch hierzu unterschiedliche Vorstellungen haben: medikamentöse Therapie, Ernährungsberatung, Psychotherapie, Ergotherapie oder Übungsbehandlung des Kindes, Beratung der Eltern, Lehrer oder Erzieher sind die üblichen Vorstellungen. Solche Therapieerwartungen zu kennen, ist deshalb sehr wichtig, weil Divergenzen in den Therapieerwartungen der Beteiligten einerseits und der Therapiekonzeption des Therapeuten andererseits zwangsläufig zu Problemen in der Compliance führen.

2. *Information und Konzeption: Informieren Sie alle Beteiligten über ADHS, die damit assoziierten Probleme, Ursachen, Verlauf und Therapiemöglichkeiten und entwickeln Sie ein gemeinsames Störungskonzept und einen gemeinsamen Behandlungsplan.*

Wenn die Vorstellungen der Beteiligten bekannt sind, können gezielt Informationen zu den Ursachen gegeben werden. In Abhängigkeit von den Voreinstellungen der Eltern werden ergänzende oder korrektive Informationen vermittelt. Das Ziel besteht darin, ein gemeinsames biopsychosoziales Störungskonzept zu entwickeln, in dem sowohl biologische als auch psychosoziale Faktoren bei der Entstehung und vor allem der Aufrechterhaltung der Symptomatik wahrgenommen werden. Den Beteiligten sollte am Ende deutlich sein, dass dabei möglicherweise erbliche Dispositionen, hirnorganische Prozesse und Erziehungsverhalten oder psychische Belastungen in der Familie eine Rolle spielen können. Die Vermittlung sollte allerdings nicht zu allgemein, sondern möglichst individuell gestaltet werden. Beispielsweise sollten bei der Erklärung der Symptomatik vor allem die Symptome benannt werden, die bei dem Patienten zutreffen. Je mehr persönliche Beispiele und Erläuterungen gegeben werden, umso eher können der Patient und die Eltern die Aussagen nachvollziehen und sich selbst damit identifizieren. Die Rolle der Erziehung bei der Aufrechterhaltung der ADHS-Symptomatik und die typischen Fallen, in die fast jeder in der Interaktion mit Kindern und Jugendlichen tritt, die von ADHS betroffen sind, macht der Teufelskreis deutlich (siehe Kapitel 29).

V Therapien

Anhand dieses Teufelkreises können Eltern und andere Bezugspersonen die typische Interaktionsdynamik meist gut nachvollziehen.

Bei der Informationsvermittlung und der Entwicklung eines gemeinsamen Störungskonzeptes sind schriftliche Informationen hilfreich und zeitsparend. Hier können verschiedene Ratgeber gute Dienste leisten. In der Kölner Universitätsklinik für Kinder- und Jugendpsychiatrie und -psychotherapie wurden Ratgeber und Selbsthilfemanuale mit unterschiedlicher Informationsmenge entwickelt und eingesetzt:

Tab. 24.1: Kapitel aus dem Ratgeber Aufmerksamkeitsdefizit-/Hyperaktivitätsstörungen (Döpfner et al. 2007c)

1. Kennen Sie das?
2. Woran erkenne ich Kinder mit ADHS?
3. In welchen Situationen treten diese Probleme auf?
4. Wann werden diese Auffälligkeiten als ADHS bezeichnet?
5. Müssen in allen drei Kernbereichen Probleme auftreten?
6. Können diese Probleme auch Hinweise auf andere Störungen sein?
7. Welche weiteren Probleme treten häufig noch auf?
8. Wie ist die weitere Entwicklung?
9. Was sind die Ursachen?
10. In welchen Teufelskreis geraten Eltern und andere Bezugspersonen häufig?
11. Was kann man tun?
12. Was können Eltern tun?
13. Was können Lehrer tun?
14. Wann ist eine Psychotherapie hilfreich?
15. Wie können Medikamente helfen?
16. Wann sollte eine medikamentöse Behandlung durchgeführt werden?
17. Gibt es noch weitere Hilfen?

- Der Ratgeber „Aufmerksamkeitsdefizit-/Hyperaktivitätsstörungen" (Döpfner et al. 2007c) gibt im ersten Teil der Broschüre auf rund 25 Seiten Antworten auf wichtige Fragen zur Symptomatik, zu den Ursachen und zum Verlauf der Störung. Im zweiten Teil (25 Seiten) werden in zwei Kapiteln Ratschläge für Eltern und für Lehrer zum Umgang mit der Problematik gegeben. Danach werden noch kurze Informationen zu intensiven verhaltenstherapeutischen Behandlungsmöglichkeiten, zur Pharmakotherapie und über Selbsthilfegruppen gegeben. Die einzelnen Kapitel sind mit Fragen überschrieben, die in Tab. 24.1 dargestellt sind. Der Ratgeber liegt auch in französischer Sprache vor (Döpfner et al. 2007d).

Tab. 24.2: Vierzehn Stufen des Elternleitfadens und neun Anwendungsbeispiele aus dem Selbsthilfeprogramm *Wackelpeter & Trotzkopf* (Döpfner et al. 2006)

Elternleitfaden
1. Welche Probleme hat mein Kind?
2. Probleme, Belastungen und Stärken in unserer Familie?
3. Der Teufelskreis
4. Was mögen Sie an Ihrem Kind?
5. Die *Spaß & Spiel-Zeit*
6. Familienregeln
7. Geben Sie wirkungsvolle Aufforderungen
8. Loben Sie Ihr Kind, wenn es Aufforderungen und Regeln befolgt
9. Setzen Sie natürliche Konsequenzen, wenn Ihr Kind Aufforderungen und Regeln nicht befolgt
10. Wenn Lob alleine nicht ausreicht: Der *Punkte-Plan*
11. Wie man einen *Punkte-Plan* verändert und beendet
12. *Der Wettkampf um lachende Gesichter*
13. Wenn neue Probleme auftauchen
14. Wenn sich Probleme nicht lösen lassen

Anwendungsbeispiele
1. Mein Kind ist eine Nervensäge
2. Wo ist mein Kind?
3. Der Kampf ums Wecken
4. Wenn das Essen zur Qual wird
5. Unser täglicher Hausaufgaben-Krieg
6. Das allabendliche Theater mit dem Zubettgehen
7. Wutausbrüche
8. Meine Kinder sind wie Hund und Katze
9. Probleme in der Öffentlichkeit

- Wackelpeter & Trotzkopf (Döpfner et al. 2006) ist ein umfassendes Elternselbsthilfemanual, das im Wesentlichen aus zwei Teilen besteht. Im ersten Teil des Buches finden die Eltern Antworten auf Fragen, die sich viele Eltern von hyperkinetischen und oppositionellen Kindern stellen. Die Eltern werden über die Problematik, die Ursachen, den Verlauf und vor allem die Hilfsmöglichkeiten aufgeklärt. Der zweite Teil enthält einen Elternleitfaden, der in 14 Stufen schrittweise Möglichkeiten zur Verminderung der Verhaltensprobleme in der Familie aufzeigt. Im dritten Teil wird die Umsetzung der im Elternleitfaden erarbeiteten Erziehungsstrategien in neun Anwendungsbeispielen verdeutlicht (siehe Tab. 24.2).
- Materialien zur Psychoedukation von Eltern und Lehrern finden sich auch in dem umfangreichen Therapieprogramm für Kinder mit hyperkinetischem und oppositionellem Problemverhalten (THOP; Döpfner et al. 2007b). Die Materialien können über die dort beiliegende CD ausgedruckt werden.

Auf der Basis eines gemeinsamen biopsychosozialen Störungskonzeptes und der Therapieerwartungen der Eltern können Informationen zu den prinzipiellen Therapiemöglichkeiten und zu den Möglichkeiten vor Ort gegeben und gemeinsam mit den Beteiligten ein Behandlungsplan entwickelt werden. Grundregel bei der Auswahl der Hilfen für Kinder und Jugendliche mit ADHS ist, dass die Maßnahmen dort ansetzen sollen, wo die Probleme auftreten: beim Kind oder Jugendlichen selbst, in der Familie, im Kindergarten oder in der Schule. Dieses Prinzip ist deshalb von großer Bedeutung, weil die meisten Hilfsmaßnahmen sehr spezifisch wirken. Die Eltern dürfen also beispielsweise nicht erwarten, dass sich durch Bewegungstherapie neben den Koordinationsstörungen, die viele Kinder haben, auch ADHS-Symptome in der Schule vermindern. Ebenso wenig kann erwartet werden, dass durch Maßnahmen in der Familie sich auch automatisch die Probleme im Kindergarten oder in der Schule vermindern und umgekehrt. Die Eltern sollen darüber aufgeklärt werden

- was sie selbst als Eltern tun können,
- was die Lehrperson tun kann bzw. was in der Schule getan werden kann,
- was das Kind bzw. der Jugendliche selbst tun kann,
- was eine Psychotherapie bewirken kann,
- ob noch anderen Hilfen möglich sind
- und wie Medikamente helfen können.

Für die Informationsvermittlung können ebenfalls die bereits genannten Ratgeber und Selbsthilfemanuale bzw. Teile der Materialien aus dem Therapieprogramm THOP eingesetzt werden. Häufig ist es hilfreich, ein mehrstufiges Vorgehen mit den Beteiligten zu vereinbaren, z. B. zunächst in weiteren Beratungsgesprächen die Möglichkeiten der Beeinflussung des Problemverhaltens durch verändertes Erziehungsverhalten abzuklären und danach die Wirksamkeit einer medikamentösen Behandlung zu überprüfen oder zunächst mit einer verhaltenstherapeutischen Behandlung zu beginnen.

Die Eltern sollten auch über die Möglichkeiten, einer Selbsthilfegruppe beizutreten, informiert werden. Ein Zusammenschluss von Eltern betroffener Kinder in einer Selbsthilfegruppe kann eine wichtige Stütze sein. Mittlerweile haben sich solche Selbsthilfegruppen bundesweit etabliert. Gelegentlich werden allerdings in diesen Gruppen immer noch sehr einseitige Sichtweisen vertreten. Wenn die Eltern gerne in eine Selbsthilfegruppe gehen würden, sollten sie bei der Suche nach einer geeigneten Gruppe unterstützt werden, da diese Maßnahme begleitend zu den anderen Maßnahmen stattfinden kann und sinnvoll ist.

Stufe 2: A – Aktivierung von Ressourcen

In der zweiten Stufe des KAP-Konzeptes der Psychoedukation erarbeitet der Therapeut die Ressourcen und Kompetenzen der Beteiligten und stärkt die positiven Beziehungen zwischen den Beteiligten, indem er folgende Prinzipien beachtet:

- Verständnis zeigen: Zeigen Sie Verständnis für die vielfältigen Belastungen und weisen Sie anhand des Teufelskreises auf die Gefahr hin, dass nur noch Negatives wahrgenommen wird.
- Entlasten: Suchen Sie nach Entlastungsmöglichkeiten für die Eltern.
- Ressourcen und Kompetenzen erfragen: Fragen Sie nach einzelnen positiven Erlebnissen oder Situationen, die weniger problematisch waren.
- Positive Erfahrungen stärken: Lassen Sie ein Positiv-Tagebuch führen; ermuntern Sie die Eltern positive Zeit mit ihrem Kind zu verbringen (spielen, fernsehen, etwas unternehmen).

Tab. 24.3: Acht Grundprinzipien für Eltern von Kindern mit ADHS (aus Döpfner et al. 2007c)

1. Tun Sie etwas für sich selbst!
2. Versuchen Sie nicht, perfekt zu sein!
3. Bleiben Sie möglichst gelassen – Behalten Sie die Übersicht
4. Stärken Sie die positive Beziehung zu Ihrem Kind!
5. Stellen Sie klare Regeln auf!
6. Loben Sie Ihr Kind!
7. Seien Sie konsequent!
8. Versuchen Sie, die Probleme vorherzusehen!

Im Ratgeber „Aufmerksamkeitsdefizit-/Hyperaktivitätsstörungen" (Döpfner et al. 2007c) werden acht Grundprinzipien erläutert, die Eltern im Umgang mit ihren von ADHS betroffenen Kindern beachten sollten (siehe Tab. 24.3). Davon beziehen sich vier Prinzipien auf die Ressourcen-Aktivierung und weitere vier auf die Problemlösung.

Die Prinzipien zur Ressourcenaktivierung sind:

- Tun Sie etwas für sich selbst!
- Versuchen Sie nicht, perfekt zu sein!
- Bleiben Sie so gelassen, wie möglich!
- Stärken Sie die positive Beziehung zu Ihrem Kind!

Am besten ist es, wenn bei der Psychoedukation schwerpunktmäßig jene Prinzipien angesprochen werden, die für den jeweiligen Fall vermutlich von besonderer Bedeutung sind; es können aber auch alle Prinzipien nacheinander thematisiert werden.

1. Tun Sie etwas für sich selbst!
Dieses Prinzip wurde als erstes gewählt, weil Eltern von Kindern mit ADHS häufig sehr erschöpft sind und dann kaum noch Kräfte haben, angemessene Erziehungsstrategien umzusetzen. Deshalb wird ihnen in diesem Prinzip empfohlen, ihre eigenen Wünsche und Bedürfnisse zu erkennen und sich Möglichkeiten zur Entlastung und zum „Auftanken" zu erschließen.

2. Versuchen Sie nicht, perfekt zu sein!
Das zweite Prinzip soll die Eltern darauf hinweisen, dass alle folgenden Prinzipien in der Praxis nie zu hundert Prozent umzusetzen sind und sie ermutigen, „Erziehungsfehler" auch in Kauf zu nehmen.

3. Bleiben Sie möglichst gelassen!
Im dritten Prinzip wird noch einmal die Notwendigkeit betont, möglichst ruhig und gelassen die Probleme anzugehen. Vielen Eltern hilft es, wenn sie sich immer wieder vergegenwärtigen, dass das Problemverhalten ausgelöst wird durch die Beeinträchtigungen des Kindes in seiner Fähigkeit sich zu konzentrieren, seine Impulse zu steuern und seine Aktivität zu begrenzen.

4. Stärken Sie die positive Beziehung zu Ihrem Kind!
Das vierte Prinzip macht Eltern auf die Bedeutung der positiven Beziehung zum Kind aufmerksam und hilft ihnen, konkrete Möglichkeiten zum Aufbau positiver Interaktionen mit ihrem Kind zu finden. Dieses Prinzip ist besonders in jenen Familien wichtig, in denen die Beziehung zum Kind besonders belastet ist.

Im Selbsthilfeprogramm *Wackelpeter & Trotzkopf* (Döpfner et al. 2006) werden Möglichkeiten der Ressourcenaktivierung und der Verbesserung der Eltern-Kind-Beziehung in zwei Stufen (siehe Tab. 24.2) ausführlich thematisiert und die Eltern werden zu entsprechenden konkreten Schritten angeleitet. Noch ausführlichere Hinweise gibt das Therapieprogramm THOP (Döpfner et al. 2007b), in dem die Ressourcenaktivierung eine wichtige verhaltenstherapeutische Interventionskomponente darstellt.

Stufe 3: P – Problemlösung

In der dritten Stufe des KAP-Konzeptes der Psychoedukation erfragt der Therapeut Verhaltensprobleme in konkreten Problemsituationen, entwickelt dafür konkrete Interventionen und kontrolliert den Verlauf Eine wirklich umsetzbare Hilfestellung für alle Beteiligten beim Umgang mit Kindern mit ADHS sollte am besten an den konkreten Verhaltensproblemen des Kindes in umschriebenen Situationen ansetzen. Eltern klagen häufig zunächst sehr global über die Verhaltensschwierigkeiten ihres Kindes (ist immer unruhig, folgt nie, stört ständig). Solche generellen Klagen sind Ausdruck des subjektiven Leidensdrucks der Eltern; sie sind jedoch nicht geeignet, konkrete Hilfen für umschriebene Situationen zu erarbeiten. Hilfreicher ist es zunächst, einzelne Kernprobleme herauszuarbeiten, z. B.

- braucht morgens sehr lange bis er angezogen ist
- beginnt nachmittags nicht mit den Hausaufgaben
- schlägt seine kleine Schwester jeden Tag ohne erkennbaren Anlass

Das Selbsthilfemanual Wackelpeter & Trotzkopf (Döpfner et al. 2006) enthält mehrere hilfreiche Materialien für die Bearbeitung konkreter Problemsituationen, vor allem:

- die Beurteilungsbögen für hyperkinetische Verhaltensauffälligkeiten und für oppositionelle und aggressive Verhaltensauffälligkeiten, die die Diagnosekriterien für diese Störungsbilder enthalten,
- den Elternfragebogen über Problemsituationen in der Familie, der typische familiäre Problemsituationen erfragt und
- den Analysebogen über Verhaltensauffälligkeiten des Kindes, der den Eltern hilft, schrittweise das problematische Verhalten zu analysieren.

Konkrete Lösungsmöglichkeiten entwickeln
Für die zentralen Problemsituationen werden dann im nächsten Schritt konkrete Lösungsmöglichkeiten erarbeitet, an denen auch allgemeine Prinzipien verdeutlicht werden können. Vier Grundprinzipien sind dabei von zentraler Bedeutung, die im Ratgeber „Aufmerksamkeitsdefizit-/Hyperaktivitätsstörungen" (Döpfner et al. 2007c) beschrieben sind:

5. Stellen Sie klare Regeln auf!
Im fünften Prinzip des Ratgebers wird auf die Bedeutung von klaren Regeln eingegangen und die Eltern werden angeleitet, die drei wichtigsten Regeln zu formulieren und positive Konsequenzen bei Regeleinhaltung sowie negative Konsequenzen bei Regelverstoß zu spezifizieren. Da bei Kindern mit ADHS die Selbststeuerung beeinträchtigt

V Therapien

ist, kommt diesem Prinzip eine besondere Bedeutung zu.

6. Loben Sie Ihr Kind häufig und unmittelbar!
Das sechste Prinzip geht auf die außerordentliche Bedeutung von unmittelbarer und häufiger positiver Rückmeldung für das Kind mit ADHS ein. Die Eltern werden angeleitet, ihr Kind vor allem bei Regelbeachtung zu loben, aber auch darüber hinaus mindestens dreimal täglich ihrem Kind eine positive Rückmeldung zu geben. Die Bedeutung positiver Verstärkung für diese Kinder kann nicht stark genug betont werden; den Eltern muss deutlich gemacht werden, dass diese Kinder mehr als andere auf eine kontinuierliche positive Rückmeldung angewiesen sind.

7. Seien Sie konsequent!
Im siebenten Prinzip werden die negativen Konsequenzen angesprochen, die bei Regelverstoß durchgeführt werden sollten. Die Eltern sollten angeleitet werden, für jede einzelne Regel sich die negativen Konsequenzen zu überlegen, die durchgeführt werden, wenn die entsprechende Regel nicht beachtet wird. Der Zusammenhang zwischen positiven Konsequenzen bei Regelbeachtung und negativen Konsequenzen bei Regelverstoß muss noch einmal betont werden.

8. Versuchen Sie, die Probleme vorherzusehen!
Problematisches Verhalten tritt überwiegend immer wieder in ähnlichen Situationen auf. Daher wird im achten Prinzip darauf hingewiesen, dass Probleme häufig dadurch vermindert werden können, dass die besonders kritischen Situationen im Vorfeld geklärt werden.

Diese Prinzipien werden auf die konkreten ausgewählten Probleme angewendet. So könnte man zum Beispiel die Anwendung der Prinzipien 5 bis 8 an Hausaufgabenproblemen (beginnt nicht mit den Hausaufgaben, wenn es dazu aufgefordert wird) verdeutlichen:

- Prinzip 5: Definieren Sie eine Regel: Beginne mit den Hausaufgaben nach dem Essen, spätestens wenn ich dich dazu auffordere.
- Prinzip 6: Loben Sie Ihr Kind: Wenn es mit den Hausaufgaben beginnt, gehen Sie in sein Zimmer, sagen Sie zu ihm etwas wie „Schön, dass du mit den Aufgaben angefangen hast!"; loben Sie es noch einmal nach Beendigung der Hausaufgaben.
- Prinzip 7: Bestimmen Sie die negative Konsequenz: Wenn das Kind nicht mit den Hausaufgaben beginnt nehmen Sie es an der Hand, führen Sie es zum Schreibtisch; reduzieren Sie die Computerspielzeit um 15 Minuten.
- Prinzip 8: Probleme vorhersehen: Erinnern Sie Ihr Kind an die Regeln vor Beginn der Hausaufgabenzeit.

Im Selbsthilfeprogramm *Wackelpeter & Trotzkopf* (Döpfner et al. 2006) werden diese Prinzipien ausführlich in den Stufen 6 bis 12 thematisiert und die Eltern werden zu entsprechenden konkreten Schritten angeleitet (siehe Tab. 24.2).

24.4 Besonderheiten bei der Psychoedukation von Erziehern und Lehrern

Es wurde bereits darauf hingewiesen, dass Erzieher oder Lehrer immer dann in die Psychoedukation einbezogen werden sollten, wenn im Kindergarten beziehungsweise in der Schule behandlungsbedürftige Auffälligkeiten auftreten (was bei ADHS in der Regel der Fall ist) und wenn das Einverständnis der Eltern (und des Jugendlichen) dazu vorliegt. Bereits im Rahmen des diagnostischen Prozesses sollte zu Erziehern oder Lehrern Kontakt aufgenommen werden, um Informationen über das Verhalten des Kindes im Kindergarten/in der Schule zu erhalten. Die Psychoedukation der Erzieher oder Lehrer kann prinzipiell in den gleichen Schritten des KAP-Psychoedukationskonzeptes erfolgen, wie die der Eltern. Die Psychoedukation zielt hier vor allem darauf ab, dem Erzieher und Lehrer Verständnis für die Schwierigkeiten des Kindes bzw. Jugendlichen nahezubringen und auch ihm Verständnis für die Probleme des Erziehers oder Lehrers zu vermitteln.

Lehrer von Kindern mit ADHS sind häufig in einer besonders schwierigen Position. Sie müssen von dem Kind ein Verhalten einfordern, das diesen besonders schwer fällt – nämlich über längere Zeit ruhig auf einem Platz sitzen zu bleiben und sich auf eine von vielen Personen im Raum zu konzentrieren und alle anderen möglichst wenig beachten. Im Kindergarten sind Erzieher mit den Problemen der Reizüberflutung konfrontiert, denen die Kinder mit ADHS ausgesetzt sind. Hinzu kommt, dass in einer Klasse/einer Kindergartengruppe meist nicht nur ein „Problemkind" ist, sondern gleich mehrere und dass die Vielzahl von Aufgaben die Lehrerin und den Lehrer häufig überfordern. Auf die individuellen Bedürfnisse von Kindern mit ADHS einzugehen, ist in einer solchen Situation besonders schwer.

Deshalb orientieren sich die im Ratgeber „Aufmerksamkeitsdefizit-/Hyperaktivitätsstörungen" (Döpfner et al. 2007c) formulierten Regeln für Lehrer (siehe Tab. 24.4) an dem Grundprinzip, allgemeine Hilfen zunächst auf der Klassenebene anzubieten, bevor individuelle Hilfen für das einzelne Kind eingesetzt werden, die möglicherweise erst im Rahmen einer Verhaltenstherapie umgesetzt werden können. Das Selbsthilfemanual Wackelpeter & Trotzkopf (Döpfner et al. 2006) wurde auch im Rahmen der Psychoedukation von Erziehern und Lehrern erfolgreich eingesetzt. Weitere Hinweise zur Psychoedukation speziell für Erzieher im Kindergarten können aus dem Präventionsprogramm für Expansives Problemverhalten (PEP; Plück et al. 2006) entnommen werden, das aus dem Therapieprogramm THOP abgeleitet wurde und einen spezifischen Teil für Erzieherinnen enthält. Für Lehrer wurden weitere Ratgeber entwickelt, z. B. von Hoberg (2007).

Tab. 24.4: Elf Grundprinzipien für Lehrerinnen und Lehrer von Kindern mit ADHS (aus Döpfner et al. 2007c)

1. Behalten Sie die Übersicht!
2. Überprüfen Sie die Zusammensetzung der Klasse.
3. Überprüfen Sie die Organisation des Klassenzimmers.
4. Gestalten Sie den Unterricht möglichst strukturiert und abwechslungsreich.
5. Stärken Sie Ihre positive Beziehung zum Kind.
6. Sprechen Sie die Probleme an.
7. Stellen Sie klare Regeln auf.
8. Loben Sie das Kind häufig und unmittelbar.
9. Seien Sie konsequent.
10. Leiten Sie das Kind zur Selbstkontrolle an.
11. Halten Sie einen engen Kontakt zu den Eltern.

Frölich et al. (2002) haben in mehreren Grundprinzipien unterrichtsbezogene Hilfen für Kinder mit ADHS formuliert, die in Tab. 24.5 zusammengefasst sind und Grundlagen der spezifischen Psychoedukation von Lehrern sein können.

Tab. 24.5: Unterrichtsbezogene Hilfen bei Kindern mit ADHS (aus Frölich et al. 2002)

1. Hilfen durch strukturierende Maßnahmen
• Sitzplatz möglichst vorne neben ruhigerem Kind
• Bewegungsdrang der Kinder evtl. ausgleichen durch „Hilfsjobs"
• Einfache und klare Formulierung von Anweisungen
• Festlegen allgemeingültiger Regeln und sofortige Konsequenzen gegen Störverhalten während des Unterrichts
• Rechtzeitige Ankündigung von Änderungen gewohnter Abläufe
• Generierung von Verhaltensroutinen für Kind/Jugendlichen
• Vorausplanung für kritische Unterrichtsübergänge (z. B. Pausen)
• Hilfe zur Selbstorganisation, Selbstmanagement (z. B. Erinnerungskärtchen)
2. Hilfen im Leistungsbereich
• Gliederung des Unterrichts/Stoffs in kleinere, überschaubare Einheiten
• Rückführung komplexer Aufgabenstellungen in die wichtigsten Kernanforderungen
• Einräumung von ausreichend Zeit für spezifische Aufgaben
• Explizite Aufforderung des Kindes, Aufgaben nochmals zu kontrollieren, ggf. Unterstützung
• Häufige, unmittelbare, eindeutige Rückmeldung während des Unterrichts
• Aktive Einbindung des Kindes/Jugendlichen in den Unterricht: Fragen stellen, die eine aktive Antwort hervorrufen
3. Hilfen bei den Hausaufgaben
• Führung eines Hausaufgabenheftes, ggf. Kontrolle der Eintragungen durch Lehrer, ggf. Gegenzeichnung durch Eltern
• Einteilung der Hausaufgaben in kleine, überschaubare Einheiten mit unterschiedlichem Inhalt
• Begrenzung der Hausaufgabenzeit entsprechend Lebensalter
• Fester Hausaufgabenort, feste Hausaufgabenzeit
• Kontrolle der Hausaufgaben durch Lehrer, Verstärkung der Bemühungen

24.5 Besonderheiten bei der Psychoedukation von Kindern und Jugendlichen

Spätestens ab dem Schulalter sollten Kinder in altersangemessener Form in die Psychoedukation einbezogen werden. Bei älteren Kindern und Jugendlichen kann die Psychoedukation prinzipiell in den gleichen Schritten des KAP-Psychoedukationskonzeptes erfolgen, wie die der Eltern. Allerdings haben die Ziele der Psychoedukation von Kindern und Jugendlichen andere Schwerpunkte,

- weil Kinder und Jugendliche die ADHS-Problematik häufig nicht in dem Ausmaß wahrnehmen, wie ihre Bezugspersonen;
- weil Kinder und Jugendliche sich häufig als „Schuldige" wahrnehmen und gleichzeitig viele Probleme oft als von anderen verursacht wahrnehmen (die z. B. immer nörgeln und denen man nichts recht machen kann);
- weil Kinder und Jugendliche deshalb und auch aufgrund vielfältiger Misserfolgserfahrungen häufig eine verminderte Behandlungsmotivation haben.

Das Therapieprogramm für Kinder mit hyperkinetischem und oppositionellem Problemverhalten (THOP; Döpfner et al. 2007b) enthält eine CD mit Therapiegeschichten zu Wackelpeter & Trotzkopf, in denen ein Schulkind mit den typischen ADHS Symptomen vorgestellt wird, das dann eine multimodale Therapie (Verhaltens- und Pharmakotherapie) durchläuft und in einzelnen Kapiteln berichtet, wie es ihm dabei ergangen ist. Diese Geschichten können ausgedruckt werden und dem Kind vorgelesen werden. Daran anschließend kann mit dem Kind darüber gesprochen werden, inwiefern es sich darin wieder erkennen kann, ob es ähnliche Erfahrungen gemacht hat und was bei ihm anders ist. Damit kann der Therapeut dem Kind helfen, sich als aktiven Partner in der Therapie zu begreifen und auf die vorgeschlagenen Interventionen einzulassen. Tabelle 24.6 fasst die Tipps zusammen, die in dem Ratgeber „Aufmerksamkeitsdefizit-/Hyperaktivitätsstörungen" (Döpfner et al. 2007c) für Kinder und Jugendliche etwas ausführlicher ausformuliert sind:

Tab. 24.6: Sechs Tipps für Kinder und Jugendliche, die Probleme mit ihrer Konzentrationsfähigkeit und Ausdauer haben (aus Döpfner et al. 2007c).

1. Verschaffe dir Klarheit über deine Probleme!
2. Überlege, ob du das Problem lösen möchtest!
3. Bestimme deine Zwischenziele und mache dir einen Plan!
4. Setze deinen Plan um und beobachte dich selbst!
5. Bewerte dich selbst und setze dir neue Ziele!
6. Bleib dran, gib nicht auf!

Im Jugendalter ist es von außerordentlicher Bedeutung, den Patienten zu einer aktiven Mitarbeit sowohl in der Pharmakotherapie als auch in der Psychotherapie zu motivieren. Ohne eine hinreichende Therapiemotivation des Jugendlichen ist jede Form der Therapie zum Scheitern verurteilt. In der Verhaltenstherapie für Erwachsene ist das Konzept des Selbstmanagements entwickelt worden, das im Therapieprogramm für Jugendliche mit Selbstwert-, Leistungs- und Beziehungsstörungen (SELBST; Walter et al. 2007; Walter & Döpfner 2008) für das Jugendalter adaptiert worden ist. Dieses Therapieprogramm setzt sich intensiv damit auseinander, wie Jugendliche zur Aufnahme einer Therapie motiviert und wie sie auch in der Therapie gehalten werden können. Die dort formulierten Prinzipien lassen sich auch auf die Psychoedukation anwenden. Band 2 des Therapieprogramms SELBST beschäftigt sich mit Leistungsproblemen und ist daher in besonderem Maße für Jugendliche mit ADHS anwendbar.

24.6 Besonderheiten bei der Psychoedukation im Rahmen der Pharmakotherapie

Bei der Durchführung einer Pharmakotherapie ist die vorbereitende und die medikamentöse Behandlung begleitende Psychoedukation ein wichtiges Instrument zur Optimierung der Pharmakotherapie und zur Verbesserung und Stabilisierung der Medikamenten-Compliance. Wie bei dem empfohlenen generellen Vorgehen nach dem KAP-Konzept der Psychoedukation ist zunächst die erste Stufe mit der Konzeption der Problematik, in der der Therapeut die Problemsicht der Beteiligten erfragt, Informationen gibt und ein gemeinsames Störungskonzept sowie einen Behandlungsplan entwickelt, von grundlegender Bedeutung. Dabei ist es sehr wichtig, dass der Arzt ausführlich zur pharmakologischen Behandlung informiert, auf Sorgen und Ängste der Betroffenen eingeht und die Pharmakotherapie in ein umfassendes Behandlungskonzept einbettet.

Der Arzt sollte zunächst mit den Beteiligten besprechen, wie die Überprüfung der Effekte erfolgt und welche Schritte zur Dosisanpassung durchgeführt werden. Dazu können auch schriftliche Materialien verwendet werden. Der Ratgeber „Aufmerksamkeitsdefizit-/Hyperaktivitätsstörungen" (Döpfner et al. 2007c) sowie das Elternselbsthilfemanual Wackelpeter & Trotzkopf (Döpfner et al. 2006) geben dazu umfassende Hinweise. Außerdem ist eine der Therapiegeschichten im Therapieprogramm THOP (Döpfner et al. 2007b) der medikamentösen Therapie gewidmet. Diese Geschichte kann genutzt werden, um mit dem Kind die medikamentöse Therapie zu besprechen. Auch während einer Dauermedikation ist eine kontinuierliche Psychoedukation notwendig, um erstens im Zusammenhang mit der Medikation auftretende Probleme zu besprechen; um zweitens andere Probleme zu bearbeiten, die sich nicht durch die Medikation vermindern lassen und um drittens die Compliance des Patienten zur Fortführung der Medikation zu stabilisieren.

24.7 Effekte von Psychoedukation

Die Effekte von Beratung und Psychoedukation der Eltern, des Kindes (in altersangemessener Form) und der Erzieher/Lehrer sind überraschenderweise bisher kaum systematisch evaluiert worden (Weiss 1992; American Academy of Child and Adolescent Psychiatry 2007). Im Rahmen der Kölner Studie zur Wirksamkeit multimodaler Behandlung von Kindern mit ADHS (Döpfner et al. 2004) wurde in der ersten Behandlungsphase eine allgemeine Beratung und Psychoedukation der Eltern und Lehrer auf verhaltenstherapeutischer Grundlage durchgeführt. Im Verlauf dieser Beratungsphase konnte bereits eine Verminderung der Symptomatik festgestellt werden. Die Wirksamkeit einer Eltern-Selbsthilfe-Intervention mit dem Elternmanual Wackelpeter & Trotzkopf (Döpfner et al. 2006) wurde in zwei Studien untersucht, die in Kapitel 29 näher dargestellt werden. Dabei konnten sowohl in einer klinischen Stichprobe als auch in einer Präventionsstichprobe deutliche Effekte auf das expansive Verhalten durch eine zehnwöchige Bibliotherapie mit begleitenden Telefonkontakten nachgewiesen werden (Kierfeld & Döpfner 2006; Kierfeld et al. 2008). Auf die Effekte von Psychoedukation bei Pharmakotherapie weisen indirekt die Ergebnisse der MTA-Studie aus den USA hin, die in den Kapiteln 25 und 26 ausführlich dargestellt werden und die zeigen, dass sich die Erfolgsraten bei einer ausführlichen Psychoedukation und einer guten individuellen Austestung der optimalen Dosis (Titrierung) im Vergleich zu einer Standardbehandlung verdoppeln (Swanson et al. 2001).

Literatur

American Academy of Child and Adolescent Psychiatry (2007). Practice Parameters for the assessment and treatment of children and adolescents with Attention-Deficit/Hyperactivity Disorder. J Am Acad Child Adolesc Psychiatry 46: 894–921.

Döpfner M, Breuer D, Schürmann S, Wolff Metternich T, Rademacher C & Lehmkuhl G (2004). Effectiveness of an adaptive multimodal treatment in children with Attention Deficit Hyperactivity Disorder – global outcome. Eur Child Adolesc Psychiatry 13 (Suppl. 1): I/117–I/129.

Döpfner M, Frölich J & Lehmkuhl G (2000). Hyperkinetische Störungen. Leitfaden Kinder- und Jugendpsychotherapie, Band 1. Göttingen: Hogrefe.

Döpfner M, Schürmann S & Lehmkuhl G (2006). Wackelpeter & Trotzkopf. Hilfen für Eltern bei hyperkinetischem und oppositionellem Verhalten, 3. Aufl. Weinheim: Beltz, Psychologie Verlags Union.

Döpfner M, Lehmkuhl G, Schepker R & Frölich J (2007a). Hyperkinetische Störungen (F90). In: Deutsche Gesellschaft für Kinder- und Jugendpsychiatrie Psychosomatik und Psychotherapie, Bundesarbeitsgemeinschaft Leitender Klinikärzte für Kinder- und Jugendpsychiatrie Psychosomatik und Psychotherapie & Berufsverband der Ärzte für Kinder- und Jugendpsychiatrie Psychosomatik und Psychotherapie (Hrsg.). Leitlinien zur Diagnostik und Therapie von psychischen Störungen im Säuglings-, Kindes- und Jugendalter, 3. Aufl. Köln: Deutscher Ärzte Verlag, S. 239–254.

Döpfner M, Schürmann S & Frölich J (2007b). Therapieprogramm für Kinder mit hyperkinetischem und oppositionellem Problemverhalten (THOP), 4. Aufl. Weinheim: Beltz, Psychologie Verlags Union.

Döpfner M, Frölich J & Wolff Metternich T (2007c). Ratgeber ADHS. Informationen für Betroffene, Eltern, Lehrer und Erzieher. Ratgeber Kinder- und Jugendpsychotherapie, Band 1, 2. Aufl. Göttingen: Hogrefe.

Döpfner M, Frölich J & Lehmkuhl G (2007d). Ouvrage spécialisé. Trouble du déficit d'attention et/ou hyperactivité TDA/H. Göttingen: Hogrefe.

Döpfner M, Frölich J & Lehmkuhl G (2009). Aufmerksamkeitsdefizit-/Hyperaktivitätsstörungen (ADHS). Leitfaden Kinder- und Jugendpsychotherapie, Band 1, 2. Aufl. Göttingen: Hogrefe.

Frölich J, Döpfner M, Biegert H & Lehmkuhl G (2002). Praxis des pädagogischen Umgangs von Lehrern mit hyperkinetisch-aufmerksamkeitsgestörten Kindern im Schulunterricht. Prax Kinderpsychol Kinderpsychiat 51: 494–506.

Hoberg K (2007). ADHS. Der praktische Ratgeber für Schule und Unterricht. Bonn: Idee & Produkt Verlag.

Kierfeld F & Döpfner M (2006). Bibliotherapie als Behandlungsmöglichkeit bei Kindern mit externalen Verhaltensstörungen. Z Kinder Jugendpsychiat Psychother 34: 377–386.

Kierfeld F, Hanisch C & Döpfner M (2008). Bibliotherapy: Efficacy of a self help program for parents of hard to manage preschool children: a randomized control group trial (submitted for publication).

Plück J, Wieczorek E, Wolff Metternich T & Döpfner M (2006). Präventionsprogramm für Expansives Problemverhalten (PEP). Ein Manual für Eltern- und Erziehergruppen. Göttingen: Hogrefe.

Swanson JM, Kraemer HC, Hinshaw SP, Arnold LE, Conners CK, Abikoff HB, Clevenger W, Davies M, Elliott GR, Greenhill LL, Hechtman L, Hoza B, Jensen PS, March JS, Newcorn JH, Owens EB, Pelham WE, Schiller E, Severe JB, Simpson S, Vitiello B, Wells K, Wigal T & Wu M (2001). Clinical relevance of the primary findings of the MTA: success rates based on severity of ADHD and ODD symptoms at the end of treatment. J Am Acad Child Adolesc Psychiatry 40: 168–179.

Taylor E, Döpfner M, Sergeant J, Asherson P, Banaschewski T, Buitelaar J, Coghill D, Danckaerts M, Rothenberger A, Sonuga-Barke E, Steinhausen HC & Zuddas A (2004). Clinical guidelines for hyperkinetic disorder – first upgrade. Eur Child Adolesc Psychiatry 13 (Suppl. 1): I/7–I/30.

Walter D & Döpfner M (2008). Leistungsprobleme im Jugendalter. Therapieprogramm für Jugendliche mit Selbstwert-, Leistungs- und Beziehungsstörungen, SELBST, Band 2. Göttingen: Hogrefe.

Walter D, Rademacher C, Schürmann S & Döpfner M (2007). Grundlagen der Selbstmanagementtherapie bei Jugendlichen. Therapieprogramm für Jugendliche mit Selbstwert-, Leistungs- und Beziehungsstörungen, SELBST, Band 1. Göttingen: Hogrefe.

Weiss M (1992). Psychoeducational intervention with the family, school, and child with attention-deficit/hyperactivity disorder. Child Adolesc Psychiat Clin North Am 1: 467–479.

25 Multimodale Therapie

Manfred Döpfner und Esther Sobanski

Bei Kindern und Jugendlichen mit ADHS liegt häufig ein Konglomerat von Störungen, Problemen und Belastungen vor: Neben den Kernsymptomen von ADHS – der Unaufmerksamkeit, der Hyperaktivität und der Impulsivität – werden bei der Mehrzahl der Patienten, weitere koexistierende psychische Störungen – vor allem oppositionell-aggressive Verhaltensstörungen, emotionale Störungen, umschriebene Entwicklungsstörungen und Tic-Störungen – festgestellt. Diese haben Funktionsbeeinträchtigungen in verschiedenen Lebensbereichen zur Folge und sie treten gehäuft mit anderen Belastungen gemeinsam auf:

- Erziehungs- und Beziehungsprobleme in der Familie,
- familiäre Belastungen (z. B. Partnerprobleme) und psychische Störungen der Eltern (gehäuft ADHS-Symptome),
- Lernschwierigkeiten und schulisches Versagen,
- belastete Lehrer-Schüler-Beziehungen sowie
- negative Beziehungen zu Gleichaltrigen (vgl. Döpfner et al. 2008a).

25.1 Übersicht über Behandlungsansätze

Aufgrund der vielfältigen Lebens- und Funktionsbereiche, die bei Kindern und Jugendlichen mit ADHS beeinträchtigt sind, verwundert es nicht, dass mit einem isolierten Behandlungsansatz häufig nicht die gewünschten Effekte erzielt werden können, sondern dass für die Behandlung oft mehrere Therapieformen miteinander kombiniert werden müssen. Grundsätzlich können die in Abb. 25.1 dargestellten patienten-, familien- sowie kindergarten- und schulzentrierten psychologischen und pharmakologischen Interventionen zur Behandlung von ADHS-Kernsymptomen eingesetzt werden, die allerdings in unterschiedlichem Maße empirisch bewährt sind. Daneben stehen weitere pharmakologische und psychosoziale Interventionen zur Verfügung, die bei der Behandlung koexistierender Störungen und Probleme eingesetzt werden können. Die Kombination von pharmakologischen und psychologischen Interventionen zur Verminderung der ADHS-Symptomatik wird meist als *multimodale Therapie* bezeichnet. Gelegentlich wird aber auch die Kombination verschiedener psychologischer Behandlungsansätze mit diesem Begriff gekennzeichnet. Hier soll die multimodale Therapie als die Kombination von pharmakologischen und psychosozialen Interventionen zur Verminderung der ADHS-Kernsymptomatik verstanden werden (vgl. Döpfner et al. 2008a).

Die einzelnen in Abb. 25.1 dargestellten Interventionsformen und ihre Wirksamkeit werden in den folgenden Kapiteln detailliert dargestellt. Unter den *patientenzentrierten* Zugängen haben sich folgende Verfahren bewährt oder werden als klinisch notwendig eingeschätzt:

- Die *Psychoedukation des Kindes/Jugendlichen* umfasst die altersgemäße Aufklä-

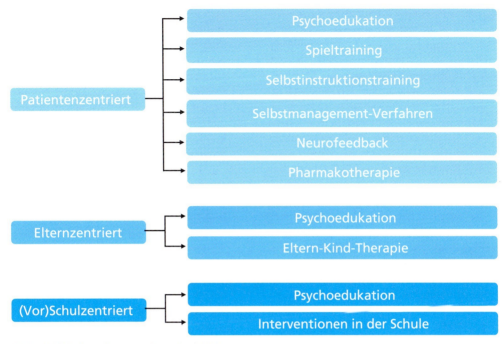

Abb. 25.1: Behandlungsansätze bei ADHS

rung und Beratung des Patienten über das Störungsbild und die damit einhergehenden Probleme, die Diagnose, die möglichen Ursachen, den vermutlichen Verlauf und über die möglichen Behandlungsansätze. Darüber hinaus werden mit dem Kind/Jugendlichen auch Selbsthilfemöglichkeiten erarbeitet. Vermutlich wird die Psychoedukation des Kindes/Jugendlichen gegenüber der Aufklärung und Beratung der Eltern in der klinischen Praxis deutlich vernachlässigt. Die klinische Erfahrung weist aber darauf hin, dass diese Intervention nicht vernachlässigt werden sollte, auch wenn keine direkten empirischen Wirksamkeitsstudien dazu vorliegen. Methoden der Psychoedukation von Kindern und Jugendlichen sind Bestandteile und häufig Startpunkte umfassender verhaltenstherapeutischer Behandlungsprogramme. So werden beispielsweise im Therapieprogramm für Kinder mit hyperkinetischem und oppositionellem Problemverhalten (THOP; Döpfner et al. 2007a) Geschichten zur Psychoedukation von Kindern eingesetzt. Aber auch Ratgeber (z. B. Döpfner et al. 2007b) enthalten konkrete Informationen und Empfehlungen für Jugendliche.

- Das *Spieltraining* ist eine bislang wenig untersuchte Interventionsform, die auf die Steigerung von Spiel- und Beschäftigungsintensität und Ausdauer bei Kindern mit ADHS im Alter von drei bis sechs Jahren zielt. Die Wirksamkeit einzelner Behandlungskomponenten dieses Verfahrens wurde in einem einzelfallanalytischen Vorgehen belegt (Döpfner & Sattel 1992). Das Spieltraining ist Bestandteil des Therapieprogramms THOP (Döpfner et al. 2007a).
- *Selbstinstruktions- und Konzentrationstrainings* sollen dem Kind helfen, seine

Aufmerksamkeit anhaltender zu zentrieren und seinen impulsiven Denk- und Handlungsstil besser zu kontrollieren, indem es handlungsanleitend zu sich selbst spricht. Es soll sich bei Problemkonfrontationen verbal stoppen und reflektiert Handlungspläne entwickeln. Mithilfe von Selbstinstruktionskarten werden die einzelnen Problemlöseschritte eingeübt. Die klinische Wirksamkeit von Konzentrations- und Selbstinstruktionstrainings konnte in internationalen Studien nicht überzeugend nachgewiesen werden (Abikoff 1987; Pelham & Fabiano 2008). Deshalb werden diese Verfahren auch nicht in den internationalen Leitlinien als Behandlungsoption empfohlen. Im deutschen Sprachraum liegen einzelne positive Ergebnisse zu solchen Trainings jedoch vor (Lauth et al. 1996).

- *Selbstmanagement-Methoden* leiten Kinder und vor allem Jugendliche an, in ihrer natürlichen Umgebung (in der Schule, in der Familie) auf die eigenen Verhaltensprobleme zu achten, sie zu registrieren, sich Teilziele zu setzen, angemessene Verhaltensweisen zu entwickeln und sich für eine erfolgreiche Situationsbewältigung selbst positiv zu verstärken. Das Therapieprogramm für Jugendliche mit Selbstwert-, Leistungs- und Beziehungsstörungen (SELBST; Walter et al. 2007; Walter & Döpfner 2008) ist diesem Selbstmanagement-Ansatz verpflichtet. Bei Jugendlichen mit Leistungsstörungen, die mehrheitlich die Diagnose einer ADHS hatten, konnten Problemminderungen im Verlauf einer Selbstmanagement-Therapie belegt werden (Walter & Döpfner 2006).
- *Neurofeedback* wurde in den letzten Jahren auch bei Kindern mit ADHS untersucht. Am häufigsten wurden Frequenztrainings durchgeführt, bei denen ein Feedback der Aktivität in den Frequenzbändern Theta und Beta das Gehirn aktivieren und damit Defizite in der Aufmerksamkeit reduzieren soll. Außerdem wurden auch Trainings langsamer kortikaler Potenziale erprobt. Einige der Studien zeigen, dass durch solche Neurofeedbackverfahren signifikante Reduktionen von Unaufmerksamkeit, Impulsivität und Hyperaktivität erzielt werden können. Allerdings stützen sich diese Studien bislang auf geringe Patientenzahlen und sind häufig mit methodischen Problemen behaftet. Vor allem konnten bislang spezifische von unspezifischen Effekten nicht hinreichend differenziert werden (Heinrich et al. 2007). Weitere Studien sind daher notwendig, um den Stellenwert von Neurofeedback im Rahmen eines multimodalen Behandlungskonzeptes abschätzen zu können.
- Die Wirksamkeit von *Pharmakotherapie* – sowohl von Psychostimulanzien als auch von Atomoxetin – ist in vielen Studien sehr gut belegt worden (vgl. Banaschewski et al. 2006; Faraone et al. 2006; Döpfner et al. 2008a). Der Anteil der Kinder über fünf Jahren, die auf eine Stimulanzienbehandlung positiv ansprechen (Responder), liegt bei etwa 70 %. Wie Meta-Analysen zeigen, übersteigen in den meisten Studien die Effekte von Pharmakotherapie auf die Kernsymptomatik die Wirksamkeit verhaltenstherapeutischer Verfahren deutlich (van der Oord et al. 2009). Diese höhere Wirksamkeit wird jedoch in direkten Vergleichsstudien nicht immer belegt und die höhere Wirksamkeit bezieht sich auch häufig nicht auf komorbide Symptome (s. u.).

Unter den *elternzentrierten* Interventionsformen haben sich vor allem zwei Zugänge als hilfreich erwiesen:

- Die *Psychoedukation (Aufklärung und Beratung)* der Eltern ist in der Regel Grundlage jeder therapeutischen Intervention. Informationen über das Störungsbild, die Diagnose, die möglichen Ursachen, den vermutlichen Verlauf und über die möglichen Behandlungsansätze werden gegeben (vgl. Kapitel 24). Die Beratung der Eltern bezieht sich auf allgemeine Strategien des Umgangs mit dem Kind und berücksichtigt dabei auch andere Belastungen in der Familie (z. B. Partnerschaftsprobleme). Hierzu können auch schriftliche Materialien eingesetzt werden (Döpfner et al. 2006, 2007a, b). Die Wirksamkeit der Psychoedukation, die Effekte von Beratung und Psychoedukation der Eltern, aber auch die des Kindes (in altersangemessener Form) und der Erzieher/Lehrer sind bisher kaum systematisch evaluiert worden. Im Rahmen der Kölner Studie zur Wirksamkeit multimodaler Behandlung von Kindern mit ADHS (Döpfner et al. 2004) wurde in der ersten Behandlungsphase eine allgemeine Beratung und Psychoedukation der Eltern und Lehrer auf verhaltenstherapeutischer Grundlage durchgeführt. Im Verlauf dieser Beratungsphase konnte bereits eine Verminderung der Symptomatik festgestellt werden. In der MTA-Studie (MTA Cooperative Group 1999) wurden in der Behandlungsbedingung „Medikamentöse Therapie plus Beratung" nicht nur Psychostimulanzien verabreicht, sondern auch Beratungen der Eltern durchgeführt und Selbsthilfematerialien weitergegeben. Diese medikamentöse Behandlung einschließlich Psychoedukation war der Standard-Therapie, in der die Mehrzahl der Patienten ebenfalls medikamentös behandelt wurde, deutlich überlegen. Die Autoren begründen diese Überlegenheit mit der wesentlich exakteren medikamentösen Einstellung und der begleitenden Beratung.

- *Eltern-Kind-Therapien* oder *Elterntrainings* zielen auf eine Verminderung problematischer Verhaltensweisen in der Familie durch Veränderung der Eltern-Kind-Interaktionen. Im deutschen Sprachraum wurde das Therapieprogramm für Kinder mit hyperkinetischem und oppositionellem Problemverhalten (THOP) entwickelt (Döpfner et al. 2007a) und in verschiedenen Studien evaluiert (z. B. Döpfner et al. 2004). Die Wirksamkeit von Elterntrainings ist, wie Meta-Analysen zeigen, auch hinsichtlich der Behandlung der Kernsymptomatik von ADHS gut belegt (Pelham & Fabiano 2008; van der Oord et al. 2008).

Bei den *kindergarten- und schulzentrierten* Interventionsformen lassen sich ebenfalls vor allem zwei Zugänge unterscheiden:

- Die *Psychoedukation (Aufklärung und Beratung)* der Erzieher und Lehrer wird als Grundlage für weitergehende schulbezogene Interventionen betrachtet. Sie beinhaltet im Wesentlichen die gleichen Elemente wie die Psychoedukation der Eltern. Ihre Wirksamkeit ist aber isoliert noch nicht untersucht worden.
- *Interventionen im Kindergarten und in der Schule* zielen auf eine Verminderung problematischer Verhaltensweisen durch Veränderung der Erzieher/Lehrer-Kind-Interaktionen. Häufig werden Token-Systeme oder regelmäßige Rückmeldekarten (Home-Report-Cards) eingesetzt. Die Wirksamkeit von solchen Interventionen ist, wie Meta-Analysen zeigen, auch zur Behandlung der Kernsymptomatik von ADHS gut belegt (Pelham & Fabiano 2008; van der Oord et al. 2008).

25.2 Kurzzeiteffekte von multimodaler Therapie

Die Wirksamkeit *kombinierter Verhaltens- und Pharmakotherapie* wurde in mehreren Studien überprüft, weil die unterschiedlichen therapeutischen Ansatzpunkte von Pharmako- und Verhaltenstherapie zu der Erwartung geführt haben, dass jede dieser Behandlungsmodalitäten etwas zu bieten habe, das die Wirksamkeit der anderen Therapieform verbessere. Meta-Analysen und systematische Übersichtsarbeiten von Studien zur Pharmako-, Verhaltens- und multimodalen Therapie über einen Zeitraum von maximal ein bis zwei Jahren (Banaschewski et al. 2006; Faraone et al. 2006; Pelham & Fabiano 2008; van der Oord et al. 2008) legen den Schluss nahe,

- dass alle drei Therapieformen bei der Reduktion von ADHS-Kernsymptomen und komorbiden Auffälligkeiten effektiv sind;
- dass die multimodale Therapie der Verhaltenstherapie bei der Reduktion von ADHS-Kernsymptomen meist überlegen ist und
- dass die multimodale Therapie im Vergleich zur Pharmakotherapie ebenso wirksam oder geringfügig überlegen ist.

Allerdings weichen zentrale Studien von diesem generellen Bild in wichtigen Details ab. Drei Studien sollen daher exemplarisch zeigen, wie die Kurzzeiteffekte von multimodaler Therapie zu bewerten sind.

Die MMT-Studie

In der Multimodal Treatment Study (MMT) der Arbeitsgruppe um Abikoff, Hechtmann und Klein wurden die Effekte einer zweijährigen Behandlung von Kindern mit ADHS ohne aggressive Verhaltensstörungen und ohne Lernstörungen untersucht (Abikoff et al. 2004a, b; Hechtmann et al. 2004). Dabei wurden drei Behandlungsgruppen miteinander verglichen:

- eine Gruppe mit optimaler Methylphenidat-Therapie,
- eine Gruppe mit zusätzlicher Verhaltenstherapie, vor allem Elterntrainings, aber ohne Schulinterventionen und
- eine Gruppe mit Aufmerksamkeitskontrolle zusätzlich zur Methylphenidat-Therapie.

In dieser Studie ließen sich keine Unterschiede zwischen den verschiedenen Behandlungsbedingungen weder bezüglich ADHS-Symptomen oder emotionalen Auffälligkeiten noch hinsichtlich sozialen Funktionsniveaus oder schulischer Leistungsfähigkeiten finden. Ein zusätzlicher Effekt psychosozialer Interventionen konnte also in dieser Studie mit Kindern, die eine relativ isolierte ADHS-Symptomatik hatten und in der keine schulischen Interventionen durchgeführt wurden, nicht gefunden werden.

Die MTA-Studie

Die auf Betreiben das US-amerikanischen National Institutes of Mental Health (NIMH) durchgeführte Multisite Multimodal Treatment Study of Children with ADHD (MTA) stellt in vielerlei Hinsicht eine Ausnahmestudie dar (MTA Cooperative Group 1999). Bei keiner anderen Therapiestudie im Kindes- und Jugendalter, auch nicht an einem anderen Störungsbild wurde ein vergleichbarer Aufwand hinsichtlich Stichprobengröße, Therapieintensität, Mess- und Evaluationsmethodik betrieben, wie in dieser Studie. Die Stichprobe umfasst n = 579 Kinder (20 % Mädchen) im Alter von 7–9,9 Jahren mit der DSM-IV-Diagnose einer Aufmerksamkeitsdefizit-/Hyperaktivitätsstörung vom kombinierten Subtyp. An der Studie nahmen sechs Zentren in den USA teil. Die Behandlungsdauer betrug 14 Monate. Die Kinder wurden per Zufall einer von vier Behandlungsbedingungen zugewiesen:

- *Pharmakotherapie mit Beratung*: In dieser Bedingungen wurden die Kinder zunächst über einen Zeitraum von 28 Tagen auf die optimale Dosis Methylphenidat eingestellt (titriert) mit drei Gaben (morgens, mittags und einer weiteren halben Dosis der Morgengabe am Nachmittag) täglich. Am Ende der Austestung lag die durchschnittliche Tagesdosis bei 30,5 mg. Wenn Methylphenidat nicht wirkte wurde ein alternatives Stimulanzium oder ein Antidepressivum ausgetestet. Die Beratung wurde einmal pro Monat durch den Arzt durchgeführt und es gab regelmäßige Rückmeldungen von der Schule, außerdem wurden bei Bedarf auch schriftliche Elternratgeber eingesetzt.
- Die *Verhaltenstherapie* setzte sich aus eltern-, schul- und kindzentrierten Interventionen zusammen. Das Elterntraining wurde in 27 Gruppensitzungen (sechs Eltern/Elternpaare pro Gruppe) und acht Einzelsitzungen anfangs wöchentlich; später einmal pro Monat durchgeführt. Die Interventionen in der Schule umfassten 10–16 Beratungssitzungen mit dem Lehrer des Kindes, zwölf Wochen Arbeit mit dem Kind im Unterricht (Unterstützung bei Verhaltensänderungen durch einen Helfer an insgesamt 60 Schultagen) und home report cards (tägliche Rückmeldung des Verhaltens an die Eltern in Verbindung mit Token-Systemen). Die kindzentrierten Interventionen wurden im Rahmen eines Summer Treatment Programmes acht Wochen lag fünf Tage pro Woche neun Stunden täglich durchgeführt. Basis dieser Interventionen war eine Freizeitpädagogik, während der Token-Systeme, Auszeit und soziale Verstärkung durchgeführt wurden. Weitere Inhalte waren Problemlösetraining, soziales Kompetenztraining sowie Sporttraining zur Verminderung hyperkinetischer und aggressiver Verhaltensweisen, Nachhilfe zur Aufarbeitung schulischer Leistungsdefizite und Aufbau von sozial kompetentem Verhalten.
- Die *kombinierte Therapie* umfasste die Kombination aus Pharmakotherapie mit Beratung und Verhaltenstherapie.
- In der *Routinebehandlung* (Community Care) wurden die Eltern zunächst über die Ergebnisse der Eingangsdiagnostik aufgeklärt und sie erhielten die Empfehlung, eine Behandlung aufzunehmen. Am Ende der 14-monatigen Interventionsphase erhielten 67 % der Kinder eine medikamentöse Therapie.

Die Hauptergebnisse nach einem Zeitraum von 14 Monaten lassen sich wie folgt zusammenfassen.

- Bezogen auf ein kombiniertes Maß der ADHS- und oppositionellen Symptomatik im Eltern- und im Lehrerurteil werden nach 14 Monaten die in Abb. 25.2 dargestellten Normalisierungsraten erzielt (Swanson et al. 2001). Die kombinierte Therapie schneidet dabei mit einer Normalisierungsrate von 68 % besser ab als die Monotherapien und die alltagsübliche Behandlung. Allerdings ist die Pharmakotherapie mit Beratung mit 56 % ebenfalls sehr erfolgreich. Bei der kombinierten Therapie ist eine geringere Tagesdosis Methylphenidat notwendig als bei Pharmakotherapie mit Beratung (MTA Cooperative Group 1999).
- Bei der Reduktion aggressiver und internaler Symptome (Angst und Depressivität) und bei der Verbesserung sozialer Kompetenzen, der Eltern-Kind-Beziehungen und der schulischen Leistungen erweisen sich Pharmakotherapie mit Beratung und Verhaltenstherapie als gleichermaßen wirksam und die kombinierte Therapie erbrachte auf den meisten Variablen auch keine höheren Effekte als die Einzeltherapien (Verhaltenstherapie bzw. Pharmakotherapie mit Bera-

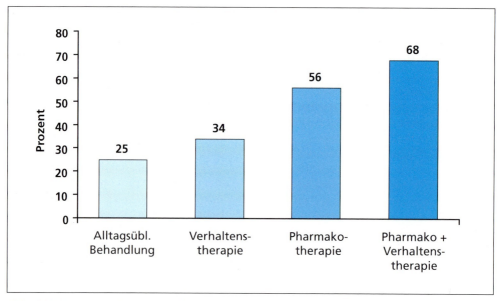

Abb. 25.2: Symptomatische Normalisierungsraten in der MTA-Studie nach 14 Monaten (kombinierter Kennwert in Eltern- und Lehrercheckliste für ADHS + Oppositionelle Störung < 1; Swanson et al. 2001)

tung), jedoch meist bessere Effekte als die Standardtherapie (MTA Cooperative Group 1999).

- Wenn man die verschiedenen Erfolgsmaße zur Messung der Veränderung der hyperkinetischen Symptomatik, der aggressiven Symptome, der internalisierenden Symptome und der sozialen Kompetenzen des Kindes zu einem globalen Effektmaß zusammenfasst, dann lassen sich durch alle vier Behandlungsformen erhebliche Veränderungen im Untersuchungszeitraum belegen. Die kombinierte Therapie ist im Vergleich zur Pharmakotherapie mit Beratung, zur Verhaltenstherapie und zur Routinebehandlung signifikant besser, wobei der Unterschied der Effekte von Kombinationstherapie und Pharmakotherapie mit Beratung eher gering ist (Effektstärke ES = 0,28). Zwischen Kombinationstherapie und Verhaltenstherapie ist eine mittlere Effektstärke (0,58) und zwischen Kombinationstherapie und Routinetherapie eine größere Effektstärke (ES = 0,70) festzustellen. Pharmakotherapie mit Beratung ist auf diesem globalen Maß der Verhaltenstherapie geringfügig überlegen (ES = 0,26) (Conners et al. 2001).

- In einer Subgruppenanalyse konnte gezeigt werden, dass Verhaltenstherapie besonders wirkungsvoll bei Patienten mit komorbiden Angststörungen ist und die kombinierte Therapie hier der Pharmakotherapie überlegen ist (Jensen et al. 2001).

Insgesamt weisen die Ergebnisse dieser Studie zu den Kurzzeiteffekten darauf hin, dass sowohl Verhaltenstherapie als auch Pharmakotherapie mit Beratung effektive Behandlungsstrategien darstellen und sich in ihrer Wirksamkeit auf den meisten Variablen nicht sehr stark voneinander unterscheiden. Bei der Reduktion der hyperkinetischen Kernsymptomatik erweist sich die Pharmakotherapie mit Beratung gegenüber der Verhaltenstherapie auf den meisten Maßen als überlegen. Die kombinierte Behandlung schneidet zwar insgesamt gesehen etwas besser ab als die beiden Einzelbehandlungen, doch sind die Unterschiede nicht beträchtlich.

Die KAMT-Studie

Die Kölner adaptive multimodale Therapiestudie (KAMT-Studie) schlägt eine andere Strategie als die beiden genannten US-amerikanischen Studien ein, in dem sie nicht verschiedene Behandlungsformen vergleichend untersucht, sondern einen schrittweisen, adaptiven Therapieansatz verfolgt (Döpfner et al. 2004; Döpfner et al. 2007a). In der Studie wurden 75 Kinder im Alter von sechs bis zehn Jahren mit der Diagnose einer ADHS ambulant behandelt. Nach einer sechswöchigen Phase der Psychoedukation und des Beziehungsaufbaus wurden die Patienten initial entweder verhaltenstherapeutisch (n = 45) oder medikamentös mit Psychostimulanzien (n = 28) behandelt (dropout: zwei Kinder). Je nach individuellem Behandlungsverlauf wurde danach mit der jeweils anderen Interventionsform kombiniert. Dadurch wurde eine multimodale Therapie entsprechend dem jeweiligen Therapieverlauf durchgeführt. Insgesamt konnten bis zu fünf Behandlungsphasen mit jeweils sechs Sitzungen mit den Eltern und/oder dem Kind sowie begleitenden Lehrerkontakten durchgeführt werden (30 Wochen). Die wichtigsten Ergebnisse hinsichtlich der Kurzzeiteffekte sind in Abb. 25.3 zusammengefasst.

Diese Abbildung zeigt die Normalisierungsraten nach Beendigung der maximal 30-wöchigen Intensivtherapie, wobei verschiedene Normalisierungskriterien berücksichtigt wurden. Von den insgesamt 75 Kindern wurden 37 Kinder ausschließlich verhaltenstherapeutisch behandelt und 38 Kinder erhielten eine Kombinationsbehandlung aus Pharmakotherapie (Psychostimulanzien) und Psychoedukation oder Verhaltenstherapie. Von den nach der initialen Psychoedukation mit Verhaltenstherapie behandelten Patienten erhielten 27 % eine zusätzliche Medikation, weil die Verhaltenstherapie als nicht hinreichend wirksam eingeschätzt wurde. Umgekehrt wechselten 11 % der nach der initialen Psychoedukation mit Pharmakotherapie behandelten Patienten zu Verhaltenstherapie, weil die Pharmakotherapie als nicht wirksam beurteilt wurde oder weil die Nebenwirkungen zu stark ausgeprägt waren.

Die in Abb. 25.3 dargestellten Normalisierungsraten beziehen sich jeweils im Eltern- und im Lehrerurteil

- auf den Anteil der Kinder mit nur noch geringfügigen individuellen Problemen bei Behandlungsende entsprechend einer vor Behandlungsbeginn aufgestellten individuellen Problemliste;
- auf den Anteil der Kinder, die nicht mehr die Kriterien für die Diagnose einer ADHS oder oppositionellen Verhaltensstörung (nach DSM-IV) erfüllten und
- auf den Anteil der Kinder, die in der kombinierten Checkliste für ADHS-Symptome und oppositionelle Symptome einen Kennwert kleiner eins erreichten, bei denen also jedes Symptom im Durchschnitt höchstens mit „ein wenig" beurteilt wurde. Dieses Normalisierungskriterium entspricht dem von Swanson et al. (2001) für die MTA-Studie entwickelten Normalisierungskriterium weitgehend (in dem allerdings Eltern- und Lehrerurteil zusammengefasst wurden; siehe Abb. 25.2).

Wie Abb. 25.3 zeigt, berichteten 62 % der Eltern und 49 % der Lehrer der ausschließlich mit Verhaltenstherapie behandelten Kinder bei Behandlungsende nur noch von

V Therapien

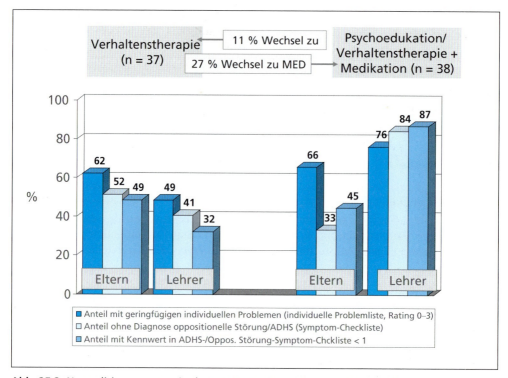

Abb. 25.3: Normalisierungsraten in der KAMT-Studie nach maximal neun Monaten nach verschiedenen Kriterien für Normalisierung (Döpfner et al. 2004)

geringen individuellen Problemen. Bei der Kombinationsbehandlung lag dieser Anteil bei 66 % im Elternurteil und 76 % im Lehrerurteil. Insgesamt schnitt die kombinierte Behandlung vor allem im Lehrerurteil besser ab als die isolierte Verhaltenstherapie. Dieses Ergebnis wird verständlich, wenn man berücksichtigt, dass die Mehrzahl der medikamentös behandelten Patienten mit einer einfachen Gabe an kurzwirksamem Methylphenidat behandelt wurde, obwohl die Option auch für mehrfache Medikamentengaben bestand. Wenn man das der MTA-Studie nahe kommende Normalisierungskriterium des Anteils der Kinder mit einem Kennwert kleiner eins betrachtet, so beurteilen 49 % der Eltern und 32 % der Lehrer die ausschließlich verhaltenstherapeutisch behandelten Kinder als normalisiert; in der MTA-Studie waren es auf dem kombinierten Eltern- und Lehrerurteil 34 % (siehe Abb. 25.2). Bezogen auf die multimodale Therapie sind es in der KAMT-Studie 45 % der Eltern und 87 % der Lehrer; nach der MTA-Studie waren es in der multimodalen Therapiebedingung 68 % auf dem kombinierten Eltern- und Lehrerurteil. Die Ergebnisse sind also sowohl für Verhaltenstherapie als auch für multimodale Therapie vergleichbar. Allerdings wurde in der KAMT-Studie die Verhaltenstherapie in einer weitaus geringeren Intensität durchgeführt.

Im Verlauf der adaptiven multimodalen Therapie nehmen auch emotionale Auffälligkeiten ab. Die Rate der nach Elternurteil völlig unauffälligen Kinder (CBCL: Internalisierende Störungen, T <= 60) steigt von 35 % bei Behandlungsbeginn auf 61 % bei Behandlungsende. Die Verlaufsanalysen in der KAMT-Studie zeigen zudem, dass sich zusätzliche Effekte von Verhaltenstherapie nach vorausgegangener Stimulanzientherapie nur in geringem Umfang nachweisen lassen und dass bei Kindern, die mit Verhaltenstherapie nicht hinreichend erfolgreich behandelt werden konnten, durch eine zusätzliche Stimulanzientherapie deutliche Symptomminderungen erzielt wurden.

25.3 Langzeiteffekte von multimodaler Therapie

Die Kurzzeiteffekte der MTA-Studie bezogen sich auf die ersten 14 Monate, in der KAMT-Studie wurden die Patienten maximal neun Monate mit der adaptiven Strategie behandelt. Für beide Studien liegen inzwischen Analysen zu Langzeiteffekten vor. Die Ergebnisse der 36-Monate-Nachuntersuchung der MTA-Studie (Jensen et al. 2007; Swanson et al. 2007) zeigen generell eine Stabilisierung der Therapieeffekte, wobei die bei der Prüfung der Kurzzeiteffekte gefundenen Unterschiede zwischen den Gruppen zunehmend verschwinden. Bei der Interpretation dieser Ergebnisse muss jedoch berücksichtigt werden, dass diese Analysen zunächst in den zugewiesenen Gruppen durchgeführt wurden (sogenannte Intent-to-treat-Analysen) und nicht die realen Behandlungsbedingungen widerspiegeln. Allerdings konnte auch noch 36 Monate nach Therapiebeginn zwischen den einzelnen ursprünglichen Behandlungsgruppen ein höherer Anteil der medikamentös Behandelten bei den ursprünglich pharmakologisch Behandelten nachgewiesen werden, sodass auch in diesen ursprünglichen Gruppen ein Medikamenteneffekt hätte erwartet werden müssen.
Weitere Analysen untersuchten potenzielle Selbstselektionseffekte und differentielle Verläufe, um möglicherweise verdeckte Medikamenteneffekte zu identifizieren (Swanson et al. 2007a). Nach der Selbst-Selektionshypothese wurde vermutet, dass bei schwerer gestörten Patienten oder bei Patienten mit einem ungünstigeren Behandlungsverlauf die medikamentöse Therapie in der Folge häufiger eingesetzt werden und dadurch die fehlenden Unterschiede zwischen den Behandlungsgruppen erklärt werden können. Diese Selbst-Selektionshypothese konnte jedoch nicht bestätigt werden, d. h. es war nicht so, dass schwerer gestörte Patienten oder Patienten mit einem ungünstigeren Verlauf sich von den anderen Patienten im Medikationsstatus unterschieden. Eine weitere Hypothese bezog sich auf differentielle Verläufe. Es wurde analysiert, ob sich Gruppen (sogenannte latente Klassen) mit unterschiedlich günstigen Verläufen identifizieren lassen und ob sich diese Gruppen im Medikationsstatus unterscheiden. Bei diesen Analysen konnten drei Verlaufsgruppen identifiziert werden:

- Patienten, die sich über drei Jahre kontinuierlich verbesserten (34 % der Stichprobe);
- Patienten mit einer starken Verbesserung innerhalb der ersten 14 Monate und einer Stabilisierung der Effekte (52 %) und
- Patienten mit einer starken Verbesserung innerhalb der ersten 14 Monate und einem vollständigen Verlust der Effekte in der Folgezeit (14 %).

Nur in der Gruppe der sich kontinuierlich verbessernden Patienten konnte gezeigt werden, dass eine medikamentöse Therapie mit einer stärkeren Verbesserung einhergeht. Dieser Effekt war allerdings gering.
Die Langzeitverläufe nach adaptiver multimodaler Therapie aus der KAMT-Studie werden gegenwärtig publiziert. Eine Nachuntersuchung 1 ½ Jahre nach Therapieende an 56 der 75 Patienten zeigte, dass zum Nachuntersuchungszeitpunkt 29 Patienten

weiterhin pharmakotherapeutisch behandelt wurden, während 27 Patienten keine Medikamente einnahmen. In beiden Gruppen konnte eine weitgehende Stabilisierung der Therapieeffekte sowohl im Urteil der Eltern als auch der Lehrer belegt werden und beide Gruppen unterschieden sich nicht voneinander (Döpfner et al. 2008b). In einer weiteren Nachuntersuchung 8 1/2 Jahre nach Behandlungsende konnten grundlegende Informationen von allen 75 ehemaligen Patienten eingeholt werden. Weniger als 10 % der Patienten waren zu diesem Zeitpunkt noch in pharmakologischer bzw. psychologischer Behandlung. Hinsichtlich globaler Maße der schulischen und der beruflichen Karriere als auch hinsichtlich der Delinquenzrate zeichnet sich ein überwiegend positives Bild ab. Bei 63 der 75 Patienten konnten Verhaltensauffälligkeiten im Elternurteil erhoben werden. Generell ist dabei eine positive Tendenz zu einer weiteren Verminderung der Verhaltensprobleme in der Gesamtgruppe nachweisbar und bei Patienten, die länger als ein Jahr pharmakologisch behandelt wurden, zeigten sich keine besseren Effekte als bei Patienten, die keine medikamentöse Therapie oder diese weniger als ein Jahr erhielten (Döpfner et al. 2008c).

25.4 Leitlinien für eine adaptive multimodale Therapie

Die Ergebnisse der empirischen Studien zu den Kurz- und Langzeiteffekten von multimodaler Therapie lassen folgende Schlussfolgerungen zu:

- Sowohl Verhaltenstherapie als auch Pharmakotherapie sind wirkungsvolle Therapien in der Behandlung der Kernsymptomatik von ADHS als auch in der Therapie komorbider Störungen und bei der Verbesserung des psychosozialen Funktionsniveaus der Patienten.

- Bei Patienten mit isolierter ADHS-Symptomatik ohne ausgeprägte komorbide Störung scheint die multimodale Therapie nach der MMT-Studie und nach den Subgruppenanalysen der MTA-Studie der isolierten Pharmakotherapie nicht überlegen zu sein.

- Liegen komorbide Störungen (insbesondere Angststörungen) vor, erweist sich die multimodale Therapie als wirkungsvoller (MTA-Studie).

- Ein adaptives multimodales Vorgehen, bei der zunächst mit einer Behandlungsmodalität begonnen wird und dann bei Bedarf eine weitere Therapie kombiniert wird oder auf diese gewechselt wird, scheint der Problematik besonders angemessen zu sein.

- Insgesamt verbessern sich die ADHS-Symptomatik und damit einhergehende Probleme im Verlauf von drei bis acht Jahren und zwar weitgehend unabhängig von der durchgeführten Behandlung (MTA, KAMT). In der MTA-Studie ließen sich bei 52 % der ursprünglich behandelten Patienten die durch medikamentöse oder Verhaltenstherapie erzielten Therapieeffekte der ersten 14 Monate gut stabilisieren, unabhängig davon, ob sie (weiterhin) Medikamente erhielten oder nicht. Weitere 34 % der Patienten zeigten eine kontinuierliche Verbesserung über drei Jahre. In dieser Gruppe hatten jene Patienten mit kontinuierlicher medikamentöser Therapie einen gewissen Vorteil.

- Es gibt auch jenseits der medikamentösen Therapie sehr günstige Verläufe und eine kontinuierliche über viele Jahre hinweg andauernde medikamentöse Therapie ist nicht in jedem Fall indiziert.

Entsprechend diesen Ergebnissen fordern aktuelle nationale und internationale Behandlungsleitlinien ein adaptives multimodales Vorgehen unter Einbeziehung psychosozialer und pharmakotherapeutischer In-

terventionen (American Academy of Child and Adolescent Psychiatry 2007; Taylor et al. 2004; Döpfner et al. 2007c, 2008a).
Bei der Planung einer multimodalen Behandlung und der Auswahl der Interventionsformen sollte daher darauf geachtet werden, dass die Therapie dort ansetzt, wo die Probleme auftreten – beim Kind, in der Familie, in der Schule, bei den Aufmerksamkeitsschwächen, der Impulsivität, der Hyperaktivität oder der Aggressivität. Dieses Prinzip ist deshalb von außerordentlicher Bedeutung, weil eine Generalisierung von Therapieeffekten von einem Lebensbereich auf den anderen oder von einer Störungsform auf die andere bestenfalls unvollständig, häufig aber gar nicht gelingt. Abbildung 25.4 stellt einen Entscheidungsbaum zur Planung einer multimodalen Therapie bei Schulkindern mit externalen Verhaltensstörungen dar (modifiziert nach Döpfner et al. 2007c; vgl. Döpfner 2008a).
Die *Psychoedukation (Aufklärung und Beratung)* der Eltern und auch des Kindes in altersangemessener Form ist Grundlage jeder therapeutischen Intervention. Eine *primäre medikamentöse Therapie* ist indiziert, wenn eine stark ausgeprägte und situationsübergreifende ADHS-Symptomatik (in der Familie, in der Schule und in der Untersuchungssituation beobachtbar) besteht, die zu einer erheblichen Funktionseinschränkung führt und wenn keine Kontraindikationen für eine Pharmakotherapie vorliegen. Solche Situationen erfordern eine möglichst rasche Symptomminderung, die durch Pharmakotherapie am ehesten erreicht werden kann. Erfolge verhaltenstherapeutischer Interventionen erfordern Ressourcen bei den Beteiligten, sind mit einer größeren Zeitverzögerung verbunden und bei massiven Störungen meist schwerer zu erzielen. Bei der Mehrzahl der Patienten mit ADHS liegt jedoch keine derart massive Symptomatik vor.
Treten in solchen Fällen oder nach einer initialen Pharmakotherapie, unter der behandlungsbedürftige Symptome persistieren, ADHS-Symptome oder oppositionelle/aggressive (externale) Verhaltensstörungen im Unterricht auf, dann sind *verhaltenstherapeutische Interventionen in der Schule gegebenenfalls einschließlich kognitiver Therapie des Patienten* indiziert, die Psychoedukation, Interventionen im Unterricht und kognitive Interventionen beim Patienten umfassen können. Kognitive Interventionen in Form eines *Konzentrations- und Selbstinstruktionstrainings* sind in solchen Fällen dann indiziert, wenn ausgeprägte Aufmerksamkeitsstörungen und Impulsivität auch unter optimalen Arbeitsbedingungen in der Untersuchungssituation zu beobachten sind. Da jedoch prinzipiell nicht von vornherein erwartet werden kann, dass sich die meisten Auffälligkeiten im realen Umfeld durch ein Selbstinstruktionstraining vermindern lassen, ist es grundsätzlich sinnvoll, parallel Interventionen in der Schule durchzuführen und nicht den Effekt eines isolierten Selbstinstruktionstrainings abzuwarten.
Sind bei optimalen Arbeitsbedingungen und entsprechenden motivationalen Anreizen in der Untersuchungssituation keine ausgeprägten ADHS-Symptome beobachtbar (was bei älteren Kindern eher die Regel ist), dann verfügt das Kind prinzipiell über entsprechende Selbststeuerungsfähigkeiten, ein Selbstinstruktionstraining ist daher auch nicht indiziert. In diesem Fall sind ausschließlich Interventionen angezeigt, die unmittelbar in dem Lebensbereich ansetzen, in dem die Probleme auftreten. Für die Anwendung sozialer Kompetenztrainings gelten prinzipiell analoge Überlegungen: Soziale Kompetenztrainings machen dann Sinn, wenn beim Patienten ein soziales Kompetenzdefizit vorliegt und es ihm prinzipiell nicht gelingt auf andere als auf oppositionelle Weise ein Problem zu lösen. Hat er eine entsprechende soziale Kompetenz, was im Rahmen von Rollenspielen überprüft werden kann, dann ist es auch

nicht sinnvoll ein soziales Kompetenztraining einzuführen.

Manche Patienten haben jedoch ein Problem mit der Ärgerkontrolle, d. h. sie verfügen zwar prinzipiell über entsprechende Problemlösekompetenzen, aber es gelingt ihnen in den konkreten Situationen nicht ihren aufkommenden Ärger zu kontrollieren. In solchen Fällen sind Interventionen zu Ärgerkontrolle im Rahmen von Selbstmanagementverfahren ergänzend indiziert (vgl. Döpfner & Petermann 2004). Solche Methoden des Selbstmanagements sind prinzipiell bei älteren Kindern und Jugendlichen indiziert, z. B. auch dann, wenn ausschließlich hyperkinetische Symptome vorliegen. Diese Methoden helfen dem Patienten, eigene Ziele zu formulieren und schrittweise entsprechende Interventionen im Alltag umzusetzen. Sind die verhaltenstherapeutischen Interventionen nicht oder nicht hinreichend erfolgreich und liegt weiterhin eine erhebliche ADHS-Symptomatik vor, dann wird alternativ oder ergänzend medikamentös behandelt (siehe Abb. 25.4). Liegen ADHS-Symptome oder oppositionell-aggressive (externale) Auffälligkeiten des Kindes in der Familie vor, dann sind *Elterntrainings mit Interventionen in der Familie* indiziert, die durch kognitive Interventionen beim Patienten (Selbstinstruktion und Selbstmanagement) oder durch soziale Kompetenztrainings ergänzt werden können. Bei den Kompetenztrainings ist es meist hilfreich auch die Eltern in das Training zu integrieren, da oppositionelles Verhalten auch durch ungünstiges Elternverhalten ausgelöst und aufrecht erhalten werden kann. Bei Jugendlichen eignen sich spezielle Kommunikationstrainings, die gemeinsam mit dem Jugendlichen und den Eltern durchgeführt werden. Zeigt das Kind nach den genannten Interventionen auch weiterhin eine ausgeprägte ADHS-Symptomatik in der Familie, dann kann die Kombination mit *Pharmakotherapie* indiziert sein und die Pharmakotherapie wird dann so angelegt, dass Effekte auch in den Familiensituationen (meist am Nachmittag) eintreten können.

Bei Kindern, die sowohl in der Familie als auch in der Schule behandlungsbedürftige Auffälligkeiten zeigen, sollten Interventionen in der Familie und in der Schule parallel durchgeführt werden, da Generalisierungen von einem Lebensbereich auf den anderen nicht von vornherein erwartet werden können. Schließlich können, wie Abb. 25.4 zeigt, *weitere Interventionen* indiziert sein, wenn komorbide Störungen weiterhin persistieren.

Die *multimodale Behandlung von Kindern im Vorschulalter* unterscheidet sich von den Interventionen im Schulalter in der Indikation für Pharmakotherapie. Die Behandlungsrichtlinien empfehlen bei Vorschulkindern mit ADHS in erster Linie Elterntraining, flankierende Maßnahmen und Platzierung in speziellen Vorschuleinrichtungen. Eine medikamentöse Therapie sollte erst dann erwogen werden, wenn diese Interventionen nicht ausreichen. Zudem können bestimmte Interventionen im Vorschulalter aufgrund des Entwicklungsstandes der Kinder nicht durchgeführt werden. Dies gilt vor allem für das Selbstinstruktionstraining. Sind ausgeprägte motorische Unruhe, Aufmerksamkeitsstörungen und Impulsivität auch in Spielsituationen mit dem Therapeuten zu beobachten, dann ist ein Spieltraining angezeigt, das darauf abzielt intensiveres und ausdauerndes Spielverhalten aufzubauen. Am wichtigsten erscheinen jedoch verhaltenstherapeutische Interventionen in der Familie bzw. im Kindergarten. Sind diese Maßnahmen nicht hinreichend erfolgreich, dann kann die Kombination mit einer Pharmakotherapie indiziert sein.

25 Multimodale Therapie

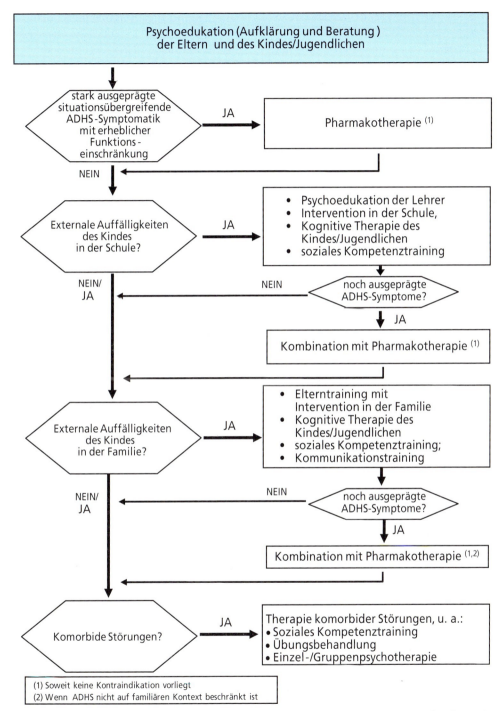

Abb. 25.4: Entscheidungsbaum zur Planung einer multimodalen Therapie bei Schulkindern mit ADHS (nach Döpfner et al. 2008a)

25.5 Therapie bei Erwachsenen

Entsprechend den Empfehlungen der deutschen Leitlinien zur Diagnostik und Therapie der ADHS des *Erwachsenenalters* soll eine Therapieentscheidung unter Berücksichtigung des Schweregrads der Symptomatik und der Ausprägung der psychischen und sozialen Beeinträchtigungen getroffen werden (Ebert et al. 2003). Eine Behandlungseinleitung wird dann empfohlen, wenn in mehreren Lebensbereichen leichte Beeinträchtigungen oder in einem Lebensbereich deutlich ausgeprägte Störungen bestehen, die eindeutig auf eine ADHS zurückgeführt werden können. Bestehen psychiatrische Begleiterkrankungen sollen diese in einem gestuften Behandlungsplan berücksichtigt werden, wobei wissenschaftlich basierten Entscheidungskriterien zur Erstellung von Therapiehierarchien erst ansatzweise vorliegen.

Den Leitlinienempfehlungen entsprechend ist bei einer ADHS ohne komorbide psychiatrische Erkrankungen eine medikamentöse Monotherapie bei guten Ressourcen des Patienten möglich. Alternativ wird eine multimodale Behandlung mit Psychopharmakotherapie und störungsorientierter Psychotherapie empfohlen. Bislang gibt es allerdings noch keine evidenzbasierten wissenschaftlichen Entscheidungskriterien bzgl. des differentiellen und gestuften Einsatzes der verschiedenen Therapieoptionen bzw. bei welchen Symptomkonstellationen die Verfahren in Monotherapie oder in Kombination durchgeführt werden sollten. Erfahrungen aus der Praxis zeigen auch, dass es trotz häufig gutem Ansprechen der Kernsymptomatik auf eine medikamentöse Therapie nicht allen Patienten gelingt, die medikamentösen Effekte in verbesserte Alltagsfunktionen umzusetzen, was oft auf begleitende psychische Symptomatik wie Selbstwertstörungen oder Vermeidungsverhalten zurückzuführen ist (Safren 2006). Ein durchgreifender Behandlungserfolg wird dann häufig erst durch die Kombination von Pharmako- und störungsorientierter Psychotherapie erzielt.

Die verfügbaren störungsorientierten Psychotherapieprogramme umfassen in erster Linie psychoedukative und kognitiv-verhaltenstherapeutische Strategien sowie Elemente der dialektisch-behavioralen Psychotherapie. Sie vermitteln und trainieren Fertigkeiten zum Symptommanagement wie Erlernen von Organisationsstrategien und Prioritätensetzung, Strategien zur Impulskontrolle und Emotionsregulation, kognitive Strategien wie kognitive Umstrukturierung und Abbau von automatisierten Gedanken und dysfunktionalen Grundannahmen sowie Achtsamkeitsübungen (Hesslinger & van Elst 2003; Hesslinger et al. 2004; Safren et al. 2005; Rostain & Ramsay 2006; Ramsey & Rostain 2008).

Literatur

Abikoff H (1987). An evaluation of cognitive behavior therapy for hyperactive children. In: Lahey BB & Kazdin AE (Eds.). Advances in clinical child psychology, 10. New York: Plenum, pp. 171–216.

Abikoff H, Hechtman L, Klein RG, Gallagher R, Fleiss K, Etcovitch J, Cousins L, Greenfield B, Martin D & Pollack S (2004a). Social functioning in children with ADHD treated with long-term methylphenidate and multimodal psychosocial treatment. J Amer Acad Child Adolesc Psychiatry 43: 820–829.

Abikoff H, Hechtman L, Klein RG, Gallagher R, Fleiss K, Etcovitch J, Cousins L, Greenfield B, Martin D & Pollack S (2004b). Social functioning in children with ADHD treated with long-term methylphenidate and multimodal psychosocial treatment. J Amer Acad Child Adolesc Psychiatry 43: 820–829.

American Academy of Child and Adolescent Psychiatry (2007). Practice Parameters for the assessment and treatment of children and adolescents with Attention-Deficit/Hyperactivity Disorder. J Amer Acad Child Adolesc Psychiatry 46: 894–921.

Banaschewski T, Coghill D, Paramala S, Zuddas A, Asherson P, Buitelaar J, Danckaerts M, Döpfner M, Faraone SV, Rothenberger A, Sergeant J, Steinhausen HC, Sonuga-Barke EJS & Taylor E (2006). Long-acting medications for the hyperkinetic disorders: A systematic review and European treatment guideline. Eur Child & Adolesc Psychiatry 15: 476–495.

Conners CK, Epstein JN, March JS, Angold A, Wells KC, Klaric J, Swanson JM, Arnold LE, Abikoff HB, Elliott GR, Greenhill LL, Hechtman L, Hinshaw SP, Hoza B, Jensen PS, Kraemer HC, Newcorn JH, Pelham WE, Severe JB, Vitiello B & Wigal T (2001). Multimodal treatment of ADHD in the MTA: an alternative outcome analysis. J Amer Acad Child Adolesc Psychiatry 40: 159–167.

Döpfner M & Sattel H (1992). Verhaltenstherapeutische Interventionen bei hyperkinetischen Störungen im Vorschulalter. Zeitschrift für Kinder- und Jugendpsychiatrie 19: 254–262.

Döpfner M, Breuer D, Schürmann S, Wolff Metternich T, Rademacher C & Lehmkuhl G (2004). Effectiveness of an adaptive multimodal treatment in children with Attention Deficit Hyperactivity Disorder – global outcome. Eur Child & Adolesc Psychiatry 13 (Suppl. 1): I/117–I/129.

Döpfner M, Schürmann S & Lehmkuhl G (2006). Wackelpeter & Trotzkopf. Hilfen für Eltern bei hyperkinetischem und oppositionellem Verhalten, 3. Aufl. Weinheim: Beltz, Psychologie Verlags Union.

Döpfner M, Schürmann S & Frölich J (2007a). Therapieprogramm für Kinder mit hyperkinetischem und oppositionellem Problemverhalten (THOP), 4. Aufl. Weinheim: Beltz, Psychologie Verlags Union.

Döpfner M, Frölich J & Wolff Metternich T (2007b). Ratgeber ADHS. Informationen für Betroffene, Eltern, Lehrer und Erzieher. Ratgeber Kinder- und Jugendpsychotherapie, Band 1, 2. Aufl. Göttingen: Hogrefe.

Döpfner M, Lehmkuhl G, Schepker R & Frölich J (2007c). Hyperkinetische Störungen (F90). In: Deutsche Gesellschaft für Kinder- und Jugendpsychiatrie Psychosomatik und Psychotherapie, Bundesarbeitsgemeinschaft Leitender Klinikärzte für Kinder- und Jugendpsychiatrie Psychosomatik und Psychotherapie & Berufsverband der Ärzte für Kinder- und Jugendpsychiatrie, Psychosomatik und Psychotherapie (Hrsg.). Leitlinien zur Diagnostik und Therapie von psychischen Störungen im Säuglings-, Kindes- und Jugendalter, 3. Aufl. Köln: Deutscher Ärzte Verlag, S. 239–254.

Döpfner M, Adrian K & Hanisch C (2007d). Treatment and management of conduct disorders in children and adolescents. In: Felthous A & Saß H (Eds.). The international handbook on psychopathic disorders and the law. New York: Wiley, pp. 417–448.

Döpfner M, Frölich J & Lehmkuhl G (2008a). Aufmerksamkeitsdefizit-/Hyperaktivitätsstörungen (ADHS). Leitfaden Kinder und Jugendpsychotherapie, Band 1, 2. Aufl. Göttingen: Hogrefe.

Döpfner M, Wolff Metternich T, Schürmann S, Rademacher C, Breuer D & Lehmkuhl G (2008b). Follow up of an adaptive multimodal treatment in children with Attention Deficit Hyperactivity Disorder (submitted for publication).

Döpfner M, Wolff Metternich T, Schürmann S, Rademacher C, Breuer D & Lehmkuhl G (2008c). 8 year follow-up of an adaptive multimodal treatment in children with Attention Deficit Hyperactivity Disorder (submitted for publication).

Ebert D, Krause J & Roth-Sackenheim C (2003). ADHS im Erwachsenenalter – Leitlinien auf der Basis eines Expertenkonsensus mit Unterstützung der DGPPN. Nervenarzt 10: 939–946.

Faraone SV, Biederman J, Spencer TJ & Aleardi M (2006). Comparing the efficacy of medications for ADHD using meta-analysis. Medscape General Medicine 8(4), 4. Posted 10/05/2006.

Görtz-Dorten A & Döpfner M (2008). Therapieprogramm für Kinder mit aggressivem Verhalten (THAV). Göttingen: Hogrefe.

Hechtman L, Abikoff H, Klein RG, Weiss G, Respitz C, Kouri J, Blum C, Greenfield B, Etcovitch J, Fleiss K & Pollack S (2004a). Academic achievement and emotional status of children with ADHD treated with long-term methylphenidate and multimodal psychosocial Treatment. J Amer Acad Child Adolesc Psychiatry 43: 812–819.

Hechtman L, Abikoff H, Klein RG, Greenfield B, Etcovitch J, Cousins L, Fleiss K, Weiss M & Pollack S (2004b). Children with ADHD treated with long-term methylphenidate and multimodal psychosocial treatment: Impact on parental practices. J Amer Acad Child Adolesc Psychiatry 43: 830–838.

Heinrich H, Gevensleben H & Strehl U (2007). Annotation: neurofeedback – train your brain to train behaviour. J Child Psychol Psychiatry 48: 3–16.

Hesslinger B, Tebarz van Elst L et al. (2003). Psychotherapy of Attention Deficit Hyperactivity Disorder in Adults – a Pilot Study Using a Structured Skills Training Programm. Eur Arch Psychiatry Clin Neurosci 252(4): 177–84.

V Therapien

Hesslinger B, Philipsen A & Richter H (2004). Psychotherapie der ADHS im Erwachsenenalter. Ein Arbeitsbuch. Göttingen, Bern, Toronto, Seattle, Oxford, Prag: Hogrefe.

Jensen PS, Arnold LE, Swanson JM, Vitiello B, Abikoff HB, Greenhill LL, Hechtman L, Hinshaw SP, Pelham WE, Wells KC, Conners CK, Elliott GR, Epstein JN, Hoza B, March JS, Molina BS, Newcorn JH, Severe JB, Wigal T, Gibbons RD & Hur K (2007). 3-Year Follow-up of the NIMH MTA Study. J Amer Acad Child Adolesc Psychiatry 46: 989–1002.

Lauth GW, Naumann K, Roggenkämper A & Heine A (1996). Verhaltensmedizinische Indikation und Evaluation einer kognitiv-behavioralen Therapie mit aufmerksamkeitsgestörten/hyperaktiven Kindern. Ztschr Kinder-Jugendpsychiat Psychother 24: 164–175.

MTA Cooperative Group (1999). A 14-month randomized clinical trial of treatment strategies for attention-deficit/hyperactivity disorder. Arch Gen Psychiatry 56: 1073–1086.

Pelham WE Jr., Wheeler T & Chronis A (1998). Empirically supported psychosocial treatments for attention deficit hyperactivity disorder. J Clin Child Adolesc Psychology 27: 190–205.

Pelham WE & Fabiano GA (2008). Empirically supported treatments for ADHD. J Amer Acad Child Adolesc Psychiatry (in press).

Plück J, Wieczorrek E, Wolff Metternich T & Döpfner M (2006). Präventionsprogramm für Expansives Problemverhalten (PEP). Ein Manual für Eltern- und Erziehergruppen. Göttingen: Hogrefe.

Ramsey AL & Rostain JR (2008). Cognitive-behavioral therapy for adult ADHD: an integrative psychosocial and medicine approach. New York: Taylor & Francis Group.

Rostain AL & Ramsay JR (2006). A combined treatment approach for adults with ADHD – results of an open study of 43 patients. J Atte Disord 10: 150–9.

Safren SA, Perlman CA et al. (2005). Mastering your adult ADHD: A cognitive behavioral treatment program. Therapist guide and client workbook. New York: Oxford University Press.

Safren SA (2006). Cognitive-behavioral approaches to ADHD treatment in adulthood. J Clin Psychiatry 67 (Suppl. 8): 46–47.

Swanson JM, Kraemer HC, Hinshaw SP, Arnold LE, Conners CK, Abikoff HB, Clevenger W, Davies M, Elliott GR, Greenhill LL, Hechtman L, Hoza B, Jensen PS, March JS, Newcorn JH, Owens EB, Pelham WE, Schiller E, Severe JB, Simpson S, Vitiello B, Wells K, Wigal T & Wu M (2001). Clinical relevance of the primary findings of the MTA: success rates based on severity of ADHD and ODD symptoms at the end of treatment. J Amer Acad Child Adolesc Psychiatry 40: 168–179.

Swanson JM, Hinshaw SP, Arnold LE, Gibbons RD, Marcus S, Hur K, Jensen PS, Vitiello B, Abikoff HB, Greenhill LL, Hechtman L, Pelham WE, Wells KC, Conners CK, March JS, Elliott GR, Epstein JN, Hoagwood K, Hoza B, Molina BS, Newcorn JH, Severe JB & Wigal T (2007). Secondary Evaluations of MTA 36-Month Outcomes: Propensity Score and Growth Mixture Model Analyses. J Amer Acad Child Adolesc Psychiatry 46: 1003–1014.

Taylor E, Döpfner M, Sergeant J, Asherson P, Banaschewski T, Buitelaar J, Coghill D, Danckaerts M, Rothenberger A, Sonuga-Barke E, Steinhausen HC & Zuddas A (2004). Clinical guidelines for hyperkinetic disorder – first upgrade. Eur Child & Adolesc Psychiatry 13 (Suppl. 1): I/7–I/30.

Van der Oord S, Prins PJ, Oosterlaan J & Emmelkamp PM (2008). Efficacy of methylphenidate, psychosocial treatments and their combination in school-aged children with ADHD: A meta-analysis. Clin Psychol Rev 28: 783–800.

Walter D & Döpfner M (2006). Die Behandlung von Jugendlichen mit Leistungsstörungen mit dem SELBST-Programm – Kurzzeiteffekte. Verhaltenstherapie 16: 257–265.

Walter D, Rademacher C, Schürmann S & Döpfner M (2007). Grundlagen der Selbstmanagementtherapie bei Jugendlichen. Therapieprogramm für Jugendliche mit Selbstwert-, Leistungs- und Beziehungsstörungen, SELBST, Band 1. Göttingen: Hogrefe

Walter D & Döpfner M (2008). Leistungsprobleme im Jugendalter. Therapieprogramm für Jugendliche mit Selbstwert-, Leistungs- und Beziehungsstörungen, SELBST, Band 2. Göttingen: Hogrefe.

26 Pharmakotherapie mit Stimulanzien bei Kindern und Jugendlichen

Tobias Banaschewski und Aribert Rothenberger

26.1 Verordnung und Wirksamkeit

Stimulanzien stehen trotz ihrer großen therapeutischen Bedeutung immer wieder in der öffentlichen Diskussion (Buitelaar & Rothenberger 2004), u. a. weil ihre Indikationsstellung und Handhabung immer noch als problematisch angesehen werden und erst in den letzten Jahren durch Leitlinien der Fachgesellschaften sowie Fortbildungsinitiativen eine zunehmende Qualitätssicherung zu erkennen ist. Die Wirksamkeit der Stimulanzien (Methylphenidat, Amphetamin, Pemolin) zur Behandlung der Aufmerksamkeitsdefizit-Hyperaktivitätsstörung (ADHS) wurde hingegen bereits vor mehr als 70 Jahren entdeckt. Bradley (1937) fand, dass sich das hypermotorische Verhalten hyperaktiver Kinder unter D/L-Amphetamin drastisch reduzierte und die schulische Leistungsfähigkeit und das Sozialverhalten zugleich stark verbesserten. In den folgenden Dekaden erwies sich die Therapie mit Stimulanzien in zahlreichen kontrollierten klinischen Studien als wirksamste Behandlung von Kindern und Jugendlichen mit einer ADHS. Allein zwischen 1962 und 1993 wurden mehr als 250 Übersichtsarbeiten und 3.000 weitere Einzelarbeiten über die Wirkung von Stimulanzien publiziert (Swanson 1993). Mittlerweile sind Stimulanzien in den meisten Ländern Europas als Teil eines umfassenden Behandlungsprogramms bei Kindern ab sechs Jahren und Jugendlichen als Mittel der ersten Wahl zugelassen, wenn sich nicht-medikamentöse Behandlungsmaßnahmen allein als unzureichend erweisen (McMaster-University-Evidence-Based-Practice-Center 1999).

Das Medikament der ersten Wahl ist Methylphenidat (MPH); das auch am häufigsten verordnet wird. Derzeit befinden sich in den deutschsprachigen Ländern keine Amphetamin-Präparate als Fertigarzneien auf dem Markt. Das Verordnungsvolumen von Methylphenidat hat in den letzten beiden Dekaden in den westlichen Ländern deutlich zugenommen. Pharmakoepidemiologische Studien der Krankenversicherungsdaten zeigen, dass die Zahl der Verordnungen in Deutschland im letzten Jahrzehnt um etwa das Zehn- bis Vierzigfache angestiegen ist (Bessou, Zeeb & Puteanus 2007; Schwabe & Paffrath 2004). Verschiedene Faktoren könnten die Zunahme der *Verordnungen* erklären. Diskutiert werden eine verbesserte Erkennung und Diagnosestellung der ADHS, ein Anstieg der Prävalenz des Störungsbilds, eine Aufweichung diagnostischer Standards (inklusive Fehlverordnungen) oder eine erniedrigte Schwelle für die Indikationsstellung (Swanson et al. 2007c). US-amerikanische Beobachtungen lassen vermuten, dass einerseits sowohl Kinder mit einer klaren Indikation für eine medikamentöse Therapie keine adäquate Behandlung erhalten, andererseits aber auch Kinder behandelt werden, die nicht die diagnostischen Kriterien der ADHS erfüllen, wobei regionale Unterschiede zum Tragen kommen. Nach epidemiologischen Daten von 1.285 Kindern in vier Gemeinden wurden 1999 nur knapp 15 % der Kinder mit ADHS mit Stimulanzien therapiert (Jensen et al. 1999). Nach

V Therapien

Ergebnissen der Great Smoky Mountains Studie in North Carolina erhielten dagegen etwa 75 % der Schulkinder im Alter zwischen 9 und 16 Jahren mit einer eindeutigen ADHS-Diagnose eine Stimulanzientherapie. Auch wurden viele Kinder behandelt, welche die diagnostischen Kriterien für ADHS nach DSM-III-R Kriterien nicht vollständig erfüllten (Angold et al. 2000). Es bleibt dabei aber unklar, inwieweit eine solche Verordnung erfolgte, weil (trotz Nicht-Erfüllung der Kriterien) dennoch eine behandlungsbedürftige psychosoziale Beeinträchtigung vorlag. Sowohl in den USA als auch in Deutschland erhalten jedoch etwa ein Viertel der behandelten Patienten lediglich eine einzige Verordnung und damit keine adäquate Therapie (Bessou et al. 2007; Habel et al. 2005).

Tab. 26.1: Übersicht zur Wirksamkeit von Stimulanzien

• **Responder-Raten (%)**	**75–90**
– Methylphenidat	75
– Amphetamin	70
– Pemolin	60
• **Normalisierungsraten (%)**	**50–60**
• **Symptombesserung (%)**	
– auf Verhaltensskalen	30–50
• **Effektstärken (SD)**	
– Verhalten	0,9 hoch
– Aufmerksamkeit	0,7 mittel
– IQ/Leistungstests	0,3 niedrig
Anmerkung: Unter Response wird die klinische Einschätzung einer symptomatischen Besserung verstanden. Normalisierung bezeichnet den Nachweis in kontrollierten Studien, dass die Patienten mit ADHS als Effekt der Behandlung sich nicht mehr von gesunden Kontrollen unterscheiden. Effektstärken beruhen auf der Differenz zwischen den Mittelwerten von zwei Bedingungen (z. B. vor und nach der Therapie) dividiert durch die gemeinsame Streuung aller Messwerte.	

Die *Wirksamkeit* von Stimulanzien zur Therapie von Kindern und Jugendlichen mit einer ADHS wurde in mehr als 160 kontrollierten Studien an insgesamt mehr als 5.000 Schulkindern belegt. Etwa 70 % der Kinder sprechen jeweils auf Dexamphetamin oder Methylphenidat an. Bei etwa 85 % der Betroffenen wirkt eine der beiden Substanzen (Elia et al. 1991). Im Gegensatz dazu liegt die Ansprechrate unter Placebo zwischen 5 und 30 %. Zusammengefasst gelten für die Wirksamkeit der Stimulanzien die in Tab. 26.1 dargestellten Befunde.

Für die klinische Praxis bedeutet dies, dass die Umstellung auf ein zweites Stimulanz versucht werden sollte, wenn die Behandlung mit dem ersten Stimulanz fehlschlägt. Im Vergleich sind Methylphenidat und Amphetamin bei 41 % der Patienten gleich wirksam, während etwa 44 % bevorzugt auf eine der beiden Substanzen ansprechen (Arnold 2000; King et al. 2004). Gegenwärtig kennt man keine Prädiktoren dafür, welcher Patient bevorzugt auf welche Substanz anspricht. Die Effektstärken für die Wirksamkeit von Methylphenidat und Dexamphetamin auf die Kernsymptome der ADHS liegen in randomisierten, doppelblinden, placebokontrollierten Studien an Kindern zwischen 0,8–1 (Faraone et al. 2006; King et al. 2004); die stärksten Effekte betreffen die Aufmerksamkeit, Ablenkbarkeit, Impulsivität und das Sozialverhalten im Klassenzimmer. Allerdings lässt sich nur bei weniger als der Hälfte der Kinder eine komplette Remission der Symptomatik (Normalisierung) erreichen.

Kasten 26.1: Effektstärken und Anzahl notwendiger Behandlungen

> Durch die Berechnung der *Effektstärken* werden die Veränderungen unter der Behandlung standardisiert, sodass ein Unterschied um eine Effektstärke von 1 angibt, dass sich die Experimental- und die Kontrollgruppe bezüglich der Messgröße um eine Standardabweichung voneinander unterscheiden. Dies ermöglicht einen indirekten Vergleich der Wirksamkeit verschiedener Behandlungen, die in unterschiedlichen Studien untersucht wurden. Ein häufig verwendeter Effektstärke-Index ist die standardisierte mittlere Differenz (SMD), d. h. der Mittelwertunterschied der Veränderungen in Experimental- und Kontrollgruppe dividiert durch die zusammengefasste Standardabweichung (beider Gruppen am Ende der Behandlung). Im Idealfall sollten nur Studien mit identischen Studiendesigns (z. B. identische Ziel-Parameter, Beurteiler, Behandlungsdauer, Dosierungen) verglichen werden, da sich solche Merkmale auf das gemessene Ausmaß der Veränderung durch die Behandlung auswirken können und ein Vergleich von Effektstärken dann fragwürdig wird. Die vorhandenen placebokontrollierten Doppelblind-Studien unterscheiden sich hinsichtlich dieser Merkmale z. T. gravierend.
>
> *Normalisierungsraten* sind definiert als prozentualer Anteil der Patienten, bei denen durch die Behandlung eine Normalisierung eingetreten ist, d. h. höchstens „leichte" Probleme fortbestehen (d. h. Conners Skala T-Werte < 63 oder SNAP Skala < 1/Item). Anhand der Normalisierungsraten lässt sich die Anzahl der notwendigen Behandlungen (Number Needed to Treat: NNT) errechnen. Die NNT gibt die Anzahl der Patienten an, die behandelt werden müssen, um im Vergleich zu Placebo (oder einer anderen Behandlungsmethode) einen zusätzlichen Behandlungserfolg zu erzielen. Im Gegensatz zur SMD, einer Messgröße für die durch die Behandlung erzielte Veränderung, stellt die NNT einen üblichen Parameter für das Behandlungsergebnis dar.

Eine engmaschig fachlich betreute und sorgfältig titrierte Stimulanzientherapie verringert die Kernsymptomatik wirkungsvoll, verbessert aber auch die schulische und soziale Integration und vermindert aggressives Verhalten (AACAP 2007; MTA-Cooperative-Group 1999; MTA-Cooperative-Study 1999). Eine Meta-Analyse von insgesamt 28 Studien bei Kindern mit ADHS und aggressiven Verhaltensauffälligkeiten zeigt, dass die durchschnittliche Effektstärke auf offen aggressives Verhalten bei etwa 0,84 liegt, während die Wirkung auf verdeckte aggressive Verhaltensauffälligkeiten mit einer Effektsstärke von 0,69 etwas niedriger ausfällt (Connor 2002).
Neuropsychologisch verbessern sich bei Kindern mit ADHS unter Methylphenidat verschiedene Prozesse des Arbeitsgedächtnisses (Bedard et al. 2007; Bedard & Tannock 2008), weitere Gedächtnisprozesse wie Wiedererkennen (Coghill et al. 2007), Entscheidungsprozesse unter Mitwirkung von exekutiven Funktionen (Devito et al. 2008) sowie verschiedene nicht-exekutive kognitive Funktionen (Rhodes et al. 2006) und auch die feinmotorische Koordinationsfähigkeit (Flapper et al. 2006; Rubia et al. 2003). Generell kommt es zu einer Abnahme der Reaktionszeit und einer Reduktion der Variabilität der Reaktionszeit (Epstein et al. 2006). Bezogen auf die akademische Leistungsfähigkeit zeigt sich dabei, dass die optimale Wirkung bei vielen Betroffenen bereits mit mittleren Dosen zu erzielen ist (Evans et al. 2001).
EEG-Untersuchungen zeigen, dass Stimulanzien das kortikale Arousal der Kinder

mit ADHS erhöhen und den erhöhten Anteil langsamer Wellen im EEG weitgehend normalisieren können (Clarke et al. 2002). Untersuchungen ereigniskorrelierter Potenziale finden eine bessere Handlungskontrolle bzw. Fehlerverarbeitung (Jonkman et al. 2007) sowie eine effizientere Hemmungskontrolle (Pliszka et al. 2007). Gut belegt sind auch Verbesserungen des Fahrverhaltens (Barkley & Cox 2007).

In transkraniellen magnetischen Stimulations (TMS)-Studien wurde gefunden, dass sich die beeinträchtigte intrakortikale motorische Inhibition verbessert (Buchmann et al. 2007; Moll et al. 2000). Befunde auf der Basis von funktionalen Magnetresonanz-Untersuchungen (f-MRI) zeigen eine Normalisierung der Funktion des dorsalen anterioren cingulären Kortex während der Bearbeitung von Interferenzaufgaben (Bush et al. 2008).

Stimulanzien wirken auf manche der genannten Merkmale auch bei Kindern mit anderen Störungsbildern und bei gesunden Personen, sodass die Wirkungen bei Patienten mit ADHS nicht als paradox oder als spezifisch zu klassifizieren sind und die Wirksamkeit der Stimulanzien nicht als diagnostisch hinweisend für das Vorliegen einer ADHS gewertet werden kann (Arnsten 2006).

Die relative Wirksamkeit medikamentöser und verhaltenstherapeutischer Behandlung wurde im Rahmen der „Multimodal Treatment Study of Children with ADHD" des National Institute of Mental Health (NIMH) untersucht. In dieser MTA-Studie wurden insgesamt 579 Kinder mit ADHS im Alter zwischen 7 und 9,9 Jahren über 14 Monate mit einer sorgfältig überwachten medikamentösen Therapie mit monatlichen ca. halbstündlichen Visiten und intensiver Psychoedukation, intensiven verhaltenstherapeutischen Interventionen, einer Kombination beider Behandlungen oder mit Routinevorgehen in Praxen behandelt.

Die Ergebnisse nach 14 Monaten zeigten, dass alle Behandlungsmaßnahmen die Kernsymptomatik reduzieren können, intensive verhaltenstherapeutische Interventionen und die normale Grundversorgung jedoch insgesamt einer sorgfältig überwachten und engmaschig geführten medikamentösen Therapie unterlegen sind (MTA-Cooperative-Group 1999; MTA-Cooperative-Study 1999). Die kombinierte Therapie hatte im Vergleich zu medikamentöser Therapie keine wesentliche zusätzliche Wirksamkeit. Dagegen besserten die verhaltenstherapeutischen Maßnahmen aggressive Verhaltensauffälligkeiten, soziale Kompetenzen und Eltern-Kind-Beziehungen ebenso wirkungsvoll wie die medikamentöse Therapie. Auch zeigten sich diesbezüglich unter Kombinationsbehandlung leichte Vorteile (MTA-Cooperative-Group 1999; MTA-Cooperative-Study 1999).

Insbesondere Familien mit niedrigem sozioökonomischem Status scheinen gemäß den MTA-Ergebnissen von der kombinierten Behandlung zu profitieren, während sich bei Familien mit höherem sozioökonomischen Status kein Unterschied zwischen sorgfältiger medikamentöser Behandlung und Kombinationstherapie ergab (Rieppi et al. 2002). Weiterführende Analysen zeigten, dass die hochstrukturierte medikamentöse Behandlung vermutlich für Kinder mit ADHS ohne komorbide Störungen am kosteneffektivsten ist. Bei Vorliegen komorbider Störungen kann die kombinierte Behandlung unter Umständen kosteneffektiver sein (Foster et al. 2007).

Die Wirkung der Stimulanzienmedikation bleibt gemäß Ergebnissen von verschiedenen Verlaufsstudien mit einem Zeitraum bis zu fünf Jahren erhalten, sofern die Medikation kontinuierlich fortgesetzt wird (Charach et al. 2004; Gillberg et al. 1997; MTA-Cooperative-Group 2004a). Allerdings zeigen die 3-Jahres-Follow-up-Daten von 485 der ursprünglichen 579 an der MTA-Studie beteiligten Kinder im Gegensatz zu den Ergebnissen nach 14 Monaten (MTA-Cooperative-Group 1999; MTA-Cooperative-Study 1999) und 24 Monaten (MTA-Cooperative-Group 2004a, 2004b) keine Unterschiede zwischen den ursprünglichen Behandlungsgruppen hinsichtlich des Ausmaßes der Behandlungseffekte (Jensen et al. 2007). Die Interpretation dieser Ergebnisse ist schwierig, da nach Ablauf der auf 14 Monate angelegten, klinischen Studie nicht alle Patienten entsprechend der ursprünglichen Gruppenzuordnung weiterbehandelt wurden und die Patienten die weitere Behandlung frei wählten.

Weiterführende Analysen der MTA-Studie fanden insgesamt drei Verlaufsformen (Swanson et al. 2007a). In der Gruppe der Patienten, deren Symptomatik sich initial nur gering, dann aber kontinuierlich weiter verbesserte (34 %), profitierten Patienten von kontinuierlicher medikamentöser Therapie am meisten. In der Gruppe der Patienten (52 %), die sich zunächst deutlich verbesserten und die erzielten Therapieeffekte der ersten 14 Monate gut stabilisieren konnten, gab es keinen Hinweis für einen Vorteil medikamentös oder verhaltenstherapeutisch behandelter Patienten. Auch in der dritten Gruppe (14 %), in der sich initial eine starke Verbesserung und nachfolgend eine deutliche Verschlechterung fand – diese Kinder waren durch eine durchschnittlich niedrigere Intelligenz und ein höheres Maß aggressiver Verhaltensauffälligkeiten gekennzeichnet – ergaben sich keine Hinweise für bessere Verläufe der medikamentös behandelten Kinder.

Für die klinische Praxis lässt sich schlussfolgern, dass sich einige Patienten mit ADHS unter kontinuierlicher medikamentöser Therapie verschlechtern, wohingegen andere Patienten remittieren und nicht dauerhaft eine medikamentöse Therapie benötigen.

26.2 Wirkungsmechanismen

Nach oraler Verabreichung wird Methylphenidat rasch und nahezu vollständig resorbiert. Aufgrund eines starken First-pass-Metabolismus beträgt die systemische Verfügbarkeit einer oralen Dosis jedoch nur 30 %. Die gleichzeitige Einnahme von Nahrung erhöht die Resorptionsgeschwindigkeit, hat jedoch keinen Einfluss auf die resorbierte Menge.

Die Plasmaproteinbindung von Methylphenidat und seinen Metaboliten ist gering. Die interindividuellen und intraindividuellen Unterschiede der maximalen Plasmakonzentrationen sind groß. Wie eng die maximalen Plasmakonzentrationen mit der Wirkung der Stimulanzien korrelieren, ist nicht vollständig geklärt (Gonzalez et al. 2002; Gualtieri et al. 1982). Maximale Konzentrationen im Gehirn finden sich nach 60–90 Minuten. Die Elimination von Methylphenidat erfolgt mit einer mittleren Halbwertszeit von 2–3 Stunden, D-Amphetamin wird mit einer Halbwertszeit von etwa 11 Stunden aus dem Plasma eliminiert.

Abbildung 26.1 stellt schematisch die wesentlichen biochemischen Prozesse im präsynaptischen Neuron dar. Der zentrale Wirkmechanismus der Stimulanzien besteht nun darin, dass sie die Wiederaufnahme von *Dopamin und Noradrenalin* in die Präsynapse durch eine – nach Absetzen reversible – Blockade der Dopaminrücktransporter hemmen und so als dopaminerge Agonisten wirken (Feron et al. 2005; Volkow et al. 2005). Allerdings ist gegenwärtig noch unklar, ob die Dichte der Dopamintransporter im Striatum bei Patienten mit ADHS primär erhöht ist (Swanson et al. 2007c). Amphetamine erhöhen zudem auch die Freisetzung von Monoaminen in den synaptischen Spalt (Grace 2001; Volkow et al. 2002). D-Methylphenidat ist das pharmakologisch wirkungsvollere Enantiomer, das im Tiermodell im Gegensatz zu

V Therapien

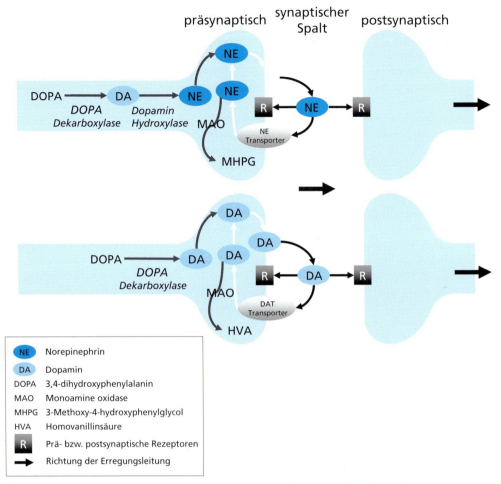

Abb. 26.1: Schematische Darstellung einer neuronalen Synapse der beiden wichtigsten Neurotransmittersysteme bei ADHS (oben: Norepinephrin – NE; unten: Dopamin – DA). Es sind nur die wesentlichen Stoffwechselprozesse des noradrenergen und dopaminergen Systems im präsynaptischen Neuron und dem synaptischen Spalt gekennzeichnet. Postsynaptisch sind lediglich die Rezeptoren schematisch angedeutet, da deren Einfluss geringer ist als der der präsynaptischen Transporter. Die Bedeutung der postsynaptischen Stoffwechselprozesse bei ADHS ist unklar.

l-Methylphenidat spezifisch an den Dopamintransporter bindet. Dagegen ist der Beitrag von l-Methylphenidat zur Wirksamkeit noch unklar (Markowitz & Patrick 2008).

Die genauen Wirkmechanismen der Stimulanzien sind aber noch nicht bekannt und könnten sich in verschiedenen Hirnregionen sowie zwischen Jugendlichen und Erwachsenen (Epstein et al. 2007) unterscheiden (siehe auch Kapitel 7). So kommt es unter niedriger oraler Methylphenidatdosierung zu einer deutlichen Zunahme der Freisetzung von Noradrenalin und Dopamin im präfrontalen Kortex, aber nur zu einer geringeren Zunahme der Freisetzung in subkortikalen Arealen (Arnsten 2006; Berridge et al. 2006).

Pharmakogenetische Studien könnten zukünftig einen Teil der interindividuellen Unterschiede in der MPH-Wirksamkeit erklären. Homozygote Träger des Dopamin-Transporter Risikoallels für ADHS (DAT-10) sprechen deutlich schlechter auf Methylphenidat an (durchschnittliches Odds Ratio[1] = 0,46), wie eine jüngste Meta-Analyse pharmakogenetischer Studien zeigte (Purper-Ouakil et al. 2008). Weitere Studien, die allerdings repliziert werden müssen, fanden eine Assoziation zwischen dem 4-repeat Allel des DRD4-Gen und guten Ansprechraten koreanischer Schulkinder mit ADHS auf eine Behandlung mit Methylphenidat (Cheon et al. 2007) bzw. einer schlechteren Wirksamkeit gleicher Methylphenidatdosierungen bei Vorliegen des DRD4 7-repeat Allels (Hamarman et al. 2004). Der G1287A-Genotyp des Noradrenalintransporters war mit einer besseren Wirksamkeit von MPH (Yang et al. 2004)., das G-Allel des Alpha-2A-adrenergen Rezeptors (ADRA2) am 1291 C > G Polymorphismus mit einem schnelleren Eintritt der Wirkung assoziiert (da Silva et al. 2008; Polanczyk et al. 2007). Homozygote Träger der Val-Variante des Catechol-O-methyltransferase Val158Met Polymorphismus scheinen besser auf Methylphenidat anzusprechen als homozygote Träger der Met-Variante (Kereszturi et al. 2008).

26.3 Unerwünschte Wirkungen und Kontraindikationen

Stimulanzien sind in der Regel gut verträglich. Häufigere *unerwünschte Wirkungen* sind Appetitminderung, Einschlafstörungen, Bauch- und Kopfschmerzen und klinisch unbedeutsame Puls-/Blutdrucksteigerungen (King et al. 2004). Gelegentlich kommt es zu dysphorischen Verstimmungen, dem Auftreten von Tics und Gewichtsverlust. Unerwünschte Wirkungen sind bei den meisten behandelten Patienten mit ADHS gering bis mäßig ausgeprägt, dosisabhängig, in der Regel eher bei Therapiebeginn auftretend und nur vorübergehend. Allerdings brechen etwa 4–10 % der mit Methylphenidat behandelten Patienten die medikamentöse Behandlung aufgrund von Nebenwirkungen ab. Nach gegenwärtigem Wissensstand ist davon auszugehen, dass die Rate plötzlicher kardial bedingter Todesfälle unter medikamentöser Therapie mit Stimulanzien gegenüber der Rate der unbehandelten Bevölkerung nicht erhöht ist.

Dem Problem der langfristigen Wachstumsverzögerung wurde in letzter Zeit viel Aufmerksamkeit gewidmet; mittlerweile legen mehrere Studien nahe, dass das Größenwachstum unter der Behandlung beeinflusst werden kann (Faraone et al. 2008; Swanson et al. 2007a, b). Analysen der Wachstums- und Gewichtsverläufe im Rahmen der MTA-Studie ergaben, dass Kinder, die über drei Jahre hinweg konstant medikamentös behandelt wurden, im Vergleich zu Kindern, die erst nach 14 Monaten medikamentös behandelt wurden, sowie zu Patienten, die nicht oder nicht durchgehend behandelt wurden, im Verlauf der Stimulanzientherapie eine Wachstumsminderung und eine Verzögerung der Gewichtszunahme aufwiesen. Nach 36 Monaten zeigten sich eine durchschnittliche Längenminderung um 2 cm und ein Gewichtsunterschied von 2,7 kg. Es bleibt unklar, ob dieser Rückstand aufgeholt wird. Allerdings lagen Gewicht und Körpergröße zu Behandlungsbeginn über der Norm und waren nach 36 Monaten im Normbereich (Swanson et al. 2007a, b). Die Auswirkun-

---

1 Das Quotenverhältnis (Odds Ratio) ist das Verhältnis der Quoten (Anzahl Responder/Anzahl Nicht-Responder) in der Gruppe mit Risikofaktor verglichen mit der Gruppe ohne Risikofaktor.

gen auf das Längenwachstum scheinen alters- und dosisabhängig zu sein, treten in gleichem Maße unter Methylphenidat- und unter Amphetaminbehandlung auf und sind in der Regel klinisch nicht bedeutsam (Faraone et al. 2008).

Da Pemolin Leberschädigungen hervorrufen kann – das relative Risiko für Leberversagen ist gegenüber der Normalpopulation etwa 4–17-fach erhöht –, darf diese Substanz nicht bei eingeschränkter Leberfunktion und nur unter engmaschiger Kontrolle der Leberfunktionsparameter angewandt werden. Pemolin ist daher mittlerweile nicht mehr als Mittel erster Wahl zur Behandlung der ADHS empfohlen und sollte nur eingesetzt werden, wenn zumindest drei verschiedene andere Medikamente sich als nicht wirksam erwiesen haben.

Stimulanzien sind kontraindiziert, wenn anamnestisch Überempfindlichkeitsreaktionen bekannt sind oder gleichzeitig (bzw. innerhalb der vorangegangenen zwei Wochen) Monoaminoxidase-Hemmer (MAO-Hemmer) eingenommen werden (da es dann zu schweren hypertensiven Krisen kommen kann). Bei gleichzeitiger Einnahme von trizyklischen Antidepressiva ist Vorsicht geboten (AACAP 2007; King et al. 2004). Zu beachten ist auch, dass Methylphenidat den Metabolismus verschiedener Antikonvulsiva (Phenobarbital, Phenytoin, Primidon) hemmen kann. Weitere Kontraindikationen sind Psychosen, schwere Depressionen, Hyperthyreose, Herzrhythmusstörungen, mittelschwere bis schwere Hypertonie, Angina pectoris und Glaukom.

26.4 Behandlung bei ADHS mit komorbiden Störungen

Tics

Eine Reihe placebo-kontrollierter Doppelblindstudien zeigt, dass Stimulanzien die ADHS-Symptomatik bei Kindern mit der Kombination von ADHS und Tics wirkungsvoll reduzieren und bei etwa einem Viertel der komorbiden Patienten auch zu einer Abnahme von Tic-Symptomen führen; bei der großen Mehrzahl der Betroffenen kommt es nicht zu einer Zunahme der Tic-Symptomatik (Gadow et al. 2007; Kurlan 2003; Tourette-Syndrome-Study-Group 2002). Unter der Medikation von Methylphenidat kann es allerdings bei 5–10 % der Kinder zur Verstärkung einer bereits bestehenden Tic-Symptomatik kommen. Die Vermutung, dass Tics unter Stimulanzien auch neu auftreten können, ließ sich bisher nicht erhärten (Roessner et al. 2006). Es empfiehlt sich, insbesondere bei dem Vorliegen eines Tourette-Syndroms in der Familienanamnese, das eventuelle Auftreten von Tics unter der Stimulanzienmedikation im Blick zu haben. Tics können Anlass sein, die Indikation der Stimulanzienmedikation oder die einer tic-spezifischen Zusatzmedikation (z. B. Tiaprid) zu überprüfen. Bei ADHS plus schwerwiegender Tic-Symptomatik ist ein Versuch mit einem Alternativpräparat (z. B. Atomoxetin) zu erwägen (Gadow et al. 2007; Kurlan 2003; Roessner et al. 2006; Tourette-Syndrome-Study-Group 2002).

Angststörungen

Während einige Studien zeigten, dass Kinder mit ADHS und komorbiden Angststörungen weniger gut auf Stimulanzien ansprechen und wahrscheinlicher Nebenwirkungen zeigen (Goez et al. 2007), wurde dies in umfangreicheren Studien nicht gefunden. Patienten mit ADHS und komorbiden Angstkontrollstörungen scheinen in der Regel ebenso gut auf Stimulanzien anzusprechen wie Patienten ohne begleitende Angststörung (Diamond et al. 1999; March et al. 2000; MTA-Cooperative-Group 1999; MTA-Cooperative-Study 1999).

Epilepsie

Es gibt keine Hinweise darauf, dass Stimulanzien die zentralnervöse Krampfschwelle herabsetzen. Kinder mit ADHS und gut eingestellter Epilepsie zeigen nur selten eine Anfallsaktivierung, wenn Methylphenidat verordnet wird. Unter engmaschiger Kontrolle kann daher nach individueller Risikoabwägung ein Therapieversuch unternommen werden (Plioplys et al. 2007; Torres et al. 2008). Bei schlecht kontrollierter Epilepsie sollte allerdings versucht werden, zuerst die medikamentöse Therapie der Epilepsie zu optimieren, zumal dies die Stimulanzientherapie in manchen Fällen überflüssig machen kann. Eine Indikation für EEG-Kontrolluntersuchungen stellt sich dann, wenn es Hinweise auf mögliche Anfallsäquivalente oder eine familiäre Epilepsiebelastung gibt.

Autismus/geistige Behinderung

Auch bei der Behandlung von Hyperaktivität/Impulsivität im Rahmen von Autismus oder geistiger Behinderung können Stimulanzien wirksam sein (Pearson et al. 2004). Kinder mit schwergradiger geistiger Behinderung reagieren jedoch relativ häufiger mit Nebenwirkungen (Posey et al. 2007; Santosh et al. 2006).

Störung des Sozialverhaltens

Patienten mit ADHS und begleitenden Störungen des Sozialverhaltens sprechen hinsichtlich ihrer ADHS-Symptomatik ähnlich gut auf eine Stimulanzienbehandlung an wie Patienten ohne komorbide Störungen des Sozialverhaltens (MTA-Cooperative-Study 1999). Wie eine Meta-Analyse von 28 Studien ergeben hat, wirken Stimulanzien auch auf die aggressive Symptomatik komorbider Patienten annähernd ähnlich gut wie auf die ADHS-Kernsymptomatik (für offen aggressives Verhalten: Effektstärke = 0,84; für verdeckt aggressives Verhalten: Effektstärke = 0,69). Allerdings sind die Effekte auf aggressives Verhalten bei Patienten mit reinen Störungen des Sozialverhaltens geringer (Connor et al. 2002).

Substanzmissbrauch

Eine für Substanzmissbrauch positive Anamnese stellt keine absolute Kontraindikation gegen eine Stimulanzientherapie dar. Allerdings sollte bei solchen Patienten die Therapie sehr engmaschig und sorgfältig kontrolliert werden, da speziell Patienten mit ADHS und der häufigen komorbiden Störung des Sozialverhaltens in ihrer Entwicklung ein erhöhtes Risiko für Substanzmissbrauch aufweisen, welches durch Stimulanziengabe keinesfalls erhöht wird. Ergebnisse einer Meta-Analyse von sieben naturalistischen Langzeitstudien weisen sogar darauf hin, dass das Risiko eines späteren Drogen- oder Medikamentenmissbrauchs der Kinder mit ADHS unter Behandlung mit Stimulanzien um etwa 50 % auf das Risiko der Normalpopulation sinkt (Faraone & Wilens 2003). Allerdings konnten die Drei-Jahres-Verlaufsdaten der MTA-Studie diese Schlussfolgerung nicht belegen, da die nun 11–13-jährigen Kinder, die medikamentös behandelt wurden, im Vergleich zu einer repräsentativen Kontrollgruppe signifikant häufiger (17,4 % vs. 7,8 %) Substanzmissbrauch betrieben. Es ergab sich aber kein Zusammenhang zwischen medikamentöser Behandlung und Substanzmissbrauch (Molina et al. 2007), wobei diese Ergebnisse als vorläufig zu werten sind, weil die Patienten erst am Beginn der Adoleszenz, d. h. der Hochrisikophase für Substanzmissbrauch, standen.

Zum unsachgemäßen Gebrauch von Stimulanzien durch ADHS-Patienten liegen nur in begrenztem Umfang Informationen vor. Die Datenlage zu unterschiedlichen Missbrauchsformen (z. B. zur Steigerung der kognitiven Leistung bei Gesunden) und zur missbräuchlichen Verbreitung von Stimulanzien ist mager. In ersten Untersuchungen, welche die Prävalenz und die Korrelate der missbräuchlichen Verwaltung und unsachgemäßen Anwendung von Stimulanzien bei jungen Erwachsenen mit ADHS in Nordamerika evaluierten (Wilens et al. 2008; Poulin 2007), berichteten bis zu 25 % der medikamentös behandelten Probanden mit ADHS, dass sie die verordnete Medikation verkauft oder an Dritte abgegeben hatten; etwa 25 % der Befragten hatten ihre Dosis ohne entsprechende ärztliche Verordnung erhöht. Eine Untersuchung an 10.904 zufällig ausgewählten amerikanischen Collegestudenten ergab eine Lebenszeitprävalenz für den nicht medizinischen Gebrauch von verschreibungspflichtigen Stimulanzien von etwa 6,9 % (McCabe et al. 2006). Für Europa liegen keine entsprechenden Daten vor.

Im Fall von Patienten mit ADHS, bei denen es vor der Stimulanziengabe nicht bereits zu Substanzmissbrauch oder Verhaltensproblemen gekommen war, ergab sich nur wenig Anhalt für einen Missbrauch dieser Substanzen; missbräuchlich verwandt wurden vor allem Stimulanzien mit schneller Freisetzung (79,8 %) im Gegensatz zu Retard-Präparaten (17,2 %), was die Vermutung nahelegt, dass Retard-Präparate ein geringeres Risiko aufweisen, missbräuchlich verwandt zu werden (Bright 2008). Zu empfehlen ist daher, dass Personen mit bekanntem Substanzmissbrauch oder Hochrisikopatienten keine Methylphenidat-Formulierungen mit schneller Freisetzung als Arzneimittel der ersten Wahl verordnet werden sollten (Banaschewski et al. 2006).

26.5 Behandlung im Vorschulalter

Methylphenidatpräparate sind in Deutschland und international erst ab dem Alter von sechs Jahren zugelassen. Die Datenlage hinsichtlich Wirksamkeit und Unbedenklichkeit im Vorschulalter ist im Vergleich zum Schulalter noch mager. In einer Übersicht von insgesamt neun kleineren Studien zur Wirksamkeit von Methylphenidat bei insgesamt 206 Kindern unter sechs Jahren ergab sich in acht von neun Studien eine Wirksamkeit von Methylphenidat bei Vorschulkindern (Connor 2002). Insgesamt zeigen die Studienergebnisse, dass die Stimulanzienmedikation auch im Alter von drei bis sechs Jahren wirkungsvoll ist, allerdings die durchschnittlichen Effektstärken (0,4–0,8) auf die Kernsymptomatik bei Vorschulkindern geringer sind und Nebenwirkungen gehäuft auftreten und durchschnittlich stärker ausgeprägt sind als bei Schulkindern. Dies gilt insbesondere dann, wenn zugleich Entwicklungsverzögerungen (Handen et al. 2000) oder komorbide Störungen (Ghuman et al. 2007) vorliegen.

Auch im Rahmen der Preschool ADHD Treatment Study (PATS), einer placebokontrollierten doppelblinden randomisierten Cross-over-Studie mit 6-wöchiger MPH-Behandlung (Greenhill et al. 2006; Kollins et al. 2006), wurde eine erhöhte Rate unerwünschter Arzneimittelwirkungen festgestellt (z. B. emotionale Auffälligkeiten wie Irritabilität und Weinerlichkeit) (Wigal et al. 2006). Dennoch verblieben 95 Kinder für weitere zehn Monate in der dann offenen Studie und bei den meisten konnte kurzwirksames Methylphenidat die klinischen Verbesserungen aufrechterhalten (Vitiello et al. 2007). Bei 140 Kindern im Alter von 3 bis 5 Jahren, die mit Methylphenidat behandelt wurden, wurde im Verlaufe eines Jahres eine Reduktion des Längenzuwachses von 1,38 cm und eine Reduktion der Gewichtszunahme um 1,3 kg festgestellt; die durchschnittlichen jährlichen Wachstumsraten waren somit für das Längenwachstum um etwa 20 % und für die Gewichtszunahme um etwa 50 % reduziert (Swanson et al. 2006). Daher ist insbesondere in dieser Altersgruppe der Vorschulkinder eine engmaschige Kontrolle des Körperwachstums notwendig. Auch sollte in dieser Altersgruppe konservativer und vorsichtiger als bei Schulkindern dosiert werden. Eine pharmakokinetische Studie, die im Rahmen der PATS-Studie durchgeführt wurde, weißt darauf hin, dass Vorschulkinder Methylphenidat langsamer metabolisieren, was die Effekte in der PATS-Studie erklären könnte (Wigal et al. 2006).

Stimulanzien sollten im Vorschulalter wegen der mangelnden Datenlage zu langfristigen Auswirkungen einer sehr früh eingeleiteten dauerhaften Behandlung nur zurückhaltend eingesetzt werden (Banaschewski et al. 2006; Taylor et al. 2004); so haben tierexperimentelle Studien an Ratten, die sich aber nicht umstandslos auf den Menschen übertragen lassen, Spekulationen darüber ausgelöst, ob eine frühe Behandlung mit Methylphenidat die Ausreifung des dopaminergen Systems beeinträchtigen könnte oder zu ungünstigen überdauernden neuronalen Veränderungen führen könnte (Carlezon et al. 2003; Gray et al. 2007; Moll et al. 2001; Souza et al. 2008). Evidenzbasierte psychotherapeutische Behandlungsansätze (wie ein strukturiertes Elterntraining) sollten zunächst Vorrang haben. Wenn eine medikamentöse Behandlung im Vorschulalter erfolgt, sollten Effekte und Nebenwirkungen sehr kritisch abgewogen sowie engmaschig und sorgfältig kontrolliert werden. Bei den Nebenwirkungen sollten Hinweise auf emotionale Labilität beachtet und das Längenwachstum sowie die Gewichtsentwicklung besonders kontrolliert werden. Für Kinder unter vier Jahren ist eine medikamentöse Behandlung mit MPH nicht zu empfehlen.

26.6 Durchführung der Behandlung

Bevor Patienten mit ADHS eine medikamentöse Therapie erhalten, sollten generell anhand von Eigenanamnese, Familienanamnese und körperlicher Untersuchung einschließlich Blutdruck- und Pulsmessung kardiovaskuläre Risikofaktoren, Hinweise auf ein Anfallsleiden oder eine Funktionsbeeinträchtigung der Leber (im Falle einer Indikation für Pemolin) erfasst werden und gegebenenfalls weitergehende Untersuchungen erfolgen.

Die *Dosierung der Stimulanzien* ist individuell zu bestimmen. Die Anfangsdosis im Schulalter liegt zumeist bei 5 mg Methylphenidat morgens und mittags bzw. 2,5 mg Dexamphetamin morgens und mittags. Die individuelle Dosierung wird durch Einschleichen der Aufdosierung über zwei bis drei Wochen ermittelt. Die maximal empfohlene Tagesdosis beträgt 60 mg bzw. 1 mg/kg/KG. Eine höhere Dosierung sollte ausschließlich durch Spezialisten unter engmaschiger Beobachtung vorgenommen werden. Ist nach Beginn der Medikation von Methylphenidat und ausreichender Dosierung über einen Zeitraum von sechs Wochen keine hinreichend positive Wirkung zu beobachten, so sind Diagnose, Qualität der Wirksamkeitskontrolle, Dosierung und Compliance zu prüfen. Hat sich die Medikation mit Methylphenidat als nicht hinreichend wirksam erwiesen, so empfiehlt sich die Medikation von d-l-Amphetamin. Tabelle 26.2 gibt eine Übersicht der Dosierungen der kurzwirksamen Stimulanzien in der klinischen Praxis.

V Therapien

Tab. 26.2: Dosierungen für kurzwirksame Stimulanzien in der Praxis

- **Methylphenidat** (Equasym®, Medikinet®, Ritalin®, Generica)
  - 10–50 mg/Tag (alltagsübliche Schwankungsbreite)
  - Tagesdosis im Mittel ~ 35 mg
  - maximale Tagesdosis 60 mg
  - in der Regel 2–3 Gaben/Tag
  - bei 15 % der Fälle reicht 1 Gabe/Tag
- **Amphetaminsulfat** (kein Fertigarzneimittel!)
  - etwa die Hälfte der Dosierung von MPH
  - in der Regel 1–2 Gaben/Tag

Die meisten Nebenwirkungen verringern sich nach wenigen Tagen oder können durch Änderung der Dosierung, Änderung der Verabreichungszeiten oder auch die Wahl des Präparats (Sofort- vs. Retardform) reduziert werden; mitunter kann es allerdings indiziert sein, eine andere Substanz zu wählen oder zusätzliche Medikamente zur Behandlung der Nebenwirkungen einzusetzen (Cortese et al. 2006; Jerome 2001; Kent et al. 1995; Lecendreux & Cortese 2007; Taylor et al. 2004).

Regelmäßige Kontrolluntersuchungen von Puls und Blutdruck sowie des Längenwachstums und der Gewichtszunahme anhand von Perzentilenkurven, insbesondere bei Kindern und Jugendlichen im unteren Perzentilenbereich, sind notwendig (Banaschewski & Rothenberger 2002). Nimmt ein Kind mit ADHS unter Stimulanzienmedikation nicht adäquat zu oder verlangsamt sich das Größenwachstum im klinisch relevanten Bereich, sind Therapiepausen oder eine medikamentöse Umstellung zu erwägen. Bei Kindern mit manifesten Herzerkrankungen oder prädisponierenden Faktoren für einen plötzlichen Herztod sollte die medikamentöse Therapie einer ADHS mit einem kinderkardiologisch erfahrenen Kollegen erörtert und sorgfältig überwacht werden. Pemolin darf nur unter engmaschiger Kontrolle der Leberfunktionsparameter gegeben werden.

Die Dauer der medikamentösen Behandlung bestimmt sich individuell. In der Regel sollte die Medikation mindestens über den Zeitraum eines Jahres eingenommen werden. Therapiepausen an Feiertagen, Wochenenden oder in Ferienzeiten können unter bestimmten Bedingungen angezeigt sein (z. B. wenn sich die Symptomatik hauptsächlich im schulischen Bereich zeigt, eine reduzierte Gewichtszunahme oder ein reduziertes Längenwachstum besteht). Nimmt ein Kind mit ADHS unter Stimulanzienmedikation nicht adäquat zu oder verlangsamt sich das Größenwachstum im klinisch relevanten Bereich, ist allerdings eine medikamentöse Umstellung zu empfehlen. Im Rahmen der längerfristigen Behandlung sollte das Fortbestehen der Indikation zur Stimulanzienmedikation überprüft werden und bei längerer Symptomfreiheit sollten Auslassversuche unternommen werden. Persistiert die ADHS-Symptomatik in klinisch bedeutsamem Schweregrad, so kann allerdings auch eine mehrjährige kontinuierliche Medikation bis in das Erwachsenenalter hinein indiziert sein.

26.7 Langwirksame Präparate

Methylphenidat-Präparate mit retardierter Freisetzung wurden entwickelt, um über den gesamten Tag ein gutes Wirkungsprofil zu erreichen. Die vorliegenden Studien deuten darauf hin, dass langwirksame Stimulanzien sich in ihrer Wirksamkeit und hinsichtlich auftretender Nebenwirkungen im Wesentlichen nicht von nicht retardierten Stimulanzien unterscheiden (Banaschewski et al. 2006; Faraone et al. 2006), aber gewisse Vorteile besitzen. Die MPH- und Amphetaminplasmaspiegel im Zeitverlauf mit unterschiedlichen Zubereitungen und ihren Anteilen an unmittelbarer Freisetzung (IR = immediate release) und verzögerter Freisetzung (ER = extended release) sind in Abb. 26.2 dargestellt.

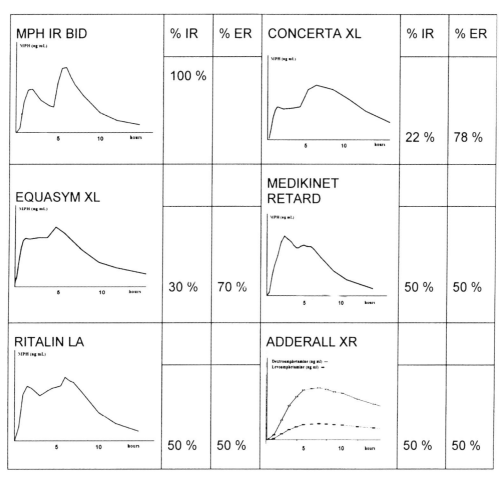

Abb. 26.2: MPH- und Amphetaminplasmaspiegel im Zeitverlauf mit unterschiedlichen Zubereitungen und ihren IR/ER-Anteilen. Allen Kurven wurden hinsichtlich der Zeitskala angepasst. Dosen unterschiedlicher Produkte sind nicht äquivalent, sodass es keine gemeinsame y-Achse gibt und bezüglich der absoluten Spiegel keine direkten Vergleiche stattfinden sollten (nach Banaschewski et al. 2006).
IR = Immediate Release (Akutpräparat)
ER = Extended Release (Langzeitpräparat)
BID = zweimal tägliche Gabe

So weisen Präparate mit verzögerter Freisetzung möglicherweise ein geringeres Missbrauchspotenzial auf (Bright 2008), vermutlich da ihre Wirkung tendenziell langsamer einsetzt als bei Präparaten mit sofortiger Freisetzung (Volkow et al. 2004). So ließen Kollins und Kollegen (2003, 2007) die Wirkungen von Methylphenidat mit retardierter Freisetzung, Methylphenidat mit sofortiger Freisetzung und Placebo von zehn gesunden Freiwilligen beurteilen und stellten fest, dass die schnelle Freisetzung eher mit subjektiv angenehmen Wirkungen verbunden war. Diese Ergebnisse lassen jedoch noch keine definitiven Schlussfolgerungen hinsichtlich des relativen Missbrauchspotenzials der verschiedenen Substanzen zu. Erste Studien legen

nahe, dass unter langwirksamen Substanzen auch eine bessere Compliance zu erreichen ist und sich die Anzahl nötiger Klinikaufenthalte reduziert (Cox et al. 2004; Kemner & Lage 2006).
Die verschiedenen retardierten Methylphenidat-Präparate unterscheiden sich im Tagesverlauf ihrer Wirkung. Die Auswahlmöglichkeit unter Präparaten mit unterschiedlichen Tageswirkungs-Profilen erleichtert es, die medikamentöse Therapie an die Bedürfnisse und Präferenzen des Patienten anzupassen. Manche Kinder können von einer zusätzlichen Dosis eines schnell wirkenden Mittels profitieren, die entweder morgens für eine bessere Symptomkontrolle am Tagesanfang oder abends zur Vorbeugung eines mit Unruhe einhergehenden Wirkungsverlusts (der sich entweder in impulsivem Verhalten oder Einschlafproblemen äußern kann) gegeben wird.
Damit sollten langwirksame Präparate (Banaschewski et al. 2006)

- verfügbar sein und eingesetzt werden,
- kurzwirksame Medikamente nicht ersetzen,
- in Form von Stimulanzien und Atomoxetin bedacht werden und
- im Wirkungsprofil individuell genutzt werden.

26.8 Schlussfolgerung

Für die klinische Praxis gelten die folgenden *Grundregeln* für die Durchführung der Medikation mit Stimulanzien, die in großen Teilen auch als Leitlinie für jede andere Psychopharmakotherapie umsetzbar sind:

- Prüfung auf Vorliegen von Substanzmissbrauch in der Familie
- Information von Kind, Eltern und Lehrern

- Auflösung von Fehlinformationen
- Individuelle Dosisgestaltung
- Medikamentenpause in den Ferien (falls sinnvoll)
- Regelmäßige Überprüfung der klinischen Effekte
- Beachtung der Einstellung von Kind und Eltern zur Medikation
- Kontrolle von Größe, Gewicht, Puls und Blutdruck
- Beachtung der Compliance

In der klinischen Praxis erlaubt der Zugriff auf eine Reihe pharmakokinetisch verschiedener Stimulanzien-Präparate (im kurzwirksamen wie langwirksamen Bereich) eine zunehmend bessere, individuell abgestimmte circadiane medikamentöse Behandlung des Patienten mit ADHS.

Literatur

AACAP (2007). Practice parameter for the assessment and treatment of children and adolescents with attention-deficit/hyperactivity disorder. Washington DC: American Academy of Child and Adolescent Psychiatry.
Angold A, Erkanli A, Egger HL & Costello EJ (2000). Stimulant treatment for children: a community perspective. J Am Acad Child Adolesc Psychiatry 39(8): 975–984; discussion 984–994.
Arnold L (2000). Methylphenidate vs. amphetamine: comparative review. J Attention Disord 3: 200–211.
Arnsten AF (2006). Stimulants: Therapeutic actions in ADHD. Neuropsychopharmacology 31(11): 2376–2383.
Banaschewski T & Rothenberger A (2002). Kontrolluntersuchungen bei MPH Therapie. Pädiatrische Praxis 61(1): 157–160.
Banaschewski T, Coghill D, Santosh P, Zuddas A, Asherson P, Buitelaar J et al. (2006). Long-acting medications for the hyperkinetic disorders. A systematic review and European treatment guideline. Eur Child Adolesc Psychiatry 15(8): 476–495.
Barkley RA & Cox D (2007). A review of driving risks and impairments associated with attention-deficit/hyperactivity disorder and the effects of stimulant medication on driving performance. J Safety Res 38(1): 113–128.

Bedard AC, Jain U, Johnson SH & Tannock R (2007). Effects of methylphenidate on working memory components: influence of measurement. J Child Psychol Psychiatry 48(9): 872–880.

Bedard AC & Tannock R (2008). Anxiety, methylphenidate response, and working memory in children with ADHD. J Atten Disord 11(5): 546–557.

Berridge CW, Devilbiss DM, Andrzejewski ME, Arnsten AF, Kelley AE, Schmeichel B et al. (2006). Methylphenidate preferentially increases catecholamine neurotransmission within the prefrontal cortex at low doses that enhance cognitive function. Biol Psychiatry 60(10): 1111–1120.

Bessou H, Zeeb H & Puteanus U (2007). Methylphenidate prescriptions in the city of Cologne: overrepresentation of privately insured patients. Results of an analysis based on prescription data. Gesundheitswesen 69(5): 292–296.

Bradley C (1937). The behavior of children receiving Benzedrine. Am J Psychiatry 94: 577–585.

Bright GM (2008). Abuse of medications employed for the treatment of ADHD: results from a large-scale community survey. Medscape J Med 10(5): 111.

Buchmann J, Gierow W, Weber S, Hoeppner J, Klauer T, Benecke R et al. (2007). Restoration of disturbed intracortical motor inhibition and facilitation in attention deficit hyperactivity disorder children by methylphenidate. Biol Psychiatry 62(9): 963–969.

Buitelaar J & Rothenberger A (2004). Foreword – ADHD in the political and scientific context. Eur Child Adolesc Psychiatry 13(1): 1–6.

Bush G, Spencer TJ, Holmes J, Shin LM, Valera EM, Seidman LJ et al. (2008). Functional magnetic resonance imaging of methylphenidate and placebo in attention-deficit/hyperactivity disorder during the multi-source interference task. Arch Gen Psychiatry 65(1): 102–114.

Carlezon WA Jr., Mague SD & Andersen SL (2003). Enduring behavioral effects of early exposure to methylphenidate in rats. Biol Psychiatry 54(12): 1330–1337.

Charach A, Ickowicz A & Schachar R (2004). Stimulant treatment over five years: adherence, effectiveness, and adverse effects. J Am Acad Child Adolesc Psychiatry 43(5): 559–567.

Cheon KA, Kim BN & Cho SC (2007). Association of 4-repeat allele of the dopamine D4 receptor gene exon III polymorphism and response to methylphenidate treatment in Korean ADHD children. Neuropsychopharmacology 32(6): 1377–1383.

Clarke AR, Barry RJ, Bond D, McCarthy R & Selikowitz M (2002). Effects of stimulant medications on the EEG of children with attention-deficit/hyperactivity disorder. Psychopharmacology (Berl) 164(3): 277–284.

Coghill DR, Rhodes SM & Matthews K (2007). The neuropsychological effects of chronic methylphenidate on drug-naive boys with attention-deficit/hyperactivity disorder. Biol Psychiatry 62(9): 954–962.

Connor DF (2002). Preschool attention deficit hyperactivity disorder: a review of prevalence, diagnosis, neurobiology, and stimulant treatment. J Dev Behav Pediatr 23 (Suppl. 1): S1–9.

Connor DF, Glatt SJ, Lopez ID, Jackson D & Melloni RH Jr. (2002). Psychopharmacology and aggression. I: A meta-analysis of stimulant effects on overt/covert aggression-related behaviors in ADHD. J Am Acad Child Adolesc Psychiatry 41(3): 253–261.

Cortese S, Lecendreux M, Mouren MC & Konofal E (2006). ADHD and insomnia. J Am Acad Child Adolesc Psychiatry 45(4): 384–385.

Cox DJ, Merkel RL, Penberthy JK, Kovatchev B & Hankin CS (2004). Impact of methylphenidate delivery profiles on driving performance of adolescents with attention-deficit/hyperactivity disorder: a pilot study. J Am Acad Child Adolesc Psychiatry 43(3): 269–275.

da Silva TL, Pianca TG, Roman T, Hutz MH, Faraone SV, Schmitz M et al. (2008). Adrenergic alpha2A receptor gene and response to methylphenidate in attention-deficit/hyperactivity disorder-predominantly inattentive type. J Neural Transm 115(2): 341–345.

Devito EE, Blackwell AD, Kent L, Ersche KD, Clark L, Salmond CH et al. (2008). The effects of methylphenidate on decision making in attention-deficit/hyperactivity disorder. Biol Psychiatry 64(7): 636–9.

Diamond IR, Tannock R & Schachar RJ (1999). Response to methylphenidate in children with ADHD and comorbid anxiety. J Am Acad Child Adolesc Psychiatry 38(4): 402–409.

Elia J, Borcherding BG, Rapoport JL & Keysor CS (1991). Methylphenidate and dextroamphetamine treatments of hyperactivity: are there true nonresponders? Psychiatry Res 36(2): 141–155.

Epstein JN, Conners CK, Hervey AS, Tonev ST, Arnold LE, Abikoff HB et al. (2006). Assessing medication effects in the MTA study

using neuropsychological outcomes. J Child Psychol Psychiatry 47(5): 446–456.
Epstein JN, Casey BJ, Tonev ST, Davidson MC, Reiss AL, Garrett A, Hinshaw SP, Greenhill LL, Glover G, Shafritz KM, Vitolo A, Kotler LA, Jarrett MA & Spicer J (2007). ADHD and medication-related brain activation effects in concordantly affected parent-child dyads with ADHD. J Child Psychol Psychiatry 48(9): 899–913.
Evans SW, Pelham WE, Smith BH, Bukstein O, Gnagy EM, Greiner AR et al. (2001). Dose-response effects of methylphenidate on ecologically valid measures of academic performance and classroom behavior in adolescents with ADHD. Exp Clin Psychopharmacol 9(2): 163–175.
Faraone SV & Wilens T (2003). Does stimulant treatment lead to substance use disorders? J Clin Psychiatry 64 (Suppl. 11): 9–13.
Faraone SV, Biederman J, Spencer TJ & Aleardi M (2006). Comparing the efficacy of medications for ADHD using meta-analysis. Med Gen Med 8(4): 4.
Faraone SV, Biederman J, Morley CP & Spencer TJ (2008). Effect of Stimulants on Height and Weight: A Review of the Literature. J Am Acad Child Adolesc Psychiatry 47(9): 994–1009.
Feron FJ, Hendriksen JG, Kroonenburgh MJ van, Blom-Coenjaerts C, Kessels AG, Jolles J et al. (2005). Dopamine transporter in attention-deficit hyperactivity disorder normalizes after cessation of methylphenidate. Pediatr Neurol 33(3): 179–183.
Flapper BC, Houwen S & Schoemaker MM (2006). Fine motor skills and effects of methylphenidate in children with attention-deficit-hyperactivity disorder and developmental coordination disorder. Dev Med Child Neurol 48(3): 165–169.
Foster EM, Jensen PS, Schlander M, Pelham WE Jr., Hechtman L, Arnold LE et al. (2007). Treatment for ADHD: is more complex treatment cost-effective for more complex cases? Health Serv Res 42(1 Pt 1): 165–182.
Gadow KD, Sverd J, Nolan EE, Sprafkin J & Schneider J (2007). Immediate-release methylphenidate for ADHD in children with comorbid chronic multiple tic disorder. J Am Acad Child Adolesc Psychiatry 46(7): 840–848.
Ghuman JK, Riddle MA, Vitiello B, Greenhill LL, Chuang SZ, Wigal SB et al. (2007). Comorbidity moderates response to methylphenidate in the Preschoolers with Attention-Deficit/Hyperactivity Disorder Treatment Study (PATS). J Child Adolesc Psychopharmacol 17(5): 563–580.
Gillberg C, Melander H, Knorring AL von, Janols LO, Thernlund G, Hagglof B et al. (1997). Long-term stimulant treatment of children with attention-deficit hyperactivity disorder symptoms. A randomized, double-blind, placebo-controlled trial. Arch Gen Psychiatry 54(9): 857–864.
Goez H, Back-Bennet O & Zelnik N (2007). Differential stimulant response on attention in children with comorbid anxiety and oppositional defiant disorder. J Child Neurol 22(5): 538–542.
Gonzalez MA, Pentikis HS, Anderl N, Benedict MF, DeCory HH, Dirksen SJ et al. (2002). Methylphenidate bioavailability from two extended-release formulations. Int J Clin Pharmacol Ther 40(4): 175–184.
Grace AA (2001). Psychostimulant actions on dopamine and limbic system function: Relevance to the pathophysiology and treatment of ADHD. In: Solanto MV, Arnsten AFT & Castellanos FX (Eds.). Stimulant drugs and ADHD: Basic and clinical neuroscience. Oxford, New York: Oxford University Press, pp. 134–157.
Gray JD, Punsoni M, Tabori NE, Melton JT, Fanslow V, Ward MJ et al. (2007). Methylphenidate administration to juvenile rats alters brain areas involved in cognition, motivated behaviors, appetite, and stress. J Neurosci 27(27): 7196–7207.
Greenhill LL, Kollins SH, Abikoff H, McCracken J, Riddle M, Swanson J et al. (2006). Efficacy and safety of immediate-release methylphenidate treatment for preschoolers with ADHD. J Am Acad Child Adolesc Psychiatry 45(11): 1284–1293.
Gualtieri CT, Wargin W, Kanoy R, Patrick K, Shen CD, Youngblood W et al. (1982). Clinical studies of methylphenidate serum levels in children and adults. J Am Acad Child Psychiatry 21(1): 19–26.
Habel LA, Schaefer CA, Levine P, Bhat AK & Elliott G (2005). Treatment with stimulants among youths in a large California health plan. J Child Adolesc Psychopharmacol 15(1): 62–67.
Hamarman S, Fossella J, Ulger C, Brimacombe M & Dermody J (2004). Dopamine receptor 4 (DRD4) 7-repeat allele predicts methylphenidate dose response in children with attention deficit hyperactivity disorder: a pharmacogenetic study. J Child Adolesc Psychopharmacol 14(4): 564–574.

Handen BL, Johnson CR & Lubetsky M (2000). Efficacy of methylphenidate among children with autism and symptoms of attention-deficit hyperactivity disorder. J Autism Dev Disord 30(3): 245–255.

Jensen PS, Kettle L, Roper MT, Sloan MT, Dulcan MK, Hoven C et al. (1999). Are stimulants overprescribed? Treatment of ADHD in four U. S. communities [see comments]. J Am Acad Child Adolesc Psychiatry 38(7): 797–804.

Jensen PS, Arnold LE, Swanson JM, Vitiello B, Abikoff HB, Greenhill LL et al. (2007). 3-year follow-up of the NIMH MTA study. J Am Acad Child Adolesc Psychiatry 46(8): 989–1002.

Jerome L (2001). Can methylphenidate facilitate sleep in children with attention deficit hyperactivity disorder? J Child Adolesc Psychopharmacol 11(1): 109.

Jonkman LM, Melis JJ van, Kemner C & Markus CR (2007). Methylphenidate improves deficient error evaluation in children with ADHD: an event-related brain potential study. Biol Psychol 76(3): 217–229.

Kemner JE & Lage MJ (2006). Impact of methylphenidate formulation on treatment patterns and hospitalizations: a retrospective analysis. Ann Gen Psychiatry 5: 5.

Kent JD, Blader JC, Koplewicz HS, Abikoff H & Foley CA (1995). Effects of late-afternoon methylphenidate administration on behavior and sleep in attention-deficit hyperactivity disorder. Pediatrics 96(2 Pt 1): 320–325.

Keresztury E, Tarnok Z, Bognar E, Lakatos K, Farkas L, Gadoros J et al. (2008). Catechol-O-methyltransferase Val158Met polymorphism is associated with methylphenidate response in ADHD children. Am J Med Genet B Neuropsychiatr Genet.

King S, Griffin S, Hodges Z, Weatherly H, Asseburg C, Richardson G et al. (2004). Methylphenidate, dexamfetamine and atomoxetine for the treatment of attention deficit hyperactivity disorder in children (commercial in confidence information removed); produced by the Centre for Reviews and Dissemination (CRD). http://www.nice.org.uk/pdf/ADHD_assessment_report.pdf.

Kollins SH, Greenhill LL, Swanson J, Wigal S, Abikoff H, McCracken J et al. (2006). Rationale, design, and methods of the Preschool ADHD Treatment Study (PATS). J Am Acad Child Adolesc Psychiatry 45(11): 1275–1283.

Kollins SH (2003). Comparing the abuse potential of methylphenidate versus other stimulants: a review of available evidence and relevance to the ADHD patient. J Clin Psychiatry 64 (Suppl. 11): 14–18.

Kollins SH (2007). Abuse liability of medications used to treat attention-deficit/hyperactivity disorder (ADHD). Am J Addict 16 (Suppl. 1): 35–42; quiz 43–34.

Kurlan R (2003). Tourette's syndrome: are stimulants safe? Curr Neurol Neurosci Rep 3(4): 285–288.

Lecendreux M & Cortese S (2007). Sleep problems associated with ADHD: a review of current therapeutic options and recommendations for the future. Expert Rev Neurother 7(12): 1799–1806.

March JS, Swanson JM, Arnold LE, Hoza B, Conners CK, Hinshaw SP et al. (2000). Anxiety as a predictor and outcome variable in the multimodal treatment study of children with ADHD (MTA). J Abnorm Child Psychol 28(6): 527–541.

Markowitz JS & Patrick KS (2008). Differential pharmacokinetics and pharmacodynamics of methylphenidate enantiomers: does chirality matter? J Clin Psychopharmacol 28 (3 Suppl. 2): S54–61.

McCabe SE, Teter CJ & Boyd CJ (2006). Medical use, illicit use and diversion of prescription stimulant medication. J Psychoactive Drugs 38(1): 43–56.

McMaster University Evidence-Based Practice Center (1999). Treatment of Attention-Deficit/Hyperactivity Disorder: Rockville, MD: Agency for Health Care Policy and Research; 1999. Evidence Report/Technology Assessment no. 11, AHCPR Publication no. 99-E018.

Molina BS, Flory K, Hinshaw SP, Greiner AR, Arnold LE, Swanson JM et al. (2007). Delinquent behavior and emerging substance use in the MTA at 36 months: prevalence, course, and treatment effects. J Am Acad Child Adolesc Psychiatry 46(8): 1028–1040.

Moll GH, Heinrich H, Trott G, Wirth S & Rothenberger A (2000). Deficient intracortical inhibition in drug-naive children with attention-deficit hyperactivity disorder is enhanced by methylphenidate. Neurosci Lett 284(1–2): 121–125.

Moll GH, Hause S, Ruther E, Rothenberger A & Huether G (2001). Early methylphenidate administration to young rats causes a persistent reduction in the density of striatal dopamine transporters. J Child Adolesc Psychopharmacol 11(1): 15–24.

MTA-Cooperative-Group (1999). A 14-month randomized clinical trial of treatment strategies for attention-deficit/hyperactivity disorder. The MTA Cooperative Group. Multimodal Treatment Study of Children with ADHD. Arch Gen Psychiatry 56(12): 1073–1086.

MTA-Cooperative-Group (2004a). National Institute of Mental Health Multimodal Treatment Study of ADHD follow-up: 24-month outcomes of treatment strategies for attention-deficit/hyperactivity disorder. Pediatrics 113(4): 754–761.

MTA-Cooperative-Group (2004b). National Institute of Mental Health Multimodal Treatment Study of ADHD follow-up: changes in effectiveness and growth after the end of treatment. Pediatrics 113(4): 762–769.

MTA-Cooperative-Study (1999). Moderators and mediators of treatment response for children with attention-deficit/hyperactivity disorder: the Multimodal Treatment Study of children with Attention-deficit/hyperactivity disorder. Arch Gen Psychiatry 56(12): 1088–1096.

Pearson DA, Lane DM, Santos CW, Casat CD, Jerger SW, Loveland KA et al. (2004). Effects of methylphenidate treatment in children with mental retardation and ADHD: individual variation in medication response. J Am Acad Child Adolesc Psychiatry 43(6): 686–698.

Plioplys S, Dunn DW & Caplan R (2007). 10-year research update review: psychiatric problems in children with epilepsy. J Am Acad Child Adolesc Psychiatry 46(11): 1389–1402.

Pliszka SR, Liotti M, Bailey BY, Perez R 3rd, Glahn D & Semrud-Clikeman M (2007). Electrophysiological effects of stimulant treatment on inhibitory control in children with attention-deficit/hyperactivity disorder. J Child Adolesc Psychopharmacol 17(3): 356–366.

Polanczyk G, Zeni C, Genro JP, Guimaraes AP, Roman T, Hutz MH et al. (2007). Association of the adrenergic alpha2A receptor gene with methylphenidate improvement of inattentive symptoms in children and adolescents with attention-deficit/hyperactivity disorder. Arch Gen Psychiatry 64(2): 218–224.

Posey DJ, Aman MG, McCracken JT, Scahill L, Tierney E, Arnold LE et al. (2007). Positive effects of methylphenidate on inattention and hyperactivity in pervasive developmental disorders: an analysis of secondary measures. Biol Psychiatry 61(4): 538–544.

Poulin C (2007). From attention-deficit/hyperactivity disorder to medical stimulant use to the diversion of prescribed stimulants to non-medical stimulant use: connecting the dots. Addiction 102(5): 740–751.

Purper-Ouakil D, Wohl M, Orejarena S, Cortese S, Boni C, Asch M et al. (2008). Pharmacogenetics of methylphenidate response in attention deficit/hyperactivity disorder: Association with the dopamine transporter gene (SLC6A3). Am J Med Genet B Neuropsychiatr Genet 147B(8): 1425–30.

Rhodes SM, Coghill DR & Matthews K (2006). Acute neuropsychological effects of methylphenidate in stimulant drug-naive boys with ADHD II–broader executive and non-executive domains. J Child Psychol Psychiatry 47(11): 1184–1194.

Rieppi R, Greenhill LL, Ford RE, Chuang S, Wu M, Davies M et al. (2002). Socioeconomic status as a moderator of ADHD treatment outcomes. J Am Acad Child Adolesc Psychiatry 41(3): 269–277.

Roessner V, Robatzek M, Knapp G, Banaschewski T & Rothenberger A (2006). First-onset tics in patients with attention-deficit-hyperactivity disorder: impact of stimulants. Dev Med Child Neurol 48(7): 616–621.

Rubia K, Noorloos J, Smith A, Gunning B & Sergeant J (2003). Motor timing deficits in community and clinical boys with hyperactive behavior: the effect of methylphenidate on motor timing. J Abnorm Child Psychol 31(3): 301–313.

Santosh PJ, Baird G, Pityaratstian N, Tavare E & Gringras P (2006). Impact of comorbid autism spectrum disorders on stimulant response in children with attention deficit hyperactivity disorder: a retrospective and prospective effectiveness study. Child Care Health Dev 32(5): 575–583.

Schwabe U & Paffrath D (2004). Arzneiverordnungsreport. Berlin: Springer.

Souza RP, Soares EC, Rosa DV, Souza BR, Reus GZ, Barichello T et al. (2008). Methylphenidate alters NCS-1 expression in rat brain. Neurochem Int 53(1–2): 12–16

Swanson JM (1993). Effect of Stimulant medication on hyperactive children. A Review of Reviews. Except. Child 60: 154–162.

Swanson JM, Greenhill LL, Wigal T, Kollins SH, Stehli A, Davies M et al. (2006). Stimulant-related reductions of growth rates in the PATS. J Am Acad Child Adolesc Psychiatry 45(11): 1304–1313.

Swanson JM, Hinshaw SP, Arnold LE, Gibbons RD, Marcus S, Hur K et al. (2007a). Secondary evaluations of MTA 36-month outcomes: propensity score and growth mixture model analyses. J Am Acad Child Adolesc Psychiatry 46(8): 1003–1014.

Swanson JM, Elliott GR, Greenhill LL, Wigal T, Arnold LE, Vitiello B et al. (2007b). Effects of stimulant medication on growth rates across 3 years in the MTA follow-up. J Am Acad Child Adolesc Psychiatry 46(8): 1015–1027.

Swanson JM, Kinsbourne M, Nigg J, Lanphear B, Stefanatos GA, Volkow N et al. (2007c). Etiologic subtypes of attention-deficit/hyperactivity disorder: brain imaging, molecular genetic and environmental factors and the dopamine hypothesis. Neuropsychol Rev 17(1): 39–59.

Taylor E, Döpfner M, Sergeant J, Asherson P, Banaschewski T, Buitelaar J et al. (2004). European clinical guidelines for hyperkinetic disorder – first upgrade. Eur Child Adolesc Psychiatry 13 (Suppl. 1): I7–30.

Torres AR, Whitney J & Gonzalez-Heydrich J (2008). Attention-deficit/hyperactivity disorder in pediatric patients with epilepsy: review of pharmacological treatment. Epilepsy Behav 12(2): 217–233.

Tourette-Syndrome-Study-Group (2002). Treatment of ADHD in children with tics: a randomized controlled trial. Neurology 58(4): 527–536.

Vitiello B, Abikoff HB, Chuang SZ, Kollins SH, McCracken JT, Riddle MA, Swanson JM, Wigal T, McGough JJ, Ghuman JK, Wigal SB, Skrobala AM, Davies M, Posner K, Cunningham C & Greenhill LL (2007). Effectiveness of methylphenidate in the 10-month continuation phase of the Preschoolers with Attention-Deficit/Hyperactivity Disorder Treatment Study (PATS). J Child Adolesc Psychopharmacol 17(5): 593–604.

Volkow ND, Fowler JS, Wang G, Ding Y & Gatley SJ (2002). Mechanism of action of methylphenidate: insights from PET imaging studies. J Atten Disord 6 (Suppl. 1): S31–43.

Volkow ND, Fowler JS, Wang GJ & Swanson JM (2004). Dopamine in drug abuse and addiction: results from imaging studies and treatment implications. Mol Psychiatry 9(6): 557–569.

Volkow ND, Wang GJ, Fowler JS & Ding YS (2005). Imaging the effects of methylphenidate on brain dopamine: new model on its therapeutic actions for attention-deficit/hyperactivity disorder. Biol Psychiatry 57(11): 1410–1415.

Wigal T, Greenhill LL, Chuang S, McGough J, Vitiello B, Skrobala A et al. (2006). Safety and tolerability of methylphenidate in preschool children with ADHD. J Am Acad Child Adolesc Psychiatry 45(11): 1294–1303.

Wilens TE, Adler LA, Adams J, Sgambati S, Rotrosen J, Sawtelle R et al. (2008). Misuse and diversion of stimulants prescribed for ADHD: a systematic review of the literature. J Am Acad Child Adolesc Psychiatry 47(1): 21–31.

Yang L, Wang YF, Li J & Faraone SV (2004). Association of norepinephrine transporter gene with methylphenidate response. J Am Acad Child Adolesc Psychiatry 43(9): 1154–1158.

27 Pharmakotherapie mit Noradrenergika und anderen Substanzen

Sunke Himpel, Aribert Rothenberger und Tobias Banaschewski

Methylphenidat ist seit langem das Medikament der ersten Wahl in der medikamentösen Behandlung der ADHS (Taylor et al. 2004). Trotz der sicher evidenzbasierten Wirksamkeit und der guten Verträglichkeit von Stimulanzien sind aus unterschiedlichen Gründen Alternativen notwendig. Ungefähr 70 % der Kinder und Jugendlichen, die unter einer ADHS leiden, profitieren von Methylphenidat. Wird bei ausbleibender Wirksamkeit auf das am zweit häufigsten verschriebene Stimulanz, Amphetaminsulfat, umgestellt, profitieren insgesamt ungefähr 80 bis 90 % von der Stimulanzientherapie. Dennoch verbleiben 10 bis 20 % der Betroffenen, bei denen durch Stimulanzien keine oder eine ungenügende Wirksamkeit erzielt werden kann. Auch wenn Stimulanzien in der Regel gut vertragen werden, kommt es in ungefähr 10 % der Fälle zu unerwünschten Arzneimittelwirkungen, die dazu zwingen, das Stimulanz wieder abzusetzen.

Des Weiteren gibt es eine Reihe von Kontraindikationen, bei denen auf eine Behandlung mit Stimulanzien verzichtet werden sollte. Hierzu zählen Schizophrenie, Hyperthyreose, Herzrhythmusstörungen, Angina pectoris und Glaukomerkrankungen. Stimulanzien fallen in Deutschland unter das Betäubungsmittelgesetz. Einige Eltern haben große Vorbehalte gegenüber der Behandlung mit Stimulanzien, die auch bei einfühlsamer und ausführlicher Aufklärung nicht zu beseitigen sind. Ein weiteres Problem der Stimulanzientherapie ist der eventuelle Missbrauch durch die betroffenen Patienten und ihrem Umfeld insbesondere von unretardierten Präparaten.

Atomoxetin ist die einzige Substanz außerhalb der Gruppe der Stimulanzien, die in Deutschland zur medikamentösen Behandlung der ADHS bei Kindern und Jugendlichen zugelassen ist. Direkte Vergleichstudien konnten eine ähnlich gute oder etwas geringere Wirksamkeit von Atomoxetin im Vergleich zu Methylphenidat nachweisen (Faraone et al. 2006). Bei mangelnder Wirksamkeit oder sonstigen Gründen, die gegen eine Stimulanzientherapie sprechen, gilt Atomoxetin somit als Medikament der Wahl in der medikamentösen Behandlung der ADHS (Banaschewski et al. 2004; Pliszka 2007). Ferner gibt es eine Reihe weiterer Substanzen, deren Wirksamkeit in der Behandlung der ADHS zwar nachgewiesen ist, die in Deutschland jedoch nicht für diese Indikation zugelassen sind. Auch wenn für die meisten anderen Substanzen keine direkten Vergleichstudien zum Methylphenidat vorliegen, scheinen sie bisher alle weniger wirksam zu sein. Insgesamt gelten sie als Medikamente der letzten Wahl und sollten nur von Ärzten, die in der Behandlung der ADHS sehr versiert sind, eingesetzt werden. Die klinisch verwendeten Substanzen lassen sich in fünf pharmakodynamische Gruppen einteilen, und zwar 1. selektive Noradrenalin-Wiederaufnahme-Hemmer, 2. trizyklische Antidepressiva bzw. Noradrenalin-Serotonin-Wiederaufnahme-Hemmer, 3. Noradrenalin-Dopamin-Wiederaufnahme-Hemmer, 4. Monoaminooxidase-Hemmer und

27 Pharmakotherapie mit Noradrenergika

Tab. 27.1: Zulassungen und Dosierungen

Gruppe	Substanz	Zulassung in Deutschland (Stand 01.04.2008)	Tagesdosis
selektive Noradrenalin-Wiederaufnahme-Hemmer	Atomoxetin	ADHS bei Kindern und Jugendlichen	0,8–1,2 mg/kg
	Reboxetin	depressive Störungen bei Erwachsenen	ca. 4 mg
Noradrenalin-Serotonin-Wiederaufnahme-Hemmer	Desipramin	depressive Störungen bei Erwachsenen	2–4 mg/kg
	Imipramin	depressive Störungen bei Erwachsenen, Enuresis, Pavor nocturnus bei Kindern ab 5 Jahren, Jugendlichen und Erwachsenen	1–2 mg/kg
	Nortriptylin	depressive Störungen, chronische Schmerzzustände	2–3 mg/kg
	Amitriptylin	depressive Zustände, die überwiegend mit psychomotorischer Hemmung einhergehen, bei Erwachsenen	1–2 mg/kg
Noradrenalin-Dopamin-Wiederaufnahme-Hemmer	Bupropion	schwere depressive Episoden, zur Unterstützung bei Raucherentwöhnung bei Erwachsenen	3–6 mg/kg
Monoaminooxidase-Hemmer	Moclobemid	depressive und sozialphobische Störungen bei Erwachsenen	75–250 mg
	Selegelin	Parkinson-Krankheit	5–10 mg
α2-Rezeptor-Agonisten	Clonidin	arterielle Hypertonie, hypertensive Krisen	3–5 µg/kg
	Guanfacin	zurzeit kein Präparat	1–3 mg

5. α2-Rezeptor-Agonisten. Tabelle 27.1 gibt die Substanzen der einzelnen Gruppen und deren Anwendung wieder, Tab. 27.2 fasst die zu berücksichtigenden Sicherheitsaspekte der einzelnen Substanzen noch einmal zusammen. Abbildung 27.1 zeigt ein allgemeines Behandlungsschema zur Auswahl der einzelnen Substanzen. Hierbei handelt es sich um allgemeine Empfehlungen der Autoren.

27.1 Selektive Noradrenalin-Wiederaufnahme-Hemmer

Aus der Gruppe der selektiven Noradrenalin-Wiederaufnahme-Hemmer werden Atomoxetin und Reboxetin in der Behandlung der ADHS eingesetzt. Atomoxetin ist primär zur Behandlung der ADHS bei Kindern und Jugendlichen zugelassen und wird als Medikament der Wahl bei ungenügender oder unverträglicher Wirkung von Stimulanzien angesehen. Bei Behandlungsbeginn im Kindes- und Jugendalter kann es danach auch offiziell bei ADHS im Erwachsenenalter weiter verordnet werden. Reboxetin dahingegen ist zur Behandlung der Depression bei Erwachsenen zugelassen und spielt insbesondere seit der Zulassung von Atomoxetin eine untergeordnete Rolle.

Atomoxetin

Die Wirksamkeit von Atomoxetin in der Behandlung von Kindern und Jugendlichen ebenso wie von Erwachsenen wurde inzwischen in etlichen Studien belegt, wobei Atomoxetin lediglich zur Behandlung von Kindern ab sechs Jahren und Jugendlichen zugelassen ist (Gibson et al. 2006; Newcorn et

Tab. 27.2: Sicherheitsaspekte

Substanz	häufige, meist vorübergehende Nebenwirkungen	schwerwiegende Nebenwirkungen	Routineuntersuchungen
Atomoxetin	verminderter Appetit, Mundtrockenheit, Rhinitis, Schlafstörungen, Müdigkeit, Obstipation, Diarrhoe, Benommenheit, Schwindel	Hepatotoxizität, manische Symptome, Suizidalität	Blutdruck, Puls, Körpergröße, -gewicht, EKG, klBB, Nierenwerte, Leberenzyme, Bilirubin, psychopathologischer Befund
Reboxetin	wie Atomoxetin	wie Atomoxetin	wie Atomoxetin
Desipramin	Mundtrockenheit, Benommenheit, Unruhe, Schwitzen, Schwindel, orthostatische Dysregulation, Tachykardie, Obstipation, Mydriasis, Anstieg der Leberwerte	Agranulozytose, Kardiotoxizität, epileptische Anfälle, manische Symptome	Blutdruck, Puls, Körpergröße, -gewicht, EKG, EEG, klBB, Nierenwerte, Leberenzyme, Plasmaspiegel (bei höheren Dosen), psychopathologischer Befund
Imipramin	Gewichtszunahme, sonst wie Desipramin	Agranulozytose, epileptische Anfälle, manische Symptome	wie Desipramin
Nortriptylin	wie Desipramin	wie Imipramin	wie Desipramin
Amitriptylin	Sedation, sonst wie Desipramin	Delirium, sonst wie Imipramin	wie Desipramin
Bupropion	Schlafstörungen, Agitiertheit, Übelkeit, Erbrechen, Obstipation, Magenschmerzen, Appetitlosigkeit, Hautausschlag	epileptischen Anfällen, allergisch bedingte Serumkrankheit, Stevens-Johnson-Syndrom	EEG, Leberwerte, Nierenwerte, Inspektion der Haut
Moclobemid	Übelkeit, Durchfall, Schlafstörungen, Agitation, Urtikaria	allergische Reaktionen	Körpergröße, -gewicht, EKG, klBB, Leberenzyme, Nierenwerte
Selegelin	Übelkeit, Mundtrockenheit, Schwindel, Schlafstörungen, Anstieg der Leberenzyme	Herzrhythmusstörungen, AV-Block	wie Moclobemid
Clonidin	Mundtrockenheit, Obstipation, Abgeschlagenheit, Müdigkeit, depressive Verstimmung, orthostatische Dysregulation	Herzrhythmusstörungen, Depression, Absetzsyndrom	Blutdruck, Puls, EKG, Körpergröße, -gewicht, Blutzuckerspiegel, psychopathologischer Befund
Guanfacin	wie Clonidin	wie Clonidin	wie Clonidin

27 Pharmakotherapie mit Noradrenergika

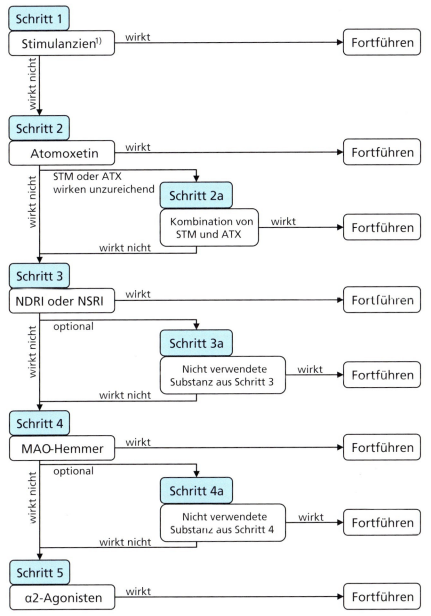

Abb. 27.1: Allgemeine Empfehlungen der Autoren zur Auswahl der Substanzen in Anlehnung an Pliszka (2007). Unabhängig hiervon sind unbedingt komorbide Störungen und Kontraindikationen der Substanzen zu beachten.
Abkürzungen: STM: Stimulanzien bzw. Methylphenidat und Amphetaminsulfat; Modafinil ist nicht aufgeführt; ATX: Atomoxetin; NDRI: Noradrenalin-Dopamin-Wiederaufnahme-Hemmer bzw. Bupropion; NSRI: Noradrenalin-Serotonin-Wiederaufnahme-Hemmer bzw. trizyklische Antidepressiva; MAO-Hemmer: Monoaminooxidase-Hemmer bzw. Moclobemid und Selegelin
[1] siehe Kapitel 26.

al. 2008). Vergleichsstudien zum Methylphenidat zeigen überwiegend eine etwas geringere Wirksamkeit von Atomoxetin gegenüber Methylphenidat. Jedoch kann sich Atomoxetin bei mangelnder Wirksamkeit oder Unverträglichkeit von Stimulanzien in 50 bis 75 % der Fälle als wirksame Alternative erweisen. Ebenso können geringe Dosen Atomoxetin zusätzlich zu Stimulanzien gegeben die notwendige Dosis des Stimulanz erniedrigen, was insbesondere bei dosis-abhängigen Nebenwirkungen und zu geringer Wirksamkeit von Interesse ist (Himpel et al. 2005; Carlson et al. 2007). Des Weiteren hat sich Atomoxetin bei der Behandlung komorbider Erkrankungen als wirksam erwiesen. So können sich durch eine Behandlung mit Atomoxetin neben den Symptomen der ADHS auch ggf. vorhandene Symptome einer Tic-Störung oder Angststörung bessern (Manassis 2007; Spencer et al. 2008).

Die verschriebene Tagesdosis des Atomoxetin richtet sich nach dem Körpergewicht, wobei die Zieldosis bei 0,8 bis 1,2 mg/kg/KG jedoch maximal bei 80 mg liegt. Höhere Tagesdosen über 1,2 mg bis 1,8 mg/kg/KG bzw. über 80 mg bis 150 mg erweisen sich nur in Einzelfällen als wirksamer und gehen mit einer höheren Rate an unerwünschten Arzneimittelwirkungen einher. Um die Rate der unerwünschten Arzneimittelwirkungen möglichst niedrig zu halten, sollte Atomoxetin beginnend mit einer Dosis von 0,5 mg/kg/KG auftitriert werden, wobei alle sieben Tage die Dosis um 0,3 mg/kg/KG gesteigert werden kann. In dringlichen Fällen kann die Dosis auch alle drei Tage erhöht werden. In der Regel wird die gesamte Tagesdosis als Einzeldosis morgens gegeben. Die Dosis kann zur Verlängerung der Wirkung in den Abendstunden oder zur Erhöhung der Verträglichkeit auch verteilt auf zwei gleich große Einzeldosen gegeben werden, eine morgens und eine am frühen Nachmittag.

Die Umstellung von Stimulanzien auf Atomoxetin sollte überlappend erfolgen (Prasad & Steer 2008). Hierbei richtet man sich nach dem oben genannten Schema zur Auftitration des Atomoxetin und reduziert mit jeder Erhöhung der Atomoxetin-Dosis die Dosis des Stimulanz. Das Absetzten von Atomoxetin kann im Bedarfsfall abrupt erfolgen, ohne dass mit Absetzphänomenen zu rechnen ist.

Atomoxetin wird überwiegend in der Leber durch Cytochrom P450 2D6 verstoffwechselt und dann renal ausgeschieden (Sauer et al. 2005). Die Halbwertszeit liegt bei vier Stunden, auch wenn die Wirkung länger anhält. Bei Patienten mit genetisch bedingter verringerter CYP2D6-Aktivität, bei Leberinsuffizienz oder bei gleichzeitiger Gabe von Substanzen, die das CYP2D6-System hemmen, kann die Halbwertszeit deutlich verlängert sein. Somit kommt es zu erhöhten Plasmaspiegeln. Hierdurch kann die Rate von unerwünschten Arzneimittelwirkungen zunehmen. In diesen Fällen sind eine langsamere Auftitrierung sowie häufig eine geringe Erhaltungsdosis notwendig.

Insgesamt wird Atomoxetin sehr gut vertragen (Himpel et al. 2005; Wolraich et al. 2007). In lediglich ca. 4 % der Fälle muss die Behandlung wegen unerwünschter Arzneimittelwirkungen abgebrochen werden. Die meisten Nebenwirkungen sind leicht bis mittelgradig ausgeprägt und verschwinden innerhalb von einem Monat wieder. Die häufigsten unerwünschten Arzneimittelwirkungen sind abdominale Beschwerden und Appetitminderung in jeweils knapp 20 % der Fälle, wobei diese jedoch meist nur leicht ausgeprägt sind. In knapp 10 % der Fälle kommt es insbesondere zu Beginn der Behandlung zu Übelkeit und/oder Erbrechen. Aufgrund der Appetitminderung kommt es bei einigen Patienten zu Gewichtsverlust bzw. ungenügender Gewichtszunahme (Spencer et al. 2007). Diese sind umso stärker ausgeprägt, je höher die Tagesdosis und je höher das Ausgangsgewicht sind. Während der ersten Monate kann die Gewichtsabnahme bis zu zehn

Perzentilenpunkte betragen, stabilisiert sich dann jedoch und wird schließlich wieder aufgeholt. Ähnlich sieht es beim Längenwachstum aus, das unter Atomoxetin initial verlangsamt werden kann (Spencer et al. 2007). Der Effekt ist aber nur gering ausgeprägt. Im weiteren Verlauf wird die Verzögerung jedoch wieder aufgeholt, sodass nach ungefähr zwei Jahren wieder die auch ohne Atomoxetin zu erwartende Größe erlangt wird. Negative Langzeitauswirkungen auf das Längenwachstum müssen somit nicht angenommen werden.

Weitere häufige, jedoch meist transiente und selten ernsthafte Nebenwirkungen sind Mundtrockenheit, Rhinitis und andere grippeartige Symptome, Obstipation, Schlafstörungen und Müdigkeit, Schwindel sowie Reizbarkeit und Stimmungsschwankungen. Zudem verursacht Atomoxetin häufig eine nicht beeinträchtigende Mydriasis. Nebenwirkungen auf das Herz-Kreislauf-System sind nur von geringer klinischer Relevanz, wobei es zu einem leichten Anstieg des diastolischen und systolischen Blutdruckes sowie der Herzfrequenz kommen kann. Der Anstieg tritt innerhalb der ersten zwei Monate nach Beginn der Behandlung auf, und bildet sich nach Absetzen rasch wieder zurück. In Einzelfällen kann es im EKG zu einer Verlängerung der QT-Zeit kommen. Zudem kommt es gelegentlich zu orthostatischer Dysregulation teilweise mit Synkopen.

Des Weiteren werden Miktionsverlängerung und Harnverhalt bei Erwachsenen sowie Einzelfälle von Priapismus beobachtet. Leichtere allergische Hautreaktion werden häufiger beobachtet, in Einzelfällen auch schwerere. Ernsthaft, wenn auch nur sehr selten auftretende Nebenwirkungen sind toxische Hepatitiden, zerebrale Krampfanfälle, manische und aggressive Zustände sowie suizidale Gedanken. Die hepatotoxischen Nebenwirkungen können auch erst einige Monate nach Beginn der Behandlung auftreten und gehen mit erhöhten Leber-Enzym-Werten und Bilirubin-Spiegeln einher. Bei rechtzeitigem Absetzen kann die Leber sich jedoch wieder erholen. Bisher ist keine erhöhte Suizidrate unter Atomoxetin beobachtet worden oder von Suiziden berichtet worden, die klar auf die Einnahme von Atomoxetin zurückzuführen sind, dennoch können in Einzelfällen (ca. 0,4 %) suizidale Gedanken induziert werden, die unbedingt ernst genommen werden müssen und teilweise zum Absetzen zwingen. Bei Überdosierung kommt es insbesondere zu Unruhezuständen und gastrointestinalen Beschwerden, selten zu Herzrhythmusstörungen und epileptischen Anfällen. Todesfälle bei reiner Atomoxetin-Intoxikation sind nicht bekannt.

Atomoxetin ist unter einigen Bedingungen kontraindiziert (Himpel et al. 2005). Absolute Kontraindikationen stellen Engwinkelglaukome und bekannte Überempfindlichkeiten dar. Zudem sollte Atomoxetin nicht in Kombination mit MAO-Hemmern gegeben werden. Relative Kontraindikationen, die eine strenge Nutzen-Risiken-Abwägung voraussetzen, sind epileptische Anfälle in der Vorgeschichte, Long-QT-Syndrom und bipolare Erkrankungen.

Bei der Behandlung mit Atomoxetin sind Voruntersuchungen sowie regelmäßige Kontrolluntersuchungen notwendig (Himpel et al. 2005). Vor der Behandlung sollten Körpergröße und -gewicht sowie Puls und Blutdruck bestimmt werden. Zudem wird empfohlen, ein EKG abzuleiten und ein kleines Blutbild, die Nierenwerte (Kreatinin, Harnstoff) sowie die Leberwerte (GOT, GPT) inklusive des Bilirubin-Spiegels zu bestimmen. Die Ableitung eines EEGs wird nicht notwendigerweise empfohlen. Nach jeder Dosiserhöhung sollten die oben genannten Untersuchungen in den Abständen von zwei Wochen, vier Wochen und sechs Monaten wiederholt werden. Anschließend sollten auch bei mehrjähriger Einnahme halbjährliche Kontrollen durchgeführt werden. Zudem ist bezüglich der

V Therapien

Psychopathologie insbesondere auf das Auftreten von emotionaler Instabilität, Aggressivität, manischer Symptome und suizidalen Gedanken zu achten.

Reboxetin

Reboxetin ist zur Behandlung akuter depressiver Störungen im Erwachsenenalter zugelassen. Die Wirksamkeit von Reboxetin in der Behandlung der ADHS wurde in einigen wenigen Studien gezeigt (Mozes et al. 2005; Ratner et al. 2005; Toren et al. 2007). Aufgrund der Zulassung von Atomoxetin zur Behandlung der ADHS spielt Reboxetin jedoch lediglich eine untergeordnete Rolle. Die Wirksamkeit bei Patienten, für die keine Stimulanzientherapie in Frage kommt, ist vergleichbar mit der des Atomoxetin. Aufgrund der längeren Halbwertszeit von Reboxetin mit ca. zwölf Stunden kann sich jedoch eine Behandlung mit Reboxetin gegenüber Atomoxetin dann als vorteilhaft erweisen, wenn Atomoxetin nicht lange genug wirkt oder unregelmäßig eingenommen wird. Ein weiterer Vorteil kann darin bestehen, dass Reboxetin über CYP3A4 verstoffwechselt wird und somit auch bei verringerter Aktivität des CYP2D6 unverändert gegeben werden kann.

Zur Behandlung der ADHS liegt die Erhaltungsdosis des Reboxetin bei 4 mg pro Tag, wobei mit 2 mg begonnen wird. Teilweise ist eine Tagesdosis von bis zu 8 mg notwendig. Reboxetin wird als Einzeldosis morgens gegeben. Das Absetzen kann ggf. abrupt erfolgen.

Die unerwünschten Nebenwirkungen unterscheiden sich nicht wesentlich von denen des Atomoxetin. Reboxetin hat ebenfalls eine große therapeutische Breite. Bei Überdosierung kommt es zu Erregungs- und Angstzuständen, selten zu zerebralen Krampfanfällen. Todesfälle nach akuter reiner Reboxetin-Intoxikation sind nicht bekannt. Eine Kombination mit MAO-Hemmern wird laut Hersteller nicht empfohlen, ist aber bei besonderer Vorsicht möglich. Relative Kontraindikationen stellen Niereninsuffizienz, kardiale Vorschädigungen und Engwinkelglaukome dar. Die notwendigen Kontrolluntersuchungen entsprechen denen bei Atomoxetin.

27.2 Noradrenalin-Serotonin-Wiederaufnahme-Hemmer

Bei den zur Behandlung der ADHS eingesetzten Substanzen aus der Gruppe der Noradrenalin-Serotonin-Wiederaufnahme-Hemmer handelt es sich vorwiegend um die trizyklischen Antidepressiva Desipramin, Nortriptylin, Imipramin und Amitriptylin (Popper 1997; Biederman & Spencer 2000). Von den trizyklischen Antidepressiva erwies sich Desipramin für die ADHS-Behandlung am wirksamsten, gefolgt von Nortriptylin, Imipramin und Amitriptylin. Andere trizyklische Antidepressiva, wie Clomipramin und Protriptylin erwiesen sich als nicht wirksam. Alle trizyklischen Antidepressiva sind nicht zur Behandlung der ADHS zugelassen, sodass diese nur im Rahmen eines individuellen Heilversuches gegeben werden können.

Insgesamt bieten sie den Vorteil, dass sie aufgrund der längeren Halbwertszeiten von 15 bis 30 Stunden nicht während der Schulzeit gegeben werden müssen und weniger empfindlich auf unregelmäßige Einnahme reagieren. Zudem besitzen sie kein Suchtpotenzial und können sich positiv auf komorbide Symptome, wie Angst, Deprimiertheit, Schlafstörungen und Tics auswirken. Zu berücksichtigen ist jedoch, dass die trizyklischen Antidepressiva eine deutlich engere therapeutische Breite haben, und die Rate unerwünschter Arzneimittelwirkungen (insbesondere EKG-Veränderungen) höher ist. Eine Kombination mit Methylphenidat ist prinzipiell möglich, wobei es jedoch zu deutlich erhöhten Plasmaspiegeln der Antidepressiva kommen kann, sodass eine enge Kontrolle der Plasmaspiegel und des Auftretens von Nebenwirkungen nötig ist.

Desipramin

Desipramin ist als nicht-sedierendes Antidepressivum zur Behandlung depressiver Störungen bei Erwachsenen zugelassen. Dennoch konnte gezeigt werden, dass es mit einer Wirksamkeit nahe an der von Atomoxetin positiv in der Behandlung von ADHS eingesetzt werden kann (Spencer et al. 1993a; Spencer et al. 2002). Die Wirkung zeigt sich stärker auf Verhaltens- als auf kognitiver Ebene. Lange wurde Desipramin als Medikament der zweiten Wahl bei der Pharmakotherapie der ADHS angesehen. Aufgrund von plötzlichen Todesfällen ungeklärter Genese bei Kindern unter der Behandlung mit Desipramin hat es jedoch inzwischen deutlich an Bedeutung verloren.
Desipramin hemmt vorwiegend die neuronale Rückaufnahme von Noradrenalin und deutlich geringer die von Serotonin. Die anticholinerge Wirkung von Desipramin ist im Vergleich zu anderen trizyklischen Antidepressiva gering ausgeprägt. Somit treten unerwünschte Arzneimittelwirkungen, die auf die anticholinerge Wirkung zurückzuführen sind, seltener und weniger stark auf. Die Tagesdosis von Desipramin liegt zur Behandlung der ADHS bei ca. 2 bis 4 mg/kg/KG, verteilt auf zwei Dosen, morgens und abends. Begonnen wird zunächst mit je einem Dragee morgens und abends. Selten sind Dosen über 6 mg pro kg und Tag notwendig. Die Steigerung erfolgt in Wochen Schritten, bis die Höchstdosis oder die Dosis erreicht wird, bei der die gewünschte Wirkung oder nicht mehr tolerierbare Nebenwirkungen auftreten. Desipramin sollte nach längerfristiger Gabe nicht abrupt abgesetzt werden, da es gelegentlich zu Absetzsymptomen wie Übelkeit, Erbrechen, Schlafstörungen und Hypomanie kommt.

Desipramin wird mit einer Plasmahalbwertszeit von etwa 20 Stunden überwiegend hepatisch über CYP2D6 metabolisiert und renal ausgeschieden. Bei Kombination mit Substanzen, die CYP2D6 hemmen, wie beispielsweise SSRIs und Leber- oder Niereninsuffizienz kann die Halbwertszeit deutlich verlängert sein.
Besonders zu Beginn der Behandlung treten Mundtrockenheit, Benommenheit, Unruhe, Schwitzen, Schwindel, orthostatische Dysregulation, Tachykardie, Obstipation und Mydriasis sowie Akkomodationsstörungen auf. Zudem kommt es häufig zu einem passageren Anstieg der Leberwerte (meist GPT und GOT), die bei regelmäßigen Kontrollen nicht zum Absetzen zwingt, während es selten zu einer gravierenderen hepatischen Cholestase mit Anstieg der Bilirubinwerte kommt. Aufgrund der adrenergen Wirkung kann es zu Schlafstörungen kommen, die sich ggf. durch Umverteilen der Dosis auf insbesondere die morgendliche Gabe bessern lassen. Seltener kommt es zu Müdigkeit. Gelegentlich kommt es zu allergischen Reaktionen mit dermatologischen und pulmonalen Symptomen. Selten kommt es zu Blutbildveränderungen bis hin zu Agranulozytose.
Desipramin hat zudem eine kardiotoxische Wirkung, die stärker als bei den anderen trizyklischen Antidepressiva ausgeprägt ist. Hierdurch kann es zu einer Verschlechterung einer vorbestehenden Herzinsuffizienz kommen, was in der Kinder- und Jugendpsychiatrie seltener ein Problem darstellt. Zudem kann es zu Störungen der kardialen Erregungsausbreitung, bis hin zu AV-Blockaden, und der Rückbildung mit verlängerter QT-Zeit kommen. Selten kommt es zu Torsades de point. In diesem Zusammenhang wurden auch Fälle von plötzlichem Herztod bei behandelten Kindern beschrieben. Des Weiteren erniedrigt Desipramin die zerebrale Krampfschwelle, sodass es insbesondere bei erhöhter Anfallsbereitschaft zu epileptischen Anfällen kommen

kann. Auf psychopathologischer Ebene kann es unter Desipramin zu Agitiertheit, emotionaler Instabilität, Angstsymptomen, Feindseligkeit und manischen Symptomen kommen. Diese zwingen gelegentlich zum Absetzen.

Desipramin hat eine enge therapeutische Breite mit hoher Letalität bei unbehandelten Intoxikationen. Bei Intoxikation kommt es zu deliranten Zuständen, Bewusstseinseintrübungen, Hyperthermie und Herzrhythmusstörungen sowie Atemdepression bis hin zu Atemstillstand. Unter intensivmedizinischer Überwachung kann Physostigmin die anticholinergen Wirkungen lindern. Die Patienten sollten 4 bis 6 Tage medizinisch überwacht werden.

Desipramin darf nicht gegeben werden bei Engwinkelglaukom, bekannter Unverträglichkeit und höhergradigen Herzrhythmusstörungen. Desipramin darf nicht mit MAO-Hemmern kombiniert werden. Diese müssen ggf. rechtzeitig, bei irreversiblen MAO-Hemmern, 14 Tage vorher abgesetzt werden. Relative Kontraindikationen stellen erhöhte Anfallsbereitschaft, mittelgradige Herzrhythmusstörungen und langes QT-Syndrom dar.

Bei der Behandlung mit Desipramin sollte zuvor ein EEG und EKG abgeleitet werden. Zudem sollten Blutdruck und Puls, Blutbild sowie Plasmaspiegel der Leberenzyme und von Harnstoff kontrolliert werden. Blutbild, Blutdruck und Puls sollten in den ersten drei Monaten zweiwöchentlich, in den folgenden drei Monaten vierwöchentlich und anschließend vierteljährlich kontrolliert werden. Zudem sollten die Leberwerte und der Harnstoffspiegel nach 1, 2 ,3 und 6 Monaten und dann vierteljährlich überprüft werden. EKGs sollten nach einem Monat und dann halbjährlich (auch bei langer Behandlungsdauer) abgeleitet werden, bei erhöhter Anfallsbereitschaft auch EEGs. Bei den Kontrollterminen sollte gezielt nach Symptomen epileptischer Anfälle (Einnässen, Bewusstseinsverlust, Synkopen etc.) gefragt werden. Außerdem ist im Rahmen der psychopathologischen Befunderhebung besonders auf maniforme und aggressive Symptome zu achten.

Ab einer Tagesdosis von mehr als 2 mg pro kg Körpergewicht sollten die Plasmaspiegel (therapeutisches Drug-Monitoring) regelmäßig bestimmt werden, um Überdosierungen und Akkumulationen rechtzeitig zu erkennen. Ein Zusammenhang zwischen Plasmaspiegel und Wirksamkeit besteht jedoch nicht. Dieses sollte im Steady-state durchgeführt werden, also etwa eine Woche nach jeder Dosiserhöhung bzw. -erniedrigung und immer morgens vor der morgendlichen Einnahme. Zudem empfiehlt sich die Plasmaspiegel bei plötzlich auftretenden Nebenwirkungen und ansonsten in jährlichen Abständen zu kontrollieren. Der Wert sollte 250 ng/ml nicht überschreiten.

Imipramin

Imipramin ist zur Behandlung von depressiven Störungen, chronischen Schmerzzuständen, Enuresis und Pavor nocturnus bei Kindern ab fünf Jahren, Jugendlichen und Erwachsenen zugelassen. Es hat eine etwas geringere Wirksamkeit auf die Symptome der ADHS als Desipramin (Werry et al. 1980; Huessy 1983; Clarke et al. 2008). Komorbide Symptome wie Deprimiertheit, Ängstlichkeit und Einnässen können sich unter der Behandlung ebenfalls bessern (Cox 1982). Eine Wirksamkeit auf Tics konnte nicht gezeigt werden (Dillon et al. 1985). Die kardiotoxische Wirkung ist geringer als beim Desipramin ausgeprägt. Dennoch sind auch hier einige Fälle von plötzlichen Todesfällen bei Kindern beschrieben. Imipramin hemmt etwa gleich stark die Rückaufnahme von Noradrenalin und Serotonin. Zudem hat es deutliche anticholinerge Wirkungen. Es wird überwiegend zu Desipramin metabolisiert.

Imipramin wird mit einer Tagesdosis von 1 bis 2 mg selten bis 6 mg/kg/KG verteilt auf zwei Einzelgaben, eine abends und eine morgens, gegeben. Die Substanz sollte über 1 bis 2 Wochen eintitriert werden und nach längerfristiger Gabe über 2 bis 3 Wochen ausgeschlichen werden, um Absetzphänomene zu vermeiden. Die Plasmaspiegel von Imipramin und Desipramin zusammen sollten 250 ng/ml nicht überschreiten. Eine Kombination mit Methylphenidat ist prinzipiell möglich, es ist jedoch hierunter mit erhöhten Plasmaspiegeln von Imipramin zu rechnen.

Die Nebenwirkungen entsprechen denen von Desipramin, wobei die anticholinergen Nebenwirkungen mit Mundtrockenheit, Akkomodationsstörungen und Mydriasis, Obstipation und Tachykardie häufiger auftreten. Zudem kommt es gelegentlich zu deutlicher Gewichtszunahme. Die Kontraindikationen entsprechen bis auf die der Herzinsuffizienz denen von Desipramin. Intoxikationen und deren Behandlung gleichen ebenfalls der von Desipramin. Die Kontrolluntersuchungen werden wie bei Desipramin durchgeführt, wobei zusätzlich auf das Gewicht zu achten ist.

Nortriptylin

Nortriptylin ist bei Erwachsenen zur Behandlung depressiver Zustände, die überwiegend mit psychomotorischer Hemmung einhergehen, zugelassen. Die Wirksamkeit bei ADHS ist in wenigen Studien belegt (Spencer et al. 1993c; Prince et al. 2000). Zudem kann sich Nortriptylin positiv auf komorbide Symptome, wie oppositionelles Verhalten, Deprimiertheit, Ängstlichkeit und Tics auswirken. Von den trizyklischen Antidepressiva hat Nortriptylin die geringste Wirkung auf das Kreislaufsystem, sodass es, sollte die Behandlung mit einem trizyklischen Antidepressivum erwogen werden, bei bekannter orthostatischer Dysregulation vorgezogen werden sollte.

Zur Behandlung der ADHS liegt die Tagesdosis bei etwa 2 bis 3 mg/kg/KG. Auch hier sollte die Substanz zu Beginn über 1 bis 2 Wochen eintitriert und nach längerer Anwendung ausgeschlichen werden. Die Gabe erfolgt in zwei Einzeldosen, morgens und abends, kann jedoch aufgrund der langen Halbwertszeit von durchschnittlich 27 Stunden (bis 60 Stunden) auch einmal täglich verabreicht werden. Plasmaspiegel über 200 ng/ml sollten vermieden werden.

Nortriptylin zählt zu den nicht-sedierenden Antidepressiva. Es hemmt vorwiegend die Rückaufnahme von Noradrenalin, geringer auch von Serotonin. Die anticholinerge Wirkung ist mäßig ausgeprägt. Die Nebenwirkungen, Intoxikationserscheinungen und Kontraindikationen gleichen denen der anderen trizyklischen Antidepressiva. Die Kontrolluntersuchungen werden wie bei Desipramin durchgeführt.

Amitriptylin

Amitriptylin ist zur Behandlung depressiver Störungen und von chronischen Schmerzzuständen zugelassen. Die Wirksamkeit in der Behandlung der ADHS wird berichtet, ist jedoch wenig wissenschaftlich belegt (Yepes et al. 1977; Guardiola et al. 1999). Amitriptylin zählt zu den sedierenden Antidepressiva mit etwa gleich starker Hemmung der Rückaufnahme von Noradrenalin und Seretonin. Zudem wirkt es relativ stark antiadrenerg, anticholinerg und antihistaminerg.

Zur Behandlung der ADHS wird Amitriptylin in einer Dosis von 1 bis 2 mg/kg/KG und Tag eingesetzt, wobei die Tagesdosis auf zwei Gaben, morgens und abends, verteilt wird. Ist eine schlafanstoßende Wirkung besonders gewünscht, kann ein größerer Teil der Tagesdosis zur Nacht gegeben werden. Die Substanz sollte zu Behandlungsbeginn auftitriert und zum Absetzen ausgeschlichen werden. Spiegel über 200 ng/ml (Amitriptylin und Nortriptylin zusammen) sollten vermieden werden. Anticholinerge und sedierende Nebenwirkungen sind relativ stark ausgeprägt, gehen jedoch im Verlauf der ersten ein bis drei Wochen häufig zurück. Zudem kommt es häufig zu einer deutlichen Gewichtszunahme. Bei zu rascher Eindosierung kann es zu deliranten Zuständen kommen. Ansonsten entsprechen Nebenwirkungen, Intoxikation, Kontraindikationen und Kontrolluntersuchungen denen der anderen trizyklischen Antidepressiva.

27.3 Noradrenalin-Dopamin-Wiederaufnahme-Hemmer

Aus der Gruppe der Noradrenalin-Dopamin-Wiederaufnahme-Hemmer wird Bupropion in der Pharmakotherapie der ADHS eingesetzt.

Bupropion

Bupropion ist als Antidepressivum der Aminoketon-Gruppe zur Behandlung schwerer depressiver Episoden und zur Unterstützung bei Raucherentwöhnung bei Erwachsenen zugelassen (Dwoskin et al. 2006). Auch bei Jugendlichen kann es unter Bupropion zu einer Besserung depressiver Symptome kommen. Die Wirksamkeit in der Behandlung der ADHS ist in einigen Studien sowohl bei Kindern und Jugendlichen als auch bei Erwachsenen belegt (Barrickman et al. 1995; Kuperman et al. 2001; Wilens et al. 2001; Wilens et al. 2005; Monuteaux et al. 2007). Sie scheint jedoch geringer ausgeprägt zu sein als die von Methylphenidat. Zudem konnte eine Besserung von komorbiden depressiven und toxikomanen Symptomen unter Bupropion gezeigt werden (Castaneda et al. 1999; Daviss et al. 2001; Wilens et al. 2003; Solhkhah et al. 2005; Levin et al. 2006; Monuteaux et al. 2007). Bei komorbider Tic-Störung kann es zur Exazerbation der Tics kommen (Spencer et al. 1993b). In Deutschland sind nur Präparate mit retardierter Galenik zu erhalten, wodurch die Halbwertszeit auf 20 bis 37 Stunden verlängert wird und Nebenwirkungen seltener auftreten.

Bupropion ist ein relativ selektiver Hemmstoff der neuronalen Rückaufnahme von Katecholaminen (Noradrenalin und Dopamin). Die Hemmung der Rückaufnahme von Seretonin wird nur gering gehemmt. Eine Wirkung auf postsynaptische adrenerge, dopaminerge, cholinerge und serotoninerge Rezeptoren ist nicht bekannt.

Bupropion sollte mit einer Dosis von etwa 3 mg/kg/KG und Tag begonnen werden, wobei sie über den Tag auf 2 bis 3 Einzeldosen verteilt werden sollte. Etwa alle vier Tage kann die Dosis dann auf die Erhaltungsdosis bis etwa 6 mg/kg/KG und Tag erhöht werden. Eine Tagesdosis über 400 mg sollte unabhängig vom Körpergewicht nicht überschritten werden. Bei Bedarf kann eine einmalige Gabe pro Tag in Erwägung gezogen werden. Auch wenn bisher keine Absetz-Phänomene berichtet wurden, sollte falls möglich Bupropion über einige Tage ausgeschlichen werden und nicht abrupt abgesetzt werden.

Bupropion wird hauptsächlich über CYP2D6 hepatisch metabolisiert und überwiegend renal sowie zu einem geringeren Anteil biliär ausgeschieden. Bei Leber- und Nierenfunktionsstörungen kann es zu erhöhten Plasmaspiegeln von Bupropion und seinen aktiven Metaboliten kommen. Somit sollte die Dosis ggf. reduziert werden. Zudem hemmt Bupropion CYP2D6, sodass Substanzen, die hierüber verstoffwechselt werden bei gleichzeitiger Gabe erhöhte Plasmaspiegel aufweisen können.

Bupropion wird von den meisten Patienten gut vertragen. Falls unerwünschte Arzneimittelwirkungen auftreten, sind diese meistens wenig beeinträchtigend. Außerdem remittieren sie in der Regel im Verlaufe der Behandlung. Grob lassen sich die Nebenwirkungen in drei Gruppen einteilen, nämlich in stimulatorische, gastrointestinale und dermatologische Effekte. Während die meisten stimulatorischen Effekte von der Dosis abhängen, kommt es bei individueller Sensibilität zu gastrointestinalen Nebenwirkungen. Die häufigste stimulatorische Nebenwirkung stellen Schlafstörungen dar, die bei bis zu 15 % der behandelten Kinder und Jugendlichen auftreten.

Des Weiteren kommt es gehäuft zu Agitiertheit, gesteigerter Irritabilität, Tremor und Tinnitus, seltener zu Angstzuständen und manischen Symptomen. Gastrointestinal kommen häufig Übelkeit, Erbrechen, Obstipation, Magenschmerzen und Appetitlosigkeit vor. Dermatologische Nebenwirkungen sind häufig Hautausschlag, Urtikaria, Juckreiz und Schwitzen. Häufig kommt es zu einem leichten Anstieg von Herzfrequenz und Blutdruck, manchmal sind diese auch schwerwiegend ausgeprägt. Schwerwiegende, aber sehr seltene Nebenwirkungen sind allergische Reaktionen und die Induktion von epileptischen Anfällen. Beide treten bei 0,1 bis 0,2 % der behandelten Patienten auf. Die allergischen Reaktionen beginnen typischerweise 10 bis 20 Tage nach Behandlungsbeginn mit einer Urtikaria gefolgt von Angioödemen, Polyarthralgie, Fieber und Symptomen einer Serumkrankheit sowie gelegentlich einem Stevens-Johnson-Syndrom. Die Behandlung mit Bupropion ist unbedingt zu beenden und eine systemische antiallergische Behandlung einzuleiten. Da die Symptome auch mit Verzögerung rezidivieren können, ist die antiallergische Behandlung wenigstens zehn Tage beizubehalten. Epileptische Anfälle treten überwiegend in Form generalisierter tonisch-klonischer Anfälle auf. Sie sind dosis-abhängig und treten gehäuft bei bereits vor der Behandlung bestehender erniedrigter zerebraler Krampfschwelle auf. Sollte es unter Bupropion erstmalig zu einem epileptischen Anfall kommen, so ist die Medikation sofort zu beenden.

Absolute Kontraindikationen für Bupropion sind neben bekannter Überempfindlichkeit, epileptischer Leiden in der Vorgeschichte sowie aktuelle oder frühere anorektische und bulimische Erkrankungen. Bupropion darf nicht mit MAO-Hemmern und Medikamenten, die die Krampfschwelle erniedrigen, kombiniert werden. Auf ein rechtzeitiges Absetzen ist zu achten. Relative Kontraindikationen stellen arterielle Hypertonie, Leber- und Niereninsuffizienz dar.

Bei Intoxikation mit einer Überdosis von Bupropion kommt es zu Schwindel, Übelkeit und Erbrechen, sowie Verwirrtheit, Halluzinationen und Parästhesien. Meistens innerhalb von sechs Stunden kann es zu schwerwiegenden, schlecht zu kontrollierenden zerebralen Anfällen kommen. Aufgrund der retardierten Galenik können diese jedoch auch später auftreten. Kardiotoxische Effekte treten erst bei sehr hohen Dosen auf, können dann jedoch bis zu Herzstillstand führen. Bei der Verordnung ist zu bedenken, dass Überdosierungen tödlich verlaufen können. Die Behandlung der Intoxikation ist rein symptomatisch.

Bei der Behandlung mit Bupropion sind verschiedene Kontrolluntersuchungen indiziert. Vor der Behandlung ist insbesondere das Risiko bezüglich epileptischer Anfälle (inklusive EEG) zu klären. Zudem sollten die Leberwerte und Nierenwerte kontrolliert werden. Unter der Behandlung ist auf Symptome epileptischer Anfälle, wie Bewusstseinsverlust, Synkopen, Einnässen und Verwirrtheitszustände zu achten. Zudem sollte die Haut regelmäßig auf allergische Reaktionen untersucht werden.

27.4 Monoaminooxidase-Hemmer

Bei den in der Behandlung der ADHS eingesetzten Monoaminooxidase-Hemmern handelt es sich überwiegend um Moclobemid und Selegilin. Obwohl der klassische

Monoaminooxidase-Hemmer Tranylcypromin sich zunächst ebenfalls als wirksam in der Behandlung der ADHS erwies (Zametkin et al. 1985), wird er wegen seiner Nebenwirkungen und Risiken (insbes. hypertensive Krisen und zentrales Serotoninsyndrom mit Erbrechen, Agitation, Tremor und Myoklonien bis hin zu Bewusstseinsstörungen) praktisch nicht eingesetzt. Während Moclobemid schon seit längerem eingesetzt wird, wiesen neuere Studien auch die Wirksamkeit von Selegelin nach.

Moclobemid

Moclobemid hemmt reversibel und selektiv die Monoaminooxidase Typ A. Die Hemmung der Monoaminooxidase Typ B ist gering. Die Rückaufnahme biogener Amine wird ebenfalls nicht gehemmt. Moclobemid interagiert zudem mit keinen Rezeptoren für Neurotransmitter.

Moclobemid ist zur Behandlung depressiver und sozialphobischer Störungen im Erwachsenenalter zugelassen und zählt zu den nicht sedierenden, atypischen Antidepressiva. Die Wirksamkeit in der Behandlung der ADHS ist in einigen kleineren Studien gezeigt worden, aber zur genaueren Beurteilung sind weitere Studien notwendig (Trott et al. 1992; Antkowiak & Rajewski 1998). In Einzelfällen wird Moclobemid auch mit Methylphenidat kombiniert (Feinberg 2004). Hierbei sind jedoch eine sorgfältige Nutzen-Risiko-Abwägung und engmaschige Kontrollen notwendig, da das Risiko bzgl. schwerwiegender hypertensiver Krisen steigt. Theoretisch kann sich Moclobemid auch positiv auf komorbide depressive oder ängstliche Symptome auswirken. Es ist jedoch zu bedenken, dass sich die antidepressive Wirkungsweise offensichtlich von der Wirkung bei ADHS unterscheidet, sodass sich die Störungen unabhängig voneinander bessern können. Im Gegensatz zur antidepressiven Wirkung, die nach zwei bis vier Wochen zu erwarten ist, ist die Wirkung bei Ansprechen bzgl. Konzentrationssteigerung und Verringerung der Impulsivität relativ rasch zu beobachten.

Moclobemid darf nicht bei bekannter Überempfindlichkeit gegeben werden. Relative Kontraindikationen stellen Hyperthyreose, schwerwiegende Leberinsuffizienz und die Kombination mit SSRIs und anderen serotoninergen Substanzen dar. Bei Umstellung auf Moclobemid ist auf die teilweise sehr langen Halbwertszeiten zu achten, da das Risiko einer hypertensiven Krise und eines zentralen Serotoninsyndroms deutlich gesteigert wird.

Zur Behandlung der ADHS werden Dosen zwischen 75 und 250 mg pro Tag entsprechend etwa 2,5 bis 10 mg/kg/KG und Tag eingesetzt, wobei die Anfangsdosis von 25 bis 50 mg innerhalb von ein bis zwei Wochen auf die Zieldosis gesteigert wird. Die Tagesdosis wird meist auf zwei Einzeldosen, eine morgens und eine mittags, aufgeteilt. Moclobemid kann abrupt abgesetzt werde. Nach ca. 24 Stunden ist die MAO-Hemmung abgeklungen, sodass Substanzen, die nicht mit Moclobemid kombiniert werden sollten, wie beispielsweise SSRIs, am übernächsten Tag angesetzt werden können.

Moclobemid wird mit einer Halbwertszeit von ein bis drei Stunden nahezu vollständig hepatisch metabolisiert und anschließend renal eliminiert. Die Metaboliten sind nicht aktiv, sodass bei Niereninsuffizienz keine Dosisanpassung notwendig ist, wohl aber bei schwerwiegenderer Leberinsuffizienz. Moclobemid wird über mehrere CYP-Systeme (unter anderem CYP2C19 und CYP2D6) metabolisiert, sodass eine Interaktion mit Substanzen, die über ein spezielles CYP-System abgebaut werden, innerhalb der therapeutischen Dosen nicht zu erwarten ist.

Eine Überdosierung von Moclobemid alleine ist in der Regel nicht vital bedrohlich und geht mit leichten, reversiblen zentralnervösen Störungen und Reizungen des Gastrointestinaltraktes einher. Bei Mischintoxikationen mit weiteren Substanzen, insbesondere mit neurostimulatorischer Wirkung, kann es jedoch zu lebensbedrohlichen Zuständen kommen. Die Behandlung der Intoxikation zielt primär auf die Erhaltung der Vitalfunktionen ab.

Moclobemid wird meistens gut vertragen. Insbesondere im Vergleich zu trizyklischen Antidepressiva sind die vegetativen Nebenwirkungen gering ausgeprägt. Gelegentlich kommt es zu Beginn zu leichter Übelkeit und anderen gastrointestinalen Beschwerden, wie Durchfall. Ferner kann es zu Schlafstörungen, Agitation und Angstzuständen kommen. Auch diese legen sich meist im Verlauf der Behandlung. Teilweise kommt es zu einem leichten, klinisch nicht relevanten Anstieg der Leberenzyme. Gelegentlich kommt es zu dermatologischen Reaktionen mit Urtikaria, Juckreiz und Ausschlag, selten zu schwerwiegenderen Überempfindlichkeitsreaktionen. Zudem kann es zu einem geringen Anstieg des Prolaktinspiegels, ggf. mit Störungen der Regelblutungen kommen.

Bei der Verordnung von Moclobemid wird empfohlen vorab Blutdruck und Puls, Blutbild, Leberwerte (GOT, GPT), Harnstoff und EKG zu kontrollieren. Diese sind vier und sechs Wochen nach Behandlungsbeginn zu wiederholen. Anschließend werden halbjährliche, bzgl. Blutdruck und Puls vierteljährliche Kontrollen empfohlen. Wegen der fehlenden Erfahrung in der Anwendung bei Kindern und Jugendlichen sollten zudem Körpergröße und Gewicht kontrolliert werden. Bei unregelmäßigen oder ausbleibenden Regelblutungen ist an einen möglichen Prolaktinanstieg zu denken.

Selegelin

Selegelin hemmt selektiv und irreversibel die Monoaminooxidase Typ B. Die Hemmung der Monoaminooxidase Typ A ist gering ausgeprägt und spielt erst bei Dosen über 20 mg eine Rolle. Interaktionen mit Rezeptoren und Rückaufnahme-Transportern von Neurotransmittern sind nicht bekannt.

Selegelin ist in Deutschland zur Behandlung der Parkinson-Krankheit zugelassen. Die Wirksamkeit in der Pharmakotherapie der ADHS wurde insbesondere in einigen neueren Studien gezeigt (Akhondzadeh et al. 2003; Mohammadi et al. 2004; Rubinstein et al. 2006). Hierbei zeigte sich bisher eine vergleichbare Wirksamkeit zu Methylphenidat bei geringerer Nebenwirkungsrate, wo hierfür weitere Studien notwendig sind. Es gibt Anhaltspunkte, dass Selegelin sich insbesondere positiv auf die Störungen der Aufmerksamkeit und des Lernens und weniger auf die Impulsivität auswirkt. In der Behandlung der ADHS werden Tagesdosen von 5 bis 10 mg aufgeteilt auf zwei Einzeldosen, eine morgens und eine mittags, eingesetzt. Selegelin wird exzessiv hepatisch zu teilweise aktiven Metaboliten verstoffwechselt und anschließend überwiegend renal, geringer biliär eliminiert. Die Halbwertszeit liegt bei 1,5 bis 2 Stunden.

Absolute Kontraindikation stellen bekannte Überempfindlichkeit, Psychose und die Kombination mit serotoninergen Substanzen dar. Bei arterieller Hypertonie, Hyperthyreose, Engwinkelglaukom und Herzrhythmusstörungen ist Selegelin nur bedingt einzusetzen. Die Nebenwirkungsrate bei Tagesdosen bis 10 mg ist sehr gering, bei Dosen ab 20 mg ist aufgrund der zusätzlichen Hemmung der MAO Typ A jedoch mit einer deutlich höheren Rate zu rechnen. Insbesondere zu Beginn der Behandlung kann es zu Übelkeit teilweise mit Erbrechen, Mundtrockenheit, Schwindel und Schlafstörungen kommen, selten zu Agitation und Angstzuständen. Zudem kommt es häufig zu einem transienten und selten klinisch relevanten Anstieg der Leberenzyme (GOT, GPT), der nach Absetzen wieder remittiert. Zudem kann Selegelin Herzrhythmus- und Erregungsleitungsstörungen bis zum AV-Block auslösen.

Selegelin hat eine geringe Toxizität. Infolge der Hemmung der MAO Typ A, in höherer Dosierung, kann es besonders in Verbindung mit tyraminreichen Nahrungsmitteln zu Kopfschmerzattacken und Blutdruckkrisen kommen. Die Hemmung der MAO Typ B führt in höherer Dosis in erster Linie zu Erbrechen. Zudem kann es zu zentral erregender Wirkung mit Krampfanfällen kommen. Bei Mischintoxikationen, insbesondere mit aminerg wirkenden Substanzen, kann es zu einer massiven Steigerung deren Wirkung kommen. Die Behandlung muss symptomatisch erfolgen; der Patient muss 24 bis 48 Stunden überwacht werden. Die Kontrolluntersuchungen entsprechen denen bei der Behandlung mit Moclobemid.

27.5 α2-Agonisten

Die α2-Agonisten Clonidin und Guanfacin wurden insbesondere wegen ihrer zusätzlichen Wirkung auf komorbide Tic-Störungen in der Behandlung der ADHS eingesetzt. Aufgrund des Nebenwirkungsprofils insbesondere der kardiovaskulären Nebenwirkungen mit schwerwiegender Bradykardie und AV-Blockierung werden sie jedoch inzwischen überwiegend als Medikamente der letzten Wahl eingesetzt (Pliszka 2007). Die Wirksamkeit beider Substanzen liegt deutlich unter der der Stimulanzien und beschränkt sich überwiegend auf die hyperkinetischen und impulsiven Symptome. Verantwortlich hierfür scheint insbesondere die Stimulation kortikaler α2a-Rezeptoren zu sein. Die kognitiven und Aufmerksamkeitsdefizite werden nur gering beeinflusst.

Clonidin

Clonidin stimuliert überwiegend die zentralen pre- und postsynaptischen α2-adrenergen Rezeptoren, wodurch es zu einer Verminderung der systemischen Sympathikusaktivität kommt. Hierbei zeigt Clonidin keine Selektivität bezüglich α2a-, α2b und α2c-Rezeptoren, sodass der stimulatorische Effekt auf alle drei Subtypen identisch ist. Die Stimulation von peripheren α-Rezeptoren ist gering ausgeprägt.

Clonidin ist zur Behandlung der arteriellen Hypertonie und hypertensiver Krisen zugelassen. Zudem wird es in der Entzugsbehandlung bei Alkoholabhängigkeit und anderer Abhängigkeiten insbesondere gegen den Blutdruckanstieg eingesetzt. Die Wirksamkeit in der Behandlung der ADHS ist inzwischen gut belegt (Steingard et al. 1993; Daviss et al. 2008; Palumbo et al. 2008), sie beschränkt sich jedoch überwiegend auf die hyperkinetischen und impulsiven, insbesondere aggressiven Symptome, sodass Clonidin selten als Monotherapie eingesetzt wird, sondern meistens mit Stimulanzien kombiniert wird (Banaschewski et al. 2004). Hierbei wurden einige Fälle von plötzlichen Todesfällen beschrieben, sodass die Häufigkeit dieser Kombination deutlich zurückgegangen ist. Zudem kann sich Clonidin positiv auf komorbide Tics und Schlafstörungen auswirken.

In der Behandlung der ADHS wird Clonidin üblicherweise über mehrere Wochen bis zu einer Tagesdosis von 3 bis 5 µg/kg/KG auftitriert. Die Tagesdosis wird in der Regel auf zwei Einzeldosen, eine morgens und eine abends, aufgeteilt. Die Wirksamkeit sollte nach etwa sechs Wochen beurteilt werden. Nach dem plötzlichen Absetzen von Clonidin, insbesondere nach langfristiger Behandlung und hohen Dosierungen, sind akute Absetzerscheinungen in Form starker, evtl. auch lebensbedrohender Blutdrucksteigerung und Tachykardie sowie Herzrhythmusstörungen, Unruhe, Nervosität, Zittern, Kopfschmerzen und/oder Übelkeit beschrieben worden (akutes Absetzsyndrom). Somit sollte Clonidin nicht abrupt abgesetzt werden, sondern langsam

über mehrere Wochen ausgeschlichen werden. Selbst dann kann es zu einem vorübergehenden Anstieg von Blutdruck und Herzfrequenz kommen.
Clonidin darf nicht bei bekannter Überempfindlichkeit, Sick-sinus-Syndrom, AV-Block II. und III. Grades, Bradykardie und Depression eingesetzt werden. Relative Kontraindikationen stellen sonstige kardiale Erregungsausbereitungsstörungen, Raynaud-Syndrom, Niereninsuffizienz, Obstipation, Diabetes mellitus und Polyneuropathie dar. Clonidin wird zu 60 % unverändert renal eliminiert, ein geringer Teil wird hepatisch metabolisiert, 20 % werden in der Fäzes ausgeschieden. Die Halbwertszeit beträgt 10 bis 20 Stunden.
Die häufigsten Nebenwirkungen sind Mundtrockenheit, Obstipation, Abgeschlagenheit, Müdigkeit, depressive Verstimmung und orthostatische Dysregulation. Gelegentlich kommt es zu Bradykardie, Parästhesien in Händen und Füßen sowie zu Glukose-Intoleranz. Zudem kann Clonidin die Sekretion des Wachstumshormons (GH) erhöhen. Selten kommt es zu schwerwiegenden Herzrhythmusstörungen. Insbesondere in Kombination mit Stimulanzien sind plötzliche Todesfälle beschrieben.
Bei Überdosierung kommt es typischerweise zu Kopfschmerzen, Unruhe, Nervosität, Zittern, Übelkeit und Erbrechen, Hautblässe, Miosis, Mundtrockenheit, orthostatische Beschwerden, Schwindel, Gleichgewichtsstörungen, arterieller Hypotonie, selten zu arterieller Hypertonie, Bradykardie, Herzrhythmusstörungen (AV-Blockierungen), Sedation bis Somnolenz, abgeschwächten oder fehlenden Reflexen und Hypothermie. Als Antidot werden Atropin und Dopamin eingesetzt. Zudem sollten die Vitalparameter über wenigstens 48 Stunden überwacht werden und deren Störungen symptomatisch behandelt werden.
Die empfohlenen Kontrolluntersuchungen beinhalten insbesondere eine Kontrolle von Blutdruck und Puls sowie des EKGs. Zudem sollte der Blutzuckerspiegel, Körpergröße und Gewicht kontrolliert werden. Unbedingt ist auf die Entstehung depressiver Symptome zu achten.

Guanfacin

Bei Guanfacin handelt es sich um einen α2-Agonisten mit überwiegender Stimulation von kortikalen α2a-Rezeptoren. In Deutschland befindet sich zurzeit kein Präparat mit Guanfacin auf dem Markt. Estulic® wurde vom Markt genommen. Die Wirksamkeit in der Behandlung der ADHS ist noch weniger als bei Clonidin untersucht (Arnsten et al. 2007). Es scheint sich auch positiv auf komorbide Tics auszuwirken. Übliche Dosen liegen bei 1 bis 3 mg pro Tag, wobei Guanfacin über einige Wochen auftitriert wird. Abruptes Absetzen ist unbedingt zu vermeiden. Die Nebenwirkungen entsprechen denen von Clonidin, wobei Guanfacin einen geringeren sedierenden Effekt hat. Die Kontrolluntersuchungen entsprechen denen von Clonidin.

Literatur

Akhondzadeh S, Tavakolian R, Davari-Ashtiani R, Arabgol F & Amini H (2003). Selegiline in the treatment of attention deficit hyperactivity disorder in children: a double blind and randomized trial. Prog Neuropsychopharmacol Biol Psychiatry 27: 841–845.

Antkowiak R & Rajewski A (1998). Administration of moclobemide in children with attention deficit hyperactivity disorder. Psychiatr Pol 32: 751–757.

Arnsten AF, Scahill L & Findling RL (2007). Alpha2-Adrenergic receptor agonists for the treatment of attention-deficit/hyperactivity disorder: emerging concepts from new data. J Child Adolesc Psychopharmacol 17: 393–406.

Banaschewski T, Roessner V, Dittmann RW, Santosh PJ & Rothenberger A (2004). Non-stimulant medications in the treatment of ADHD. Eur Child Adolesc Psychiatry 13 (Suppl. 1): I102–116.

Barrickman LL, Perry PJ, Allen AJ, Kuperman S, Arndt SV, Herrmann KJ & Schumacher E (1995). Bupropion versus methylphenidate in the treatment of attention-deficit hyperactivity disorder. J Am Acad Child Adolesc Psychiatry 34: 649–657.

Biederman J & Spencer T (2000). Non-stimulant treatments for ADHD. Eur Child Adolesc Psychiatry 9 (Suppl. 1): I51–59.

Carlson GA, Dunn D, Kelsey D, Ruff D, Ball S, Ahrbecker L & Allen AJ (2007). A pilot study for augmenting atomoxetine with methylphenidate: safety of concomitant therapy in children with attention-deficit/hyperactivity disorder. Child Adolesc Psychiatry Ment Health 1: 10.

Castaneda R, Sussman N, Levy R & Trujillo M (1999). A Treatment Algorithm for Attention Deficit Hyperactivity Disorder in Cocaine-Dependent Adults: A One-Year Private Practice Study with Long-Acting Stimulants, Fluoxetine, and Bupropion. Subst Abus 20: 59–71.

Clarke AR, Barry RJ, McCarthy R, Selikowitz M & Johnstone SJ (2008). Effects of imipramine hydrochloride on the EEG of children with Attention-Deficit/Hyperactivity Disorder who are non-responsive to stimulants. Int J Psychophysiol (Epub ahead of print).

Cox WH Jr. (1982). An indication for use of imipramine in attention deficit disorder. Am J Psychiatry 139: 1059–1060.

Daviss WB, Bentivoglio P, Racusin R, Brown KM, Bostic JQ & Wiley L (2001). Bupropion sustained release in adolescents with comorbid attention-deficit/hyperactivity disorder and depression. J Am Acad Child Adolesc Psychiatry 40: 307–314.

Daviss WB, Patel NC, Robb AS, McDermott MP, Bukstein OG, Pelham WE Jr., Palumbo D, Harris P & Sallee FR (2008). Clonidine for attention-deficit/hyperactivity disorder: II. ECG changes and adverse events analysis. J Am Acad Child Adolesc Psychiatry 47: 189–198.

Dillon DC, Salzman IJ & Schulsinger DA (1985). The use of imipramine in Tourette's syndrome and attention deficit disorder: case report. J Clin Psychiatry 46: 348–349.

Dwoskin LP, Rauhut AS, King-Pospisil KA & Bardo MT (2006). Review of the pharmacology and clinical profile of bupropion, an antidepressant and tobacco use cessation agent. CNS Drug Rev 12: 178–207.

Faraone SV, Biederman J, Spencer T & Aleardi M (2006). Comparing the efficacy of medications for ADHD using meta-analysis. Med Gen Med 8: 4–10.

Feinberg SS (2004). Combining stimulants with monoamine oxidase inhibitors: a review of uses and one possible additional indication. J Clin Psychiatry 65: 1520–1524.

Gibson AP, Bettinger TL, Patel NC & Crismon ML (2006). Atomoxetine versus stimulants for treatment of attention deficit/hyperactivity disorder. Ann Pharmacother 40: 1134–1142.

Guardiola A, Terra AR, Ferreira LT & Londero RG (1999). Use of amitriptyline in attention deficit hyperactivity disorder. Arq Neuropsiquiatr 57: 599–605.

Himpel S, Banaschewski T, Heise CA & Rothenberger A (2005). The safety of non-stimulant agents for the treatment of attention-deficit hyperactivity disorder. Expert Opin Drug Saf 4: 311–321.

Huessy HR (1983). Imipramine for attention deficit disorder. Am J Psychiatry 140: 272.

Kuperman S, Perry PJ, Gaffney GR, Lund BC, Bever-Stille KA, Arndt S, Holman TL, Moser DJ & Paulsen JS (2001). Bupropion SR vs. methylphenidate vs. placebo for attention deficit hyperactivity disorder in adults. Ann Clin Psychiatry 13: 129–134.

Levin FR, Evans SM, Brooks DJ, Kalbag AS, Garawi F & Nunes EV (2006). Treatment of methadone-maintained patients with adult ADHD: double-blind comparison of methylphenidate, bupropion and placebo. Drug Alcohol Depend 81: 137–148.

Manassis K (2007). When attention-deficit/hyperactivity disorder co-occurs with anxiety disorders: effects on treatment. Expert Rev Neurother 7: 981–988.

Mohammadi MR, Ghanizadeh A, Alaghband-Rad J, Tehranidoost M, Mesgarpour B & Soori H (2004). Selegiline in comparison with methylphenidate in attention deficit hyperactivity disorder children and adolescents in a double-blind, randomized clinical trial. J Child Adolesc Psychopharmacol 14: 418–425.

Monuteaux MC, Spencer T, Faraone SV, Wilson AM & Biederman J (2007). A randomized, placebo-controlled clinical trial of bupropion for the prevention of smoking in children and adolescents with attention-deficit/hyperactivity disorder. J Clin Psychiatry 68: 1094–1101.

Mozes T, Meiri G, Ben-Amity G, Sabbagh M & Weizman A (2005). Reboxetine as an optional treatment for hyperkinetic conduct disorder: a prospective open-label trial. J Child Adolesc Psychopharmacol 15: 259–269.

Newcorn JH, Kratochvil CJ, Allen AJ, Casat CD, Ruff DD, Moore RJ & Michelson D (2008). Atomoxetine and Osmotically Released Methylphenidate for the Treatment of Attention Deficit Hyperactivity Disorder:

Acute Comparison and Differential Response. Am J Psychiatry (Epub ahead of print).

Palumbo DR, Sallee FR, Pelham WE Jr., Bukstein OG, Daviss WB & McDermott MP (2008). Clonidine for attention-deficit/hyperactivity disorder: I. Efficacy and tolerability outcomes. J Am Acad Child Adolesc Psychiatry 47: 180–188.

Pliszka S (2007). Practice parameter for the assessment and treatment of children and adolescents with attention-deficit/hyperactivity disorder. J Am Acad Child Adolesc Psychiatry 46: 894–921.

Popper CW (1997). Antidepressants in the treatment of attention-deficit/hyperactivity disorder. J Clin Psychiatry 58 (Suppl. 14): 14–29; discussion 30–1.

Prasad S & Steer C (2008). Switching from neurostimulant therapy to atomoxetine in children and adolescents with attention-deficit hyperactivity disorder: clinical approaches and review of current available evidence. Paediatr Drugs 10: 39–47.

Prince JB, Wilens TE, Biederman J, Spencer T, Millstein R, Polisner DA & Bostic JQ (2000). A controlled study of nortriptyline in children and adolescents with attention deficit hyperactivity disorder. J Child Adolesc Psychopharmacol 10: 193–204.

Ratner S, Laor N, Bronstein Y, Weizman A & Toren P (2005). Six-week open-label reboxetine treatment in children and adolescents with attention-deficit/hyperactivity disorder. J Am Acad Child Adolesc Psychiatry 44: 428–433.

Rubinstein S, Malone MA, Roberts W & Logan WJ (2006). Placebo-controlled study examining effects of selegiline in children with attention-deficit/hyperactivity disorder. J Child Adolesc Psychopharmacol 16: 404–415.

Sauer JM, Ring BJ & Witcher JW (2005). Clinical pharmacokinetics of atomoxetine. Clin Pharmacokinet 44: 571–590.

Solhkhah R, Wilens TE, Daly J, Prince JB, Van Patten SL & Biederman J (2005). Bupropion SR for the treatment of substance-abusing outpatient adolescents with attention-deficit/hyperactivity disorder and mood disorders. J Child Adolesc Psychopharmacol 15: 777–786.

Spencer T, Biederman J, Kerman K, Steingard R & Wilens T (1993a). Desipramine treatment of children with attention-deficit hyperactivity disorder and tic disorder or Tourette's syndrome. J Am Acad Child Adolesc Psychiatry 32: 354–360.

Spencer T, Biederman J, Steingard R & Wilens T (1993b). Bupropion exacerbates tics in children with attention-deficit hyperactivity disorder and Tourette's syndrome. J Am Acad Child Adolesc Psychiatry 32: 211–214.

Spencer T, Biederman J, Wilens T, Steingard R & Geist D (1993c). Nortriptyline treatment of children with attention-deficit hyperactivity disorder and tic disorder or Tourette's syndrome. J Am Acad Child Adolesc Psychiatry 32: 205–210.

Spencer T, Biederman J, Coffey B, Geller D, Crawford M, Bearman SK, Tarazi R & Faraone SV (2002). A double-blind comparison of desipramine and placebo in children and adolescents with chronic tic disorder and comorbid attention-deficit/hyperactivity disorder. Arch Gen Psychiatry 59: 649–656.

Spencer T, Kratochvil CJ, Sangal RB, Saylor KE, Bailey CE, Dunn DW, Geller DA, Casat CD, Lipetz RS, Jain R, Newcorn JH, Ruff DD, Feldman PD, Furr AJ & Allen AJ (2007). Effects of atomoxetine on growth in children with attention-deficit/hyperactivity disorder following up to five years of treatment. J Child Adolesc Psychopharmacol 17: 689–700.

Spencer T, Sallee FR, Gilbert DL, Dunn DW, McCracken JT, Coffey BJ, Budman CL, Ricardi RK, Leonard HL, Allen AJ, Milton DR, Feldman PD, Kelsey DK, Geller DA, Linder SL, Lewis DW, Winner PK, Kurlan RM & Mintz M (2008). Atomoxetine treatment of ADHD in children with comorbid Tourette syndrome. J Atten Disord 11: 470–481.

Steingard R, Biederman J, Spencer T, Wilens T & Gonzalez A (1993). Comparison of clonidine response in the treatment of attention-deficit hyperactivity disorder with and without comorbid tic disorders. J Am Acad Child Adolesc Psychiatry 32: 350–353.

Taylor E, Döpfner M, Sergeant J, Asherson P, Banaschewski T, Buitelaar J, Coghill D, Danckaerts M, Rothenberger A, Sonuga-Barke E, Steinhausen HC & Zuddas A (2004). European clinical guidelines for hyperkinetic disorder – first upgrade. Eur Child Adolesc Psychiatry 13 (Suppl. 1): I7–30.

Toren P, Ratner S, Weizman A, Lask M, Ben-Amitay G & Laor N (2007). Reboxetine maintenance treatment in children with attention-deficit/hyperactivity disorder: a long-term follow-up study. J Child Adolesc Psychopharmacol 17: 803–812.

Trott GE, Friese HJ, Menzel M & Nissen G (1992). Use of moclobemide in children with attention deficit hyperactivity disorder. Psychopharmacology (Berl) 106 (Suppl.): S134–136.

V Therapien

Werry JS, Aman MG & Diamond E (1980). Imipramine and methylphenidate in hyperactive children. J Child Psychol Psychiatry 21: 27–35.

Wilens TE, Spencer TJ, Biederman J, Girard K, Doyle R, Prince J, Polisner D, Solhkhah R, Comeau S, Monuteaux MC & Parekh A (2001). A controlled clinical trial of bupropion for attention deficit hyperactivity disorder in adults. Am J Psychiatry 158: 282–288.

Wilens TE, Prince JB, Spencer T, Van Patten SL, Doyle R, Girard K, Hammerness P, Goldman S, Brown S & Biederman J (2003). An open trial of bupropion for the treatment of adults with attention-deficit/hyperactivity disorder and bipolar disorder. Biol Psychiatry 54: 9–16.

Wilens TE, Haight BR, Horrigan JP, Hudziak JJ, Rosenthal NE, Connor DF, Hampton KD, Richard NE & Modell JG (2005). Bupropion XL in adults with attention-deficit/hyperactivity disorder: a randomized, placebo-controlled study. Biol Psychiatry 57: 793–801.

Wolraich ML, McGuinn L & Doffing M (2007). Treatment of attention deficit hyperactivity disorder in children and adolescents: safety considerations. Drug Saf 30: 17–26.

Yepes LE, Balka EB, Winsberg BG & Bialer I (1977). Amitriptyline and methylphenidate treatment of behaviorally disordered children. J Child Psychol Psychiatry 18: 39–52.

Zametkin A, Rapoport JL, Murphy DL, Linnoila M & Ismond D (1985). Treatment of hyperactive children with monoamine oxidase inhibitors. I. Clinical efficacy. Arch Gen Psychiatry 42: 962–966.

28 Pharmakotherapie bei Erwachsenen

Esther Sobanski

28.1 Stimulanzien

Für Erwachsene ist in Deutschland bislang noch kein Medikament zur Behandlung der ADHS zugelassen, sodass die Behandlung „Off-Label" im Rahmen eines „individuellen Heilversuchs" bzw. „bestimmungsmäßigen Gebrauchs" unter entsprechender Aufklärung des Patienten und Dokumentation erfolgen muss. In den USA und einigen europäischen Ländern liegt für verschiedene Psychostimulanzien (Methylphenidat, Amphetaminsalze) eine Zulassung zur Behandlung der ADHS bei Erwachsenen vor. Da derzeit Zulassungsstudien für retardierte Methylphenidatpräparate durchgeführt werden, ist zu erwarten, dass mittelfristig auch in Deutschland Methylphenidat im Rahmen der zugelassenen Indikation zur Behandlung der ADHS des Erwachsenenalters verordnet werden kann.

Methylphenidat

Entsprechend den Empfehlungen der deutschen Leitlinien und in der internationalen Literatur ist Methylphenidat (MPH) das Medikament der ersten Wahl auch bei der medikamentösen Behandlung der ADHS des *Erwachsenenalters* (Ebert et al. 2003; Greenhill et al. 2002). Wirksamkeitsnachweise für MPH zur Behandlung von Erwachsenen mit ADHS liegen anhand mehrerer doppelblinder, placebo-kontrollierter Studien vor, die eine klinisch relevante Symptomreduktion bei bis zu 75 % der behandelten Patienten erbrachten (Wender et al. 1985; Spencer et al. 1995; Spencer et al. 2005; Biedermann & Spencer 2002) sowie anhand einer Meta-Analyse, die eine mittlere Effektstärke einer MPH-Behandlung von 0,9 nachwies (Faraone et al. 2004).

In zwei aktuellen placebo-kontrollierten, randomisierten Untersuchungen an 146 bzw. 141 erwachsenen Patienten mit ADHS fand sich bei 76 % bzw. 66 % der mit MPH behandelten Patienten und damit signifikant mehr als bei den mit Placebo behandelten Patienten (19 % bzw. 39 %) eine gute bis sehr gute Symptomreduktion (Spencer et al. 2005; Biederman et al. 2006). Eine doppelblinde randomisierte vierarmige Untersuchung an 401 erwachsenen Patienten mit ADHS, die während fünf Wochen mit 18, 36 und 72 mg (0,24 mg/kg/KG; 0,5 mg/kg/KG und 0,96 mg/kg/KG) retardiertem (OROS-)MPH bzw. Placebo behandelt wurden, wies bei den mit OROS-MPH behandelten Patienten eine signifikant stärkere Symptomreduktion als bei den mit Placebo behandelten Patienten auf. Es fand sich eine Dosis-Wirkungsbeziehung mit zunehmenden Effektstärken von 0,38, 0,43 und 0,62 in der 18 mg-, 36 mg- und 72 mg-Behandlungsgruppe (Medori et al. 2008). Eine Meta-Analyse von mehreren placebo-kontrollierten, randomisierten Behandlungsstudien mit MPH weist ebenfalls auf eine Dosis-Wirkungsbeziehung im Bereich von 0,5–1 mg/kg/KG hin (Faraone et al. 2004).

In einer doppelblinden placebo-kontrollierten randomisierten Untersuchung wurde gezeigt, dass 64 mg (0,75 mg/kg/KG) OROS-MPH neben der Kernsymptomatik die mit ADHS häufig assoziierte affektive

Symptomatik reduziert und die Veränderung der affektiven Symptomatik positiv mit einer Reduktion von Hyperaktivität/Impulsivität und Aufmerksamkeitsstörungen korreliert ist (Reimherr et al. 2007). In einer gepoolten Untersuchung wurde die Wirksamkeit der Einnahme von 80,9 mg (0,99 mg/kg/KG) OROS-MPH (n = 67) mit der Einnahme von 74,8 mg (0,97 mg/kg/KG) unretardiertem MPH (n = 102) verteilt auf drei Einnahmen täglich gegenüber Placebo (n = 116) bei einer Gesamtstudiendauer von sechs Wochen verglichen. OROS-MPH und unretardiertes MPH zeigten sich signifikant wirksamer als Placebo mit 66 % Respondern in der OROS-MPH-Gruppe und 70 % Respondern in der Gruppe, die mit unretardiertem MPH behandelt wurde gegenüber 31 % Respondern in der Placebogruppe. Unterschiede in der klinischen Wirksamkeit von OROS-MPH und unretardiertem MPH fanden sich nicht, wobei Response definiert wurde als eine starke oder sehr starke Verbesserung des klinischen Gesamtzustands und eine mindestens 30 %ige Reduktion der ADHS-Symptomatik. In beiden MPH-Gruppen war die Rate leichter Nebenwirkungen im Vergleich zur Placebogruppe erhöht, wobei mit OROS-MPH behandelte Patienten signifikant häufiger Mundtrockenheit, reduzierten Appetit und gastrointestinale Beschwerden berichteten als Patienten, die mit unretardiertem MPH behandelt wurden (Biederman et al. 2007).

Entsprechend Expertenmeinung wird derzeit empfohlen, bei Behandlungserfolg die Behandlung kontinuierlich über 12–24 Monate fortzuführen und dann durch Therapiepausen unter Berücksichtigung der aktuellen Lebenssituation (z. B. während Ferienzeiten) die weitere Behandlungsnotwendigkeit zu überprüfen (Colla & Heuser 2005; Davids 2005). Bei der Therapie der ADHS im Erwachsenenalter mit MPH müssen neben möglichen pharmakologischen Interaktionen insbesondere die kardiovaskulären Nebenwirkungen und sympathomimetischen Effekte der Substanz mit leicht positiv chronotroper sowie leicht blutdrucksteigernder Wirkung beachtet werden, sodass unbehandelte Hypertonien, tachykarde Herzrhythmusstörungen, arterielle Verschlusskrankheiten und Hyperthyreosen eine Kontraindikation darstellen. MPH sollte auch in der *Schwangerschaft* nicht angewandt und Patientinnen vor der medikamentösen Einstellung auf die Notwendigkeit einer sicheren Kontrazeption hingewiesen werden, da anhand tierexperimenteller Befunde bei Behandlung mit sehr hohen Dosen (etwa 100-fach höher als beim Einsatz für psychopharmakologische Zwecke) Hinweise auf ein möglicherweise erhöhtes Fehlbildungsrisiko vorliegen (Fachinformation Ritalin 2008).

Langzeiteffekte einer Behandlung mit MPH bei Erwachsenen mit ADHS sind bisher kaum untersucht. Erste Ergebnisse weisen aber darauf hin, dass MPH auch bei längerer Anwendung gut vertragen wird und Therapieeffekte robust sind (Rösler 2007; Gerwe et al. 2007). Sehr wenig untersucht ist bislang auch die Behandlung mit Methylphenidat bei der ADHS des Erwachsenenalters und psychiatrischer Komorbidität. Einzelfallberichte, Ergebnisse einer offenen prospektiven Studie und eine retrospektive Aktenanalyse weisen darauf hin, dass bei gleichzeitigem Vorliegen einer ADHS und einer depressiven Erkrankung MPH nur vermindert wirkt (Wender et al. 1985; Sobanski et al. 2007) bzw. eine Kombination von Antidepressiva und Methylphenidat die beste Wirkung zeigt (Hornig-Rohan & Amsterdam 2002).

Hinsichtlich der Behandlung mit MPH von Patienten mit ADHS und *Suchterkrankungen* liegen eine offene Untersuchung an 10 sowie zwei doppelblinde, placebo-kontrollierte an 106 bzw. 46 Patienten mit Kokainabhängigkeit oder -missbrauch vor, in denen jeweils eine signifikante Reduktion der ADHS-Symptomatik nachgewiesen wurde

(Levin et al. 1997; Levin et al. 2007; Schubiner et al. 2002). Entsprechend Expertenmeinung wird empfohlen, unter Berücksichtigung des Suchtstoffs eine medikamentöse Behandlung der ADHS nach abgeschlossener Entgiftungsbehandlung und glaubhaftem Abstinenzwunsch bzw. Stabilisierung der Abstinenz in Kombination mit einer qualifizierten suchtmedizinischen Behandlung durchzuführen. Hierbei sollten vorrangig retardiertes MPH oder alternative Substanzen wie Atomoxetin oder Bupropion zur Anwendung kommen und unretardiertes MPH aufgrund des höchsten Missbrauchsrisikos in dieser Patientengruppe nicht verordnet werden.

Die medikamentöse Behandlung sollte von einem engen Monitoring mit regelmäßigen Arzt-Patienten-Kontakten begleitet werden (Wilens 2004; Upadhyaya 2007). Da ebenfalls Hinweise darauf bestehen, dass eine medikamentöse Behandlung der ADHS eine Verminderung des Rückfallrisikos der Suchterkrankung bewirken könnte, sollte eine komorbide ADHS aber soweit möglich in den Gesamtbehandlungsplan von Suchterkrankungen einbezogen werden (Levin et al. 1997; Diehl et al. 2004; Wilson & Levin 2005). Leitlinienempfehlungen oder ein Expertenkonsensus zur Behandlung der ADHS und komorbider Erkrankungen bei Erwachsenen liegen bislang nicht vor.

Amphetamine

Amphetaminsalze werden im deutschen Sprachraum im Vergleich zu den USA relativ selten und eher nachrangig zur Behandlung der ADHS des *Erwachsenenalters* eingesetzt, was unter anderem auch dadurch begründet ist, dass in Deutschland im Gegensatz zu den USA kein Amphetaminfertigpräparat im Handel erhältlich ist, sondern aus einem Racemat aus D- und L-Amphetaminsulfat in Apotheken Amphetaminsaft oder -kapseln hergestellt werden muss.

Der Nachweis der Wirksamkeit von Amphetaminen bei der Behandlung von Erwachsenen mit ADHS wurde in drei doppelblinden, placebo-kontrollierten Studien (n = 330) mit einer Dauer von bis zu sieben Wochen erbracht. Hierbei fand sich bei bis zu 70 % der Patienten eine klinisch signifikante Symptomreduktion bzw. eine Effektstärke von 0,8 (Paterson et al. 1999; Spencer et al. 2001; Weisler et al. 2006).

In einer randomisierten prospektiven 20-wöchigen Studie an 98 erwachsenen Patienten mit ADHS, die Paroxetin, Dextroamphetamin, eine Kombinationsbehandlung mit Dextroamphetamin und Paroxetin oder Placebo erhielten, zeigte sich bei klinisch signifikanter Reduktion der ADHS-Symptomatik, dass eine Verbesserung von komorbider affektiver Symptomatik im Sinne von Ängstlichkeit und leichter depressiver Symptomatik nur bei der Kombinationsbehandlung von Dextroamphetamin und Paroxetin oder der Monotherapie mit Paroxetin, aber nicht bei Monotherapie mit Dextroamphetamin auftrat. Patienten mit ADHS und der Lebenszeitdiagnose von Angst- oder affektiven Erkrankungen sprachen signifikant schlechter hinsichtlich der Reduktion der ADHS-Symptomatik auf Dextroamphetamin als Patienten ohne diese Komorbidität an (Weiss et al. 2006).

In einer offenen, zweiphasigen Untersuchung wurde der Effekt von einer Behandlung mit gemischten Amphetaminsalzen auf Patienten mit ADHS und medikamentös behandelter arterieller Hypertonie untersucht. Alle Patienten wiesen vor Studienbeginn stabil normotone Blutdruckwerte von weniger als 135/85 mmHg auf und wurden sechs Wochen mit bis zu 60 mg Amphetamin/Tag behandelt, woran sich eine zweiwöchige Beobachtungsphase ohne Amphetaminmedikation anschloss. Keiner der untersuchten Patienten zeigte an zwei aufeinanderfolgenden Visiten eine Blutdruckerhöhung auf mehr als 140/90 mmHg und es fand sich in der Behandlungs- und Nachbeobachtungsphase die gleiche Anzahl einzelner Blutdruckspitzen. Im Gruppenmittel fanden sich unter Amphetaminbehandlung weder eine Erhöhung des mittleren systolischen und diastolischen Blutdrucks und der Herzfrequenz noch klinisch signifikante EKG-Veränderungen, sodass die Autoren daraus schließen, dass bei medikamentös stabil eingestellten und normotonen Patienten mit ADHS und essentieller arterieller Hypertonie die Behandlung mit gemischten Amphetaminsalzen als sichere Therapieoption zu werten ist (Wilens et al. 2006).

Modafinil

Die Datenlage zur Behandlung der ADHS des *Erwachsenalters* mit dem Nicht-Amphetaminstimulanz Modafinil ist deutlich schlechter als zur Behandlung der ADHS des Kindes- und Jugendalters. Erste Hinweise liegen jedoch auch für eine Wirksamkeit von Modafinil bei der Behandlung Erwachsener mit ADHS vor. In einer randomisierten, placebo-kontrollierten Studie im Cross-Over-Design wurden 22 Erwachsene mit ADHS während zwei Wochen mit 206,8 mg Modafinil/Tag, 21,8 mg Dextroamphetamin/Tag bzw. Placebo behandelt, wobei sich sowohl während der Behandlungsphase mit Modafinil als auch Dextroamphetamin eine signifikant stärkere Reduktion der ADHS-Symptomatik als unter Placebo fand (Taylor & Russo 2000).

28.2 Noradrenergica

Atomoxetin

Ein empirisch gut abgesicherter Wirksamkeitsnachweis für die Behandlung von *Erwachsenen* mit ADHS liegt für Atomoxetin vor, das in den USA und weiteren Ländern zur Behandlung der ADHS des Erwachsenenalters zugelassen ist. In Deutschland liegt nur eine Zulassung zur Behandlung der ADHS des Kindes- und Jugendalters vor, wobei eine im Kindes- und Jugendalter begonnene Behandlung im Erwachsenenalter fortgeführt werden kann und in diesen Fällen die Zulassung als weiterhin gegeben gilt.

Die Wirksamkeit von Atomoxetin bei der Behandlung von Erwachsenen mit ADHS wurde in mehreren placebo-kontrollierten Studien (n > 250) erbracht, wobei bei einer mittleren Tagesdosis von 100 mg 67 % der Patienten eine klinisch signifikante Symptomreduktion aufwiesen (Spencer et al. 1998; Michelson et al. 2003; Adler et al. 2003). In einer Re-Analyse von zwei doppelblinden placebo-kontrollierten Studien an 529 erwachsenen Patienten mit ADHS, von denen eine Subgruppe von 170 Patienten mit ADHS-assoziierter affektiver Symptomatik partiell ausgewertet wurde, konnte gezeigt werden, dass eine Behandlung mit Atomoxetin außer den Symptomclustern Unaufmerksamkeit und Hyperaktivität/Impulsivität auch assoziierte affektive Symptomatik reduziert, wobei die Effektstärken bei 0,66 für Symptome einer emotionalen Dysregulation, bei 0,51 für das Symptomcluster Aufmerksamkeitsstörungen und bei 0,4 für hyperaktiv/impulsive Symptomatik lagen (Reimherr et al. 2005). Eine weitere Re-Analyse der Daten erbrachte, dass die Lebenszeitdiagnose einer depressiven Störung der stärkste Prädiktor für eine Therapieresponse war (Spencer et al. 2006).

Bei Patienten mit einem Gewicht von mehr als 70 kg beträgt die empfohlene Anfangsdosis 40 mg/d und kann bis zu einer Maximaldosis von 120 mg/d aufdosiert werden, wobei eine wöchentliche Steigerung um jeweils 40 mg vorgenommen werden sollte (Michelson et al. 2003). Da Atomoxetin über das Cytochromoxydasesystem (CYP 2D6) abgebaut wird, muss bei Personen mit entsprechender genetischer Disposition („Poor Metabolizer") beachtet werden, dass sich die Halbwertszeit von ca. 4 auf ca. 21 Stunden verlängert, was mit erhöhten Plasmakonzentrationen der Substanz und einer erhöhten Rate an Nebenwirkungen einhergeht. (Wernicke et al. 2002). Durch eine Komedikation mit CYP2D6-hemmenden Medikamenten (z. B. Fluoxetin oder Paroxetin) können ebenfalls Erhöhungen des Atomoxetinplasmaspiegels induziert werden, weshalb bei entsprechend komedizierten Patienten eine Dosisanpassung von Atomoxetin vorgenommen werden sollte. Die Kombination mit MAO-Hemmern ist kontraindiziert.

Bei Untersuchungen an Erwachsenen waren die häufigsten unerwünschten Ereignisse: Mundtrockenheit (21,2 %), Schlafstörungen (20,8 %), Übelkeit (12,3 %), Appetitlosigkeit (11,5 %), Obstipation (10,8 %) sowie eine erektile Dysfunktion (9,8 %) (Michelson et al. 2003). Die Herzfrequenz kann um bis zu 8 Schläge/min und der systolische und diastolische Blutdruck um 2–3 mmHg gesteigert werden (Wernicke et al. 2002), sodass Atomoxetin nur mit besonderer Vorsicht bei Patienten mit Hypertonie, Tachykardie sowie kardiovaskulären Erkrankungen eingesetzt werden sollte. Eine Anwendung bei Patienten mit Engwinkelglaukom ist kontraindiziert und aufgrund fehlender Erfahrungen sollte Atomoxetin nicht in der Schwangerschaft eingesetzt werden.

28.3 Antidepressiva (Kombinierte Noradrenalin-Dopamin Wiederaufnahme-Hemmer)

Bupropion

Die Wirksamkeit des in Deutschland zur Raucherentwöhnung und Behandlung von depressiven Erkrankungen zugelassenen selektiven Dopamin- und Noradrenalin-Reuptake-Hemmers Bupropion, der chemisch in die Gruppe der Amphetamine eingeordnet wird, bei der medikamentösen Behandlung der ADHS des *Erwachsenenalters* wurde anhand einer offenen und zwei placebo-kontrollierten, doppelblinden Studien sowie einer doppelblinden, placebo-kontrollierten Vergleichsstudie mit Methylphenidat überprüft.

In der ersten Untersuchung zur Wirksamkeit von Bupropion bei der Behandlung von Erwachsenen mit ADHS veröffentlichten Anwendungsbeobachtung erhielten 19 Patienten, die zuvor schon durchschnittlich 3,7 Jahre mit Amphetaminen, Methylphenidat, Monoaminooxidase-inhibitoren und Pemolin behandelt worden waren, nach einer Absetzphase der Vormedikation von 14 Tagen während 6–8 Wochen bis zu 450 mg Bupropion. Hierunter kam es zu einer signifikanten Reduktion der ADHS-Symptomatik und des klinischen Schweregrads der Erkrankung. Zehn der mit Bupropion behandelten Patienten entschlossen sich auch nach Beendigung der Studie, die Medikation beizubehalten (Wender & Reimherr 1990).

In einer vergleichenden Untersuchung von Bupropion mit Methylphenidat und Placebo, in der Patienten mit ADHS während sieben Tagen max. 300 mg Bupropion bzw. max. 0,9 mg Methylphenidat/kg/KG erhielten, lag der Therapieerfolg in der Bupropion- und Methylphenidatgruppe mit 64 % und 50 % deutlich höher als in der Placebogruppe (27 %), erreichte aber keine statistische Signifikanz (Kuperman et al. 2001). In einer placebo-kontrollierten, doppelblinden Studie wurden erwachsene Patienten während sechs Wochen mit bis zu 400 mg Bupropion/Tag (n = 21) bzw. Placebo (n = 19) behandelt. Es zeigten 76 % der mit Bupropion behandelten Patienten im Vergleich zu 37 % der Patienten, die Placebo erhielten, eine klinisch signifikante Reduktion der ADHS-Symptomatik, die als eine Verringerung der mit standardisierten Skalen gemessenen Symptomausprägung um mindestens 30 % definiert

V Therapien

war. In der Gesamteinschätzung des klinischen Schweregrads der Erkrankung entsprechend Clinical Global Impression Score (CGI) zeigte sich bei den mit Bupropion behandelten Patienten bei 52 % eine starke oder sehr starke Verbesserung im Vgl. zu 11 % in der Placebogruppe (Wilens et al. 2001).

In einer weiteren achtwöchigen placebokontrollierten Studie wurden 162 Erwachsene mit ADHS mit bis zu 450 mg retardiertem Bupropion täglich bzw. Placebo behandelt. Es wiesen 53 % der Bupropiongruppe im Vergleich zu 31 % der Placebogruppe eine klinisch signifikante Symptomreduktion auf, die als Verringerung der ADHS-Symptomatik um mindestens 30 % definiert war. Bupropion wurde gut vertragen und die Abbruchrate wegen medikationsbedingter Nebenwirkungen war mit 5 % niedrig (Wilens et al. 2005).

Das Nebenwirkungsprofil von Bupropion ähnelt dem Nebenwirkungsprofil von Stimulanzien, wobei insbesondere bei einer Polypharmakotherapie der Abbau über das CYP450-2D6-System und damit mögliche pharmakologische Interaktionen beachtet werden müssen. Steigerungen des Plasmaspiegels bei Komedikation mit Bupropion sind u. a. für die meisten Trizyklika und Serotonin-Reuptake-Inhibitoren sowie -Blocker beschrieben worden. Beachtet werden muss ebenfalls der prokonvulsive Effekt von Bupropion, wobei bei Tagesdosierungen von bis zu 450 mg die Wahrscheinlichkeit für einen Krampfanfall bei unter 0,1 % liegt.

Desipramin

In einer doppelblinden placebo-kontrollierten Untersuchung an 41 *erwachsenen Patienten* mit ADHS wurde die Wirksamkeit des trizyklischen, stark die Wiederaufnahme von Noradrenalin hemmenden Antidepressivums Desipramin überprüft. Hierbei erhielten die erwachsenen Patienten mit ADHS während sechs Wochen entweder durchschnittlich 200 mg Desipramin täglich oder Placebo. Am Studienende fand sich bei 68 % der Patienten unter Desipramin im Vergleich zu 0 % in der Kontrollgruppe eine klinisch signifikante Reduktion der ADHS-Symptomatik (Wilens et al. 1996).

28.4 Noradrenalin-Serotonin- (NSRI) und Serotonin-Reuptake-Inhibitoren (SSRI)

Zum Einsatz von Serotonin-Reuptake- und kombinierten Noradrenalin-Serotonin-Reuptake-Inhibitoren bei *Erwachsenen* mit ADHS liegen lediglich Anwendungsbeobachtungen, Fallberichte und unkontrollierte Studien mit geringen Fallzahlen vor, die in der Regel keine Wirkung auf die Kernsymptomatik belegen konnten (Adler et al. 1995).

28.5 Pharmakotherapie mit anderen Substanzklassen

Zur medikamentösen Behandlung der ADHS des *Erwachsenenalters* liegen kleine, z. T. experimentelle Untersuchungen zum Einsatz von Lithium (Dorrego et al. 2002), dem 2-Agonisten Guanfacin (Taylor & Russo 2001) sowie Nikotin-Rezeptor-Agonisten vor (Wilens et al. 1999), die im Vergleich mit etablierten Therapien eher unbefriedigende Ergebnisse zeigten, sodass derzeit der Einsatz dieser Substanzen nicht empfohlen werden kann.

Literatur

Adler LA, Resnick S et al. (1995). Open-label trial with venlafaxine in adults with attention deficit disorder. Psychopharmacology Bull 31(4): 785–788.
Adler L, Spencer T et al. (2003). Efficacy and safety of atomoxetine in long-term open label

treatment of adults with ADHD. Poster presented during the APA annual meeting, San Francisco.

Biederman J & Spencer T (2002). Methylphenidate in the treatment of adults with Attention Deficit/Hyperactivity Disorder. J Attent Dis 6(1): 101–107.

Biederman J, Mick E et al. (2006). A randomized, placebo-controlled trial of OROS-methylphenidate in adults with attention-deficit/hyperactivity disorder. Biol Psychiatry 59: 829–835.

Biederman J, Mick E et al. (2007). Comparative acute efficacy and tolerability of OROS and immediate release formulation of methylphenidate in the treatment of adults with attention-deficit/hyperactivity disorder. BMC 7: 49.

Colla M & Heuser I (2005). Aufmerksamkeitsdefizit-/Hyperaktivitätsstörung (ADHS) im Erwachsenenalter. In: Holsboer F, Gründer & Benkert O (Hrsg.). Handbuch der psychiatrischen Pharmakotherapie. Wien, New York: Springer.

Davids E (2005). Psychostimulanzien und weitere Medikamente zur Behandlung der ADHS und Hypersonien. In: Benkert O & Hippius H (Hrsg.). Kompendium der Psychiatrischen Pharmakotherapie, 5. Aufl. Heidelberg, New York: Springer.

Diehl A, Sobanski E et al. (2004). Alkoholabhängigkeit bei Aufmerksamkeitsdefizit/Hyperaktivitätsstörung (ADHS): Rückfallschutz oder Suchtverlagerung durch Methylphenidat. Abstractband 120. Wanderversammlung Baden-Baden

Dorrego MF, Canevaro L et al. (2002). A randomized, double-blind, cross-over study of methylphenidate and lithium in adults with attention deficit hyperactivity disorder. J Neuropsychiatry Clin Neurosci 14(3): 289–293.

Ebert D, Krause J et al. (2003). ADHS im Erwachsenenalter – Leitlinien auf der Basis eines Expertenkonsensus mit Unterstützung der DGPPN. Nervenarzt 10: 939–946.

Fachinformation Ritalin (2008). Zusammenfassung der Merkmale des Arzneimittels/SPC. Berlin: Fachinfo-Service Rote Liste.

Faraone SV, Spencer T et al. (2004). Meta-Analysis of the efficacy of methylphenidate for treating adult attention-deficit/hyperactivity disorder. J Clin Psychopharmaco 24(1): 24–29.

Gerwe M, Rösler M. et al. (2007). Offene Extensions-Studie zur Verträglichkeit von OROS-Methylphenidat bei Erwachsenen mit ADHS – the long acting methylphenidate in adult ADHD (LAMDA) trial. Abstract P-001-05. Nervenarzt 78 (Suppl. 2): 208.

Greenhill LL, Pliszka S et al. (2002). Practice parameter for the use of stimulant medications in the treatment of children, adolescents, and adults. J Am Acad Child Adolesc Psychiatry 41 (Suppl. 2): 26S–49S.

Hornig-Rohan M & Amsterdam JD (2002). Venlafaxine versus stimulant therapy in patients with dual diagnosis ADD and depression. Prog Neuropsychopharmacol Biol Psychiatry 26(3): 585–9.

Kuperman S, Perry PJ et al. (2001). Bupropion SR vs. methylphenidate vs. placebo for attention deficit hyperactivity disorder in adults. Ann Clin Psychiatry 3 (13): 129–134.

Levin FR, Evans SM et al. (1997). Methylphenidate treatment for cocaine abusers with adult attention-deficit/hyperactivity disorder: a pilot study. J Clin Psychiatry 59: 300–305.

Levin FR, Evans SM et al. (2007). Treatment of cocaine dependent treatment seekers with adult ADHD: double-blind comparison of methylphenidate and placebo. Drug Alcohol Depend 87: 20–29.

Medori R, Ramos-Quiroga J et al. (2008). A randomized, placebo-controlled trial of three fixed dosages of prolonged-release OROS methylphenidate in adults with attention-deficit/hyperactivity disorder. Biol Psychiatry 63(10): 981–9.

Michelson D, Adler L et al. (2003). Atomoxetine in adults with ADHD: Two randomized, placebo-controlled studies. Biol Psychiatry 53(2): 112–120.

Paterson R, Douglas C et al. (1999). A randomised, double-blind, placebo-controlled trial of dexamphetamine in adults with attention deficit hyperactivity disorder. Aust N Z J Psychiatry 33(4): 494–502.

Reimherr FW, Marchant BK et al. (2005). Emotional dysregulation in adult ADHD and response to atomoxetine. Biol Psychiatry 58: 123–131.

Reimherr FW, Williams ED et al. (2007). A double-blind, placebo-controlled, cross-over study of osmotic release oral system methylphenidate in adults with ADHD with assessment of oppositional and emotional dimensions of the disorder. J Clin Psychiatry 68(1): 93–101.

Rösler M (2007). Effects of long-term treatment with methylphenidate. Abstract APS-06-03. Würzburg: First International Congress on ADHD.

Schubiner H, Saules K et al. (2002). Double-blind placebo-controlled trial of methylphenidate in the treatment of adult ADHD patients

with comorbid cocaine dependence. Exp Clin Psychopharmacol 10: 286–294.
Sobanski E, Alm B et al. (2007). Methylphenidatbehandlung bei erwachsenen Patienten mit Aufmerksamkeitsdefizit-/Hyperaktivitätsstörung (ADHS). Bedeutung von Störungssubtyp und psychiatrischer Komorbidität. Nervenarzt 78: 328–337.
Spencer T, Wilens TE et al. (1995). A double-blind, cross-over comparison of methylphenidate and placebo in adults with childhood onset attention deficit hyperactivity disorder. Arch Gen Psychiatry 52: 434–443.
Spencer T, Biederman J et al. (1998). Effectiveness and tolerability of tomoxetine in adults with attention-deficit hyperactivity disorder. Am J Psychiatry 155(5): 693–695.
Spencer T, Biederman J et al. (2001). Efficacy of a mixed amphetamine salts compound in adults with attention-deficit/hyperactivity disorder. Arch Gen Psychiatry 58(8): 784–5.
Spencer T, Biederman J et al. (2005). A large double-blind randomized clinical trial of methylphenidate in the treatment of adults with attention-deficit/hyperactivity disorder. Biol Psychiatry 57(5): 456–63.
Spencer T, Faraone SV et al. (2006) Atomoxetine and adult attention-deficit/hyperactivity disorder: the effect of comorbidity. J Clin Psychiatry 67 (3): 415-420
Taylor FB & Russo J (2000). Efficacy of modafinil compared to dextroamphetamine for the treatment of attention deficit hyperactivity disorder in adults. J Child Adolesc Psychopharmacol 10(4): 311–20.
Upadhyaya Himanshu P (2007). Managing attention-deficit/hyperactivity disorder in the presence of substance use disorder. J Clin Psychiatry 68 (Suppl. 11): 23–30.
Weiss M, Hechtmann L et al. (2006). A randomized double-blind trial of paroxetine and/or dextroamphetamine and problem-focused therapy for attention-deficit/hyperactivity disorder in adults. J Clin Psychiatry 67(4): 611–619.
Weisler RH, Biederman J et al. (2006). Mixed amphetamine salts extended-release in the treatment of adult ADHD: a randomized, controlled trial. CNS Spectr 11(8): 625–39.
Wender PH, Reimherr FW et al. (1985). A controlled study of methylphenidate in the treatment of attention deficit disorder, residual type in adults. Am J Psychiatry 142: 547–552.
Wender PH & Reimherr F (1990). Bupropion treatment of attention-deficit/hyperactivity disorder in adults. Am J Psychiatry 47: 1018–1020.
Wernicke JF et al. (2002). Safety profile of atomoxetine in the treatment of children and adolescents with ADHD. J Clin Psychiatry 63(12): 50–55.
Wilens TE, Biederman J et al. (1996). Six-week, double-blind, placebo-controlled study of desipramine for adult attention-deficit hyperactivity disorder. Am J Psychiatry 153(9): 1147–53.
Wilens TE, Biederman J et al. (1999). A pilot controlled clinical trial of ABT-418, a cholinergic agonist, in the treatment of adults with attention deficit hyperactivity disorder. Am J Psychiatry 156: 1931–1937.
Wilens TE & Spencer TJ (2001). A controlled clinical trial of bupropion for attention deficit hyperactivity disorder in adults. Am J Psychiatry 158: 282–288.
Wilens TE (2004). Impact of ADHD and its treatment on substance abuse in adults. J Clin Psychiatry 65 (Suppl. 3): 38–47.
Wilens TE, Haight BR et al. (2005). Bupropion XL in adults with attention-deficit/hyperactivity disorder: a randomized, placebo-controlled study. Biol Psychiatry 57: 793–801.
Wilens TE, Zusman RM et al. (2006). An open-label study of the tolerability of mixed amphetamine salts in adults with attention-deficit/hyperactivity disorder and treated primary essential hypertension. J Clin Psychiatry 67(5): 696–702.
Wilson JJ & Levin FR (2005). Attention-deficit/hyperactivity disorder and early-onset substance use disorders. J Child Adolesc Psychpharmacol 15: 751–763.

29 Verhaltenstherapie bei Kindern und Jugendlichen

Tanja Wolff Metternich und Manfred Döpfner

Verhaltenstherapeutische Interventionen stellen innerhalb der multimodalen Behandlung der ADHS die am besten evaluierten und somit zentralen psychosozialen Behandlungskomponenten dar. Die verhaltenstherapeutische Behandlung von Kindern und Jugendlichen mit ADHS wird daher in allen aktuellen Behandlungsleitlinien empfohlen (American Academy of Child and Adolescent Psychiatry 2007; Döpfner et al. 2007b, 2009c; Taylor et al. 2004). Es bietet sich an, verhaltenstherapeutische Interventionen danach zu unterscheiden, wer im Mittelpunkt der Interventionen steht. Tabelle 29.1 zeigt eine Übersicht über eltern- und familienzentrierte, kindergarten- und schulzentrierte sowie patientenzentrierte verhaltenstherapeutische Behandlungsbausteine.

Den *familien-, kindergarten- und schulzentrierten Behandlungsansätzen* liegt ein Modell von der Entwicklung negativ-kontrollierender Interaktionen *(coercive interactions)* zugrunde, das ursprünglich in der Arbeitsgruppe von Patterson (1982) zur Erklärung der Entwicklung aggressiver Verhaltensweisen erarbeitet und von Barkley (1981) auf Kinder mit ADHS angewandt wurde. Es geht davon aus, dass durch diese negativ-kontrollierenden Interaktionen expansives Problemverhalten aufgebaut wird. Abbildung 29.1 zeigt dieses Modell eines Teufelskreises, in den die Bezugspersonen eines expansiv auffälligen Kindes nahezu zwangsläufig geraten.

Kinder mit einer Aufmerksamkeitsstörung und erhöhter Impulsivität beachten häufig an sie gestellte Aufforderungen nicht. Die Bezugspersonen (z. B. die Eltern) wiederholen dann die Aufforderung mehrfach. Dennoch kommt das aufmerksamkeitsgestörte und impulsive Kind der Aufforde-

Tab. 29.1: Interventionsformen bei hyperkinetischen und oppositionellen Verhaltensstörungen

Interventionsmodus	Intervention

Patientenzentriert	• Psychoedukation des Patienten
	• Spieltraining
	• Kognitive Therapie
	   – Konzentrations-/Selbstinstruktionstraining
	   – Selbstmanagementtraining
	• Soziales Kompetenztraining, Ärgerkontrolltraining
	• Neurofeedback

Eltern- und familienzentriert	• Psychoedukation der Eltern • Elterntraining (Eltern-Kind-Therapie) • Eltern-Jugendlichen-Kommunikationstraining
Kindergarten-/schulzentriert	• Psychoedukation der Erzieher/Lehrer • Intervention in Kindergarten/Schule

V Therapien

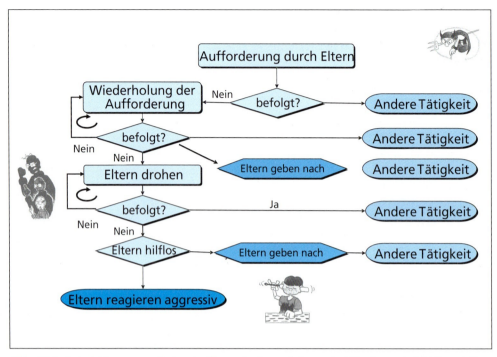

Abb. 29.1: Entwicklung negativ-kontrollierender Interaktionen bei Kindern mit ADHS nach Barkley (1981) modifiziert von Döpfner et al. (2007)

rung häufig nicht nach. Sollte es doch einmal die Aufforderung befolgen, wird dies im Alltagsgeschehen von der Bezugsperson oft nicht weiter beachtet. Sie empfinden die Erfüllung als Selbstverständlichkeit oder müssen einfach einer anderen Tätigkeit nachkommen. Kommt das Kind der Aufforderung weiterhin nicht nach, erhält es weitere, wenn auch negative Aufmerksamkeit durch die Bezugsperson. Schließlich eskaliert die Auseinandersetzung und die Bezugsperson droht meist sehr impulsiv; das Kind kommt solchen Aufforderungen weiterhin nicht nach, die Bezugsperson ist schließlich gänzlich ratlos, reagiert unkontrolliert aggressiv oder gibt einfach auf. Beide Ausgänge der Situation führen dazu, dass unaufmerksames, impulsives, hyperaktives und unkooperatives Verhalten des Kindes in der Folge eher noch zunehmen.

Gibt die Bezugsperson nach, dann wird dieses expansive Verhalten des Kindes (negativ) verstärkt, d. h. das Kind lernt, dass es sich durch expansive Verhaltensweisen unangenehmen Anforderungen erfolgreich zumindest kurzfristig entledigen kann. Bei verbal oder körperlich aggressiven Reaktionen der Bezugsperson lernt das Kind am Verhaltensmodell der Bezugsperson Aggression als eine Möglichkeit zur Konfliktlösung kennen. Die Wahrscheinlichkeit, dass das Kind bei einem eigenen Konflikt (z. B. mit Gleichaltrigen) einen aggressiven Lösungsweg wählt, erhöht sich. Derartige Teufelskreise sollen durch familien-, kindergarten- und schulzentrierte Bausteine aufgebrochen werden.

Patientenzentrierte Interventionen setzen an verschiedenen Defiziten eines Kindes mit ADHS an und versuchen, die entsprechenden Fähigkeiten aufzubauen. Als zentrale Defizite sind hier die Störungen der Aufmerksamkeit und Impulskontrolle, Einschränkungen in den exekutiven Funktionen sowie die mangelnde Selbstregulation zu nennen, die durch Spieltrainings, kognitive Therapien oder soziale Kompetenz- und Ärgerkontrolltrainings vermindert werden sollen. Auch das Neurofeedback (vgl. Kapitel 31) ist ein verhaltenstherapeutisches Verfahren, das letztendlich auf den Prinzipien der operanten Konditionierung beruht.

Grundlagen verhaltenstherapeutischer Interventionen sind psychoedukative Maßnahmen, die sich auf den Patienten selbst oder seine Bezugspersonen konzentrieren können (vgl. Kapitel 24). In der Psychoedukation wird über Informationen sowie verhaltenstherapeutisch basierte kognitive Interventionen ein grundlegendes Störungskonzept aufgebaut und ein Behandlungsplan entwickelt und es werden grundlegende Verhaltensregeln zur Verminderung der Symptomatik erarbeitet.

Neben den in Tab. 29.1 aufgelisteten Interventionen, die auf die Verminderung der Kernsymptomatik von ADHS sowie weiterer expansiver Störungen (z. B. aggressives Verhalten) abzielen, sind häufig weitere verhaltenstherapeutische Interventionen indiziert, die auf die Reduktion assoziierter Störungen zielen, z. B. soziale Kompetenztrainings bei sozialen Ängsten, Expositionstherapien bei anderen Angststörungen und bei Zwangsstörungen, Reaktionsumkehr bei Tic- und Tourette-Störungen, kognitive Therapie und Aktivitätssteigerungen bei Depressionen, um nur einige zu nennen. Daneben sind häufig auch Übungsbehandlungen indiziert, die auf die Verminderung von häufig auftretenden umschriebenen Entwicklungsstörungen zielen und die häufig ebenfalls verhaltenstherapeutische Techniken integrieren.

29.1 Interventionen in der Familie und im Kindergarten oder in der Schule

Dysfunktionale Interaktionsmuster zwischen den Bezugspersonen und dem Kind, wie im Teufelskreismodell beschrieben (siehe Abb. 29.1), werden bei Interventionen in der Familie und im Kindergarten/Schule identifiziert und sollen in der Folge vermindert werden. Folgende vier Strategien kommen dabei vornehmlich zum Einsatz:

- der Aufbau positiver Erzieher-/Lehrer-/Eltern-Kind-Interaktionen,
- die Strukturierung problematischer Situationen,
- die Anwendung positiver Verstärkung zur Verminderung umschriebener Verhaltensprobleme sowie
- der gezielte Einsatz negativer Konsequenzen bei nicht ausreichendem Erfolg positiver Konsequenzen.

Für den deutschsprachigen Raum liegt das *Therapieprogramm für Kinder mit hyperkinetischem und oppositionellem Problemverhalten* (THOP; Döpfner et al. 2007a) vor. Es handelt sich um ein multimodales Interventionsprogramm; je nach individueller Problemkonstellation können verhaltenstherapeutische Interventionen in der Familie, im Kindergarten bzw. in der Schule und beim Kind selbst mit medikamentösen Interventionen kombiniert werden. Das Programm kann zur Behandlung von Kindern im Alter von drei bis etwa zwölf Jahren angewendet werden. Im Rahmen der Kölner Multimodalen Therapiestudie bei Kindern mit hyperkinetischen Störungen wurde das Programm entwickelt (Döpfner et al. 2004).

THOP setzt sich aus zwei Teilprogrammen zusammen:

V Therapien

- dem *Eltern-Kind-Programm*, bei dem der Fokus auf der Verminderung von hyperkinetischen und oppositionellen Verhaltensstörungen in der Familie liegt; Eltern und Kind werden hier angeleitet, Problemsituationen in der Familie zu bewältigen;
- den *Interventionen im Kindergarten bzw. in der Schule*, bei denen hyperkinetische und oppositionelle Verhaltensstörungen in diesen Lebensbereichen vermindert werden sollen.

Das Eltern-Kind-Programm setzt sich aus 21 Behandlungsbausteinen zusammen. Zwei Interventionsformen sind hier miteinander verknüpft: die familienzentrierten und die kindzentrierten Interventionen. Die familien- und die kindzentrierten Interventionen jedes Therapiebausteins beziehen sich aufeinander und können miteinander kombiniert werden. Die Arbeit mit den Eltern steht bei den familienzentrierten Interventionen im Mittelpunkt; das Kind wird je nach Behandlungsbaustein, Problematik und Alter unterschiedlich stark einbezogen. Bei den kindzentrierten Interventionen des Eltern-Kind-Programmes steht die therapeutische Arbeit mit dem Kind im Mittelpunkt, die Eltern werden jedoch auch hier teilweise einbezogen. Die 21 Therapiebausteine des Eltern-Kind-Programmes gruppieren sich zu sechs Themenkomplexen, die in Tab. 29.2 aufgelistet sind. THOP ist als Einzeltherapie konzipiert, der Elternteil von THOP kann aber auch in Elterngruppen durchgeführt werden.

Auf der Grundlage von THOP wurden *Selbsthilfe- und Präventionsprogramme* entwickelt. Das Selbsthilfebuch „Wackelpeter & Trotzkopf" vermittelt Bezugspersonen die wichtigsten Informationen zum Störungsbild und gibt konkrete Anleitungen zur Umsetzung von Interventionen in der Familie (Döpfner et al. 2006). Das Präventionsprogramm für Expansives Problemverhalten, PEP (Plück et al. 2006) wurde zur Prävention von externalen Verhaltensauffälligkeiten vor allem im Kindergartenalter entwickelt, eignet sich aber auch zum Einsatz bei Schulkindern. PEP setzt sich aus einem Eltern- und einem Erzieherprogramm zusammen, die jeweils in Eltern- und Erziehergruppen durchgeführt werden. Die bis zu elf Sitzungen dauern bis zu zwei Stunden. Eltern und Erzieherinnen werden konkrete Strategien vermittelt und positive Interaktionen mit dem Kind werden schrittweise in den Alltag eingebaut.

Das *Therapieprogramm für Jugendliche mit Selbstwert-, Leistungs- und Beziehungsstörungen* (SELBST) kann für Jugendliche mit ADHS-Symptomatik eingesetzt werden. Obwohl der Schwerpunkt von SELBST auf patientenzentrierten Interventionen liegt, werden eltern- und schulzentrierte Interventionen in diesem Programm ebenfalls integriert. SELBST ist in fünf Bände unterteilt, in denen Grundlagen der Selbstmanagementtherapie bei Jugendlichen (SELBST-Grundlagen, Walter et al. 2007), Leistungsprobleme (Walter & Döpfner 2008), Familienprobleme (in Vorbereitung), Gleichaltrigenprobleme (in Vorbereitung) und Selbstwertprobleme (in Vorbereitung) thematisiert werden.

Der Band SELBST-Leistungsprobleme fokussiert die Behandlung von Jugendlichen mit Leistungsproblemen, die nicht allein durch Begabungsdefizite wie Intelligenzminderungen oder Teilleistungsstörungen erklärt werden können und ist damit für Jugendliche mit ADHS geeignet, die auch Leistungsprobleme in der Schule oder am Arbeitsplatz haben. Schwerpunktmäßig wird hier mit den Jugendlichen gearbeitet (s. u.), doch dienen die eltern- und schulzentrierten Interventionen dazu, den Jugendlichen bei der von ihm angestrebten Problembewältigung und Verhaltensänderung zu unterstützen. Dies gilt insbesondere für zwei Module, die bei der Behandlung der typischen Probleme von Jugendlichen mit ADHS meist auch im Zentrum stehen:

Tab. 29.2: Bausteine des Therapieprogramms für Kinder mit hyperkinetischem und oppositionellem Problemverhalten (THOP)

Problemdefinition, Entwicklung eines Störungskonzeptes und Behandlungsplanung
• Definition der Verhaltensprobleme des Kindes • Erarbeitung der Elemente eines gemeinsamen Störungskonzeptes • Entwicklung eines gemeinsamen Störungskonzeptes Behandlungsziele und Behandlungsplanung
Förderung positiver Eltern-Kind-Interaktionen und Eltern-Kind-Beziehungen
• Fokussierung der Aufmerksamkeit auf positive Erlebnisse mit dem Kind • Aufbau positiver Spielinteraktionen
Pädagogisch-therapeutische Interventionen zur Verminderung von impulsivem und oppositionellem Verhalten
• Entwicklung effektiver Aufforderungen • Soziale Verstärkung bei Beachtung von Aufforderungen • Soziale Verstärkung bei nicht störendem Verhalten • Aufbau wirkungsvoller Kontrolle • Natürliche negative Konsequenzen
Tokensysteme, Response-Cost und Auszeit
• Aufbau von Token-Systemen • Anpassung von Token-Systemen • Verstärker-Entzugs-Systeme (Wettkampf um lachende Gesichter) • Auszeit
Interventionen bei spezifischen Verhaltensproblemen
• Spieltraining • Selbstinstruktionstraining • Selbstmanagement • Bewältigung von Verhaltensproblemen bei den Hausaufgaben • Bewältigung von Verhaltensproblemen in der Öffentlichkeit
Stabilisierung der Effekte
• Selbstständige Bewältigung von zukünftigen Verhaltensproblemen

- Bei den Interventionen zur Vermittlung planerischer Fertigkeiten und Lernstrategien, die durchgeführt werden, wenn Probleme in der Lernorganisation und im Lernverhalten vorliegen. Hier werden gemeinsam mit Eltern und häufig auch Lehrern Interventionen entworfen, die den Jugendlichen bei seiner Lernorganisation unterstützen (Erinnerungen geben, Verstärkung von angemessenem Lernverhalten).

- Bei Interventionen zur Verbesserung der Mitarbeit im Unterricht und vor Störverhalten, die durchgeführt werden, wenn die schulische Mitarbeit defizitär ist oder Störverhalten im Unterricht auftreten. Hier werden vor allem mit den Lehrer unter Einbeziehung des Jugendlichen Strategien zur Rückmeldung von angemessenem und unangemessenem Verhalten erarbeitet.

V Therapien

Die weiteren Bände von SELBST können zur Therapie der vor allem im Jugendalter häufig koexistierenden Probleme und Störungen eingesetzt werden. Eltern- und familienzentrierte Interventionen stehen vor allem im Band SELBST-Familienprobleme im Zentrum, der die Verminderung von ausgeprägten Beziehungsstörungen zwischen Jugendlichen und Eltern zum Ziel hat, die sich zumeist als chronifizierte Konflikte und Streitigkeiten äußern und sehr häufig bei Jugendlichen mit ADHS auftreten. Dabei werden folgende Bausteine eingesetzt:

- Thematisierung und Veränderung dysfunktionaler Familienkonstellationen (z. B. Parentifizierung, diffuse Generationengrenzen, Sündenbockzuweisung, Bildung von starren Koalitionen);
- Stärkung der positiven Beziehungsanteile;
- Korrektur dysfunktionaler Grundannahmen bei Eltern und beim Jugendlichen;
- Kommunikationstraining;
- Familien-Problemlösetraining.

29.2 Patientenzentrierte verhaltenstherapeutische Interventionen

Folgende Verfahren zählen zu den patientenzentrierten verhaltenstherapeutischen Interventionen:

- *Psychoedukation und Interventionen zum Motivationsaufbau*: Kinder können häufig trotz erheblicher Schwierigkeiten in der Alltagsbewältigung und im Umgang mit anderen ihren Leidensdruck nicht formulieren bzw. ihn nicht in Behandlungsmotivation umsetzen. Daher gehen Strategien zur Motivation jeder kindzentrierten Intervention voraus. Dazu wird vom Therapeuten meist mit spielerischen Mitteln eine Beziehung zum Kind aufgebaut, außerdem wird das Kind gezielt über sein Störungsbild und Behandlungsmöglichkeiten informiert und kognitive Interventionen kommen zum Einsatz. Die Therapiegeschichten aus dem THOP-Programm können in dieser Phase genutzt werden. In diesen Therapiegeschichten stellt sich ein Kind mit den typischen Problemen vor und beschreibt seine Erfahrungen mit einer Therapie entsprechend dem THOP-Programm.
- *Konzentrations- und Selbstinstruktionstraining*: Durch diese Trainings sollen die Selbstregulationsfähigkeiten und Strategien zur reflexiven Problemlösung des Patienten aufgebaut bzw. gestärkt werden. So soll ihm eine zunehmend bessere Verhaltenssteuerung ermöglicht werden. Das Training soll den Patienten in die Lage versetzen, anhaltender seine Aufmerksamkeit zu zentrieren, seine Impulse besser zu kontrollieren, Handlungspläne zu entwickeln und zunehmend Aufgaben besser lösen können. Die einzelnen Schritte zur Problemlösung werden durch Signalkarten veranschaulicht. Das Aufmerksamkeitstraining von Lauth & Schlottke (2002) ist das in Deutschland am weitesten verbreitete Programm dieser Art. Das Marburger Konzentrationstraining (Krowatschek 2004) kann sowohl im therapeutischen Kontext, als auch im Schulunterricht eingesetzt werden. Ein Selbstinstruktionstraining ist auch als Baustein im Therapieprogramm THOP enthalten. Abbildung 29.2 zeigt die dabei eingesetzten Selbstinstruktionskarten.
- *Spieltraining*: Für das Vorschulalter sind kognitive Interventionsformen, wie Selbstinstruktionstraining und Selbstmanagement, aufgrund der noch nicht ausreichend entwickelten kognitiven Selbstkontrollfähigkeit, kaum einsetzbar. Für diese Altersgruppe kann das Spieltrai-

29 Verhaltenstherapie bei Kindern und Jugendlichen

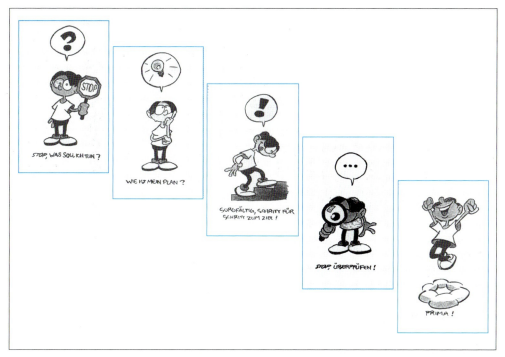

Abb. 29.2: Selbstinstruktionskarten aus dem Therapieprogramm THOP (Döpfner et al. 2007a)

ning sinnvoll sein, das auch Bestandteil des Therapieprogramms THOP ist. Es zielt auf die Steigerung von Spiel- und Beschäftigungsintensität und Ausdauer bei hyperkinetisch auffälligen Kindern im Alter von drei bis sechs Jahren.
- *Soziale Kompetenztrainings* sollen helfen, sozial kompetentes Sozialverhalten bei der Aufnahme und Aufrechterhaltung von sozialen Kontakten und bei der Lösung sozialer Konflikte aufzubauen. Auch oppositionelles Verhalten gegenüber Erwachsenen kann in derartigen Trainings thematisiert werden, sie sind aber vor allem zur Verminderung von gleichaltrigenbezogener Aggression geeignet. Das *Training mit aggressiven Kindern* (Petermann & Petermann 2001) ist das älteste Programm dieser Art und am weitesten verbreitet. Es ist für Kinder im Alter von acht bis 13 Jahren entwickelt worden. Von entscheidender Bedeutung für die Wirksamkeit solcher sozialer Kompetenztrainings ist, dass die Konfliktsituationen aus dem konkreten Alltag des Kindes übernommen und nicht nur standardisierte Konfliktkonstellationen eingeübt werden. Das neu entwickelte *Therapieprogramm für Kinder mit aggressivem Verhalten* (THAV; Görtz-Dorten & Döpfner 2009) konzentriert sich daher besonders auf eine starke Individualisierung. Es ist zudem modular aufgebaut und kombiniert bei entsprechender Indikation soziales Problemlösetraining (wenn Störungen in der sozial-kognitiven Problemlösung vorliegen), mit Ärgerkontrolltraining (wenn Impulse in Konfliktsituationen nicht kontrolliert werden können) und mit einem sozialen Fertigkeitentraining (wenn soziale Fertigkeiten bei der

Anwendung von adäquaten Konfliktlösestrategien fehlen). Diese patientenzentrierten Interventionen werden mit eltern- und schulzentrierten Interventionen kombiniert.

- *Selbstmanagement-Methoden*: Durch Selbstmanagement-Methoden werden Kinder, vor allem Jugendliche, dazu angeleitet, in ihrer natürlichen Umgebung (in der Schule, in der Familie) ihre eigenen Verhaltensprobleme zu beobachten. Sie sollen ihre Probleme bewusster wahrnehmen und sich Teilziele setzen, um angemessene Verhaltensweisen zu entwickeln. Für eine erfolgreiche Situationsbewältigung lernen sie, sich selbst positiv zu verstärken. Das von Walter und Mitarbeitern (Walter et al. 2007; Walter & Döpfner 2008) entwickelte Therapieprogramm für Jugendliche mit Selbstwert-, Leistungs- und Beziehungsstörungen (SELBST) greift den Selbstmanagement-Ansatz aus dem Erwachsenenalter auf. Es eignet sich auch zur Behandlung von Jugendlichen mit ADHS. Besonders das Modul zu Leistungsstörungen kommt bei Jugendlichen mit ADHS häufig zum Einsatz (Walter & Döpfner 2008). Hier werden dysfunktionale, leistungsbezogene Kognitionen und die sich daraus entwickelnde unzureichende Anstrengungsbereitschaft bearbeitet. Der Jugendliche erwirbt im Folgenden planerische Fertigkeiten und Lernstrategien zur Verminderung von Problemen bei der Lernorganisation und im Lernverhalten. Weitere Interventionen zielen auf den Aufbau mangelnder schulischer Mitarbeit und den Abbau von Störverhalten im Unterricht ab. Zusätzlich werden Interventionen zur Verminderung fachbezogenen Wissenslücken durchgeführt.

29.3 Empirische Belege für die Wirksamkeit

Umfeldzentrierte Interventionen

Die von Pelham et al. (1998) und Pelham & Fabiano (2008) vorgelegten Übersichtsarbeiten fassen eine Vielzahl von Studien zusammen, welche die Wirksamkeit von eltern- und familienzentrierten sowie kindergarten- und schulzentrierten Interventionen bei Kindern mit hyperkinetischen Störungen überprüft haben. Auf der Basis der gesamten Literatur zu Wirksamkeitsstudien bewerten sie Elterntrainings sowie Interventionen im Kindergarten und in der Schule als empirisch gut belegte Behandlungsverfahren von Kindern mit ADHS. Bei dieser Bewertung legten sie die Kriterien für den Grad der empirischen Evidenz von Therapien nach Chambless und Mitarbeitern (1998). Eine Therapie gilt danach als *empirisch gut bewährt*, wenn sie sich in empirischen Studien mit guter methodischer Qualität im Vergleich zu einer Placebo- oder Alternativtherapie als überlegen erwiesen hat oder wenn sie ebenso wirkungsvoll wie eine bewährte Alternativtherapie ist. Die Studien müssen zudem von zwei unabhängigen Forschungsgruppen durchgeführt worden sein.

Die Effektstärken lagen für Parallelkontrollgruppenstudien im Median bei d = 0,47 und für Eigenkontrollgruppenstudien bei d = 0,64. Bei Studien mit Stimulanzientherapie werden Effektstärken von bis zu 1,0 erreicht. Die in verhaltenstherapeutischen Studien erzielten Effekte sind damit deutlich, liegen mit Werten im mittleren Bereich allerdings eher unter den Effekten von Stimulanzientherapie. Vergleichbare Ergebnisse zeigt auch die Meta-Analyse von van der Oord und Mitarbeitern (2008).

In der bislang größten Therapiestudie bei Kindern mit hyperkinetischen Störungen, der Multimodal Treatment Study of ADHD (MTA) konnten im Verlauf der verhaltenstherapeutischen die familien-, schul- und patientenzentrierten Interventionen erhebliche Veränderungen sowohl der hyperkinetischen Symptomatik als auch der komorbiden Symptome nachgewiesen werden (MTA Cooperative Group 1999; Conners et al. 2001). In Nachuntersuchungen zeigten sich zu den Messzeitpunkten 24 und 36 Monate weiterhin positive Effekte. Während unmittelbar nach der Behandlung die medikamentöse Behandlung gegenüber den verhaltenstherapeutischen Interventionen noch überlegen war, zeigte sich zum Messzeitpunkt nach 24 Monaten nur noch eine sehr bescheidene Überlegenheit der Behandlung mit Medikation, welche nach 36 Monaten schließlich gar nicht mehr zu beobachten war. Die mit verhaltenstherapeutischen Interventionen Behandelten hatten sich im gleichen Ausmaß positiv entwickelt wie die medikamentös Behandelten (MTA Cooperative Group 2004; Jensen et al. 2007; Swanson et al. 2007).

Im deutschen Sprachraum hat sich die Psychotherapieforschung zu ADHS erst in den letzten Jahren entwickelt. Die bislang größte Studie hierzu ist die Kölner Adaptive Multimodale Therapiestudie, CAMT (Döpfner et al. 2004), bei der ein umfassendes verhaltenstherapeutisches Programm, das Therapieprogramm für Kinder mit Hyperkinetischem und Oppositionellem Problemverhalten (THOP) evaluiert wurde (Döpfner et al. 2007a). In dieser Studie wurden 75 Kinder im Alter von sechs bis zehn Jahren mit der Diagnose einer hyperkinetischen Störung (ICD-10/DSM-IV) ambulant behandelt. Nach einer sechswöchigen Phase der Psychoedukation und des Beziehungsaufbaus wurden die Patienten initial entweder verhaltenstherapeutisch (n = 45) oder medikamentös mit Psychostimulanzien (n = 28) behandelt (bei zwei Kindern wurde nach der initialen Psychoedukation die Behandlung abgebrochen).

Die weiteren Interventionen richteten sich nach dem individuellen Behandlungsverlauf – bei teilweise erfolgreicher Stimulanzientherapie wurde mit Verhaltenstherapie kombiniert, bei nicht erfolgreicher Stimulanzientherapie wurde auf Verhaltenstherapie gewechselt und bei sehr erfolgreicher Stimulanzientherapie wurde keine weitere Therapie durchgeführt (bei initialer Verhaltenstherapie wurden entsprechende Strategien durchgeführt). Dieses Vorgehen erlaubte eine adaptive multimodale Therapie entsprechend dem jeweiligen Therapieverlauf. Insgesamt konnten bis zu fünf Behandlungsphasen mit jeweils sechs Sitzungen mit den Eltern und/oder dem Kind sowie begleitenden Lehrerkontakten durchgeführt werden. Die Abbrecherquote bei dieser Form der multimodalen Therapie war sehr gering (10 %) und die Zufriedenheit der Eltern mit der Behandlung war insgesamt sehr hoch. 28 % der initial mit Verhaltenstherapie (VT) behandelten Kinder wurden aufgrund klinischer Kriterien ergänzend mit Stimulanzien behandelt, weil Verhaltenstherapie nicht hinreichend wirksam war; bei 72 % wurde keine zusätzliche Stimulanzientherapie in der Intensivphase durchgeführt. 60 % der Kinder, die ausschließlich mit VT behandelt wurden, zeigten bei Behandlungsende nur noch minimale Verhaltensauffälligkeiten in der Familie (Döpfner et al. 2004).

Die Langzeitverläufe nach adaptiver multimodaler Therapie werden gegenwärtig publiziert. Eine Nachuntersuchung (1 ½ Jahre nach Therapieende an 56 der 75 Patienten (Döpfner et al. 2009a) zeigte, dass zum Nachuntersuchungszeitpunkt 29 Patienten weiterhin pharmakotherapeutisch behandelt wurden, während 27 Patienten keine Medikamente einnahmen. In beiden Gruppen konnte eine weitgehende Stabilisierung der Therapieeffekte sowohl im Urteil der Eltern als auch der Lehrer belegt werden. In einer weiteren Nachuntersuchung 8 1/2 Jahre nach Behandlungsende konnten grundlegende Informationen von allen 75 ehemaligen Patienten eingeholt

Tab. 29.3: Studien zum Elterntraining im Gruppenformat aus dem Therapieprogramm THOP

Studie	Stichprobe	Intervention	Ergebnisse
Berk & Döpfner (2008)	ADHS (7–12 J) EG: n = 41	• THOP Elterngruppen (10-mal 90 Min.); Klinische Routine	• Prä-Post-Verminderungen von ADHS-Symptomen (Elternurteil), mittlere Effekte • Hohe Zufriedenheit der Eltern
Salbach et al. (2005)	ADHS (7–12 J) • EG: n = 16 • KG: n = 17	• EG: THOP Elterngruppen (10-mal 90 Min.) + Pharmako • KG: Beratung + Pharmako	• Prä-Post-Verminderungen von ADHS-Symptomen in EG • Therapieeffekt im Vergleich zu KG auf Hyperaktivitätsindex; auf anderen Variablen Trends
Lauth et al. (2006)	ADHS • EG1: n = 15, • EG2: n = 15, • EG3: n = 15, • KG: n = 15	• EG1: Aufmerksamkeitstraining (AT) • EG2: THOP (10-mal 50 Min.) • EG3: AT + THOP • KG: Wartekontrolle	• Elternurteil, Kindurteil (ADHS): EG1 = EG2 = EG3 > KG • Lehrerurteil: keine Effekte
Dreiskörner et al. (2006)	ADHS (7–13 J) • EG1: n = 31, • EG2: n = 34, • EG3: n = 15, • KG: n = 16	• EG1: THOP-Elterngr. (15-mal 90 Min.) • EG2: Aufmerksamkeitstraining, Basistraining (AT) (10-mal 90 Min. Kindergr. + 3-mal 90 Min. Elterngr.) • EG3: wie EG2; Basis + Strategietraining • KG: Wartekontrolle	• EG2, EG3 > KG (3 neuropsych. Variablen) • EG2, EG3 = KG Verhalten • EG1 > KG Konzentration, Verhalten Eltern/Lehrer • EG1 > EG2, EG3 (Konzentration, Verhalten)

werden. Weniger als 10 % der Patienten waren zu diesem Zeitpunkt noch in pharmakologischer bzw. psychologischer Behandlung. Hinsichtlich globaler Maße der schulischen und der beruflichen Karriere als auch hinsichtlich der Delinquenzrate zeichnet sich ein überwiegend positives Bild ab. Bei 63 der 75 Patienten konnten Verhaltensauffälligkeiten im Elternurteil erhoben werden. Generell ist dabei eine positive Tendenz zu einer weiteren Verminderung der Verhaltensprobleme in der Gesamtgruppe nachweisbar (Döpfner et al. 2009b).

Ebenfalls in der Kölner Forschungsgruppe wurden die Effekte des Elterntrainings auf der Basis von THOP nach initialen kindzentrierten kognitiven und Selbstmanagement-Interventionen untersucht und Hinweise auf zusätzliche Effekte des Elterntrainings gefunden (Frölich et al. 2002). Weitere Studien, in denen das Elterntraining von THOP im Gruppenformat durchgeführt wurde, zeigen ebenfalls deutliche Effekte (siehe Tab. 29.3). Salbach und Mitarbeiter (2005) publizierten erstmals eine Untersuchung zur Wirksamkeit eines Elterngruppentrainings nach THOP bei Eltern von 16 hyperkinetischen Kindern, die an einem wöchentlich stattfindenden zehnwöchigen Gruppentraining teilnahmen. Die Kinder erhielten zudem eine medikamentöse Behandlung mit Methylphenidat. Als Kontrollgruppe fungierten 17 weitere Kinder mit einer hyperkinetischen Störung. Die Kinder wurden ebenfalls pharmakotherapeutisch behandelt, profitierten von einer Beratung, ihre Eltern nahmen aber nicht an dem Gruppentraining teil. Am Ende des Gruppentrainings zeigte sich bei der Experimentalgruppe eine signifikante Symptomverringerung bezüglich der hyperkinetischen Symptomatik. Diese Verringerung war im Vergleich zur Kontrollgruppe deutlicher, allerdings nicht signifikant. Bei der Prüfung nach dem allgemeinen linearen Modell zeigte sich aber bezogen auf die Variable „Hyperaktivitätsindex" ein signifikanter Unterschied zwischen den beiden Gruppen.

Lauth und Mitarbeiter (2005) verglichen die Effekte von eltern- und kindzentrierten Interventionen bei 60 Kindern (Altersbereich 7;3–12;2 Jahre) mit der Diagnose einer hyperkinetischen Störung. Jeweils 15 Kinder wurden einem kindzentrierten Training, dem Elterntraining aus dem Therapieprogramm THOP im Gruppenformat, einer Kombinationsbehandlung (Kind- und Elterntraining) oder einer Wartekontrollgruppe ohne Behandlung zugewiesen. Im Urteil der Eltern und der Kinder führen alle drei Interventionsformen zu einer bedeutsamen und andauernden Reduktion der ADHS-Symptomatik. Nach Lehrerurteil ändert keine der Behandlungsbedingungen die Störungssymptomatik. Dreiskörner (2006) verglich ebenfalls das Aufmerksamkeitstraining mit dem THOP-Programm im Gruppenformat (15-mal 90 Minuten) unter Routine-Anwendungsbedingungen und konnte nur geringe Effekte beim Aufmerksamkeitstraining, jedoch stärkere Effekte beim THOP-Programm belegen, sowohl was neuropsychologische Parameter der Konzentrationsleistung als auch Eltern- und Lehrereinschätzungen betrifft.

Berk & Döpfner (2008) untersuchten Veränderungen der Symptomatik im Verlauf eines Elterngruppentrainings (10-mal 90 Minuten) und die Zufriedenheit der Eltern mit dieser in der Routineversorgung durchgeführten Therapie. Veränderungen in der Symptomatik wurden im Prä-Post-Vergleich mit dem Fremdbeurteilungsbogen für Hyperkinetische Störungen (FBB-HKS) erhoben. Die globale Elternzufriedenheit und die Zufriedenheit der Eltern mit einzelnen Behandlungsbausteinen wurden mit einem neu entwickelten Zufriedenheitsfragebogen erfasst. Im Urteil der Mütter konnten signifikante Verminderungen der ADHS-Symptomatik nachgewiesen werden. Die Effektstärken weisen auf mittlere Effekte hin. Die Zufriedenheit der Eltern mit dem Elterngruppentraining insgesamt und mit einzelnen Komponenten war hoch.

Die Wirksamkeit einer Eltern-Selbsthilfe-Intervention mit dem Elternbuch Wackelpeter & Trotzkopf (Döpfner et al. 2006), das auf der Basis von THOP entwickelt wurde, wurde in zwei Studien untersucht. Kierfeld & Döpfner (2006) untersuchten erstmals Veränderungen der Symptomatik bei 21 Kindern im Alter von 6 bis 15 Jahren mit der Diagnose einer Aufmerksamkeitsdefizit-/Hyperaktivitätsstörung (ADHS) und/oder einer Störung mit oppositionellem Trotzverhalten aus einer klinischen Inanspruchnahmepopulation. Die Bibliotherapie erstreckte sich über einen Zeitraum von zehn Wochen und beinhaltete die schrittweise Durcharbeitung des Elternbuches. Begleitend fanden mit den Eltern wöchentlich kurze Telefonkontakte (ca. 20 Minuten) statt. Das expansive Verhalten der Kinder nahm in diesem Zeitraum signifikant ab und das Erziehungsverhalten der Eltern konnte gestärkt werden. Die Zufriedenheit mit dem Programm war hoch. Das Angebot einer anschließenden intensiven Therapie nahmen weniger als 20 % in Anspruch.

In einer randomisierten Kontrollgruppenstudie untersuchten anschließend Kierfeld et al. (2008) die Effektivität dieser Selbsthilfeintervention bei 26 Familien mit einem expansiv auffälligen Kind im Alter von drei bis sechs Jahren im Vergleich zu einer Wartekontrollgruppe (22 Kinder). Im Vergleich zur Kontrollgruppe konnte in der Interventionsgruppe eine Verminderung von externalen und internalen Verhaltensauffälligkeiten im Urteil der Mütter sowie eine Verminderung dysfunktionaler Erziehungspraktiken belegt werden.

Das Präventionsprogramm für Expansives Problemverhalten (PEP) (Plück et al. 2006) wurde auf der Grundlage von THOP hauptsächlich zur indizierten Prävention bei Kindern im Kindergartenalter entwickelt, die bereits expansive Verhaltensauffälligkeiten zeigen. Das Training besteht aus zehn 90- bis 120-minütigen wöchentlichen Sitzungen, an denen 5–6 Teilnehmer teilnehmen. PEP richtet sich schwerpunktmäßig an die Eltern und Erzieherinnen drei- bis sechsjähriger als expansiv auffällig indizierter Kinder. In einer randomisierten Kontrollgruppenstudie (Hanisch et al. 2006) wurden zunächst Kinder mit expansiven Verhaltensauffälligkeiten über ein Screening systematisch erfasst. Von 60 drei- bis sechsjährigen Kindern nahmen sowohl die Erzieherinnen als auch die Mütter am PEP-Training teil. 65 Kinder dienten als nicht behandelte Kontrollgruppe. Erhoben wurden das Erziehungsverhalten der Mütter und das kindliche Problemverhalten aus Sicht der Mütter und der Erzieherinnen. Nach der Intervention zeigten sich in der Interventionsgruppe eine Verminderung des Problemverhaltens und eine Verbesserung des elterlichen Erziehungsverhaltens. In der Interventions- nicht aber in der Kontrollgruppe nahm aber der Anteil an Familien deutlich ab, die zu Beginn der Studie über unterdurchschnittlich gute Erziehungskompetenzen verfügten. Die Veränderungen von Erziehungs- und Problemverhalten wiesen eine signifikant gleichsinnige Korrelation auf.

In zwei nachfolgenden Studien wurden die Wirksamkeit des PEP-Elterntrainings und des PEP-Erziehertrainings in der Routineanwendung überprüft. Hautmann und Mitarbeiter (2008) trainierten 59 Mitarbeiter aus 37 beratenden Einrichtungen in einer zweitägigen Schulung in der Durchführung des PEP-Elterntrainings. In einem Eigenkontrollgruppen-Design wurden zwei Prä-Messungen durchgeführt, zum einen drei Monate, zum anderen unmittelbar vor der Intervention (Wartekontrollphase). Messungen nach der Intervention fanden direkt im Anschluss an das Training sowie drei Monate später statt. In die Studie gingen Familien ein, die in 37 verschiedenen Einrichtungen der psychosozialen Versorgung vorstellig wurden. Insgesamt lagen von 198 Familien-Fragebögen zu allen drei Messzeitpunkten vor. In der Wartekontrollphase vor dem Training konnten – wenn auch nicht durchgängig – bei einigen der erhobenen Erlebens- und Verhaltensbereiche Veränderungen über die Zeit ermittelt werden. Wenn solche auftraten, handelte es sich durchgängig um eine Abnahme der Symptomatik. Unmittelbar nach dem Training konnte bei allen Variablen eine Abnahme der Verhaltensauffälligkeiten ermittelt werden. Hier lagen die Effektstärken im niedrigen bis mittleren Bereich. Im Vergleich zur Wartephase konnten die Verhaltensauffälligkeiten des Kindes während der Therapie stärker vermindert und das Erziehungsverhalten stärker verändert werden. Insgesamt belegt die Studie eine gute Wirksamkeit der Elternkomponente von PEP unter Bedingungen der Routineversorgung.

In einer weiteren Studie wurden die Effekte des PEP-Erzieherinnentrainings unter den Bedingungen der Routineanwendung überprüft (Plück et al., in Vorbereitung). Erste Auswertungen deuten darauf hin, dass sich in einem parallelen Eigenkontrollgruppen-Design geringe Zeiteffekte in der Wartekontrollphase und deutliche Interventionseffekte in der Interventionsphase im Urteil der Kindergarten-Erzieherinnen nachweisen lassen.

Insgesamt belegen diese Studien zur Kurz- und Langzeitwirksamkeit von THOP sowie der von dem Therapieprogramm abgeleiteten Interventionen – dem Eltern-Selbsthilfeprogramm Wackelpeter & Trotzkopf und dem Präventionsprogramm PEP – dass diese Interventionen bei der Verminderung expansiver Verhaltensauffälligkeiten von Kindern wirkungsvoll sind und dass die Elternkomponenten auch zu einer günstigen Veränderung des Erziehungsverhaltens der Eltern beitragen. Weitere Studien und Analysen werden folgen und die Mediatoren- und Moderatoreneffekte untersuchen sowie die Anwendung in der klinischen Routineversorgung weiter überprüfen.

Die meisten Studien zur Überprüfung von umfeldzentrierten Interventionen wurden bei Kindern mit ADHS vom kombinierten Subtyp durchgeführt. Pfiffner (2007) entwickelte ein multimodales verhaltenstherapeutisches Interventionsprogramm für Kinder vom primär unaufmerksamen Subtyp, das schulzentrierte Interventionen (Lehrerberatung, Verstärkersystem, Strukturierung), elternzentrierte Interventionen (Gruppen-Elterntraining) und kindzentrierte Intervention (Organisationsfertigkeiten, Hausaufgabentraining, soziale Kompetenzen) umfasste. In Eltern- und Lehrerbeurteilungen ließen sich durch das Programm Unaufmerksamkeit und verlangsamtes kognitives Tempo vermindern sowie organisatorische Fertigkeiten verbessern. Diese Effekte stabilisierten sich in einer 3- und 5-monatigen Nachuntersuchung. Insgesamt konnten starke Effekte erzielt werden und 55 % der Patienten normalisierten sich im Verlauf der Behandlung bezüglich Unaufmerksamkeit (im Vergleich zu 27 % in der Kontrollgruppe).

Patientenzentrierte Interventionen

Internationale Studien konnten die Wirksamkeit von *Konzentrations- und Selbstinstruktionstrainings* bei hyperkinetischen Störungen nicht überzeugend nachweisen (vgl. Abikoff 1987; Pelham & Fabiano 2008). Pelham & Fabiano (2008) konnten für keine patientenzentrierte Methode eine hinreichende Evidenzbasierung belegen. Daher werden diese Verfahren auch in internationalen Leitlinien nicht als Behandlungsoption empfohlen. Im deutschen Sprachraum ließen sich teilweise positive Ergebnisse nachweisen (Lauth et al. 1996, 2005). Lauth et al. (2005) verglichen die Effekte eines Aufmerksamkeitstrainings mit den Effekten von THOP und einer Kombinationsbehandlung aus beiden Ansätzen und konnten keine differentiellen Effekte bei diesen Ansätze finden. Dreiskörner (2006) verglich ebenfalls das Aufmerksamkeitstraining mit dem THOP-Programm unter Routine-Anwendungsbedingungen und konnte nur geringe Effekte beim Aufmerksamkeitstraining und stärkere Effekte beim THOP-Programm belegen. Die Wirksamkeit einzelner Behandlungskomponenten des Spieltrainings, das Bestandteil des Therapieprogramms THOP ist, konnte in einem einzelfallanalytischen Vorgehen bei Vorschulkindern belegt werden (Döpfner & Sattel 1992).

Für das Jugendalter erwies sich in der Übersichtsarbeit von Pelham & Fabiano (2008) eine Kombination aus Problemlöse- und Kommunikationstraining als möglicherweise wirksam (Barkley et al. 1992, 2001). Dieser Ansatz ist mit SELBST-Familienprobleme (in Vorbereitung) vergleichbar. Insgesamt liegen weitaus weniger Studien zur Behandlung von ADHS im Jugendalter vor. So wurden auch relativ wenige Untersuchungen zur Wirksamkeit von *Selbstmanagement-Methoden* durchgeführt. Durch Selbstmanagement in Verbindung mit Selbstinstruktion im Rahmen des THOP-Programms konnten Froelich und Mitarbeiter (2002) bei Kindern die hyperkinetische und oppositionelle Symptomatik sowohl im Eltern- als auch im Lehrerurteil im Vergleich zu einer Wartezeit verringern. Das Modul Leistungsprobleme aus dem Therapieprogramm für Jugendliche mit Selbstwert-, Leistungs- und Beziehungsstörungen (SELBST) wurde anhand einer Einzelfallstudie bei einem Jugendlichen mit hyperkinetischer Störung in seiner Wirksamkeit dargestellt (Walter & Döpfner 2007) und in einem Eigenkontrollgruppen-Design bei zehn Jugendlichen (davon sechs mit der Diagnose hyperkinetische Störung) belegt (Walter & Döpfner 2006).

Klingberg et al. (2005) untersuchten die Wirksamkeit eines Arbeitsgedächtnistrainings bei Kindern mit ADHS im Alter von 7 bis 12 Jahren. Im Vergleich zu einem unspezifischen Vergleichsprogramm konnte bei einem Training von zumindest 20 Trainingstagen auf mehreren neuropsychologischen Parametern Verbesserungen erzielt werden und auch im Elternurteil, nicht aber im Urteil der Lehrer ließen sich signifikante Verbesserungen der ADHS-Symptome erzielen.

29.4 Ausblick

Mit Elterntrainings und Interventionen im Kindergarten bzw. in der Schule liegen bereits gut etablierte und in ihrer Wirksamkeit überprüfte verhaltenstherapeutische Interventionen zur Behandlung von Kindern mit ADHS vor. Sowohl Präventions- als auch Selbsthilfeprogramme, die auf dieser Grundlage entwickelt wurden, haben sich empirisch gut bewährt und sollten im größeren Stil eingesetzt werden. Eine weitere vielversprechende, evidenzbasierte und in den USA bereits eingesetzte Methode sind gleichaltrigenzentrierte Interventionen im Rahmen von Sommercamps. Diese Interventionsform könnte im Rahmen von Ganztagsbeschulung und Ferienprogrammen möglicherweise auch in Europa an Bedeutung gewinnen. Im Bereich patientenzentrierter Interventionen erscheint weitere Forschung notwendig. Das gleiche gilt für Neurofeedback-Verfahren, die ebenfalls eine verhaltenstherapeutische Technik darstellen (vgl. Kapitel 31). Für das Kindesalter müssen insbesondere Methoden näher untersucht werden, die stark individualisiert versuchen, Gelerntes in den eigenen Alltag zu integrieren. Im Jugendalter erscheinen an die jeweilige Problemantik angepasste Selbstmanagement-Verfahren wie auch gezielte Problemlöse- und Kommunikationstrainings, die auf die Verminderung familiärer Konflikte abzielen, als erfolgversprechende Methoden, die weiter beforscht werden sollten.

Literatur

Abikoff H (1987). An evaluation of cognitive behavior therapy for hyperactive children. In: Lahey BB & Kazdin AE (Eds.). Advances in clinical child psychology 10: 171–216. New York: Plenum.

American Academy of Child and Adolescent Psychiatry (2007). Practice Parameters for the assessment and treatment of children and adolescents with Attention-Deficit/Hyperactivity Disorder. J Amer Acad Child Adolesc Psychiatry 46: 894–921.

Barkley RA (1981). Hyperactive children. A handbook for diagnosis and treatment. New York: Guilford Press.

Barkley RA, Guevremont DG, Anastopoulos AD & Fletcher KF (1992). A comparison of three family therapy programs for treating family conflicts in adolescents with attention deficit hyperactivity disorder. J Cons Clin Psychology 60: 450–462.

Barkley RA, Edwards G, Laneri M, Fletcher K & Melevia L (2001). The efficacy of problem-solving communication training alone, behavior management alone, and the combination for parent-adolescent conflict in teenagers with ADHD and ODD. J Cons Clin Psychology 69: 926–941.

Berk E & Döpfner M (2008). Zufriedenheit der Eltern mit Elterngruppentherapie in der klinischen Routineversorgung auf der Grundlage des Therapieprogramms THOP (eingereicht zur Publikation).

Chambless DL, Baker MJ, Baucom DH, Beutler LE, Calhoun KS, Crits-Christoph P, Daiuto A, DeRubeis R, Detweiler J, Haaga DAF, Johnson SB, McCurry S, Mueser KT, Pope KS, Sanderson WC, Shoham V, Stickle T, Williams DA & Woody SR (1998). Update on empirically validated therapies II. The Clinical Psychologist 51: 3–15.

Conners CK, Epstein JN, March JS, Angold A, Wells KC, Klaric J, Swanson JM, Arnold LE, Abikoff HB, Elliott GR, Greenhill LL, Hechtman L, Hinshaw SP, Hoza B, Jensen PS, Kraemer HC, Newcorn JH, Pelham WE, Severe JB, Vitiello B & Wigal T (2001). Multimodal treatment of ADHD in the MTA: an alternative outcome analysis. J Amer Acad Child Adolesc Psychiatry 40: 159–167.

Döpfner M & Sattel H (1992). Verhaltenstherapeutische Interventionen bei hyperkinetischen Störungen im Vorschulalter. Zeitschrift für Kinder- und Jugendpsychiatrie 19: 254–262.

Döpfner M, Breuer D, Schürmann S, Wolff Metternich T, Rademacher C & Lehmkuhl G (2004). Effectiveness of an adaptive multimodal treatment in children with Attention Deficit Hyperactivity Disorder – global outcome. Eur Child & Adolesc Psychiatry 13 (Suppl. 1): I/117–I/129.

Döpfner M, Schürmann S & Lehmkuhl G (2006). Wackelpeter & Trotzkopf. Hilfen für Eltern bei hyperkinetischem und oppositionellem Verhalten, 3. Aufl. Weinheim: Beltz.

Döpfner M, Schürmann S & Frölich J (2007a). Therapieprogramm für Kinder mit hyperkinetischem und oppositionellem Problemverhalten (THOP), 4. Aufl. Weinheim: Beltz.

Döpfner M, Lehmkuhl G, Schepker R & Frölich J (2007b). Hyperkinetische Störungen (F90). In. Deutsche Gesellschaft für Kinder- und Jugendpsychiatrie Psychosomatik und Psychotherapie, Bundesarbeitsgemeinschaft Leitender Klinikärzte für Kinder- und Jugendpsychiatrie Psychosomatik und Psychotherapie & Berufsverband der Ärzte für Kinder- und Jugendpsychiatrie Psychosomatik und Psychotherapie (Hrsg.). Leitlinien zur Diagnostik und Therapie von psychischen Störungen im Sauglings-, Kindes- und Jugendalter, 3. Aufl. Köln: Deutscher Ärzte Verlag, S. 239–254.

Döpfner M, Wolff Metternich T, Schürmann S, Rademacher C, Breuer D & Lehmkuhl G (2009a). Follow-up of an adaptive multimodal treatment in children with Attention Deficit Hyperactivity Disorder (submitted for publication).

Döpfner M, Wolff Metternich T, Schürmann S, Rademacher C, Breuer D & Lehmkuhl G (2009b). 8 year follow-up of an adaptive multimodal treatment in children with Attention Deficit Hyperactivity Disorder (submitted for publication).

Döpfner M, Frölich J & Lehmkuhl G (2009c). Aufmerksamkeitsdefizit-/Hyperaktivitätsstörungen (ADHS). Leitfaden Kinder und Jugendpsychotherapie, Band 1, 2. Aufl. Göttingen: Hogrefe.

Dreiskörner T (2006). Wirksamkeit verhaltenstherapeutischer Gruppenprogramme bei Kindern mit Aufmerksamkeitsdefizit-/Hyperaktivitätsstörungen (ADHS). Kindheit und Entwicklung 15: 255–266.

Frölich J, Döpfner M & Lehmkuhl G (2002). Effects of combined cognitive behavioural treatment with parent management training in ADHD. Behav Cogn Psychother 30: 111–115.

Görtz-Dorten A & Döpfner M (2009). Therapieprogramm für Kinder mit aggressivem Verhalten (THAV). Göttingen: Hogrefe.

Hanisch C, Plück J, Meyer N, Brix G, Freund-Braier I, Hautmann C & Döpfner M (2006). Kurzzeiteffekte des indizierten Präventionsprogramms für Expansives Problemverhalten (PEP) auf das elterliche Erziehungsverhalten und auf das kindliche Problemverhalten. Ztschr Klin Psychol Psychother 35: 117–126.

Hautmann C, Hanisch C, Mayer I, Plück J & Döpfner M (2008). Effectiveness of the prevention program for externalizing problem behaviour (PEP) in children with symptoms of attention-deficit/hyperactivity disorder and oppositional defiant disorder – generalization to the real world. J Neural Transmission 115: 363–370.

Jensen PS, Arnold LE, Swanson JM, Vitiello B, Abikoff HB, Greenhill LL, Hechtman L, Hinshaw SP, Pelham WE, Wells KC, Conners CK, Elliott GR, Epstein JN, Hoza B, March JS, Molina BS, Newcorn JH, Severe JB, Wigal T, Gibbons RD & Hur K (2007). 3-Year Follow-up of the NIMH MTA Study. J Amer Acad Child Adolesc Psychiatry 46: 989–1002.

Klingberg T, Fernell E, Olesen PJ, Johnsons M, Gustafsson P, Dahlstroem K, Gillberg C, Forssberg H & Westerberg H (2005). Computerized training of working memory in children with ADHD – A randomized, controlled trial. J Amer Acad Child Adolesc Psychiatry 44: 177–186.

Kierfeld F & Döpfner M (2006). Bibliotherapie als Behandlungsmöglichkeit bei Kindern mit externalen Verhaltensstörungen. Ztschr Kinder-Jugendpsychiat Psychother 34: 377–386.

Kierfeld F, Hanisch C & Döpfner M (2008). Bibliotherapy: Efficacy of a self help program for parents of hard to manage preschool children: a randomized control group trial (submitted for publication).

Krowatschek D, Albrecht S & Krowatschek G (2004). Marburger Konzentrationstraining für Schulkinder (MTK), 6. Aufl. Dortmund: verlag modernes lernen.

Lauth GW, Naumann K, Roggenkämper A & Heine A (1996). Verhaltensmedizinische Indikation und Evaluation einer kognitiv-behavioralen Therapie mit aufmerksamkeitsgestörten/hyperaktiven Kindern. Ztschr Kinder-Jugendpsychiat Psychother 24: 164–175.

Lauth GW & Schlottke PF (2002). Training mit aufmerksamkeitsgestörten Kindern, 5. Aufl. Weinheim: Beltz.

Lauth GW, Kausch TWE & Schlottke PF (2005). Effekte von eltern- und kindzentrierten Interventionen bei Hyperkinetischen Störungen. Ztsch Klin Psychol Psychother 34: 248–257.

MTA Cooperative Group (1999). A 14-month randomized clinical trial of treatment strategies for attention-deficit/hyperactivity disorder. Arch Gen Psychiatry 56: 1073–1086.

Patterson GR (1982). Coercive family process. Eugene, OR: Castalia.

Pelham WE & Fabiano GA (2008). Empirically supported treatments for ADHD. J Clin Child Adolesc Psychol 37: 184–214.

Pelham WE Jr, Wheeler T & Chronis A (1998). Empirically supported psychosocial treatments for attention deficit hyperactivity disorder. J Clin Child Adolesc Psychol 27: 190–205.

Petermann F & Petermann U (2001). Training mit aggressiven Kindern, 10. Aufl. Weinheim: Beltz.

Pfiffner LJ, Yee Mikami A, Huang-Pollock C, Easterlin B, Zalecki C & McBurnett K (2007). A randomized, controlled trial of integrated home-school behavioral treatment for ADHD, predominantly inattentive type. J Am Acad Child Adolesc Psychiatry 46: 1041–1050.

Plück J, Wieczorrek E, Wolff Metternich T & Döpfner M (2006). Präventionsprogramm für Expansives Problemverhalten (PEP). Ein Manual für Eltern- und Erziehergruppen. Göttingen: Hogrefe.

Salbach H, Lenz K, Huss M, Vogel R, Felsing D & Lehmkuhl U (2005). Die Wirksamkeit eines Gruppentrainings für Eltern hyperkinetischer Kinder. Ztschr Kinder-Jugendpsychiat Psychother 33: 59–68.

Swanson JM, Hinshaw SP, Arnold LE, Gibbons RD, Marcus S, Hur K, Jensen PS, Vitiello B, Abikoff HB, Greenhill LL, Hechtman L, Pelham WE, Wells KC, Conners CK, March JS, Elliott GR, Epstein JN, Hoagwood K, Hoza B, Molina BS, Newcorn JH, Severe JB & Wigal T (2007). Secondary Evaluations of MTA 36-Month Outcomes: Propensity Score and Growth Mixture Model Analyses. J Amer Acad Child Adolesc Psychiatry 46: 1003–1014.

Taylor E, Döpfner M, Sergeant J, Asherson P, Banaschewski T, Buitelaar J, Coghill D, Danckaerts M, Rothenberger A, Sonuga-Barke E, Steinhausen HC & Zuddas A (2004). Clinical guidelines for hyperkinetic disorder – first upgrade. Eur Child & Adolesc Psychiatry 13 (Suppl. 1): I/7–I/30.

Van der Oord S, Prins PJ, Oosterlaan J & Emmelkamp PM (2008). Efficacy of methylphenidate, psychosocial treatments and their combination in school-aged children with ADHD: A meta-analysis. Clin Psychol Review 28: 783–800.

Walter D & Döpfner M (2006). Die Behandlung von Jugendlichen mit Leistungsstörungen mit dem SELBST-Programm – Kurzzeiteffekte. Verhaltenstherapie 16: 257–265.

Walter D & Döpfner M (2007). Die Behandlung von Jugendlichen mit Leistungsstörungen mit dem Therapieprogramm SELBST – Konzept und Einzelfallanalyse. Kindheit und Entwicklung 16: 163–170.

Walter D, Rademacher C, Schürmann S & Döpfner M (2007). Grundlagen der Selbstmanagementtherapie bei Jugendlichen. Therapieprogramm für Jugendliche mit Selbstwert-, Leistungs- und Beziehungsstörungen, SELBST, Band 1. Göttingen: Hogrefe.

Walter D & Döpfner M (2008) Leistungsprobleme im Jugendalter. Therapieprogramm für Jugendliche mit Selbstwert-, Leistungs- und Beziehungsstörungen, SELBST, Band 2. Göttingen: Hogrefe.

30 Verhaltenstherapie bei Erwachsenen

Esther Sobanski

In der internationalen wissenschaftlichen Literatur zur Behandlung Erwachsener wurden im Wesentlichen störungsorientierte kognitiv-verhaltenstherapeutische Behandlungsansätze (Safren et al. 2005a; Safren et al. 2005b; Safren et al. 2008; Rostain & Ramsay 2006; Ramsey & Rostain 2008) sowie ein Gruppenpsychotherapieprogramm evaluiert, das verhaltenstherapeutische Elemente sowie Elemente der dialektisch-behavioralen Psychotherapie nach Linehan umfasst („Freiburger Programm") (Hesslinger et al. 2003; Philipsen et al. 2007).

Ein weiteres, dem „Freiburger Programm" ähnelndes Gruppenpsychotherapieprogramm wurde von einer australischen Arbeitsgruppe veröffentlicht und in einem randomisierten, wartelistenkontrollierten Design an 43 erwachsenen medizierten und unmedizierten Patienten mit ADHS untersucht. Es fand sich in der Therapiegruppe im Vergleich zur Kontrollgruppe eine signifikante Reduktion der ADHS-Symptomatik, eine Verringerung der Desorganisation sowie eine Verbesserung des Alltagsmanagements und des Selbstwertgefühls, wobei die Ergebnisse in der 1-Jahres-Nachuntersuchung stabil blieben (Stevenson et al. 2002). Im Gegensatz zum „Freiburger Programm", das im deutschen Sprachraum als Manual im Handel erworben werden kann, und dem kognitiv-verhaltenstherapeutischen Programm nach Safren, das ebenfalls als Manual in deutscher Sprache vorliegt, ist das australische Programm nicht zugänglich, sodass im Folgenden nur das kognitiv-verhaltenstherapeutische Programm nach Safren und das „Freiburger Programm" detaillierter vorgestellt werden.

Das kognitiv-verhaltenstherapeutisch orientierte Einzelpsychotherapieprogramm nach Safren basiert auf einem lerntheoretischen Modell der Funktionsdefizite bei ADHS und beinhaltet neben einer der Therapie vorausgehenden Klärung der individuellen Ziele des Patienten und dem Abgleich mit den Möglichkeiten und Erfordernissen des Programms in der deutschen Version vier mehrstündige, thematisch zusammenhängende Module (Therapieeinheiten), die anhand empirischer Erfahrung der Autoren aus der langjährigen Arbeit mit Erwachsenen mit ADHS zusammengestellt wurden. Diese umfassen neben psychoedukativen Elementen das Erlernen und Training von 1. Organisations- und Planungsstrategien, 2. Strategien zum Umgang mit der Ablenkbarkeit und Erweiterung der eigenen Aufmerksamkeitskapazität, die Bearbeitung von 3. dysfunktionalen Grundannahmen und automatisierten Gedanken und 4. Emotionsregulation sowie mehrere 5. optionale Sitzungen, die den Umgang mit Vermeidungsverhalten, Psychoedukation von Partnern und Familienangehörigen und Rückfallprophylaxe beinhalten (s. Tab. 30.1).

Das dem Programm zugrundeliegende lerntheoretische Modell geht im Wesentlichen davon aus, dass die neurobiologisch determinierten Kernsymptome der ADHS in Kombination mit dem Unvermögen, diese durch Coping-Strategien zu kompensieren, zu einer Lerngeschichte führen, die von

Tab. 30.1: Kognitive Einzelpsychotherapie bei ADHS nach Safren et al. (2005a)

1. Alltagsorganisation und -planung	• Erstellung und Anwendung von Aufgaben- und Prioritätenlisten. • Erlernen und Anwendung von Problemlösestrategien. • Effektive Benutzung eines Kalenders, PCs, Palms. • Etablierung eines Ablage- und Verwaltungssystems für Post, E-Mails und Papiere.
2. Umgang mit der Ablenkbarkeit/Erweiterung der Aufmerksamkeitsspanne	• Erfassung der eigenen Aufmerksamkeitsspanne. • Aufgaben entsprechend der eigenen Aufmerksamkeitskapazität in kleine Schritte einteilen und systematisch abarbeiten. • Aufmerksamkeitsspanne schrittweise vergrößern • Erinnerungshilfen (Uhr, Timer) benutzen.
3. Kognitive Umstrukturierung und funktionales Denken	• Lerntheoretisches Modell der Funktionsdefizite der ADHS. • Bedeutung von Grundannahmen und automatisierten Gedanken. • Eigene automatische Kognitionen und Grundannahmen identifizieren. • Kognitive Umstrukturierung und Erlernen von funktionalem, situativ adäquatem Denken.
4. Emotionsregulation	• Kognitives Modell zur Emotionsentstehung. Gefühle und ihre Bedeutung • Bedingungsanalyse von Gefühlen • Umgang mit intensiven Gefühlen: Ärger und Wut/emotionale Verletzbarkeit
5. Optionale Sitzungen	• Vermeidungsverhalten: Vor- und Nachteile. Zusammenhang mit ADHS. Identifikation von Lebensbereichen, in denen Vermeidungsverhalten besteht. Funktionales Denken zum Abbau von Vermeidungsverhalten. • Partner • Rückfallprophylaxe

Misserfolgen, mangelndem Leistungsvermögen und interpersonellen Problemen geprägt ist, woraus dysfunktionale Selbstannahmen und Stimmungsbeeinträchtigungen resultieren, welche die bereits aufgrund der Kernsymptome bestehenden Funktionsstörungen zusätzlich verstärken (Safren 2006). Die Wirksamkeit des Programms wurde an 31 erwachsenen Patienten mit ADHS überprüft, die stabil auf Stimulanzien, Bupropion oder Venlafaxin eingestellt waren, wobei eine Gruppe medikamentös behandelter Patienten zusätzlich mit dem kognitiven Verhaltenstherapieprogramm behandelt und die Kontrollgruppe weiterhin ausschließlich medikamentös behandelt wurde. Hierbei wiesen Patienten, die eine Kombinationstherapie erhielten, am Therapieende in 56 % eine signifikante Symptomreduktion im Vgl. zu 13 % in der Medikationsgruppe auf (p < 0,0001) (Safren et al. 2005b).

Das „Freiburger Programm" basiert auf psychoedukativen und kognitiv-verhaltenstherapeutischen Ansätzen sowie Elementen der dialektisch-behavioralen Therapie nach Marsha Linehan (Hesslinger et al. 2004). Das Programm umfasst 13 zweistündige Sitzungen in einer geschlossenen Gruppe, die in wöchentlichen Abständen durchgeführt werden. Es beinhaltet die Vermittlung von grundlegenden In-

Tab. 30.2: Das Freiburger Programm zur Behandlung von ADHS nach Hesslinger et al. (2004)

1. Klärung	Vorstellung des Programms und seiner Strukturmerkmale, allgemeine Zieldefinition: „AHDS zu kontrollieren, statt von ADHS kontrolliert zu werden".
2. Neurobiologie, Achtsamkeit I	Psychoedukation Neurobiologie der ADHS. Einführung in das Achtsamkeitstraining nach Linehan.
3. Achtsamkeit II	Achtsamkeitsübungen trainieren und in den Alltag integrieren.
4. Chaos und Kontrolle	Erarbeitung von Organisationsstrategien.
5. Verhaltensanalyse I	Konzept: „Problemverhalten ist Verhalten, das ich ändern will". Erlernen von Verhaltensanalysen, Erarbeitung alternativer Problemlösestrategien.
6. Verhaltensanalyse II	Training und Integration von Verhaltensanalysen in den Alltag.
7. Gefühlsregulation	Psychoedukation Emotionstheorie. Übungen zur Emotionswahrnehmung und -regulation.
8. Depression, medikamentöse Therapie der ADHS	Psychoedukation Symptome und Behandlungsmöglichkeiten der Depression sowie medikamentöse Behandlungsmöglichkeiten der ADHS.
9. Impulskontrolle	Verhaltensanalysen von impulshaftem Verhalten. Erlernen von zielorientiertem Verhalten: „Was macht die Zündschnur länger?"
10. Stressmanagement	Zusammenhang von desorganisiertem Verhalten und Stress, Strategien zum Stressmanagement.
11. Sucht	Psychoedukation: Süchtiges Verhalten (z. B. Alkohol, Tabak, andere Substanzen, Sport, Hochrisiko-Verhalten), Diskussion von Alternativverhalten bzw. spezifischer Behandlung.
12. Beziehung, Selbstachtung	Erfahrungsaustausch: Folgen von ADHS für die Biografie, Beziehungen und Selbstvertrauen. Ressourcen von Menschen mit ADHS.
13. Rückblick und Ausblick	Rückmeldung und Verbesserungsvorschläge, mögliche Überführung in Selbsthilfegruppe, Abschied.

formationen über ADHS, Vermittlung und Training von störungsrelevanten Coping-Strategien wie Methoden der Alltagsstrukturierung, Organisationsplanung, Emotionsregulation, Impulskontrolle und Stressmanagement (Skillstraining) sowie das Erlernen und die Anwendung von Verhaltensanalysen und Achtsamkeitsübungen. Als übergeordnetes Ziel beschreiben die Autoren „ADHS zu kontrollieren und nicht von ADHS kontrolliert zu werden". Tabelle 30.2 gibt eine Übersicht der Struktur des Programms.

In einer offenen, multizentrischen Anwendungsbeobachtung des Gruppenprogramms an 72 erwachsenen Patienten mit ADHS (Philipsen et al. 2007) von denen 48 stabil mit Psychopharmaka (v. a. Methylphenidat, Amphetamine, Atomoxetin sowie Methylphenidat + Antidepressivum) eingestellt und 24 nicht mediziert waren, fand sich eine signifikante Reduktion der ADHS-Symptomatik sowie eine signifikante Verbesserung des persönlichen Gesundheitsstatus. Auf einer Skala von 0–4 (0 = überhaupt nicht; 4 = sehr starke Zustimmung) beurteilten die Teilnehmer den persönlichen Nutzen des Programms mit einem Wert von 3,6 ± 0,44, wobei die Therapieeinheiten „Verhaltensanalyse", „Achtsamkeit" und „Emotionsregulation" als am wirkungsvollsten beurteilt wurden. Die Therapiezufriedenheit der Teilnehmer war hoch und die Abbruchrate lag unter 10 %. Medizierte und unmedizierte Patienten profitierten gleichermaßen von dem Programm, wobei die Effektstärken von 0,33 im Vergleich zu den mit einer medikamentösen Behandlung erreichten Effektstärken von 0,9 deutlich niedriger ausfielen (Faraone et al. 2004).

Literatur

Faraone SV, Spencer T et al. (2004). Meta-Analysis of the efficacy of methylphenidate for treating adult attention-deficit-hyperactivity disorder. J Clin Psychopharmaco 24(1): 24–29.

Hesslinger B, Tebarz van Elst L et al. (2003). Psychotherapy of Attention Deficit Hyperactivity Disorder in Adults – a Pilot Study Using a Structured Skills Training Programm. Eur Arch Psychiatry Clin Neurosci 252(4): 177–84.

Hesslinger B, Philipsen A & Richter H (2004). Psychotherapie der ADHS im Erwachsenenalter. Ein Arbeitsbuch. Göttingen, Bern, Toronto, Seattle, Oxford, Prag: Hogrefe.

Philipsen A, Richter H et al. (2007). Structured group psychotherapy in adults with Attention Deficit Hyperactivity Disorder – results of an open multicentre study. J Nerv Ment Disease 195: 1013–9.

Ramsey AL & Rostain JR (2008). Cognitive-behavioral therapy for adult ADHD: an integrative psychosocial and medicine approach. New York: Taylor & Francis Group.

Rostain AL & Ramsay JR (2006). A combined treatment approach for adults with ADHD – results of an open study of 43 patients. J Atte Disord 10: 150–9.

Safren SA (2006). Cognitive-behavioral approaches to ADHD treatment in adulthood. J Clin psychiatry 67 (Suppl. 8): 46–47.

Safren SA, Perlman CA et al. (2005a). Mastering your adult ADHD: A cognitive behavioral treatment program. Therapist guide and client workbook. New York: Oxford University Press.

Safren SA, Otto MW et al. (2005b). Cognitive-behavioral therapy for ADHD in medication-treated adults with continued symptoms. Beh Res Ther 43: 831–842.

Safren SA, Perlman CA, Sprich S, Otto MW (2008). Kognitive Verhaltenstherapie der ADHS des Erwachsenenalters. Deutsche Bearbeitung von Sobanski E, Schumacher-Stien M, Alm B. Berlin: Medizinisch Wissenschaftliche Verlagsgesellschaft.

Stevenson CS, Whitmont S et al. (2002). A cognitive remediation program for adults with attention deficit hyperactivity disorder. Aust NZ J Psychiatry 36: 610–6.

31 Neurofeedback

Hartmut Heinrich

Kinder mit ADHS zeigen im Vergleich zu gesunden Kindern Auffälligkeiten im EEG und bei den ereignisbezogenen Potenzialen (siehe Kapitel 6). Die Frage, ob die Modulation spezifischer Anteile der hirnelektrischen Aktivität trainiert und ob durch ein solches Training eine Verbesserung auf Verhaltensebene erzielt werden kann, führt zu dem Konzept des Neurofeedbacks (EEG-Biofeedbacks). Neurofeedback wurde von der wissenschaftlichen Gemeinschaft lange Zeit ignoriert oder bestenfalls kritisiert, da keine kontrollierten Studien vorlagen. In der Zwischenzeit hat sich die Datenlage wesentlich verbessert und Neurofeedback gewinnt in der Behandlung von ADHS zunehmend an Beachtung.

Kasten 31.1: EEG-Frequenzbänder und langsame kortikale Potenziale

> Das Elektroenzephalogramm (EEG) wird in verschiedene Frequenzbänder aufgeteilt, wie z. B. das Delta-Band (0,5–4 Hz), das Theta-Band (4–8 Hz), das Alpha-Band (8–13 Hz) und das Beta-Band (13–30 Hz). Der spektrale Gehalt des EEGs spiegelt u. a. mentale Zustände und den Entwicklungsstand des Gehirns wider. Ein wacher, aufmerksamer Zustand ist durch ein desynchronisiertes EEG mit vermehrter Beta-Aktivität gekennzeichnet. Der sensomotorische Rhythmus (SMR, 12–15 Hz) wird in Verbindung mit thalamo-kortikaler Hemmung gesehen.
> Langsame kortikale Potenziale (engl. slow cortical potentials, SCPs) gelten als Indikator kortikaler Exzitabilität (Erregbarkeit). Sie repräsentieren den Depolarisationsgrad der apikalen Dendriten kortikaler Pyramidenzellen. Sie dauern mehrere hundert Millisekunden bis mehrere Sekunden an. Oberflächen-negative SCPs entsprechen erhöhter kortikaler Exzitabilität. Sie treten typischerweise in Situationen auf, in denen kognitives oder motorisches Verhalten vorbereitet wird. Oberflächen-positive SCPs entsprechen reduzierter kortikaler Exzitabilität/Inhibition.

31.1 Methodik

Definition und Ablauf

Mittels operanter Konditionierung soll bei einem Biofeedback-Training die Selbstkontrolle über physiologische Funktionen (z. B. Muskelaktivität, Atemtiefe und -frequenz, Herzrate) erworben werden, die normalerweise nicht bewusst wahrgenommen oder kontrolliert werden. Diese physiologischen Parameter werden gemessen und in visuelle und/oder akustische Information umgewandelt, die dem Probanden/Patienten fortlaufend und in Echtzeit rückgemeldet wird. Veränderungen in die gewünschte Richtung werden i. S. einer Verhaltenstherapie verstärkt („positives Reinforcement"). Biofeedback kann in Form eines Computerspiels ge-

V Therapien

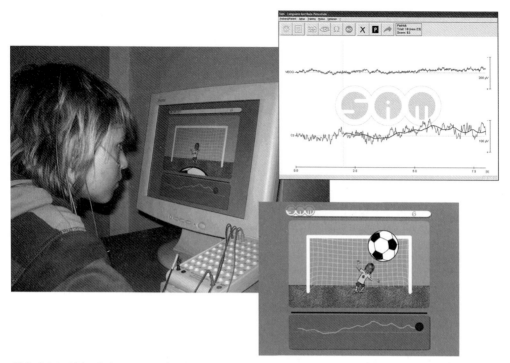

Abb. 31.1: Ablauf eines Neurofeedback-Trainings
Ein Junge sitzt vor einem Monitor und spielt eine Art Computerspiel, gesteuert durch die Modulation seiner hirnelektrischen Aktivität. Das Beispiel zeigt ein SCP-Training. Der Therapeut kann die abgeleiteten Signale (EEG-Kanal: Cz; vertikales Elektrooculogramm, VEOG) auf einem zweiten Monitor verfolgen („Zweischirm-Lösung").

staltet werden, sodass es für Kinder prinzipiell attraktiv ist und eine gleichmäßige Motivationslage gewährt ist. Als Neurofeedback (EEG-Biofeedback) wird ein Training bezeichnet, bei dem die Modulation bestimmter Anteile der hirnelektrischen Aktivität trainiert wird. Der Ablauf eines Neurofeedback ist in Abb. 31.1 dargestellt.
Ein Neurofeedback-Training umfasst üblicherweise 25–50 Einheiten von 45–60 Minuten Dauer. Zu Beginn mag ein geblocktes Setting bevorzugt werden, um den Lernprozess der Neuroregulation zu beschleunigen.[1] Neben Durchgängen mit kontingentem Feedback werden auch sog. Transfer-Durchgänge in das Training eingestreut, bei denen das Kind die Regulation ohne Rückmeldung bewerkstelligen soll.
Nachfolgend werden die beiden bei Kindern mit ADHS typischerweise eingesetzten Trainingsparadigmen, Theta/Beta-Training und Training langsamer kortikaler Potenziale (engl. slow cortical potentials, SCP), vorgestellt (siehe auch Kasten 31.1 und Tab. 31.1).

---

1 Bislang existieren keine empirischen Daten darüber, wie ein „optimales" Trainingssetting aussehen könnte.

Frequenzband (Theta/Beta)-Training

Ein Neurofeedback-Training, bei dem die Aktivität im Theta-Band (4–8 Hz) reduziert und die Aktivität im Beta-Band (13–20 Hz)[2] über dem Vertex (Feedback-Elektrode: Cz) gesteigert werden soll (= Abnahme des Theta/Beta-Quotienten), erfordert das Aktivieren und Aufrechterhalten eines Zustandes kortikalen Arousals („tonische Aktivierung"). Als Rational für die Anwendung dieses Paradigmas kann u. a. der Befund aus EEG-Studien gesehen werden, in denen bei Kindern mit ADHS ein erhöhter Anteil an Theta-Aktivität und ein verminderter Anteil an Beta-Aktivität beschrieben wird (siehe Kapitel 6).

Ein Theta/Beta-Training kann folgendermaßen realisiert sein: Die Aktivität im Theta-Band wird durch einen sich in seiner Größe verändernden Balken am linken Bildschirmrand rückgemeldet, die Aktivität im Beta-Band über einen entsprechenden Balken am rechten Rand. Außerdem bewegt sich eine Comic-Figur auf dem Bildschirm vorwärts, wenn beide Bedingungen erfüllt sind. Das Kind sammelt dabei wie bei einem Computerspiel Punkte. Alternativ können Videosequenzen (Filme) verwendet werden, die nur dann deutlich zu sehen sind, wenn Theta- und Beta-Aktivität sich in die gewünschte Richtung verändert haben. Die Berechnung und Rückmeldung der Feedback-Parameter geschieht mehrere Male pro Sekunde, sodass subjektiv der Eindruck eines kontinuierlichen Vorgangs entsteht.

Zu Beginn einer Trainingseinheit werden üblicherweise Baseline-Werte (Referenzwerte) während einer zwei bis dreiminütigen Ruhe-Bedingung bestimmt. Innerhalb einer Trainingseinheit wird ca. 30–40 Minuten lang Neuroregulation geübt, unterteilt in einzelne Durchgänge von beispielsweise 5 Minuten Dauer. Schwellwerte sollen so angepasst werden, dass das Kind in etwa 60–70 % der Zeit positives Feedback erhält.

Tab. 31.1: Gegenüberstellung Theta/Beta-Training und SCP-Training

Theta/Beta-Training	SCP-Training
tonischer Aspekt kortikaler Aktivierung	phasischer Aspekt kortikaler Aktivierung
wenige, relativ lange (z. B. 5 Min.) Durchgänge in einer Trainingseinheit	viele (z. B. 120), relativ kurze (z. B. 8 s) Durchgänge in einer Trainingseinheit
Baseline-Bestimmung (= Referenzwerte) zu Beginn einer Trainingseinheit	Baseline-Bestimmung zu Beginn jedes Durchgangs
Training in eine Richtung (Theta ↓, Beta ↑)	Training in beide Richtungen (Positivierung und Negativierung)
einfachere Ableitbedingungen	schwierigere Ableitbedingungen

SCP-Training

Gemäß dem Modell von Sergeant liegt bei ADHS eine dysfunktionale Regulation energetischer Ressourcen vor. Auf neurophysiologischer Ebene bilden die langsamen kortikalen Potenziale (engl.: slow cortical potentials, SCP) diese Ressourcen ab. So weisen Kinder mit ADHS in kognitiven Aufgaben in Erwartung/Vorbereitung eines nachfolgenden Zielreizes eine verminderte Amplitude in einer typischen SCP-Komponente auf, der kontingenten negativen Variation (CNV; siehe Kapitel 6). In einem Neurofeedback-Training langsamer kortikaler Potenziale sollen Kinder mit ADHS erlernen, negative SCPs (Zunahme der Exzitabilität; Zuwendung von Aufmerksamkeit) und positive SCPs (Abnahme der Exzitabilität; entspannter, gelassener Zustand)

---

2 Alternativ wird auch der sensomotorische Rhythmus (SMR, 12–15 Hz) verwendet.

über dem sensomotorischen Kortex zu generieren (Feedback-Elektrode: Cz).
Ein Beispiel für einen Negativierungsdurchgang eines SCP-Trainings ist in Abb. 31.1 dargestellt. Das Kind spielt Torwart beim Elfmeter. Seine Aufgabe besteht darin, die Kugel, die im unteren Fenster in einem Durchgang von links nach rechts fliegt, nach oben zu lenken. Über die vertikale Position der Kugel wird also der Amplitudenwert des SCPs rückgemeldet.
Ein Durchgang bei einem SCP-Training besteht typischerweise aus einer zweisekündigen Baseline-Phase und einer sechs Sekunden dauernden Feedback-Phase. Eine Trainingseinheit beinhaltet z. B. 120 Durchgänge, aufgeteilt in 2 oder 3 Blöcke á 60 bzw. 40 Durchgängen, wobei in einem Block „Transfer-Durchgänge" trainiert werden.

Artefakte

Augen- und Kopfbewegungen sowie Muskelaktivität verfälschen das EEG. Diese Artefakte müssen daher kontrolliert und, sofern möglich, durch das Neurofeedback-Programm online korrigiert werden. Die Kinder müssen instruiert werden, wodurch Artefakte entstehen bzw. wie sie diese vermeiden können. Ansonsten kann die Neuroregulation nicht verlässlich erlernt werden. Dies gilt insbesondere für das SCP-Training, bei dem empfindlichere Verstärker eingesetzt werden.[3] Einiger technischer Aufwand ebenso wie ein genaues Beobachten des Kindes können notwendig sein, um Artefakte zu reduzieren und damit eine ausreichende Signalqualität erzielen zu können.

Transfer in den Alltag

Der Transfer der erlernten Regulationsstrategien in den Alltag scheint für den Erfolg des Trainings wichtig zu sein. Daher werden die Kinder angehalten, ihre Strategien zu Hause zu üben („Trockentraining"). Es wird mit ihnen erarbeitet, wann und wie sie die Strategien bei den Hausaufgaben, in der Schule etc. einsetzen können. Am Anfang muss das Anwenden der Strategien, geknüpft an „Cues", ganz bewusst stattfinden, mit der Zeit könnte es automatisiert ablaufen.
Beim Theta/Beta-Training, bei dem tonische Aspekte adressiert werden, kann darüber spekuliert werden, ob die Neuromodulation per se zum klinischen Erfolg führt (= Beheben einer neuronalen Dysfunktion). Andererseits ist nicht klar, ob die Neuroregulation kontextabhängig erlernt wird und somit auf die Trainingsumgebung beschränkt bleibt, wenn der Transfer in den Alltag nicht Bestandteil des Trainings ist.

Neurofeedback-Trainer

Das Neurofeedback-Training sollte von einer Person geleitet werden, die verhaltenstherapeutisch geschult ist und über Grundlagenkenntnisse über das EEG (inkl. technischer Aspekte) verfügt. Besonders bei Kindern liegt ein Schwerpunkt darin, diese beim Erwerb geeigneter Regulationsstrategien zu unterstützen und ihre Motivation aufrecht zu erhalten.

31.2 Klinische Studien

Nachfolgend wird auf die bislang vorliegenden, relevanten klinischen Neurofeedback-Studien bei Kindern mit ADHS einge-

---

[3] Beim SCP-Training werden EEG-Verstärker mit einer Hochpassfrequenz von 0,01 Hz oder tiefer verwendet. Schlucken, Bewegungen der Zunge oder tiefes Atmen können zu Artefakten in der Größenordnung größer 100 Mikrovolt in diesem tiefen Frequenzbereich führen.

gangen. In allen diesen Studien werden eine Reduzierung der ADHS-Symptomatik (d. h. eine Abnahme von Unaufmerksamkeit, Impulsivität und motorischer Hyperaktivität; mittlere bis große Effektstärken) und positive Effekte auf kognitiver Ebene (z. B. in Aufmerksamkeitstests) beschrieben.

Fuchs et al. (2003) und Monastra et al. (2002) verglichen die Effekte eines Frequenzband-Trainings mit denen einer MPH-Medikation. In beiden Studien war das Neurofeedback-Training der MPH-Medikation nicht unterlegen. Die Eltern konnten jedoch in diesen Studien frei wählen, welche Behandlung sie für ihr Kind bevorzugen. Eine nicht randomisierte Zuteilung kann die Ergebnisse verfälschen, da die Wahl der Behandlung u. a. vom Engagement der Eltern und deren Erwartungen abhängt. In der Studie von Fuchs et al. (2003) war die Stichprobe für einen statistisch reliablen Vergleich zu klein (Neurofeedback-Gruppe: 22 Kinder; MPH-Gruppe: 12 Kinder).

In der Studie von Monastra et al. (2002), in der das Neurofeedback-Training in ein multimodales Behandlungsprogramm (MPH, Elternberatung und Betreuung in der Schule) eingebunden war, sind die beschriebenen Verbesserungen in der Neurofeedback-Gruppe eindrucksvoll. Es sollte aber beachtet werden, dass die Kontrollgruppe, die eine multimodale Behandlung (inkl. MPH, ohne Neurofeedback) erhielt, nach einem Jahr nur wenig verbessert eingeschätzt wurde. Daher muss in Frage gestellt werden, ob die pharmakologische Behandlung adäquat erfolgte.

Heinrich et al. (2004) legten die erste SCP-Trainingsstudie bei Kindern mit ADHS vor. Neben einer Verbesserung auf Verhaltensebene wurde in dieser Arbeit auch ein mögliches neurophysiologisches Korrelat eines erfolgreichen Trainings (Erhöhung der CNV in einem Continuous Performance Test mit Warnreiz) beschrieben.

Eine Arbeitsgruppe aus Tübingen (Leins et al. 2006; Strehl et al. 2006) führte in ihrer Studie auch eine Follow-up Erhebung nach sechs Monaten durch, bei der eine Stabilität der klinischen Verbesserungen aufgezeigt werden konnte. In Strehl et al. (2006) wurde in einer Stichprobe von 23 Kindern mit ADHS ein Zusammenhang zwischen den negativen SCPs, die die Kinder am Ende eines Trainings in den Transfer-Durchgängen generieren konnten, und der klinischen Verbesserung beschrieben. Dies ist als klares Indiz für die spezifische Wirksamkeit eines SCP-Trainings zu werten und betont auch die Wichtigkeit des Transfers.

In der Arbeit von Drechsler et al. (2007), der eine relativ kleine Stichprobe zugrunde liegt, zeigte sich ein SCP-Training einem Gruppen-Verhaltenstraining überlegen. Spezifische Trainingseffekte wurden beschrieben, die auf verbesserte kortikale Kontrolle zurückgeführt werden können. Es wurde aber auch aufgezeigt, dass der Elternsupport als unspezifischer Faktor zum Erfolg des Trainings beitragen kann.

In der bislang größten (N > 100) und methodisch am besten kontrollierten Studie (Gevensleben et al. 2009) wurde ein Neurofeedback-Training, das ein Theta/Beta- und ein SCP-Training beinhaltete, einem computergestützten Aufmerksamkeitstraining gegenübergestellt (randomisierte Gruppenzuteilung). Das Neurofeedback-Training war sowohl im Eltern- als auch im Lehrerurteil dem Kontrolltraining überlegen, bei dem möglichst viele Faktoren, wie z. B. auch das Erarbeiten von Strategien und der Transfer in den Alltag, parallelisiert waren. „Placebo"-Faktoren (wie z. B. die Erwartungshaltung der Eltern) beeinflussten die Ergebnisse nicht systematisch. Die Studie lässt den Schluss zu, dass spezifische Trainingseffekte (bedingt durch das Erlernen der Neuroregulation und erfolgreiches Anwenden im Alltag) eine wesentliche Rolle bei den Verbesserungen auf Verhaltensebene spielen. Neurofeedback kann somit als klinisch wirksames Verfahren zur Behandlung von Kindern mit ADHS betrachtet werden.

31.3 Ausblick

Trainingsparadigmen

In einigen Studien (z. B. Fuchs et al. 2003) wurden unterschiedliche Frequenzband-Paradigmen für die verschiedenen DSM-IV ADHS-Subtypen verwendet. Dies stellt einen plausiblen Ansatz dar, der bislang jedoch nicht durch empirische Daten belegt ist. Das Gleiche gilt für Ansätze, in denen ein Paradigma in Abhängigkeit von der Charakteristik des Spontan-EEGs ausgewählt wird. In diesem Kontext sollte in künftigen Studien auch der Frage nachgegangen werden, in welchem Ausmaß Frequenzband-Training und SCP-Training gleiche Prozesse adressieren und inwiefern sie sich ergänzen können. Es liegen erste methodische Arbeiten zum sog. tomografischen (Loreta) Neurofeedback vor, bei dem die Aktivierung und/oder Deaktivierung eines bestimmten Hirnareals gezielt trainiert werden kann (Congedo et al. 2004). Diese methodische Erweiterung dürfte auch für die Anwendung bei Kindern mit ADHS interessant sein.

Multimodale Behandlung

Bei einigen Kindern kann die klinische Verbesserung durch ein Neurofeedback-Training ausreichen, sodass keine weiteren Interventionen notwendig sind. Beim größeren Teil der Kinder wird dies nicht der Fall sein. Daher ist es wichtig, Neurofeedback in ein multimodales Behandlungskonzept zu integrieren. Ziel sollte es sein, dass Neurofeedback-Training und klassische verhaltenstherapeutische Programme nicht unabhängig von einander stattfinden, sondern aufeinander abgestimmt sind. Für die Zukunft ist es denkbar, dass die Kinder das Training teilweise auch zu Hause durchführen („Home Treatment"). Auf alle Fälle sollte das Neurofeedback-Training, wie bei anderen behavioralen Programmen auch, von einer entsprechend qualifizierten Person eingeführt und begleitet werden.

Zusammenfassung

Neurofeedback stellt einen neurobiologisch basierten verhaltenstherapeutischen Ansatz für Kinder mit ADHS dar, bei dem die Kinder die Modulation spezifischer Anteile ihrer hirnelektrischen Aktivität erlernen sollen. Dies soll zu einer besseren Steuerung des Verhaltens im Alltag führen.
Theta/Beta-Training und ein Training langsamer kortikaler Potenziale (SCP-Training) finden bei Kindern mit ADHS Anwendung. Mit diesen Trainingsparadigmen wurde in mehreren Studien eine signifikante Reduktion von Unaufmerksamkeit, Hyperaktivität und Impulsivität erzielt (mittlere bis große Effektstärken). Neurofeedback kann als evidenzbasierte Behandlungsmethode betrachtet werden.
In weiteren Studien muss untersucht werden, von welchen Faktoren der Erfolg eines Neurofeedback-Trainings abhängt und mit welchem Trainingsparadigma bei einem Kind der größte Effekt erzielt werden kann. Außerdem muss mehr über die therapeutisch wirksamen Prozesse in Erfahrung gebracht werden.

Literatur

Banaschewski T & Brandeis D (2007). Annotation: What electrical brain activity tells us about brain function that other techniques cannot tell us – a child psychiatric perspective. J Child Psychol Psychiatry 48(5): 415–435.
Congedo M, Lubar JF & Joffe D (2004). Low-resolution electromagnetic tomography neurofeedback. IEEE Trans Neural Syst Rehabil Eng 12(4): 387–397.

Drechsler R, Straub M, Doehnert M, Heinrich H, Steinhausen HC & Brandeis D (2007). Controlled evaluation of a neurofeedback training of slow cortical potentials in children with Attention Deficit/Hyperactivity Disorder (ADHD). Behav Brain Funct 3(1): 35.

Fuchs T, Birbaumer N, Lutzenberger W, Gruzelier JH & Kaiser J (2003). Neurofeedback treatment for attention-deficit/hyperactivity disorder in children: a comparison with methylphenidate. Appl Psychophysiol Biofeedback 28: 1–12.

Gevensleben H, Holl B, Albrecht B, Vogel C, Schlamp D, Kratz O, Studer P, Rothenberger A, Moll GH & Heinrich H (2009). Is neurofeedback an efficacious treatment for ADHD? A randomised controlled clinical trial. J Child Psychol Psychiatry 50: 780–789.

Heinrich H, Gevensleben H, Freisleder FJ, Moll GH & Rothenberger A (2004). Training of slow cortical potentials in attention-deficit/hyperactivity disorder: evidence for positive behavioral and neurophysiological effects. Biol Psychiatry 55(7): 772–775.

Heinrich H, Gevensleben H & Strehl U (2007). Annotation: Neurofeedback – Train your brain to train behaviour. J Child Psychol Psychiatry 48(1): 3–16.

Leins U, Hinterberger T, Kaller S, Schober F, Weber C & Strehl U (2006). Neurofeedback der langsamen kortikalen Potentiale und der Theta/Beta-Aktivität für Kinder mit einer ADHS: ein kontrollierter Vergleich. Prax Kinderpsychol Kinderpsychiatr 55(5): 384–407.

Monastra VJ, Monastra DM & George S (2002). The effect of stimulant therapy, EEG biofeedback, and parenting style on the primary symptoms of attention-deficit/hyperactivity disorder. Appl Psychophysiol Biofeedback 27: 231–249.

Strehl U, Leins U, Goth G, Klinger C, Hinterberger T & Birbaumer N (2006). Self-regulation of slow cortical potentials: a new treatment for children with attention-deficit/hyperactivity disorder. Paediatrics 118(5): e1530–e1540.

32 Diäten

Hans-Christoph Steinhausen

Entsprechend den Ausführungen in Kapitel 10 über die Wertigkeit von *Nahrungsmittelintoleranzen* sind seit der Mitte der 1970er Jahre immer wieder Versuche unternommen worden, durch sog. Eliminationsdiäten die Symptomatik der ADHS zu beeinflussen. Die entsprechenden Vorgehensweisen basierten auf der postulierten Verhaltenswirksamkeit von künstlichen Farbstoffen, Konservierungsmitteln, Salicylaten, Zucker oder – als deutsche Variante der Thematik – Phosphaten in der industriell hergestellten Nahrung. Nahezu sämtliche Varianten dieser Eliminationsdiäten haben die Zeit nicht überlebt, weil sie systematischer wissenschaftlicher Überprüfung nicht standhielten (vgl. Kapitel 10), unter Fachleuten dementsprechend wenig Verbreitung fanden und auch bei den Elternselbsthilfegruppen eine gewisse Entzauberung erfuhren, zumal der erhoffte Effekt nicht mit der gewünschten Regelhaftigkeit eintrat und die Durchführung der jeweiligen Diät mit großem Aufwand verbunden war.

Als Ausnahme kann die sog. oligogene Diät von Egger (2000) gelten, die auf der Annahme individuell variierender Ideosynkrasien gegenüber einzelnen Nahrungsmitteln beruht. Die Diät besteht zunächst aus wenigen inerten Nahrungsmitteln und führt schrittweise die entzogenen Nahrungsmittel wieder ein, um diese systematisch auf ihre Verhaltenswirksamkeit im Sinne der Provokation von ADHS-Symptomen zu überprüfen und anschließend dauerhaft zu eliminieren. Die Methode ist in mehreren kontrollierten Studien hinsichtlich ihrer Wirksamkeit von Egger und seinen Mitarbeitern dokumentiert worden (vgl. zusammenfassend Egger 2000). Zugleich ist sie von Egger (2000) aber auch als „umständlich, aufwändig, kostspielig und sozial einschneidend" charakerisiert worden, sodass sie außerhalb seiner Arbeitsgruppe wenig realisiert worden ist. Zu diesen Ausnahmen gehören die Replikationsstudien von Schulte-Körne et al. (1996), Schmidt et al. (1997) sowie Pelsser et al. (2009).

In der Studie von Schulte-Körne et al. (1996) an 21 Kindern wurde auch für die oligogene Diät die bereits aus anderen Studien zu Eleminationsdiäten bekannte Diskrepanz von subjektiv positiver Einschätzung in Fragebogen und Interview und fehlendem Wirksamkeitsnachweis in objektiven Aufmerksamkeitstests und Aktometrie nachgewiesen. Die Autoren gehen neben der Diskussion von Beurteilereffekten hypothetisch auch von der Möglichkeit aus, dass die oligogene Diät nut einzelne Dimensionen der Hyperaktivität beeinflusst.

Die Studie von Schmidt et al. (1997) wurde an einer Gruppe von 49 Kindern mit hyperaktivem und disruptivem Verhalten durchgeführt und fand bei 24 % der Kinder in zwei Verhaltensbeurteilungen unter Eliminationsdiät im Vergleich zu Kontrolldiätbedingungen signifikante Verhaltensbesserungen. Die Autoren forderten trotz der begrenzten Wirksamkeit der Diät bei nur einer Minderheit von Kindern schlussfolgernd zu weiteren Untersuchungen auf. In einer holländischen Studie mit Eleminationsdiät (Pelsser et al. 2009) wurden unlängst auf Fragebogenskalen im Eltern- und

Lehrerurteil deutliche Effekte gesichert. Da die Beurteilung offen vorgenommen werden musste, können Erwartungseffekte nicht ausgeschlossen werden. Außerdem fehlen unabhängige Bewertungen durch klinische Experten oder objektive Maße. Ferner bleibt angesichts sehr begrenzter Beschreibung von Details offen, nach welchen Prinzipien die Eleminationsdiät zusammengestellt wurde. Der fehlende Nachweis spezifischer Wirkprinzipien schränkt den praktischen Nutzen auch dieser Studie beträchtlich ein.

Schließlich rechtfertigt der begrenzte Kenntnisstand über die Bedeutung der Omega-3-Fettsäuren als vermutetem Risikofaktor für ADHS (vgl. Kapitel 10) bisher keine entsprechende Supplementierungsbehandlung in der Praxis.

Literatur

Egger J (2000). Möglichkeiten von Diätbehandlungen bei hyperkinetischen Störungen. In: Steinhausen HC (Hrsg.). Hyperkinetische Störungen bei Kindern, Jugendlichen und Erwachsenen, 2. Aufl. Stuttgart: Kohlhammer.

Pelsser LMJ, Frankena K, Toorman J, Savelkoul HFJ, Pereira RR, Buitelaar JK (2009). A randomized controlled trial into the effects of food ADHD. Eur Child Adolesc Psychiatry 18 (1): 12–19.

Schmidt MH, Mocks P, Lay B, Eisert HG, Fojkar R, Fritz-Sigmund D, Marcus A & Musaeus B (1997). Does oligoantigenic diet influence hyperactive/conduct-disordered children – a controlled trial. Eur Child Adolesc Psychiatry 6(2): 88–95.

Schulte-Körne G, Deimel W, Gutenbrunner C, Hennighausen K, Blank R, Rieger C & Remschmidt H (1996). Effect of an oligo-antigen diet on the behavior of hyperkinetic children. Z Kinder Jugendpsychiatr Psychother 24(3): 176–183.

Stichwortverzeichnis

A

Abneigung gegen Verzögerung 96
Achtsamkeitsübungen 353
adaptive multimodale Therapie 282
ADHD Rating Scale 230
ADHS und Suchterkrankungen 328
ADHS-Selbstbeurteilungsskala (ADHS-SB) 230
ADHS-Tagesprofilbogen für Eltern (ADHS-TAP-Eltern) 226
Adoptionsstudien 113
Adult-Self-Report-Scale (ASRS) 230
affektive Dysregulation 159
affektive Störungen 180 f.
Affektkontrolle 23
Affektlabilität 23
Affektstörungen 35
Aktigrafie 187
Alertness 103
Allergene 128
α2-Agonisten 322
alpha2A-Rezeptoragonisten 85
Alterseffekte 34
Altersgruppen 22
American Psychiatric Association 19, 17, 29
Amitriptylin 317
Amphetamin 289, 329
andere Substanzklassen 332
Angst 21
Angststörungen 35, 174, 177, 296
Anstrengungsregulierung 95
anteriores Cingulum 70
Antidepressiva 331
Antikonvulsiva 131
antisoziale Persönlichkeit 181
Antwortkontrolle 57

Apnoe-Hypopnoe-Index 194
Arbeitsgedächtnis 99, 102
Arousalproblem 194
Asperger-Syndrom 35
Assoziationsstudien 117
Asymmetrien 247
Atemstörungen 194
Ätiologie 41
Atomoxetin 85, 178, 190 f., 309, 330
Atopie 130
Aufmerksamkeit 57, 94, 103, 237
Aufmerksamkeitsmodell 94
Autismus 180, 297
Autismus-Spektrum-Störungen 253

B

begleitende Störungen 247
Behandlung im Vorschulalter 298
Belohnungsaufschub 25
Belohnungssystem 96
Beratung 258
Berkson's Verzerrungseffekt 172
Beta 61
Beziehungsstörungen 136
Bildgebungsbefunde 52
Bildgebungsmethoden 42
Bindungsstörungen 254
biologisch-konstitutionelles Modell 145
bipolare Störung 178, 195
Bleiexposition 130
BOLD-Effekt 43
Borderline Persönlichkeitsstörung (emotional-instabile Persönlichkeitsstörung) 181
Bupropion 318, 331

C

Catechol-O-Methyl-Transferase 120
cerebrale Auffälligkeiten 148
cerebrale Neurasthenie 12
Chaotische psychosoziale Bedingungen 250
Child and Adolescent Psychiatric Assessment (CAPA) 30
Child Behaviour Checklist (CBCL) 27, 30, 219
Children's Global Assessment Scale (CGAS) 30
circadiane Rhythmusstörung 195
Clonidin 322
CNV 60
Coaching 260
computergestützte Testbatterie 237
Conners Adult ADHD Diagnostic Interview (CAADID) 206
Conners Adult ADHD Rating Scales-Observer Version (CAARS-OV) 230
Conners Elternfragebogen 225
Continuous Performance Test (CPT) 236, 239
Coping-Strategien 351
CPT 59

D

DAT-knock-out 79
DAT1 77, 119
Daueraufmerksamkeit 103
Default mode 52
Definition ADHS 17, 29
Delay aversion 96
Delikte 167
Delinquenz 163, 180
Delta 61
Depression 21, 35, 177, 181
Deprivationen 140
Desipramin 315, 332
desorganisiertes Verhalten 23
Deutsche Leitlinien 327
Diagnose-Checklisten für Aufmerksamkeitsdefizit-/Hyperaktivitätsstörungen (DCL-ADHS) 220

Diagnostic and Statistical Manual (DSM) 17, 19, 29
Diagnostic Interview for Children and Adolescents (DICA) 30
Diagnostic Interview Schedule for Children (DISC) 30, 205
Diagnostik 67
Diagnostiksystem für psychische Störungen im Kindes- und Jugendalter nach ICD-10 und DSM-IV 219
Diagnostische Checkliste (DCL) 204
Dialektisch-behaviorale Therapie 352
Diäten 362
Differentialdiagnose 249
Diffusionsgewichtetes MRT 42
Differentialdiagnostischer Entscheidungsbaum 251
dissoziale Störungen 165
diagnostische Kriterien 22
DOPA-Decarboxylase 78
Dopamin 293
Dopamin-Beta-Hydroxylase 120
Dopaminerges System 118
Dopamintransporterdichte 77
Dosierung der Stimulanzien 299
DRD4 118
DRD5 119
Durchstreichtests 240
dynamic developmental theory 81
dynamische Entwicklungstheorie 96
dysfunktionale Grundannahmen und automatisierte Gedanken 351
Dyskalkulie 178
Dyslexie 105

E

EEG 57, 190
Effektstärken 290
Effektstärken Methylphenidatbehandlung 327
Effort 94
Einschlafstörungen 191, 196
Elektroenzephalogramm (EEG) 355
Eliminationsdiäten 128, 362
elterliche Belastung 164
Eltern-Kind-Interaktionen 164

Eltern-Kind-Programm 338
Eltern-Kind-Therapien 275
Elternfragebogen über Problemsituationen in der Familie (EF-PF) 225
Elterninterview 203
Elterninterview über Problemsituationen in der Familie (EI-PF) 204, 224
Elterntraining 275
elternzentrierte Interventionsformen 274
emotionale Störungen 21, 176 f.
emotionale Überreagibilität 23
Emotionsregulation 351
Endophänotypen 27 f., 70, 122
energetische Zustandregulation 71
Enthemmung 21
Entscheidungsbaum 283
Entscheidungsverhalten 104
Entwicklungskoordinationsstörung 247
Entwicklungsmodelle 145
Entwicklungspsychopathologie 152
Entwicklungsstörungen 36, 178
Entwicklungspsychopathologische Pfade 146
Enzephalitis 12
Epidemiologie 29
Epilepsie 248, 297
ERP 58
erworbene Hirnschädigungen 147
Erziehungsdefizite 13
erzwingende Interaktionen 137
Essstörungen 180
exekutive Funktionen 93, 100, 153, 167, 176, 196, 237
Explorationsfragebogen für hyperkinetische und oppositionelle Verhaltensstörungen 220
Explorationsschema für psychische Störungen im Kindes und Jugendalter (EPSKI) 219
Exporationsschema für Hyperkinetische und Oppositionelle Verhaltensstörungen (ESHOV) 204
externalisierende Störungen 176

F

Falldefinition 30

Familienstudien 175
Familienuntersuchungen 113
Farbwahrnehmung 102
Fazilitation 80
Feedbackverarbeitung 71
Fehlerkontrolle 71
Fernsehkonsum 139
Fetale Alkohol-Effekte (FAE) 130
Fetale Alkohol-Spektrum-Störungen 247
Fetales Alkohol-Syndrom (FAS) 130
fMRI 59
fMRT 43
fokussierte und selektive Aufmerksamkeit 21
Forschungskriterien 18 f.
Fragebogen für Jugendliche 219
Fragebogen über Verhaltensprobleme bei den Hausaufgaben (FVH) 225
Fragebogen zur Verhaltensbeurteilung im Unterricht (FVU) 225
Fremdbeurteilungsbogen für Aufmerksamkeitsdefizit-/Hyperaktivitätsstörungen (FBB-ADHS) 222, 224
frontal 71
Frontalhirnläsion 13
fronto-striatale 68
Funktionsbeeinträchtigung 155, 164
Funktionstüchtigkeit 30
Funktionelle Bildgebung 45

G

geistige Behinderung 36, 174, 297
gemeinsames Störungskonzept 262
Gen-Gen-Interaktionen 122
Gen-Umwelt-Wechselwirkungen 122
Genetik 14, 27
genetische Forschung 175
Genetische Syndrome 248
genetische Faktoren 147
Genotyp 196
Genotyp-Umwelt-Interaktionen 134
Genotyp-Umwelt-Korrelationen 134
Geschichte 11
Geschlechtseffekte 34
Glutamat 88

Go/NoGo-Aufgaben 68, 100
Großstädte 136
Grundfrequenz 57
Gruppenpsychotherapieprogramm 351
Guanfacin 323

H

HAWIK-IV 237
heiße exekutive Funktionen 99
Heritabilität 115, 121
Herzprobleme 246
Hirnschädigung 14
Homovanillinsäure 87
HTR1B 120
HTR2A 120
Hydroxyindolessigsäure 87
hyperdopaminerge Neurotransmission 76
hypodopaminerg 78

I

Imipramin 316
infektiöse Faktoren 128
Informanten 30
Inhibition 60, 80, 100, 153
Inhibitionsdefizit 98
Inhibitionsprozess 92
Inhibitionsschwächen 70
inkonsistente Erziehung 137
integratives klinisches Entstehungs-Modell 146
Intelligenzdiagnostik 237
Intelligenzminderung 253
interaktives Modell 145
Interferenzkontrolle 102
International Classification of Diseases (ICD-10) 17
Interventionen im Kindergarten 275, 338
Interventionen in der Schule 275
Interview 203
Interview zu ADHS 205
intraindividuelle Variabilität 99
Iowa Gambling Task 104

J

Jugendalter 23, 156

K

Karten 57
Kategorialer und dimensionaler Ansatz 26
Kausalattributionen 261
Kinder-Diagnostik-System (KIDS) 210, 220
kindergarten- und schulzentrierte Interventionsformen 275
Kinderinterview 203
KITAP 238
Klassenzimmer 212
Klassifikation 17, 29
Klassifikation für Störungen bei Säuglingen und Kleinkindern 22
Koffein 132
kognitiv-energetisches Modell 94
Kognitive Modelle 92
Kölner adaptive multimodale Therapiestudie (KAMT-Studie) 279
Kommunikation 105
komorbid 70
komorbide Störungen 25, 157, 249
Komorbidität 26, 35, 172, 194
Kompetenzen 264
kontraindiziert 296
Konzentrations- und Selbstinstruktionstraining 340
Konzeptentwicklung 12
Koordinationsstörung 36
Kopplungsuntersuchungen 116
körperliche Untersuchung 245

L

Laboruntersuchungen 248
langfristige Wachstumsverzögerung 295
Langwirksame Präparate 300
Langzeitstudien 165
Langzeitverlauf 161
Langzeiteffekte 281, 328
Latenz 59

Stichwortverzeichnis

Lehrerfragebogen über das Verhalten von Kindern und Jugendlichen, TRF 219
Leitlinien 15, 282
Lernen 104
Lernstörungen 19, 178
lerntheoretisches Modell der Funktionsdefizite bei ADHS 351
Lese-Rechtschreibstörung 36, 105, 174, 176, 178
Lesestörungen 105
Lichttherapie 192
loben 266
LOD-Score 116
Lösungsmöglichkeiten 265

M

MAOA 120
Matching Familiar Figures Test (MFFT) 239
MCD 13
Medikamente 189
Medikamenten-drogeninduzierte Störung 252
Medikamentennebenwirkungen 131
medikamentöse Monotherapie 286
Medikation 14, 246
Mehrweg-Modelle 98
Melatonin 192, 196
Merkfähigkeit 104
Messfehler 216
Meta-Analyse 342
Methylphenidat 67, 190, 289, 308, 327
Minimale Cerebrale Dysfunktion (MCD) 13, 180
Mittlere Kindheit 155
Moclobemid 320
Modafinil 190, 330
molekulargenetische Untersuchungen 176
Monitoring 102
Monoaminooxidase-Hemmer 319
Morphometrische Befunde 44
Motivationale Modelle 96
Motivation 104
motorisch 71
motorische Koordinationsstörung 164, 174, 180

motorische Ungeschicklichkeit 19
MPH 68, 70
MPH-Behandlung bei der ADHS des Erwachsenenalters und psychiatrischer Komorbidität 328
Multimodal Treatment of ADHD Study (MTA) 174, 177, 276, 292
Multimodal Treatment Study (MMT) 276
multimodale Therapie 272
multimodale Verhaltensdiagnostik 216
Multitasking 101

N

nächtlicher Bewegungsdrang 193
Nachtschlaf 190
Nahrungsmittelintoleranzen 147, 362
Narkolepsie 194
natürliches Umfeld 211
negative Konsequenzen 266
Neuroanatomie 42
Neuroanatomische Veränderungen 52
Neurochemie 76
neurochemisch orientierte Modelle 149
Neurofeedback 68, 274, 355
– Theta/Beta-Training 357
– Training langsamer kortikaler Potenziale 357
neurologische Untersuchung 246
neuropsychologische Studien 149
Neuropsychologische Theorien 92
Neuropsychologische Aufgabenparadigmen 101
Neurotransmittersysteme 294
NMDA-Rezeptor 121
Noradrenalintransporter 120
Noradrenalin 293
Noradrenalin-Dopamin-Wiederaufnahme-Hemmer 318
Noradrenalin-Serotonin- und Serotonin-Reuptake-Inhibitoren 332
Noradrenalin-Serotonin-Wiederaufnahme-Hemmer 314
Noradrenalin-Wiederaufnahme-Hemmer 309
Noradrenerges System 120
Noradrenergica 330

Nortriptylin 317

O

ökologische Validität 208
oligogene Diät 129, 362
oppositionelles Trotzverhalten (OTV) 153, 176, 195
Organisations- und Planungsstrategien 351
Organische Primärstörung 252
Oszillationen 196
OTV 154

P

P300 59, 69
PANDAS 132
Parasomnien 189
Parental Accounts of Symptoms (PACS) 205
Partialremission 252
Pathophysiologie 41
Patientenschulung 260
patientenzentriert 272
Patientenzentrierte Interventionen 336
Pemolin 296
Persönlichkeitsstörungen 165, 254
Pharmakotherapie 274, 308
Pharmakotherapie bei Erwachsenen 327
phasenhaften Dopaminausschüttung 80
phasische Dopaminausschüttung 77
Placebo 359
PLMS 188
Polysomnografie 187
positive Rückmeldung 266
posterior 71
postsynaptischer alpha2A Rezeptor 82
Posttraumatische Belastungsstörung 253
pragmatische Sprachauffälligkeiten 105
Prävalenz 32, 158
Prävalenzraten 29, 31, 154, 173
Preschool ADHD Treatment Study (PATS) 298
primäre Schlafstörungen 188
Problembeurteilungsbogen (PROBO) 213
Problemtagebuch (PROTA) 213

Psychoedukation 272, 274 f., 340
psychoedukative Elemente 351
Psychometrische Untersuchung 235
psychopathologische Beurteilung 209
Psychopathologisches Befund-System (CASCAP-D) 219
Psychopharmakotherapie 15
Psychose 253
Psychosoziale Belastungen 139, 149
Psychosoziale Faktoren 150

Q

Quellenberechnungen 57

R

Rauchen 131
Reaktionsumkehr 179
Reboxetin 314
Rechenstörungen 106
Regensburger Wortflüssigkeitstest RWT 240
Regulationsstörungen 22, 186
Reifungsverzögerung 79
REM-Schlaf 188
REM-Schlafphasen 188
Remission 160
Ressourcen 264
Restless Legs Syndrom 193
rumänische Adoptionsstudie 140

S

Säuglings- und Kleinkindalter 152
Schadstoffexpositionen 130
Schedule for Affective Disorders and Schizophrenia for School-Age Children (K-SADS) 30
Schlafarchitektur 190
Schlaflaboruntersuchung 196
Schlafprobleme 186
Schlafprotokolle 187
Schlafstörungen 186, 191
Schlafverhalten 186
Schulische Überforderung 250
Schulische Unterforderung 250

Schwangerschaft 328
schwieriges Temperament 153
Screening 30
SELBST 269
SELBST-Leistungsprobleme 338
Selbstbeurteilungsbogen für Aufmerksamkeitsdefizit-/Hyperaktivitätsstörungen (SBB-ADHS) 222
Selbsthilfe- und Präventionsprogramme 338
Selbsthilfegruppe 263
Selbstinstruktions- und Konzentrationstrainings 273
Selbstmanagement 269
Selbstmanagement-Methoden 274, 342
Selbstregulation 92, 152
Selegelin 321
Sensitivität 67
sensorische Hirngebiete 69
Serotoninrezeptor 86
Single Nukleotid Polymorphismen 118
SKAMP 212
SNAP-25 121
Soziale Kompetenztrainings 341
soziales System-Modell 145
Sozialschicht 164
Sozioökonomische Faktoren 135
Spezifizität 67
Spielsituationen 209
Spieltraining 273, 340
spontan hypertensive Ratten 78
Sprachentwicklungsstörung 105
SSV 176, 180
Stimulanzien 67, 189 f., 289, 327
Stopp 68
Stoppsignal-Test 102
Störung des Sozialverhaltens 19, 21, 35, 71, 163, 173, 255, 297
Störung mit oppositionellem Trotzverhalten 35, 163, 174
störungsorientierte Psychotherapieprogramme 286
Strengths and Difficulties Questionnaire 219
Streptokokkeninfektionen 128, 132
Stroop Test 239

Strukturelle Befunde 43
Strukturelles MRT 42
subkortikal 71
Substanzmissbrauch 163, 165, 181, 195, 297
Substanzmissbrauchsstörungen 180
Subtyp 29, 71
Subtypen 21, 25, 35, 174

T

Tabakkonsum 131
Tagesmüdigkeit 188, 190, 194
Tagesschläfrigkeit 191
Tagesverlauf ihrer Wirkung 302
Teacher Rating Form (TRF) 27, 30
Teilleistungsstörungen 105
Temperament 152
Test of everyday attention for children (Tea-ch) 238
Testbatterie zur Aufmerksamkeitsprüfung (TAP) 237
testpsychologische Diagnostik 234
Testsammlungen und -batterien 237
Testsituationen 209
Testverfahren 235
Tetrahydroisoquinoline 76
Teufelskreis 261
Texas Medication Algorithm 177
Theophyllin 132
Therapieerwartungen 261
Therapiemotivation 269
Therapieprogramm für Jugendliche mit Selbstwert-, Leistungs- und Beziehungsstörungen (SELBST) 338
Therapieprogramm für Kinder mit aggressivem Verhalten (THAV) 341
Therapieprogramm für Kinder mit hyperkinetischem und oppositionellem Problemverhalten (THOP) 337
Theta 61
Theta/Beta 68
Tic-Störungen 35, 174, 179, 247, 254, 296
Tierstudien 76
tonische Dopaminfreisetzung 77
Topografie 57

Tourette-Syndrom 179, 195
Toxine 128, 147
träges kognitives Tempo 99
Traumatisierungen 140
Trennung 141
Turm von London (TOL) 240
Typ-I-Fehler 117
Typ-II-Fehler 117

U

Umgebungsfaktoren 14
Umwelteinflüsse 135
unaufmerksamer Subtyp 99
Unerwünschte Ereignisse Atomoxetin 331
unerwünschte Wirkungen 295
Untergruppen 19
Urinkonzentration 79

V

Verarbeitungsgeschwindigkeit 103
Verhaltenstherapeutische Interventionen 335
Verhaltenstherapie 360
Verhaltenstherapie bei Erwachsenen 351
Verhaltensbeobachtung während der Untersuchung 210
Verhaltensbeobachtungen 208
Verhaltensbeurteilung im Unterricht (FVU) 213
Verhaltensbeurteilungsbogen für Vorschulkinder (VBV) 219
Verhaltensgenetische Studien 175
Verhaltenshemmung 92
Verhaltensinhibition 25

Verhaltensanalysen 353
Verlangsamung 103
Verlauf 36, 152, 160
Verlauf im Erwachsenenalter 165
Verlauf im Jugendalter 161
Verlauf neuropsychologischer Leistungen 106
Vermeidungsverhalten 351
Vernachlässigung und Missbrauch 245
Verstärkung 96
Verzögerungs-Belohnungs-Gradient 96
videogestützte Verhaltensbeobachtung 210
Vigilanz 190
Vorbereitung 71
Vorschulalter 22, 153

W

weibliche Jugendliche 164
Wender Reimherr Interview 205
Wender-Utah Rating Scale (WURS) 228
Wirksamkeit kombinierter Therapie 275
Wirksamkeit von Stimulanzien 290
Wissenschaftsgeschichte 186
Wortflüssigkeit 240

Y

Youth Self Report (YSR) 27, 30

Z

Zeitverarbeitung 103
Zustandsregulation 57
Zwillingsstudien 114

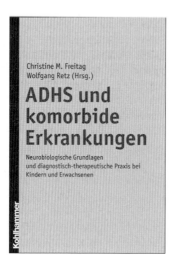

2007. 172 Seiten mit 18 Abb. und
21 Tab. Fester Einband
€ 35,–
ISBN 978-3-17-019081-8

Christine M. Freitag/Wolfgang Retz (Hrsg.)

ADHS und komorbide Erkrankungen

Neurobiologische Grundlagen und diagnostisch-therapeutische Praxis bei Kindern und Erwachsenen

Die Aufmerksamkeitsdefizit-/Hyperaktivitätsstörung (ADHS) ist eine der häufigsten kinder- und jugendpsychiatrischen Erkrankungen. Auch im Erwachsenenalter leiden noch bis zu 50 Prozent der Betroffenen unter dem charakteristischen Symptomkomplex aus Unaufmerksamkeit, motorischer Unruhe und Impulsivität. Die differentialdiagnostische Abklärung des Krankheitsbildes ist wegen der geringen Spezifität der einzelnen Symptome und der hohen Komorbidität mit weiteren psychiatrischen Leiden oftmals schwierig.

In diesem Buch nehmen namhafte Fachleute zu wichtigen Differentialdiagnosen und Begleiterkrankungen bei ADHS Stellung. Der enge Bezug von Diagnostik und Therapie macht das Werk zu einem wertvollen Hilfsmittel für alle Berufsgruppen, die an der Behandlung von ADHS-Patienten jeden Alters beteiligt sind.

PD Dr. Christine M. Freitag ist Oberärztin und Wissenschaftliche Assistentin an der Klinik für Kinder- und Jugendpsychiatrie und Psychotherapie in Hamburg, **Prof. Dr. Wolfgang Retz** ist Oberarzt, Psychiater und Psychotherapeut am Neurozentrum des Universitätsklinikums des Saarlandes in Homburg.

▶ www.kohlhammer.de

W. Kohlhammer GmbH · 70549 Stuttgart
Tel. 0711/7863-7280 · Fax 0711/7863-8430